中医药古籍珍善本点校丛书

敬修堂医源经旨

[明] 余世用 著　李日宣 编

谢敬 点校

中华人民共和国科学技术部科技基础性工作专项资金项目
中医药古籍与方志的文献整理（课题号：2009FY 120300）

學苑出版社

图书在版编目(CIP)数据

敬修堂医源经旨/(明)余世用著,(明)李日宣编;谢敬点校.
—北京:学苑出版社,2015.1

ISBN 978-7-5077-4642-6

Ⅰ.①敬… Ⅱ.①余…②李…③谢… Ⅲ.①医话—汇编—中国—明代 ②医论—汇编—中国—明代 Ⅳ.①249.48

中国版本图书馆 CIP 数据核字(2015)第 250509 号

责任编辑: 陈　辉　付国英
出版发行: 学苑出版社
社　　址: 北京市丰台区南方庄 2 号院 1 号楼
邮政编码: 100079
网　　址: www.book001.com
电子信箱: xueyuanpress@163.com
销售电话: 010-67601101(销售部)、67603091(总编室)
经　　销: 新华书店
印 刷 厂: 北京市广内印刷厂
开本尺寸: 890×1240　1/32
印　　张: 22.375
字　　数: 410 千字
版　　次: 2015 年 7 月北京第 1 版
印　　次: 2015 年 7 月北京第 1 次印刷
定　　价: 98.00 元

醫源經旨敘

天下之道有日用而莫測其源者醫是也人之一身肢體知勞思慮知苦耳而若身中腑臟位置氣脉通壅之故

則憒然不自知也病將至惟引手以就診人將隔垣而射覆非有定旨亦烏從中之哉古之聖人事心以孝事肝以仁事肺以義事腎以知

事脾以誠所以外邪不入內究不泄此亦可見道之大源矣中古以還人道薄而五事之悖施者多於是內之所感水火易位金木貿逼迫

生者流至鞠窮而不可救烏問其源哉聖人有憂之謂源不辨不可以應變乃為傳五診之秘表癥結之繇使知者代為不知者以緩其迫若扁

所不得而遠也约畧論之寒熱虛實盡病之變浮沉遲數盡脉之變氣味厚薄盡藥之變溫涼燥濕盡天時地產之變其所以然之故未始無指歸

焉而特以宜古者疑度之舉一者慮廢百變而通之千載之下必非剽未者所可臆而中耳予嘗憫迫生者欲為釆通變之治而莫鏡其源偶為

先師嘗語余救人莫如廣醫然於方技則絕不妄收顧獨於此書什襲之豈欲公之世而未遑者歟余既寶是書出入與俱每試之無不奇中坐間方

士往往竊去手抄問之曰得未曾有也通案事大梁出示同年李惟森觀察觀察為心喜遂謀於在坐君憲仲賈君五碩應君登翼游君叔達劉君申

醫源經旨序

夫醫者奪天地氣運之玅泄陰陽順逆之機明五行勝復之原究六隆邪正之本雖無裨於政治實有益於生靈非質寔而無僞性靜而有恒深造理趣之境者不可與言醫也余幼事儒志期兼善殊謭劣數奇爲時所阨會家君以醫學鳴世遂授趨庭之教得悟正傳起沉痾於西蜀之間活人頗多已亥歲誤於播事羅織幽縶燕都道縈陸沉形骸骨立賴諸縉紳屬意憫余之冤而闡余之道餘生不致於顛覆者實醫之力也每於嚴棘之

下嗟乎騶虞麟趾之湘世不恒有而都情苟矜一善其不爲鑽捄焉者寬矣繇是上祖軒岐下宗盧扁暨録劉張朱李論之確者褫其瑣紊參附已言彙成一書釐爲八卷名曰醫源經旨蓋醫之源者即軒岐之墳典是也參醫之道售軒岐之旨而不源是猶參儒之道售孔孟之書而不訓也欲求躋人於壽域其可得乎是書之集悉本素問首列五運六氣以度之地之不及太過繼繪五臟六腑之圖以明經絡之有餘不足辨解訣之誤詳[illegible]之脈一病分在一門細論一病之本繼之以脈

無補於世良工之心亦獨苦矣是爲序

萬曆丙午秋八月望後一日

洮陽心洛曹學程序

醫源經旨序

夫昔有從獄中演易又自獄中授尚書者愚雖不入其心羽翼經傳發揮道理芳名千古不磨矧醫之為術應病投劑力足回生厥功匪細第醫必有旨旨必有源源々之不求而輕談方脈是尋其標而忘其本也余生化民諗筆於理顏色顛頓百念都消一日慨然思曰醫自軒岐而來方書毋慮數百家汪洋浩瀚不可為訓迺于面壁之暇彙成一編名曰醫源經旨嗟乎余生見何卓而功何偉也夫越人治疾洞見五垣此神於源者也丹溪東垣按方見效左右逢源者也晚世而後杏林橘井代不乏人皆因流而遡源者也醫源一書得源之趣悉源之義條分縷析燦若指掌分門立户洞若觀火隨病建方應若承蜩造命活人勢若解圍明運氣辨經絡採集諸家總統百氏自是傳之都邑皆得酌其君臣佐使之宜別其風土寒凉之性而元々本々百不失一豈非延齡之仁術而經旨之司南與雖然余生天性謹厚人也嘗之為源以心為源樸於衷者必工於術此書一出雖未得與演易授書者比並而明經察理隨試輒效未必

敬修堂醫源經旨卷之一

吉陽李日宣本晦父選訂
樊興賈鴻洙憲仲父
古杭應朝王碩甫父
古臨游王廷登翼父
建武劉　伸叔達父
宛濱劉餘祐申之父
姚江葉大受君垣父
陽羨張定志君靜父
瀛海李天經仁常父仝閱
豫章化民余世用編輯

○五運六氣總論

經曰不知年之所加。氣之盛衰虛實之所起。不可以為工矣。又曰必先歲氣。無伐天和。無伐化。無違時。又曰無失天信。無違氣宜。無翼其勝。無贊其復。是謂至治。此萬世不易之格言也。噫今時之醫則不然以素問為虛文以運氣為迂論苟得一方一法自矜奇妙用之不効則袖手無言古之人推求至理揆度陰陽諄々然當吾敎後

《中医药古籍珍善本点校丛书》

编　委　会

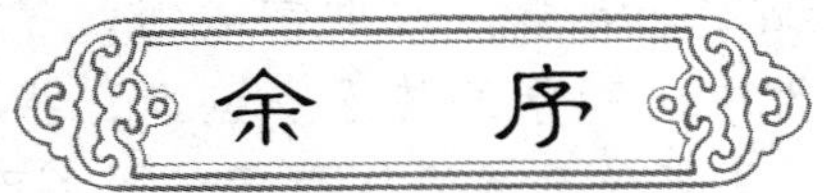

余　序

在当前弘扬中医药文化的历史时期，核心工作之一是收集、整理、研究历代中医药的典籍。在多种医著中，寓有儒、理、释、道和杂家等诸多论述，这无疑是极可珍视的优秀传统文化内容。《中医古籍珍善本点校丛书》的编纂，在古籍图书（包括若干优选的古抄本）的精选方面多所致意。整理者针对所选的每一种医著，撰写《导读》，提示该书的学术精粹，运用古今哲学思想，结合学术临床，指导读者阅习的重点，使该丛书在规范传承的基础上，具有更高的学术品位。

这套丛书的主编曹洪欣教授，是中医名家，曾在中国中医科学院担任院长，多年来一直从事学术与临床研究。他十分重视中国中医科学院图书馆收藏的中医药珍本、善本的整理与研究，并与相关专家合作有宏编刊行于世。

《中医古籍珍善本点校丛书》所选录的医籍只有符合“淹贯百家”、世传刊本少、学术临床独具特色的特点方能入编，同时，通过整理、研究和撰写《导读》，使读者从中选阅、借鉴，这是整理者们对弘扬中医药文化所做出的积极贡献。

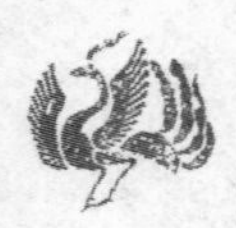

清代医家京师叶天士曾告诫后世学者：学习先贤的学术经验，不能“越规矩，弃绳墨”（见《叶选医衡》），而古籍珍本善本的学术优势，就是它比较完整地保存了传统医药文化中的规矩、绳墨，后世学者通过精选、整理、研究古代医籍，为中医药学的传承、创新，指导读者阅习书中的学术精粹，更好的为大众医疗保健服务而有所贡献。

我毕生从事中医古籍、文献的学习与研究，力求与临床诊疗相融合。我很赞赏原人大副委员长许嘉璐先生在2013年北京国子监召开的“中医养生论坛”上说的一段话：“中医药最全面、最系统、最具体、最切实地体现了中华文化。”《中医古籍珍善本点校丛书》的编辑出版，是对弘扬中华文化做出的新建树，故在泛览该丛书之余，感奋、欣喜，并乐为之序。

中国中医科学院

余瀛鳌

2014年9月

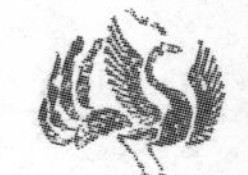

前 言

中医古籍是中医学术的重要载体，蕴涵着丰富的中医文献资料和宝贵的医学精华。几千年来，中医古籍在流传过程中，或因家传秘授，或因战火兵燹，或因乏资刊刻等原因而为世人罕见，部分古医籍甚至成为孤本或绝版，其中大量历代医家的学术经验未获充分发挥与运用，几近淹没。中医珍稀古籍不可再生，对其整理和研究是实现抢救性保护与发掘的重要手段，对于中医药学术传承和发扬具有重要意义。

60 年来，党和政府高度重视中医药事业发展，陆续开展了多个中医古籍整理出版项目，取得很大成绩，但仍然有许多珍稀中医药古籍有待发掘和利用。针对中医药珍稀古籍濒危失传严重的现状，2009 年，国家科技部基础性工作专项基金资助了“中医药古籍与方志的文献整理”项目，旨在对中医古籍和方志文献中具有重大学术价值的中医文献予以整理和挖掘。

该项目研究中的一项重要内容，是以《中国中医古籍总目》为基础，参考其他相关书目资料，按照选书标准，选择 30 余种未系统研究或整理、具有较高学术价值的珍本

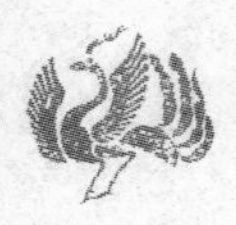

医书点校整理出版。这些珍稀中医古籍是从200种珍本医籍（均为稀有版本，仅存1~2部）中遴选而来，并通过实地调研、剖析内容、核实版本、详查书品，从学术价值、文献价值、版本价值、书品状况等方面进行综合评价，选择其中学术价值和文献价值较高者。除按照现行古籍整理方法予以标点、校对、注释外，为突出所选古籍学术特色和价值，由点校整理者在深入研究原著的基础上，对每一种古籍撰写导读，包括全书概述、作者简介、学术内容与特色、临床及使用价值等，对于读者阅读掌握全书大有裨益。几易寒暑，书凡30余册，结集出版，名为“中医古籍珍善本点校丛书”，以飨读者。

本套丛书的出版，对于中医古籍的整理与研究仅仅是阶段性成果，通过项目培养团队和专业人才也是我们开展课题研究的初衷之一。希望此项工作能为古医籍的研究和挖掘起到抛砖引玉的作用，以使中医学术薪火永续，为人类的健康和医疗卫生事业做出贡献。

限于水平，整理工作中难免有不足之处，敬祈同道指正。

中国中医科学院

曹洪欣

2014年9月

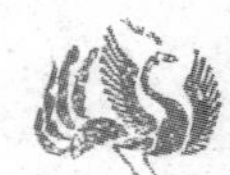

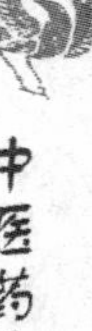

《敬修堂医源经旨》导读

《敬修堂医源经旨》八卷，医话医论类著作，明崇祯四年辛未（1631 年）刻本，半页九行，行二十一字，白口，四周双边，单鱼尾。据薛清录教授主编《中国中医古籍总目》[1]和文献调查，该书目前仅存明末孤本，藏于上海图书馆。其书为吉水李日宣选订，刊刻亦与李日宣关系极大，但编辑者实为豫章余世用。现就其学术内容和文献价值概述于下。

1. 著者及成书

余世用，字化民，豫章（今江西南昌）人，生活于明万历年间。江西吉水人李日宣为本书作序称，“吾里余化民”，因吉水古亦属豫章郡。然《敬修堂医源经旨》未见方志记载，余世用生平，仅能从书中序跋窥见。

《敬修堂医源经旨》有序三篇：明崇祯四年辛未（1631 年）李日宣《医源经旨叙》，明万历三十四年丙午（1606 年）曹学程《医源经旨序》及明万历三十四年丙午（1606 年）余世用《医源经旨序》。然据文意，署名曹学程之序，曰“参附己言，汇成一书，厘为八卷，名曰《医经源

旨》”，此实乃余世用之自序；署名余世用之序，曰“余生化民”、曰“嗟乎，余生见何卓而功何伟也”，此实乃曹学程之序。二序同作于万历丙午，或刊刻时颠倒，今虽仍其旧，在此正之。

孟子曰“达则兼济天下，穷则独善其身”，余世用“幼事儒，志期兼善”，也想读书步入仕途。但因为“谫劣数奇”，时运不济，遂弃儒而继承家学，随父学医，“得悟正传，起沉疴于西蜀之间，活人颇多”，有丰富的临床经验，且颇有自许之心。然而万历二十七年己亥(1599年)，因为“误于播事，罗织幽絷燕都”。昔有周文王从狱中演《易》，又有汉夏侯胜自狱中授《尚书》，身陷囹圄的余世用没有一蹶不振，而是“于面壁之暇”，“上祖轩岐，下宗卢扁，暨录刘、张、朱、李论之确者，褫其琐紊，参附己言，汇成一书，厘为八卷，名曰《医经源旨》”。《医经源旨》让余世用“患难不入其心”，虽形骸骨立而经受住苦难，“余生不致于颠覆者，实医之力也”。

被称作“强项御史”的曹学程《明史》有传，其因直言进谏忤怒万历帝，蒙冤入狱凡十一年。或许因为相同的经历，对余化民评价颇高，“夫昔有从狱中演《易》，又自狱中授《尚书》者，患难不入其心，羽翼经传，发挥道理，芳名千古不磨。矧医之为术，应病投剂，力足回生，厥功匪细。”而据其序，亦可知《医源经旨》成书约在写序的万历三十四年（1606年）。但书成之后，或仅以抄本流传，知者甚少。

直到崇祯年间，官至吏部尚书的吉水人李日宣“偶为

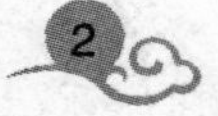

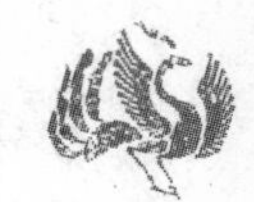

先师邹南翁收拾残编，得案头一抄，阅之则医旨具焉”，此即《医源经旨》也。邹南翁即吉水人邹元标，为东林党首领之一，居家讲学三十年。李日宣曰：“先师尝语余，救人莫如广医，然于方技则绝不妄收，顾独于此书什袭之，岂欲公之世而未遑者与？”邹元标素有清誉，与余世用为同乡，又居家讲学，二人或有交游；余世用赠书稿与邹元标，以求刊刻，也未可知。对于邹元标“什袭”（郑重珍藏）之的《医源经旨》，李日宣也很珍惜，“余既宝是书，出入与俱，每试之无不奇中”，亦想将其“公之世”。后到河南开封办事，李日宣将此书“出示同年李性参观察，观察为心喜”，遂让贾宪仲等人校阅，“取而梓之”。至此，崇祯四年辛未（1631 年），《医源经旨》得以刊行。

然未审“敬修堂”是否为余世用室名，抑或刊刻之书坊名，亦未知何因，此书存世者仅见一部，且有缺页，即卷六缺一页、卷八缺三页。

2. 学术特色

编辑体例自成体系

《敬修堂医源经旨》以编述为主，前有“敬修堂医源经旨发明集例”，叙述编述体例。卷一为总论，凡论 67 篇；卷二至卷八为各论，分列中风、痰饮、积聚、痔漏、幼科等 111 门，各门内容大体有论、脉法、方法、活套。各门首列“论”，多引《素问》等前代文献；“脉法”论述该病证之脉法，间或为脉法歌诀；“方法”列治疗诸方；“活

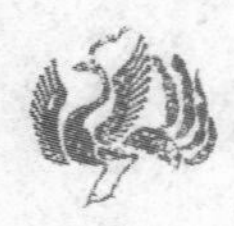

套”则为权变之法。

按照余氏自己的话说，“是书运气、经络、脉理、病机掇拾，其辞简义当者，置之前列”，“诸病分别各门，先立论以明染病之源，后述脉以察虚实之体，以方法活套便加减，先附汤饮，后附丸散，庶俾检阅不紊。”以俾后人学者论症对脉，方便检阅。实际编排上略有出入，并非病证各门论、脉法、方法和活套皆备，但大体体例完备。

方剂选择，注重临床实用性，注意辩误

余氏之《敬修堂医源经旨发明集例》言：“方有古今，古者皆历代医师所制，余试其百发百中者始录；今者皆荐绅家藏及余世业秘验者，并载于上。”在方剂的选择上，本书注重临床之实用性。如卷三咳嗽门，所选方剂如清肺饮、知母茯苓汤、加味上清丸、贝母丸；卷四五疸门，所选方剂如济生茵陈汤、黄芪散、大小温中丸、四宝丸、二术分清丸等，多为平和常用之方，注重实用，不尚险僻。且“药性不单言其是而忽其非，恐致用药偏胜，今纂成赋，并录其功过，以便诵览”，在活套之中，又注意辩误。

学术上倾向于丹溪一派

“儒之门户分于宋，医之门户分于金元”，《敬修堂医源经旨》以编述为主，多引用前代医学文献，如《素问》、《金匮要略》、《伤寒论》、《千金要方》，尤其是宋元以下至于明代医家之作，如《儒门事亲》、《玉机微义》、《奇效良方》、《普济方》、《古今医统大全》等，但对属于丹溪一派

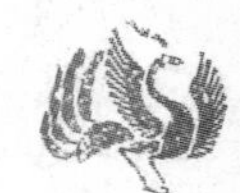

的刘纯《玉机微义》、王纶《名医杂著》、虞抟《医学正传》、《丹溪心法》采择最多，且有时其“活套”径名为“丹溪活套加减法”，故其学术明显倾向于丹溪一派。[2]

书中药名俗写颇多

药名俗写并非药物异名。药物异名是同一药物在不同本草书中可能有不同名称，如《本草纲目》便有“释名”一项，列举药物异名，标引出处并释之。药名俗写则多系医家临证习用之名，多数为同音或音近关系。此或可证余世用临床经验丰富，药物多其“世业秘验者”。如石羔（石膏）、射香（麝香）、斑猫（斑蝥）、川山甲（穿山甲）、血结（血竭）、连蕊（莲蕊）、五棓子（五倍子）、蛇退（蛇蜕）、川练子（川楝子）等。这些俗写的药名，亦或因余世用之《医源经旨》成于囹圄之中，条件所限，校订不周之故，读者当须明辨又不可苛求。

3. 结语

综上可见，《敬修堂医源经旨》注重源流，“盖医之源者，即轩岐之坟典是也”、“是书之集，悉本《素问》”，故名《医源经旨》，能“得源之趣，悉源之义”，余世用又结合临床所得加以发挥，于狱中怀存“嘉惠后学、匡济苍生”之心发愤著书。但《敬修堂医源经旨》未知何故，流传不广，仅存孤本，因此未得到后世医者的足够重视和研究。现通过我们整理点校出版，希望能为提高当今中医临床水平提供新的素材。

参考文献

[1] 薛清录. 中国中医古籍总目［M］. 上海：上海辞书出版社，2007：820

[2] 焦振廉.《敬修堂医源经旨》述略［J］. 太原：山西中医学院学报，2012（5）：1

点校说明

一、遵循古籍校勘的基本规范，对原书内容不改编、不删节，尽量保持古籍原貌。

二、关于本书使用版本：以上海图书馆藏明崇祯四年辛未（1631年）刻本之影印本为底本，书名以底本正文首卷卷端为依据。

三、本书系孤本，故而点校整理主要采用理校和他校的方法，理校只对书中明显错讹之字予以改正，径改不出注，个别值得商榷者加注以提示读者。他校本选用人民卫生出版社排印本《黄帝内经·素问》、《灵枢经》、《伤寒论》、《金匮要略》等，若原书引用经典与其他校本有明显不符时，文下出注予以说明。凡书中所引其他古籍，文字与原著虽有出入，但不悖医理者，均不校改。

四、原书中的繁体字，一并改为现行通用简化字。书中标点采用现代规范新式标点，在保持原稿行文基础上，据文意进行合理分段。

五、对文中涉及典故，生僻、古奥字词，以及晦涩难解之句，在当页页脚予以注释。

六、本书中“窌”字作为穴位名出现时，现通行为

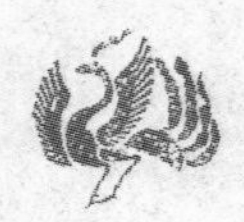

“髎”字，书中二字通用，仍按其旧，如本书作“瞳子窌”，现多作“瞳子髎”；作为上臁、下臁之意，现通行作“上廉”、“下廉”，亦仍其旧。敷药之“敷”，绑缚之“缚”，原文或作“付”，一仍其旧；只是、只有之“只”，文中多作“止”，一仍其旧。

七、序跋对于了解古籍的成书及流传过程大有裨益，故底本序跋全部保留；底本中原有图，予以保留。

八、本书中有大量药名俗写之处，如“石膏”写作“石羔”，“槟榔”写作“梹榔”，“麝香”写作“射香”等，为方便阅读，现按照通行药名予以统一，并在首次出现处加注予以说明。音译通用的“密陀僧”/“蜜陀僧”、硫磺/硫黄，一律统一为“密陀僧”、“硫黄”。

九、按现行出版通例，将原书竖排改为横排，正文中双行小字一律改为大字，并加（）以示区分。因古籍皆是竖排，故原书中用“右”字用以代表前文者，整理为横排后，一律改为“上”字。

十、原书正文与目录不符者，整理后之目录以正文为准。

点校者

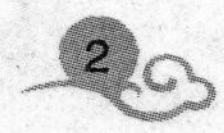

目　录

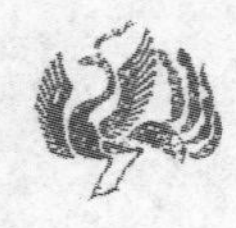

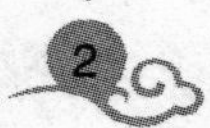

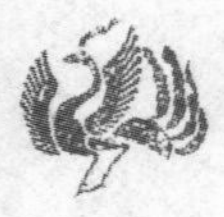

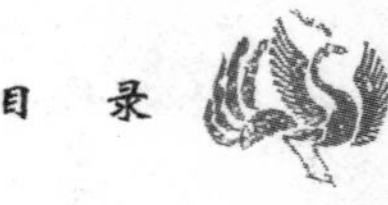

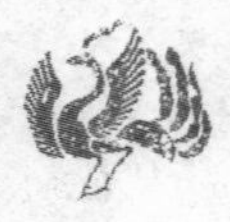

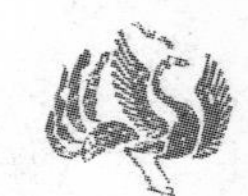

医源经旨叙

天下之道，有日用而莫测其源者，医是也。人之一身，肢体知劳，思虑知苦耳，而若身中腑脏位置、气脉通壅之故，则懵然不自知也。病猝至，惟引手以就诊，人将隔垣而射覆[1]，非有定旨，亦乌从中之哉。古之圣人，事心以孝，事肝以仁，事肺以义，事肾以知，事脾以诚，所以外邪不入，内究不泄，此亦可见道之大源矣。中古以还，人道薄而五事之悖施者多，于是内之所感，水火易位，金木贸区，迫生者流至鞠穷而不可救，乌问其源哉？圣人有忧之，谓源不辨不可以应变，乃为传五诊之秘，表征结之繇，使知者代为不知者，以缓其迫。若扁鹊之善言变也，闻病之阳，论得其阴；闻病之阴，论得其阳，何者？其源辨也。故其言曰：人病疾多，医病道少。仓公亦曰：病名多相类，不可不知。古圣人是以为之别脉法，若规矩绳墨，毫发之不爽也。故务与天地相应，四时合序，病纵万变，其脉自别。别脉者，固辨源之道也，此扁鹊、仓公之所不得而违也。约略论之，寒热虚实，尽病之变；浮沉迟数，尽脉之

① 射覆，古代的一种游戏，猜测预先覆盖隐匿之物。

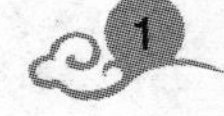

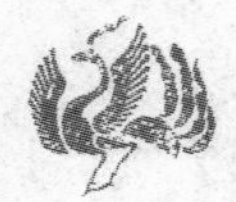

变；气味厚薄，尽药之变；温凉燥湿，尽天时地产之变。其所以然之故，未始无指归焉，而特以宜古者疑戾以举一者，虑废百变而通之千载之下，必非剽末者所可臆而中耳。予尝悯迫生者，欲为求通变之治而莫镜其源，偶为先师邹南翁收拾残编，得案头一抄，阅之则医旨具焉。其为书别门分类，自论症察脉、运气分经、听声写形，以至汤液醴洒[①]，镜石毒熨，莫不取精，乃其摘摭群书，衷以要论，刹尽玄秘，参以历验，犹为最妙，其自命曰《医源经旨》，大要于无不变之中而有至不变者存，故足重也。盖先师尝语余，救人莫如广医，然于方技则绝不妄收，顾独于此书什袭之，岂欲公之世而未遑者与？余既宝是书，出入与俱，每试之无不奇中，坐间方士清清[②]窃去手抄，问之，曰得未曾有也。迩案事大梁，出示同年李性参观察，观察为心喜，遂谋于在坐若宪仲贾君、玉硕应君、登翼游君、叔达刘君、申之刘君、君垣叶君、君静张君辈，取而梓之，曰以而后，梁之人，其知饮此源头活水乎！然余考是书，实出吾里余化民，乃序称其幽絷后苦心成之，夫犴狱[③]何地，化民亦何思？愈毖而术愈精乎。意其于道之火源独有朝彻[④]，匪独医也。稽古扁鹊、华旉皆挟不世出之奇，殒于非命；仓公之刑，仅以少女免，岂有奇抱者必有奇遭欤。夫道诚在我，诎而弥伸，天之所以成余君者，岂细故[⑤]哉。令此书行于世，人人识变通之源，而利用具则节候调，节候调则五事

① 醴洒：药酒。

② 清清，犹言“白白地”。

③ 犴狱：监狱。犴，àn，古代乡亭一级基层单位监禁囚犯的地方。

④ 朝彻：谓突然间悟达妙道。

⑤ 细故：小事。

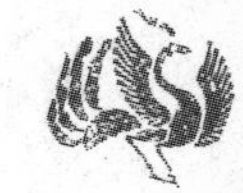

治，无论知与不知，各得其性命之正，岂非观察诸君意乎？余乐与考其成，故序以行。

皇明崇祯辛未端阳日，明进士西河使臣吉水李日宣撰

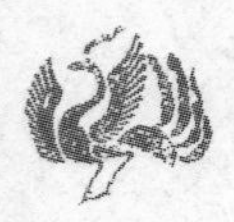

《医源经旨》序

夫医者，夺天地气运之妙，泄阴阳顺逆之机，明五行胜复之原，究六淫邪正之本。虽无裨于政治，实有益于生灵，非质实而无伪、性静而有恒，深造理趣之境者，不可与言医也。余幼事儒，志期兼善，殊谫劣数奇，为时所扼，会家君以医学鸣世，遂授趋庭①之教，得悟正传，起沉疴于西蜀之间，活人颇多。已亥岁误于播事，罗织幽絷燕都，道业陆沉，形骸骨立，赖缙绅属意，愍余之冤而阐余之道，余生不致于颠覆者，实医之力也。每于严棘之下嗟乎驺虞麟趾②之湘，世不恒有，而都情苟矜一善，其不为钻揉焉者，宽矣。繇是上祖轩岐，下宗卢扁，暨录刘、张、朱、李论之确者，褫其琐紊，参附己言，汇成一书，厘为八卷，名曰《医经源旨》。盖医之源者，即轩岐之坟典是也。业医之道，售轩岐之旨而不源，是犹业儒之道售孔孟之书而不训也。欲求跻人于寿域，其可得乎？是书之集，悉本《素问》，首列五运六气以度之地之不及太过，继绘五脏六腑之

① 趋庭：典出《论语·季氏》，为承受父教之代称。

② 驺虞麟趾：驺虞，传说中的义兽名；麟趾，比喻有仁德的贤人。皆典出《诗经》。

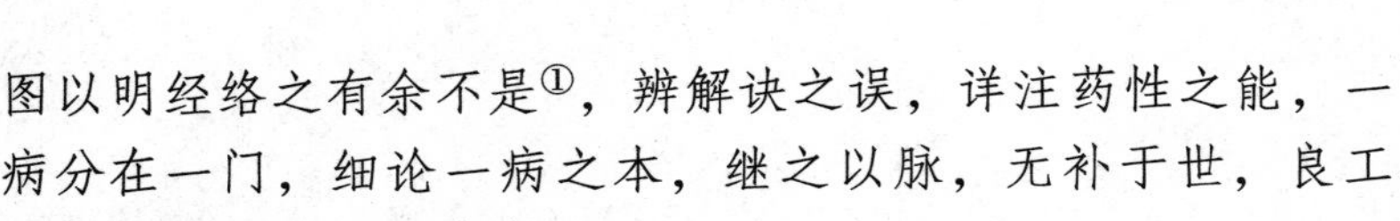

图以明经络之有余不是①，辨解诀之误，详注药性之能，一病分在一门，细论一病之本，继之以脉，无补于世，良工之心亦独苦矣，是为序。

万历丙午秋八月望后一日

洮阳心洛曹学程序

① “有余不是”：疑为“不余不足”。

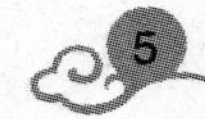

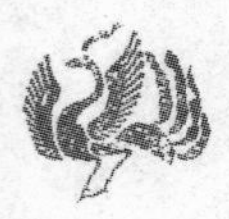

《医源经旨》序

夫昔有从狱中演《易》，又自狱中授《尚书》者，患难不入其心，羽翼经传，发挥道理，芳名千古不磨。矧医之为术，应病投剂，力足回生，厥功匪细。第医必有旨，旨必有源，源之不求而清谈方脉，是寻其标而忘其本也。余生化民误罣①于理，颜色憔悴，百念都消，一日慨然思曰：医自轩岐而来，方书毋虑数百家，汪洋浩瀚，不可为训，乃于面壁之暇，汇成一编，名曰《医源经旨》。嗟乎，余生见何卓而功何伟也。夫越人治疾，洞见五垣，此神于源者也。丹溪、东垣按方见效，左右逢源者也。晚世而后，杏林橘井，代不乏人，皆因流而溯源者也。《医源》一书，得源之趣，悉源之义，条分缕析，灿若指掌，分门立户，洞若观火，随病建方，应若承蜩，造命活人，势若解围。明运气，辨经络，采集诸家，总统百氏，自是传之都邑，皆得酌其君臣佐使之宜，别其风土寒凉之性而元元本本，百不失一，岂非延龄之仁术而经旨之司南与？虽然余生天性谨厚人也，医之为源以心为源，朴于衷者必工于术，此

① 罣，guà，悬挂。

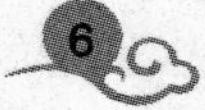

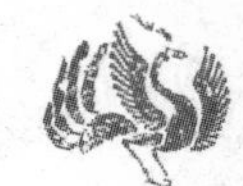

书一出，虽未得与演易授书者比并，而明经察理，随试辄效，未必吹之以法则。其论约而详，其词简而条分缕析，烦然在以俾后人学者论症对脉，伻相检阅。余不以辽豕[①]自缪而敢擅艺自炫者，盖以一念朴衷与物同春之心，实有不容已也。第言之无文，聊述成书一概于篇首，以俟同志者正之。

万历丙午岁孟秋月朔日

豫章化民余世用叙

① 辽豕，即辽东豕，指知识浅薄，少见多怪。典出《后汉书·朱浮传》。

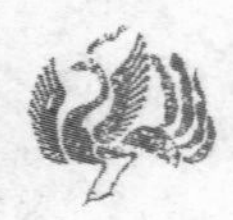

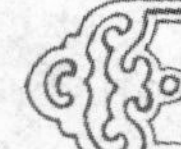

《敬修堂医源经旨》发明集例

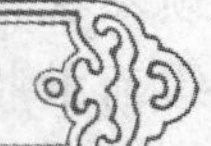

一因病陟医，苦无统要，前贤典籍非不善也，然皆各自成帙，有所不便，或有方而无论，或有论而无方，或方论全而无脉法活套，终使学者亦难了悟。是书运气、经络、脉理、病机掇拾，其辞简义，当者置之前列，以启将来之进取云耳。

一述经旨摘取五运六气太过不及用药之法，继绘三图以便加临。

一绘十二经络、奇经八脉穴法图像，暨五脏六腑、五志五味、六淫，喜忌解说，以俟稽览。

一脉理以《素问》为主，分别气口人迎、表里虚实，脉之形象病症，并诸脉之误耳。

一药性不单言其是而忽其非，恐致用药偏胜，今纂成赋，并录其功过，以便诵览云。

一诸病分别各门，先立论以明染病之源，后述脉以察虚实之体，以方法活套便加减，先附汤饮，后附丸散，庶俾检阅不紊。

一方有古今。古者皆历代医师所制，余试其百发百中者始录。今者皆荐绅家藏及余世业秘验者，并载于上。

一妇人小儿杂科，各有专门，余就其门采集成法编辑。

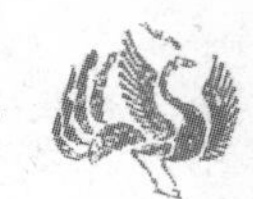

敬修堂医源经旨卷之一

吉阳李日宣本晦父选订

樊舆贾鸿洙宪仲父

古杭应朝玉硕甫父[①]

古临游王廷登翼父

建武刘伸叔达父

宛滨刘余祐申之父

姚江叶大受君垣父

阳羡张定志君静父

瀛海李天经仁常父同阅

豫章化民余世用编辑

五运六气总论

经曰：不知年之所加，气之盛衰虚实之所起，不可以为工矣。又曰：必先岁气，无伐天和；无伐化，[②] 无违时。又曰：无失天信，无违气宜，无翼其胜，无赞其复，是谓

---

① 前序作“玉硕应君”。

② “无伐化”：人卫本《黄帝内经·素问》作“无代化”。

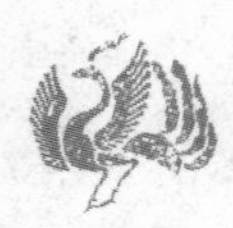

至治。此万世不易之格言也。噫，今时之医则不然，以《素问》为虚文，以运气为迂论，苟得一方一法，自矜奇妙，用之不效则袖手无言。古之人推求至理，揆度阴阳，谆谆然垂教后世，岂曰徒设之以惑人之耳目哉。抑曰：运气之宜于昔而不宜于今哉。无非悯斯民之疾苦也，夫何束之高阁而付之罔闻耶。若以运气为迂，则春温、夏热、秋凉、冬寒，亦不宜应乎节序矣。苟能应乎节序，则运气讵可绝之欤。余故曰：不知五运六气，检遍方书何济；不知十二经络，开口举手便错。是以明运气而得病之本，识经络而察病之标。本标既明，庶可与言治矣。业斯术者，不明此道，妄治四时伤寒暨天行、痘疹、泻痢等症，则如盲人走荆棘耳，其何以愈人之疾哉。夫五运者，金木水火土也。六气者，风寒暑湿燥火也。以天干取运，地支取气，有太过不及之分。太过者，甲、丙、戊、庚、壬五阳是也；不及者，乙、丁、己、辛、癸五阴是也。天以十干相合而成五运，地以十二支对待而成六气。故甲与己合为土运，乙与庚合为金运，丙与辛合为水运，丁与壬合为木运，戊与癸合为火运，是为五运也。子与午对为少阴君火，卯与酉对为阳明燥金，丑与未对为太阴湿土，辰与戌对为太阳寒水，寅与申对为少阳相火，巳与亥对为厥阴风木，是为六气也。盖五运属阴，守于地内，属五脏。六气属阳，周于天外，属六腑。且运与气有化有变，其化也在人为生育，其变也在人为疾病。运变病生五脏，甚则兼外；气变病生六腑，甚则入内。内外变极，死期至矣。其所谓变者，曰淫胜，曰相胜，曰反胜，曰报复，皆从气运之太过不及中来。察气运以太过为实，不及为虚，审虚实，顺时命，则

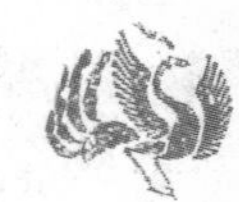

气运之察无遗术，而施治之药皆为良方妙剂矣。

运气司天解

厥阴司天，其化以风。相火在泉，阳明初之气，太阳二之气，司天三之气，少阴四之气，太阴五之气，在泉终之气。

少阴司天，其化以热。阳明在泉，太阳初之气，厥阴二之气，司天三之气，太阴四之气，少阳五之气，在泉终之气。

太阴司天，其化以湿。寒水在泉，厥阴初之气，少阴二之气，司天三之气，少阳四之气，阳明五之气，在泉终之气。

少阳司天，其化以火。厥阴在泉，少阴初之气，太阴二之气，司天三之气，阳明四之气，太阳五之气，在泉终之气。

阳明司天，其化以燥。少阴在泉，太阴初之气，少阳二之气，司天三之气，太阳四之气，厥阴五之气，在泉终之气。

太阳司天，其化以寒。太阴在泉，少阳初之气，阳明二之气，司天三之气，厥阴四之气，少阴五之气，在泉终之气。

天和解

天和者，太阴所在，其脉沉也；少阴所在，其脉钩也；厥阴所在，其脉弦也；太阳所在，其脉大而浮也。能明岁

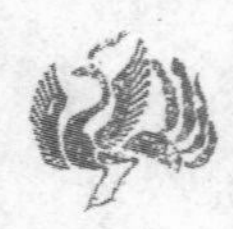

气，更详脉道，则虚实盛衰邪正，推而明之，可以救人长命。不察虚实，但思攻击，而盛者愈盛，虚者愈虚，是谓致邪，是谓失正，病从兹而甚，真气日消，殃咎之来莫可逃矣。

客运客气每一岁而迭迁。

天以六气动而不息，上应乎客。

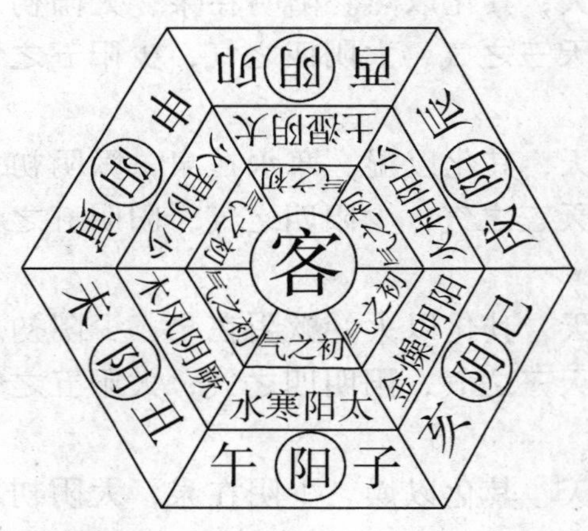

六气客运之图

客图解

经曰：先立其年，以明其气。是知司天在泉，上见下临，为其始也。复立主气，以应客气之加临，如子午司天，卯酉在泉，泉之前一位寒水，即初之气，加主运风木之上。二之气风木，加主运君火之上。三之气司天，加主运相火之上。四之气湿土，加主运湿土之上。五之气相火，加主运燥金之上。终之气在泉，加主运寒水之上。阴

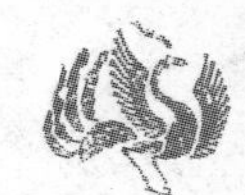

阳互换，六气在其中矣。胜复之理，补泻之法，可从而推之也。

主运主气历万载而不易

地以五行静而守位，下应乎主。

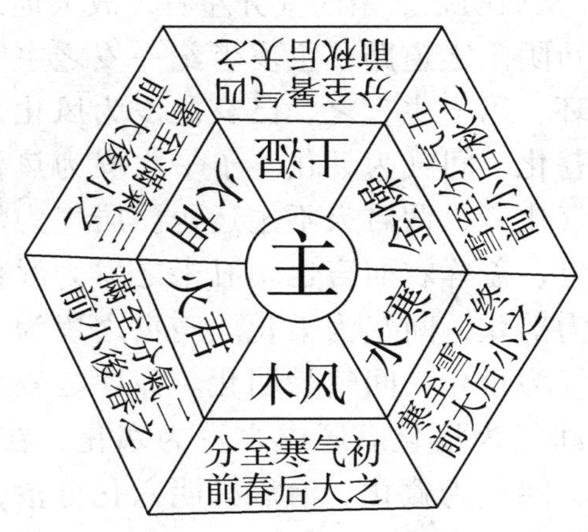

五运主气之图

六气主运图

太阳寒水治宜热，阳明燥金治宜苦温，少阳相火治宜咸寒，太阴湿土治宜苦热，少阴君火治宜咸寒，厥阴风木治宜辛凉。六气之行，各居六十日而有奇，以其时而化其气，过犹不及，病乃生焉。故察其盛衰，以味折之，以正其气。经曰：必折其郁气而取化源，益其岁无使邪胜。使暴过不生，奇疾不起，是理岁之大要，用药之权衡耳。

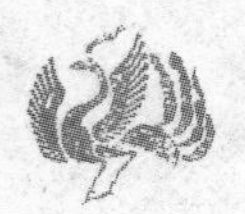

六气间气解

且如间气者，司天地之左右，纪阴阳之步数，而六气分化，常以二气司天地，为上下、吉凶、胜复、客主之事，该年悔吝[①]，从而明之。余四气分左右，故天地乃万物之上下左右，实乃阴阳之道路，主岁者纪一岁之主宰，间气者纪六气之循环。以岁主言之，已亥之岁为风化，在泉为酸化，司气为苍化，间气为动化。子午之岁为热化，在泉为苦化。不司气化者，谓君火不主运也。居气为灼化，居气者，即间气也，盖尊君而言也。丑未之岁为湿化，在泉为甘化。司气为黅化，间气为柔化。庚寅之岁为火化，在泉为苦化。司气为丹化，间气为明化。卯酉之岁为燥化，在泉为辛化，间气为清化。辰戌之岁为寒化，在泉为咸化，司气为玄化，间气为藏化。治病必明六化分治，五味五色所生，五脏所宜，乃可以言虚实耳。

六气内淫在泉解

岁厥阴在泉，风淫所胜，则地气不明，草乃早秀，平野暗昧。民病洒洒振寒，善伸数欠，心痛支满，两胁里急，饮食不下，膈咽不通，食入则呕，身体皆重。盖厥阴在泉，风淫于内，木王而克脾胃也，故病如是。治之宜以辛凉，佐之以苦，以甘缓之，以辛散之。

岁少阴在泉，热淫所胜，则焰浮川泽，阴处反明。民病腹

---

① 悔吝，灾祸。

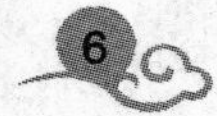

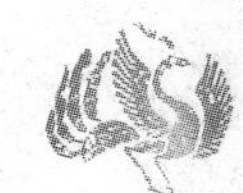

中常鸣，气上冲胸，寒热皮肤，目瞑齿痛，恶寒发热，病如虐状，肠痢腹痛，蛰虫不藏。盖少阴在泉，火淫于内，岁火克金，故病如是。治以咸冷，佐以苦辛，以酸收之，以苦发之。

岁太阴在泉，草乃早荣，湿淫所胜，则埃昏岩谷，黄反见黑。民病饮积，心痛耳聋，嗌肿喉痹，阴病血见，少腹痛肿，不得小便。其病目似脱，项似折，髀不可回。盖太阴在泉，湿淫于内，土克肾水，故病如是。治以苦热，佐以酸淡，以苦燥之，以淡泄之。

岁少阳在泉，火淫所胜，则焰明郊野，寒热反至。民病注泄赤白，大小腹痛，溺赤便。盖少阳在泉，火[①]热淫于内，火克肺金，故病如是。治以咸寒，佐以甘苦，以酸收之，以苦发之。

岁阳明在泉，燥淫所胜，则霿[②]雾清瞑，民病喜呕，呕则有苦，善大息，心胁胀痛，嗌干面尘，身无膏泽。盖阳明在泉，燥淫于内，金旺克木，故病如是。治以苦湿，佐以甘辛，以苦下之。

岁太阳在泉，寒淫所胜，则凝肃惨慄，民病少腹控睾，牵引腰脊，上冲心痛，血嗌颔肿。盖太阳在泉，寒淫于内，岁水克火，故病如是。治以甘热，佐以苦辛，以咸泻之，以辛润之，以苦坚之，此地气内淫之变也。

六气淫胜司天解

岁厥阴司天，风淫所胜，则太虚埃昏，云物以扰，寒

---

① “火”，为衍文。

② 霿，méng，天色昏暗。

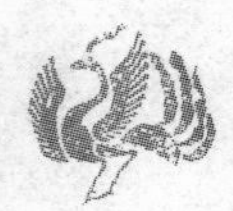

生春气，流水不冰。民病胃脘当心而痛，上支两胁，膈咽不通，饮食不下，舌强食呕，腹胀溏泄，蛰虫不去，病本于脾。盖厥阴司天，岁木胜土，故病如是。治之之法，风淫所胜，平以辛凉，佐以苦甘，以甘缓之，以酸泻之。冲阳脉绝，死不治矣。

岁少阴司天，热淫所胜，火行其政。民病烦热，嗌干，胸胀，胠满，皮肤欣痛，寒热咳喘，大雨且至，唾血血泄，鼽衄嚏呕，疮疡胕肿，心痛肺胀，腹大，喘咳。病本于肺，盖少阴司天，岁火克金，故病如是。治之之法，热淫所胜，平以咸寒。佐以苦甘，以酸收之。尺泽脉绝，死不治矣。

岁太阴司天，湿淫所胜，则沉阴且布，雨变枯槁。民病胕肿骨痛，腰脊头项痛强，时眩，大便结燥，阴气不用，饥不欲食，咳唾有血，病本于肾。盖太阴司天，岁土克水，故病如是。治之之法，湿淫所胜，平以苦热，佐以酸辛，以苦燥之，以淡泄之。太溪脉绝，死不治矣。

岁少阳司天，火邪所胜，则温气流行，金政不平。民病头痛，发热恶寒，病如疟状，皮肤热痛，色变黄色，传而为水，身面胕肿，泄注赤白，疮疡咳唾，心烦胸热，血病鼽衄，病本于肺。盖少阳司天，岁火克金，故病如是。治之之法，火淫所胜，平以酸冷，佐以苦甘，以酸收之，以苦发之。天府脉绝，死不治也。

岁阳明司天，燥淫所胜，则木乃晚荣，草乃晚生，民病筋骨内变，左胠胁痛，寒清于中，腹鸣善疟，注泄鹜溏，心胁暴痛，不可反侧，嗌干腰痛，丈夫㿗疝，妇人腹痛，目昧①皆疡，蛰虫来见，病主于肝。盖阳明司天，岁金克

---

① 昧，今本《素问》作眛。

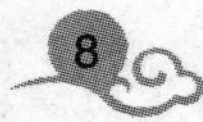

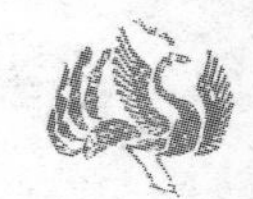

水，故病如是。治之之法，燥淫所胜，平以苦湿，佐以酸辛，以苦下之。太冲脉绝，死不治矣。

岁太阳司天，寒淫所胜，则寒气反至，水冰地冻，血变于中。民病发为痈疡，时眩仆运，呕血衄血，雨雹乃暴[①]，手热肘挛，冲心大动，面赤目黄，善噫嗌干，甚则色炤，渴而欲饮，病本于心。盖太阳司天，岁水克火，故病如是。治之之法，寒淫所胜，平以辛热，佐以苦甘，以咸泻之。神门脉绝，死不治矣。

运气南北政脉解[②]

司天者，顺在天之气候。在泉者，明在地之气候。凡气之在泉者，其脉不应，脉不应者，谓其沉也。假如北政之岁，少阴在泉，则寸口不应，盖木火金水，面北受气。厥阴在泉，则右不应，右不应者，君在右也。太阴在泉，则左不应，左不应者，君在左也。南政之岁，少阴司天，则寸口不应，盖土运面南行令也。厥阴司天，则右不应，右不应者，君在右也。太阴司天，则左不应，左不应者，君在左也。若尺脉者，北政之岁，三阴在泉，则寸不应；三阴司天，则尺不应。南政之岁，三阴司天，则寸不应；三阴在泉，则尺不应也。

六气为病[③]

诸暴强直，支痛緛戾，里急筋缩，皆属于风。乃厥阴

---

① 应作“雨暴乃雹”。

② 原书目录做“六气南北正脉解”。

③ 原书目录做“六气为痛”。

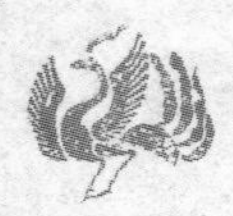

风木，肝胆之气也。

诸病喘呕吐酸，暴注下迫转筋，小便昏浊，腹胀大，鼓之如鼓，痈疽疡疹，痛气①结核，吐下霍乱，瞀郁肿胀，鼻塞鼽衄，血溢血泄，淋闭身热，恶寒战慄，惊惑悲笑，谵妄欲巇，皆属于热，乃少阴君火，真心小肠之气也。

诸痉强直，积饮，痞膈中满，霍乱吐下，体重胕肿，肉如泥，按之不起者，皆于属湿，乃太阴湿土，脾胃之气也。

诸热瞀瘛暴瘖，冒昧躁扰，狂越骂詈惊骇，胕肿酸疼，气逆冲上，禁慄如丧神守，嚏呕，疮疡，喉痹，耳鸣耳聋，呕涌溢食，目昧不明，暴注，瞤瘛，暴病暴死，皆属于火，乃少阳相火，心包络三焦之气也。

诸涩枯涸干痉，皱揭②，皆属于燥，乃阳明燥金，肺与大肠之气者也。

诸病上下所出水液，澄澈清冷，癥瘕癞疝，坚痞腹满，急痛，下痢清白，食已不饥，吐利腥秽，屈伸不便，厥逆禁固，皆属于寒，乃太阳寒水，肾与膀胱之气也。

天符岁会解

岁会者，甲巳化土而遇辰戌、丑未年，乙庚化金遇申酉。天符者，丙戌岁丙辛化水，上见寒水司天类。太乙天符者，如乙酉年乙庚化金而遇酉金，上见燥金，故三合皆金。同天符者，如庚子、庚午岁下临燥金在泉类。同岁会者，如辛丑、辛未岁下临寒水在泉之类。岁遇天符岁会之

---

① 痛气，四库本《素问玄机原病式》作“瘤气”。
② 皱揭，四库本《素问玄机原病式》作“皴揭”。

纪，则为平气；遇太乙天符之年，民病多主暴亡。余岁以天克运气为小逆，运克天气为大逆。天生运气为小顺，运生天气为大顺。阳干阳辰为太过，阴干阴辰①为不及。明此以观天地运气之顺逆也。

徵少癸戊太徵 不及伏明　火惑荧运　太过赫曦 明昇曰气平	太乙 天符 岁会	商太庚乙少商 太过坚成　金白太运　不及从革 平审曰气平
承岁为岁会	宫少己甲太宫 不及卑监　土星镇运　太过敦阜① 化备曰气平	应天为天符
角太壬 丁少角 太过发生　木星岁运　不及委和 和敷曰气平	三合为治	羽少辛丙太羽 不及涸流　水星辰运　太过流衍 顺静曰气平

五运五星五音太过不及之图

五运太过解

岁木太过，风气流行，脾土受邪，民病飧泄，上应岁星。

岁火太过，炎暑流行，肺金受邪，民病多疟，血溢血泄，咳喘耳聋，上应荧惑。

---

① 阳干，位于奇数的天干，即甲、丙、戊、庚、壬，阴干即位于偶数的天干。阴辰，指干支纪日中地支处于偶数的丑、卯、巳、未、酉、亥六日，阳辰即处于奇数的地支。

② 敦阜，原作“训早”，据人卫本《黄帝内经·素问》改。

岁土太过，雨湿流行，肾水受邪，民病腹痛，四肢厥冷，上应镇星。

岁金太过，燥气流行，肝木受邪，民病胁痛，目赤耳聋，上应太白。

岁水太过，寒气流行，心火受邪，民病身热，烦心燥悸，妄见妄闻，上应辰星。此甲、丙、戊、庚、壬五阳之应也。

五运不及解

岁木不及，燥乃大行，生气失应，草木晚荣，民病中清，小腹胁痛，肠鸣溏泄，上应太白、岁星。

岁火不及，寒乃大行，长政不用，物荣卑下，火气既少，水气洪盛，民病胸痛胁满，郁冒朦昧，心痛暴瘖，腰背相引，屈伸不能，上应荧惑、辰星。

岁土不及，风乃大行，化气不令，草木茂荣，飘扬而甚，秀而不实，民病飧泄霍乱，体重腹痛，筋骨繇复，肌肉瞤酸，上应岁星、镇星。

岁金不及，炎火乃行，庶物以茂，燥烁以行，涸泉焦草，雨乃不降，民病肩背瞀重，衄血便血，上应太白、荧惑。

岁水不及，湿乃大行，长气反用，其化乃速，暑雨数至，民病腹满身肿，濡泄跗肿，两足痛甚，股膝不便，肾气不衡，上应辰星、镇星。

此五阴不及之年也。欲求胜复之变，详“气交变大论”中，致于五运之化，或从五气，或逆天气，或从天气而逆地气，或从地气而逆天气，或相得，或不相得，或明六气之终始，或察五运之盛衰。当从“六元正纪大论”中细推

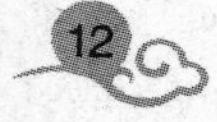

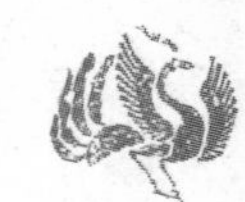

之，庶几可明矣。

五运主病

诸风掉眩，皆属肝木。

诸痛疮疡，皆属心火。

诸气膹郁病痿，皆属肺金。

诸湿肿满，皆属脾土。

诸寒收引，皆属肾水。

六　淫　解

夫六淫者，乃阴、阳、风、雨、晦、明是也。盖阳淫热疾，诸热病是也，治之以凉焉。阴淫寒疾，诸寒病是也，治之以温焉。风淫末疾，四肢为末，风邪客之也，平之以冷热焉。雨淫腹疾，濡泄湿气也，调之以渗烁焉。晦淫惑疾，精神荧惑，如眼见异物，心神不宁也。明淫心疾，狂邪重盛，谵语多言也。二淫皆是引心胸之虚邪，当待正气以痊之。

经络血气精神解

夫人之一身，有三百六十五骨节，合周天三百六十五度。有十二经、十五络，凡二十七。百骸九窍，气血相依，尽皆贯通。故血气精神，所以奉生而周于性命者也。经脉者，所以行血气而营阴阳，濡筋骨而利关节者也。卫气者，所以温分肉，充皮肤，肥腠理，司关闭者也。志意者，所以御精神，收魂魄，适寒温，和喜怒者也。故血和，则筋

脉流行，营覆阴阳，筋骨强劲，关节清利矣。卫气和，则分肉解利，皮肤调柔，腠理致密矣。志意和，则精神专直，魂魄不散，悔怒不起，五脏不受邪矣。寒温和，则六腑化谷而行津液矣。无智愚、无贤不肖，均有此脏腑经络者也。

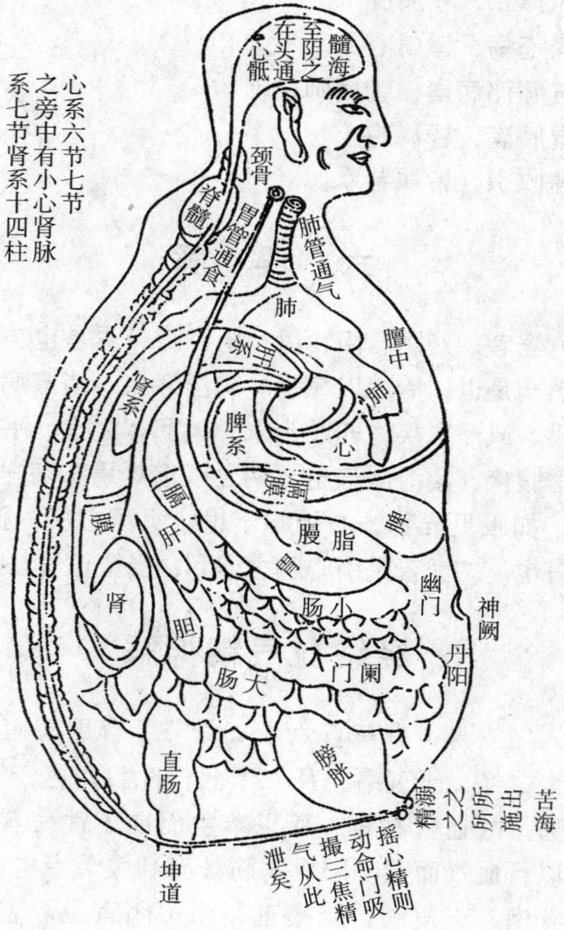

侧身图

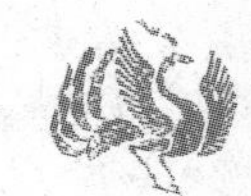

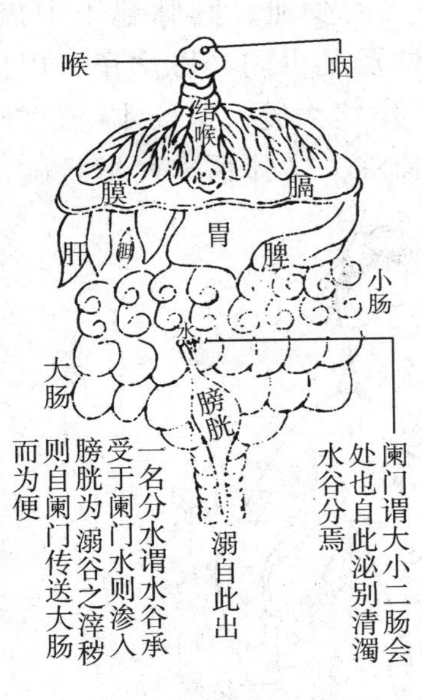

正人脏图

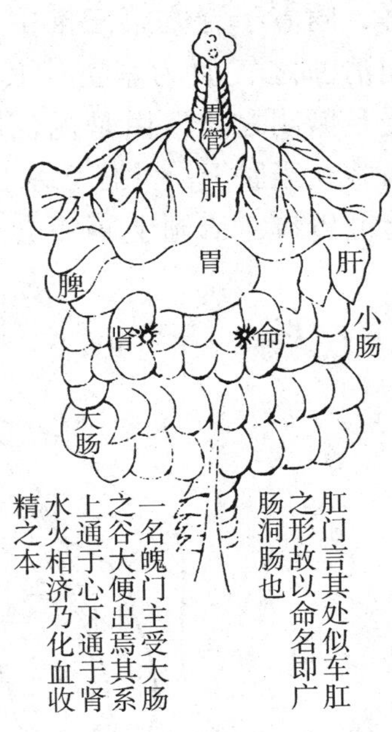

伏人脏图

肺经图论

经云：肺者，相传之官，治节出焉。乃气之本，魄之居，其华在毛，其充在皮，其位西，其时秋，其色白，其脉涩而短，其音商，其数九，其臭腥，其恶寒，其声哭。在七情为忧，忧伤气，喜胜忧。在六气为暑，暑伤皮毛，凉胜暑。在五味为辛，辛伤肺，苦胜辛，肺欲酸，急食酸以收之、补之，以辛泻之。在干为辛，在支司申，在八卦为乾，在五行属金。其外候鼻，其形似盖四垂，六叶，两

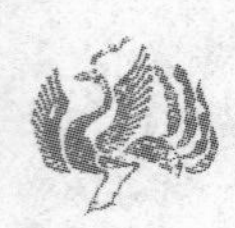

耳，附着于脊之第三椎中，有二十四空行列，以分布诸脏腑清浊之气而为华盖。其经多气而少血，其脉起于中焦，受足厥阴之交，由是循任脉之外及足少阴经脉之里，以次下膝，当脐上一寸任之水分穴，绕络大肠，复行本经之外，上循胃口，迤逦上膈而会属于肺脏，循肺系出而横行胸部

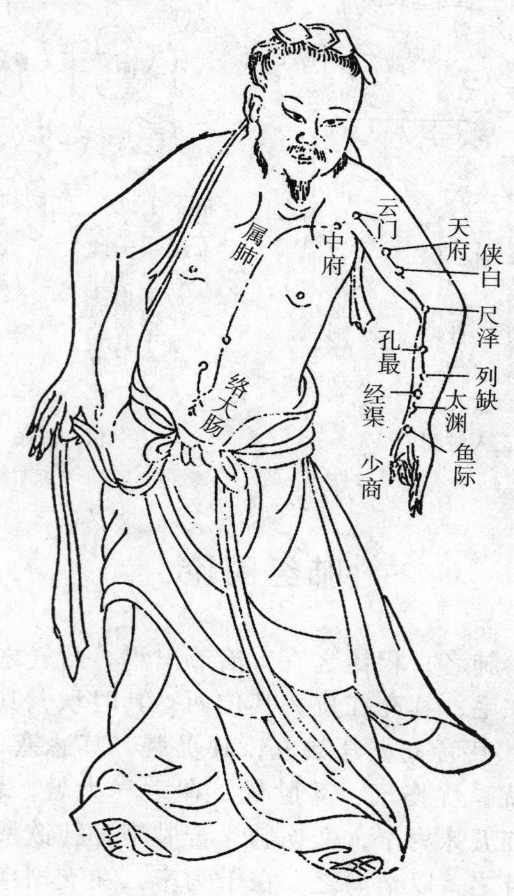

手太阴肺经之图

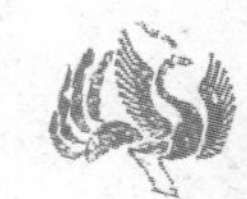

四行之中府、云门以出腋下。下循臑内，历天府、侠白，行手少阴心之前，下入肘中，抵尺泽，循臂内上骨之下臁，历孔最、列缺穴，入寸口之经渠、太渊，以上鱼际，出大指之端少商穴而终，终支者从腕后列缺穴达次指内臁，出其端而交于手阳明。其为病也，肺胀膨膨然，喘咳，缺盆中痛，咳嗽，上气喘渴，烦心胸满，臑臂内前臁痛，掌中及皮毛热。盛则寸口脉大三倍于人迎，虚则反小于人迎也。

其穴一十有一

中府：在云门下一寸，乳上二肋间，应手动脉陷中。

云门：在肾之巨缺下，侠气户旁一寸陷中，动脉应手，经臂取之。

天府：在二下[①]三寸，臑内臁，动脉中。

侠白：在天府下，去肘五寸动脉中。

尺泽：在肘中约动脉中。

孔最：在腕上七寸即是。

列缺：去腕侧上寸许，食指末陷中。

经渠：在寸口陷中是。

太渊：在掌后陷中是。

鱼际：在大指本节后内侧散脉中。

少商：在大指内侧去爪甲如韭叶白，肉腕腕中。

穴法歌括

手太阴经太阴肺
中府云门天府列

---

① “二下”：疑为“腋下”。

侠白尺泽孔最连
列缺经渠太渊接
仍有鱼际与少商
终于大指端内侧

大肠经图论

经云：大肠者，传导之官，变化出焉。其体长二丈一尺，广四寸，当脐右乃十六曲，其上口接小肠之小口，在干为庚，在支司酉，在五行属金，在八卦为兑，与手太阴肺经为表里。其经气血俱多，起于大指、次指之端商阳穴，受手太阴经之交，行阳之分，由是循次指之上臁，历二间、三间以出合谷两骨之间，复上入阳溪两筋之中，自阳溪而上，循臂上臁之偏历、温溜、下臁、上臁、三里，入肘外臁之曲池，循臑外前臁，历肘髎、五里、臂臑，络手少阳之臑会，上肩至本经之肩髃，出肩髃之前臁，循巨骨上行，会督之大椎，由大椎而下入足阳明之缺盆，循足阳明之外络，绕肺脏，复下膈，当胃经大枢之分，会属于大肠。其支者，自缺盆上行于颈，循天鼎、扶突上贯于颊，入下齿缝中，由齿缝复出，夹两口吻，相交于人中之分，左脉之右，右脉之中，上夹鼻孔，循禾髎、迎香而终，以交足之阳明。其为病也，齿痛颈肿，或目黄口干，大便秘，或大指次指痛不用。盛则人迎大三倍于气口，虚则反小于气口也。

其穴有二十

商阳：在手大指次指内侧，去爪甲如韭叶许。

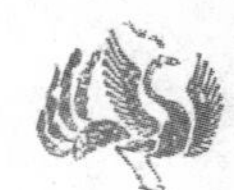

二间：在手大指次指本节内侧陷中。

三间：在食指本节后内侧陷中是。

合谷：在手大指次指歧骨陷中。

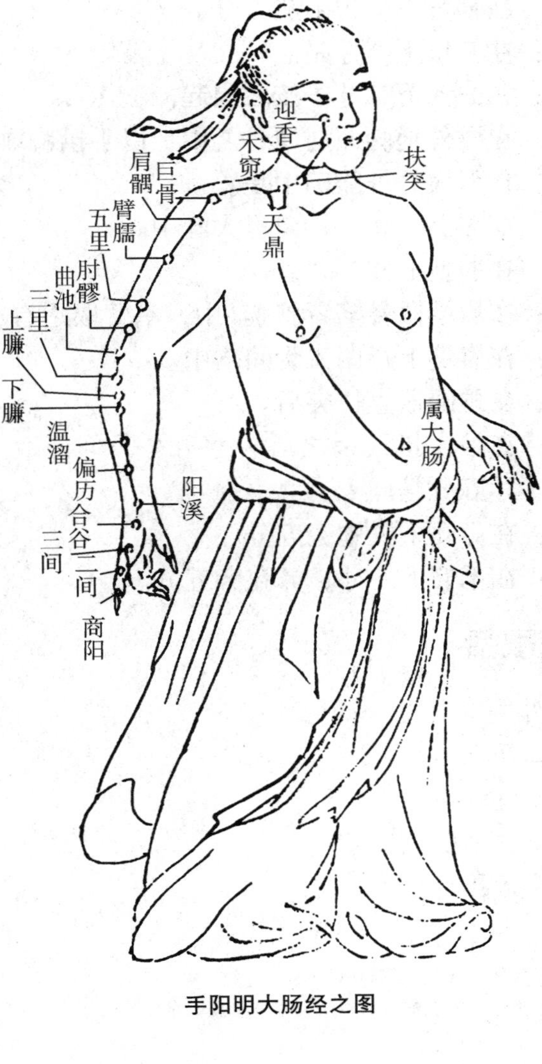

手阳明大肠经之图

阳溪：在腕中上侧两筋陷中。

遍历：在腕中后三寸是。

温溜：在腕骨后小肚六寸、大肚五寸。

下臁：在辅骨下，去上臁一寸。

上臁：在三里下一寸是。

三里：在曲池下二寸，按之肉起。

曲池：在肘外辅骨屈肘屈骨之中，以手拱胸取之。

肘髎：在肘大骨外臁陷中是。

五里：在肘上三寸，行向里大脉中。

臂臑：在肘上七寸。

肩髃：在肩端两骨陷者腕腕①中，举臂取之有空。

巨骨：在肩端上行两叉骨间陷中。

天鼎：在颈缺盆直扶突后。

扶突：在足大指气舍之后一寸五分，仰而取之，又云在人迎后一寸五分是。

禾髎：在鼻孔下人中旁五分。

迎香：在禾髎上一寸，鼻孔旁五分。

穴法歌括

手阳明经二十穴

商阳二间三间列

合谷阳溪偏历排

温溜下臁上臁②位

三里曲池接肘髎

---

① 腕腕，疑作“宛宛”，真切可见貌。下同。

② 上臁、下臁，人卫本《灵枢经》作“上廉、下廉”。

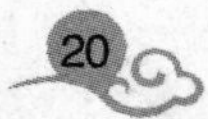

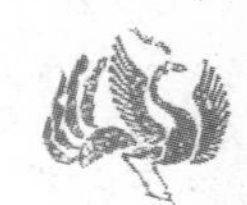

五里臂臑肩髃穴
巨骨天鼎接扶突
禾髎迎香二十备

胃经图论

经云：胃者，水谷之海，六腑之大源。其体大一尺五寸，纡曲屈伸，长一尺六寸，位居中焦，在干为戊，在支司辰，在五行属土，在八卦为坤，与足太阴为表里，其经气血俱多，起于鼻两旁手阳明之迎香穴，由是而上，左右相交于额中，过足太阳睛明之分，下循鼻外，历本经承泣、四白、巨髎，入上齿缝中，复出循地仓，挟两口吻，环绕唇下，左右相交于承浆之分，由承浆循颐后之下臁，出人迎，循颊车，上耳前，过胆之客主人，循发际，会足少阳之悬厘、颔厌之分，循下关、头维，会于胆之悬颅，督之神庭，分支络从大迎前，下人迎，循喉咙，历水突、气舍入缺盆，行足少阴俞府之外下膈，当上脘、中脘之分，属胃络脾，于此分支。其直者，从缺盆下乳内臁，循气户、库房、屋翳、膺窗、乳中、乳根、不容、承满、梁门、关门、太乙、滑肉门，下挟脐，历过天枢、外陵、大巨、水道、归来诸穴，入气冲中。其支行者，自属胃处起于胃之下口，循腹里，过足少阴肓俞之外，本经之里，下至气冲中，与前直行入气冲者相合，自此而行髀关，抵伏兔，历阴市、梁丘，下入膝膑中，于此又分正支，经犊鼻，下循胻外臁中之三里、巨虚、上臁、条口、巨虚、下臁、丰隆、解溪，下足附之冲阳、陷谷，入中指外间之内庭，至历兑

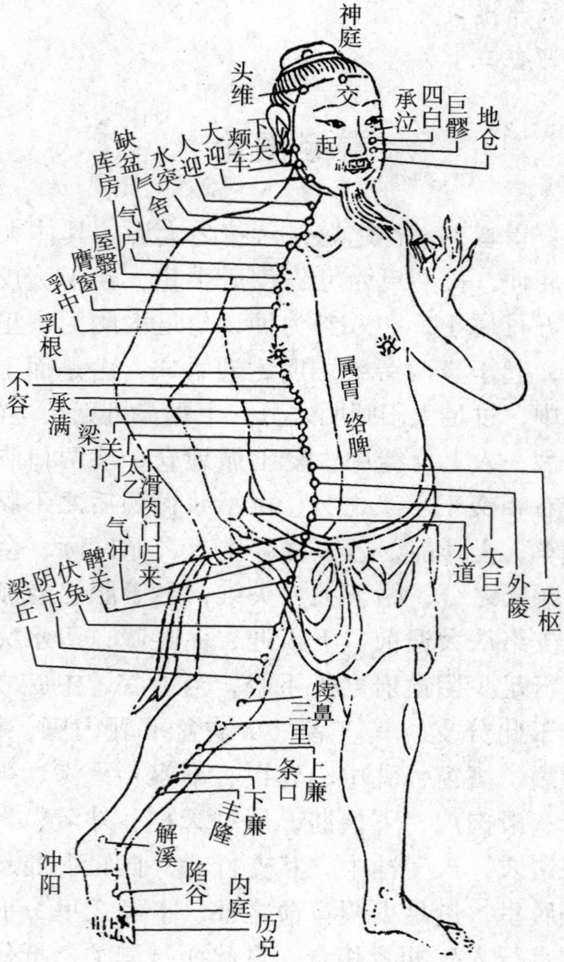
神庭
头维
交
承泣
四白
巨髎
地仓
下关
颊车
大迎
起
人迎
水突
缺盆
气舍
库房
气户
屋翳
膺窗
乳中
乳根
不容
承满
梁门
关门
太乙
滑肉门
气冲
归来
髀关
伏兔
阴市
梁丘
属胃
络脾
天枢
外陵
大巨
水道
犊鼻
三里
上廉
条口
下廉
丰隆
解溪
冲阳
陷谷
内庭
历兑

足阳明胃经之图

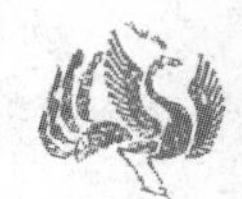

而终，其抽支自膝下三寸，循三里穴之外，别行而下，入中指外间，与前入内庭、历兑、正支合。又一小支，自跗上冲阳穴别行入大指间，斜出足厥阴行间穴之外，循大指下出其端以交于足太阴。其为病也，漉漉然振寒，善伸[①]数欠，或恶人与火。闻木音则惕然而惊，心欲动，独闭户牖而处，甚则登高而歌，弃衣而走，贲响腹胀。或狂疟湿[②]淫汗出，鼽衄，或中指不用。气盛则身以前皆热，消谷善饥，溺黄色；不足则身以前寒慄胀满，不消谷。盛则人迎脉大三倍于寸口，虚则反小于寸口也。

其穴四十有五

承泣：在目下七分，直瞳子是。

四白：在目下一寸，直瞳子。

巨髎：在四白下五分。

地仓：在口吻旁四分是。

大迎：在面颔前一寸一分，骨陷中动脉。

颊车：在耳下曲颔端陷中。

下关：在胆之客主人下耳前动脉下廉，合口有空，开口则闭。

头维：在额发前际，胆之本神旁一寸五分，督之神庭旁四寸五分。

人迎：在头下挟结喉旁一寸五分，大脉动应手。

水突：在颈下大筋前，直人迎下，气舍上。

气舍：在颈直人迎下，挟天突陷中。

---

① 伸，人卫本《灵枢经》作“呻”。

② 湿，人卫本《灵枢经》作“温”。

缺盆：在肩下前面横骨陷中。

气户：在手阳明巨骨下，足少阴之俞府旁二寸陷中。

库房：在气户下一寸六分陷中，仰而取之。

屋翳：在库房下一寸六分陷中，仰而取之。

膺窗：在屋翳下一寸六分陷中。

乳中：当孔头即是。

乳根：在乳下一寸六分陷中，仰而取之。

不容：在督之幽门旁，相去各一寸五分。

承满：在不容下一寸是。

梁门：在承满下一寸是。

关门：在梁门下一寸是。

太乙：在关门下一寸是。

滑肉门：在太乙下一寸挟脐。

天枢：在挟脐一寸。

外陵：在天枢下一寸是。

大巨：在外陵下一寸。

水道：在大巨下一寸。

归来：在水道下一寸。

气冲：一名气街，在归来下鼠鼷上一寸，动脉应手腕上[①]中○右穴自气户至乳根去中行各四寸，自不容至滑肉门去中行各三寸，自天枢至归来去中行各二寸。

髀关：在膝上伏兔后交文中，一作交分。

伏兔：在膝上六寸起肉跪坐而取之。

阴市：在膝上三寸，伏兔下陷中，令人拜而取之。

梁丘：在膝上二寸两筋间。

---

① 腕上，疑作“宛宛”。

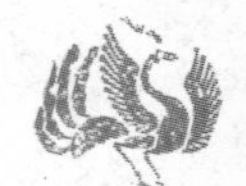

犊鼻：在月膑下胻骨上，骨解大筋中。

足三里：在膝眼[1]下三寸，胻骨外大筋肉腕腕中，举足取之，极重按之则跗上动脉为之止矣。

上廉：在三里下三寸，举足而取之。

条口：在下廉上一寸，举足而取之。

下廉：在条口下三寸，举足取之。

丰隆：在外踝上八寸，下胻外廉陷中，别走太阴。

解溪：在冲阳一寸五分，腕上陷中。

冲阳：在足跗上五寸，骨间动脉去陷谷三寸。

陷谷：在足大指次指间，本后节陷中。

内庭：在足大指次指外间陷中。

历兑：在足大指次指去爪甲如韭叶。

古本上廉下廉各有巨虚二穴。

穴法歌括

足阳明经四十五
承泣四白巨窌当
地仓大迎颊车立
下关头维人迎行
水突气舍缺盆位
气户库房屋翳间
膺窗乳中乳根接
不容承满梁门旁
关门太乙连滑肉
天枢外陵大巨班

① 膝眼，犊鼻穴的俗称。

水道归来气冲次
髀关伏兔走阴市
梁丘犊鼻三里排
上臁条口下臁继
丰隆解溪与冲阳
陷谷内庭历兑毕

足太阴脾经图论

经云：脾者，仓廪之官，五位出焉，乃荣之居也。其华在唇四白，其充在肌，其位中央，其时长夏，其色黄，其音宫，其数五，其臭香，其声歌。在七情为思，思伤脾，怒胜思。在六淫为湿，湿伤肉，风胜湿。在五味为甘，甘伤肉，酸胜甘，脾欲缓，急食甘以缓之，用苦泄之，以甘补之。在干为己，在支司巳①。在八卦为坤，在五行属土。其外候口，其经多气而少血。其形广三寸，长五寸，掩于太仓，附着于脊之第十一椎，其经起于足大指之间隐白穴，受足阳明之交，由是循大指内侧白肉际大都穴，过核骨后历太白、公孙、商丘，上内踝前臁之三阴交，上腨内，循胻骨后之漏谷，上行二寸，交出足厥阴中都穴之前，至地机、阴陵泉，自阴陵泉上循膝股内之前臁、血海、箕门，迤逦入腹，历重门、府舍，会任脉之中极、关元，复循腹结、大横，会任脉之下脘，历腹哀，过足少阳之日月，足厥阴之期门，复循本经腹哀之里，下至任之中脘、下脘之际，属脾而络于胃，再由腹哀上膈，循食窦、天溪、胸乡、

① 原误作“在支司辰戌”。

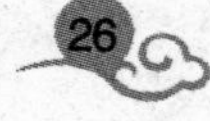

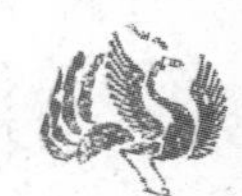

周荣，由周荣外曲折向下至大包，由大包外曲折向上会于肺之中府，上行交胃经人迎穴之里，挟咽连舌，散舌本而终。其支者，循腹哀行，至胃部，会任脉之中脘，外上膈，

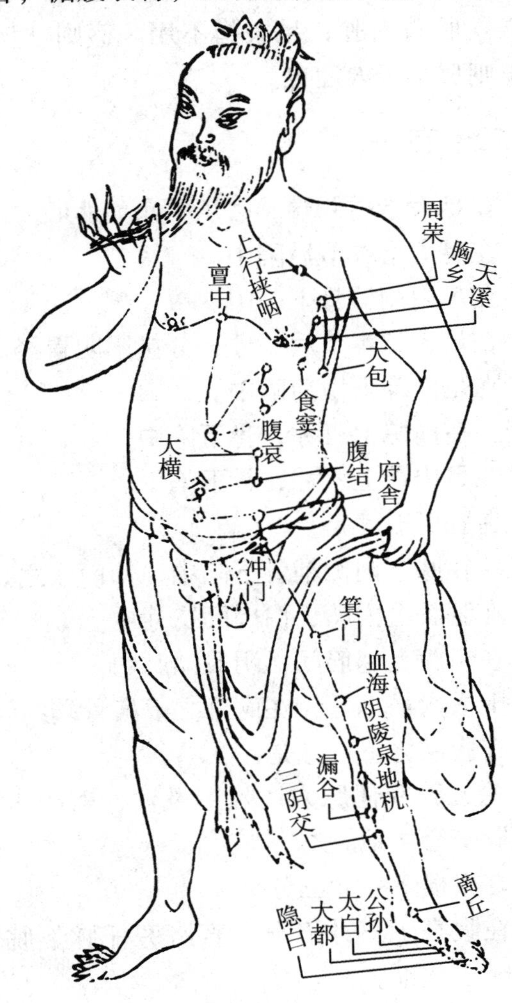

足太阴脾经之图

注于任之膻中之里，而交手少阴心之分。其为病也，舌本强，食则呕，胃脘痛，腹胀善噫，身体重，四肢倦，食不下，烦心，心下急痛，寒疟，溏、瘕、泄、水闭、黄疸，不能卧，强立股膝内肿，足大指不用。盛则寸口脉大三倍于人迎，虚则反小于人迎也。

其穴二十有一

隐白：在足大指内侧端，去爪甲角如韭叶。

大都：在足大指本节后陷中。

太白：在足内侧核骨下陷中。

公孙：在足大指本节后一寸，分接阳明胃经。

商丘：在足内踝下微前陷中。

三阴交：在内踝上三寸，骨下陷中。

漏谷：在足内踝上六寸，骨下陷中。

地机：在膝下五寸是。

阴陵泉：在膝下内侧辅骨下陷中，仰而取之。

血海：在膝膑上内臁，白肉际二寸中。

箕门：在鱼腹上越筋间，阴股动脉中。

冲门：上去大横五寸，在府舍之下横骨端约纹中动脉。

府舍：在腹结之下三寸是。

中极、关元，皆任脉穴，兹不及注，盖中极关元，乃足三阴与任脉交会之地。

腹结：在大横下一寸三分。

大横：在腹哀下三寸五分，直脐旁任脉下脘穴，盖足太阴与任脉会于此也。

腹哀：在日月下一寸五分，日月乃足少阳胆经之穴，

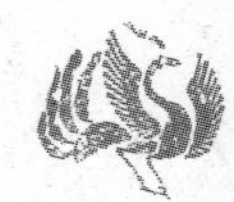

由足太阴脾经与阳维二脉交会之地。

期门，乃足厥阴肝经之穴，兹不及注，由足太阴脾经与阴维交会于此，故录以便观。

冲门、府舍、腹结、大横、腹哀，五穴俱腹中行，各去四寸半。

食窦：在天溪下一寸六分，仰而取之。

天溪：在胸乡之下一寸六分，仰而取之。

胸乡：在周荣下一寸六分陷中，仰而取之。

周荣：在手太阴肺经中府穴一寸六分陷中，仰而取之。

大包：在足少阳胆经渊波穴下三寸。

穴法歌括

足太阴脾二十一
隐白大都太白例
公孙商丘三阴交
漏谷地机阴陵位
血海箕门与冲门
府舍腹结大横次
腹哀食窦连天溪
胸乡周荣大包毕

心经图论

心者，君主之官，神明出焉。乃生之本，神之变也，其华在面，其充在血脉，其位南，其时夏，其色赤，其脉洪而钩，其音徵，其数七，其臭焦，其恶热，其声笑。其

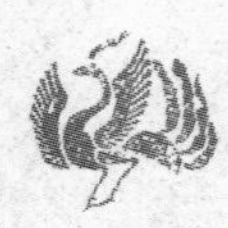

七情为喜，喜伤心，恐胜喜。在六气为热，热伤气，寒胜热。在五味为苦，苦伤血，咸胜苦，心欲软，急食咸以软之。用咸补之，甘泻之。在干属丁，在支司午。在八卦为离，在五行属火，其外候舌，其经多气而少血。其形如珠敷莲花，居肺下膈上，附着于脊之第五椎，有二系与上肺

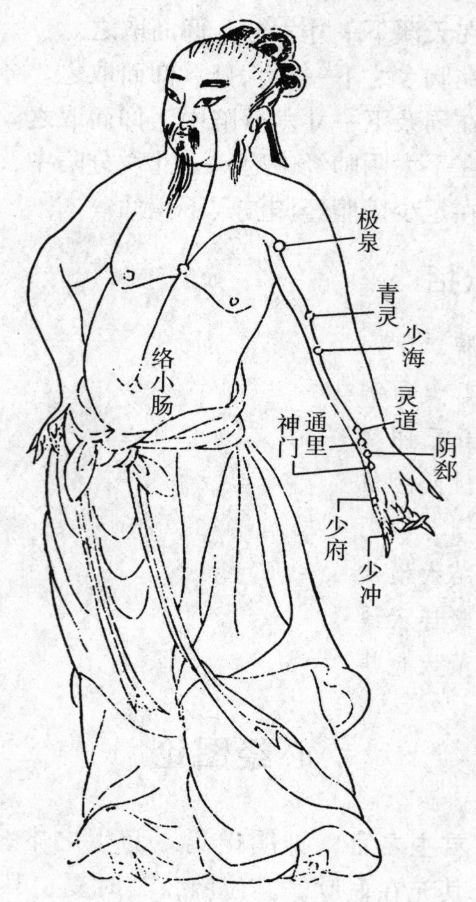

手少阴心经之图

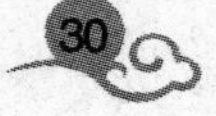

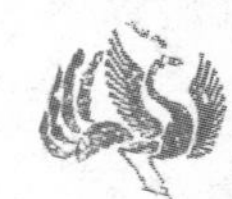

通，一系入肺两大叶间，由肺叶而下曲折后向，并连脊膂细络贯脊髓，与肾相通于七节之间，而诸脏系皆于此而通于心，而心亦于是而通诸脏。其经脉起于心中，循任脉之外，属心系下膈，当脐二寸之分而络小肠，复从心系直上至肺脏之分而络小肠，复从心系直上至肺脏之分，出循腋下，抵极泉，自极泉下臑内后臁，行手太阴心主，而经之后，历青灵穴，下肘内臁，抵少海，自少海下循臂内后臁，历灵道、通里，至掌后充骨之端，循阴郄、神门，入掌内臁至少府，循小指端之少充穴而终，以交手太阳。其支者，从心系出脉任之外，上行挟咽以系目。其为病也，嗌干心痛，渴而欲饮，目黄腋痛[①]，臑臂内后臁痛，掌中热或痛。盛则寸口脉大再倍于人迎，虚则反小于人迎也。

其穴有九

极泉：在臂内腋下筋间，动脉入胸。

青灵：在肘上三寸，举臂承之。

少海：在肋内大骨外，去肋端五分。

灵道：在掌后一寸五分。

通里：在腕后一寸陷中是。

阴郄：在掌后脉中，去腕五寸。

神门：在掌后兑骨之端陷中。

少府：在手小指本节后陷中，直交手厥阴之劳官。

少冲：在手小指内臁端，去爪甲如韭叶。

① 腋痛，人卫本《灵枢经》作“胁痛”。

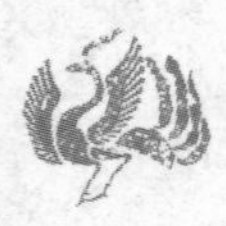

穴法歌扩括

手少阴心有九穴
极泉青灵少海接
灵道通里阴郄连
神门少府少冲绝

小肠经图论

经云：小肠者，受盛之官，化物出焉。其体长三丈二尺，左回叠十六曲，上口接胃之下口，其下口接大肠之上口，在脐上二寸，水分至是泌别清浊，其水液清者入膀胱，渣滓浊者下大肠。在干为丙，在支司巳。在五行属火，在八卦为离，与手少阳心相为表里。其经多气而少血，起于小指端之少泽穴，由此手指外侧之前谷、后溪，上腕出踝中，历腕骨、阳谷、养老，自养老直上循臂骨下臁支正穴，出肘内侧两骨之间，历少海上循臑外后臁，行手阳明少阳之外，上肩循肩贞、臑俞、天宗、秉风、曲垣、肩外俞、肩中俞诸穴，上会于督之大椎，分左右相交于两肩上，由此入足阳明之缺盆，循肩向腋下行，当任脉膻中之分，络心循胃系下膈，过任之上脘、中脘，抵胃下行任脉之外，当脐上二寸之分，属小肠。其支者，从胃之缺盆循颈之天窗、天容上颊，挟颧窌，上至目外角之锐眦，过足少阳之瞳子窌，却入耳中之听宫而终。其为病也，咽痛，颔肿，不过以回顾，肩似拔，臑[①]似折，或耳淋涩，盛则脉大再倍

---

① 臑，原作腰，据据人卫本《灵枢经》改。

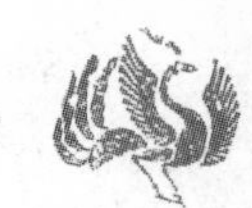

于寸口，虚则反小于寸口也。

其穴一十有九

少泽：在手小指外侧端去爪甲角一分陷中。

前谷：在手小指外侧本节前陷中。

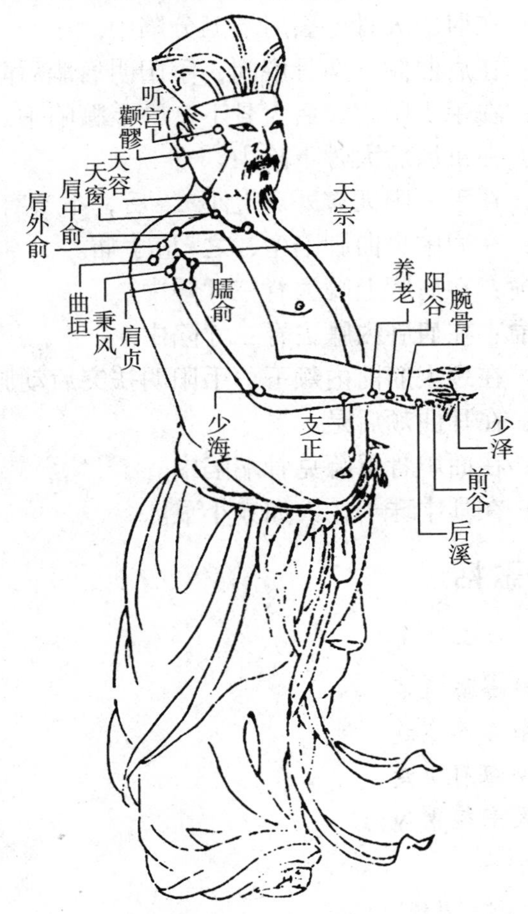

手太阳小肠经之图

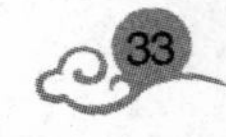

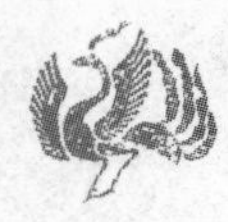

后溪：在手小指外侧本节后陷中。

腕骨：在手外侧腕前起骨后陷中。

阳谷：在手外侧腕中兑骨下陷中。

养老：在手踝骨上一寸空腕后一寸陷中。

支正：在腕后五寸。

少海：在肘内大骨外去肘端五分陷中。

肩贞：在肩曲髀下两骨解间，手阳明肩髃后陷中。

臑俞：在手少阳肩窌后大骨下，胛上臁陷中。

天宗：在秉风后大骨下陷中。

秉风：在手少阳天窌外肩上小二[①]后，举臂有空。

曲垣：在肩中央曲胛陷中，之[②]应手痛。

肩外俞：在肩胛上臁去脊三寸陷中。

肩中俞：在肩胛内臁去脊二寸陷中。

天窗：在颈大筋前内颊下，手阳明扶突后动脉陷中。

天容：在耳曲颊后是。

颧窌：在面鸠骨下臁兑骨端陷中。

听宫：在耳中珠子，大如赤小豆。

穴法歌括

手少阳穴一十九
少泽前谷后溪偶
腕骨阳谷养老连
支正少海肩贞走
臑俞天宗接秉风

---

① 小二，疑作“小髃”。

② 疑有脱文，或作“按之”。

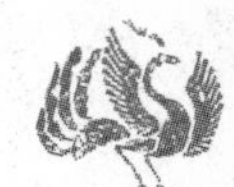

曲垣肩外肩中守
天窗天容与颧窌
终于耳中听官所

膀胱经图论

经云：膀胱者，州都之官，津液藏焉。其体重九两二铢，纵广二寸，居肾下之前，大肠之侧，当脐上一寸，水分穴之所。小肠下口乃膀胱之上际也，水液由此渗入焉。在干属壬，在支司亥，在五行属水，在八卦为坎，与足少阴相为表里，其经多血而少气，起于目内眦睛明穴，上额循攒竹，过督之神庭，历曲差、五处、承光、通天，自通天斜行左右相交于巅上督脉之百会，由此分一支抵耳上角，过足少阳之率谷、浮白穴、窍阴，散养于诸经。其直者，由通天穴循络郄、王枕，入络脑复出下项抵天柱，自天柱而下，通督之大椎、陶道，却循肩缚内夹脊两旁下行，历大杼、风门、肺俞、厥阴俞、心俞、肝俞、膈俞、胆俞、脾俞、胃俞、三焦俞、肾俞、大小肠俞、膀胱俞、中膂内俞、白环俞，由是抵腰中，入循膂络肾属膀胱，由腰中又分支，循腰髀下挟脊历上窌、次窌、中窌、下窌（腰髀即腰监骨，盖人之脊椎骨，有二十一节，自十六椎节而下为腰监骨所掩，附而入窌穴，所谓上、次、中、下诸窌，即夹脊第一、第二、第三、第四之空也），出阳会[①]（在尾窌骨两旁，则二十一椎骨乃复见而终），下贯臀，至承扶、殷

① 阳会，疑作“会阳”。

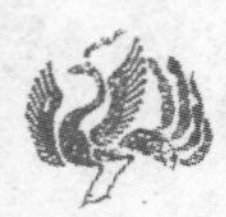

门、浮郄、委阳，入腘中之委中穴（腓肠上膝后曲处谓之腘）。又一正支，自天柱而下，从髆左右别行（夹脊两旁第三行，相去各三寸许）。下贯胛膂，历附分、魄户、膏肓、

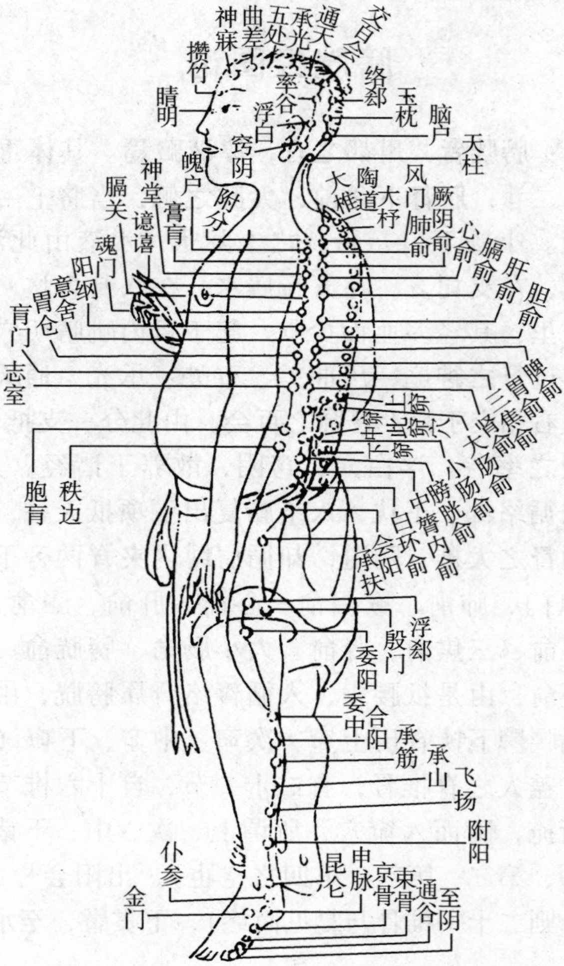

足太阳膀胱经之图

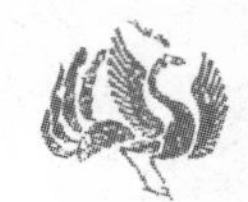

神堂、譩譆、膈关、魂门、阳纲、意舍、胃仓、肓门、志室、包肓、秩边，下历尻臀，过足阳明之髀枢（股外为髀，楗骨之下，即髀枢也），循髀外后廉髀骨之里，承扶之外，一寸五分之间，而下与前之入腘中者相合。正支者下行循合阳下贯腨内，历承筋、承山、飞扬、附阳，出外踝后之昆仑、仆参、伸脉、金门，循京骨、束骨、通谷，至足小指外侧端之至阴穴，以交于足少阴经。其为病也，目似脱，项似拔，脊痛腰似折，髀不可以曲，腘似结，腨如裂，狂疟癫疾，头囟项痛，目黄泪出鼽衄，项背腰尻腘腨脚皆痛，小指不用。盛则人迎脉大再倍于寸口，虚则反小于寸口也。

其穴六十有三[①]

睛明：在目内眦。

攒竹：在眉头陷中。

曲差：在足之神庭旁一寸五分，入发际。

五处：在督之上星旁一寸五分是。

承光：在五处后一寸五分。

通天：在承光后一寸五分。

络郄：在通天之后一寸五分。

玉枕：在络郄后一寸五分，夹督之脑户旁一寸三分。○枕骨上入发际三寸。

天柱：在颈大筋外廉夹顶发际陷中。

大抒：在项后第一椎下。

风门：在第二椎下。

---

① 此实述五十七穴。

肺俞：在第三椎下。

厥阴俞：在第四椎下。

心俞：在第五椎下。

膈俞：在第七椎下。

肝俞：在第九椎下。

胆俞：在第十椎下。

脾俞：在第十一椎下。

胃俞：在第十二椎下。

三焦俞：在第十三椎下。

肾俞：在第十四椎下，与脐平。

大肠俞：第地十六椎下。

小肠俞：在第十八椎下。

膀胱俞：在第十九椎下。

中膂内俞：第二十椎下，挟脊起肉。

白环俞：第二十一椎下，伏而取之。

○自大抒至白环俞诸穴，并背部第二行相去脊中各一寸五分○上、次、中、下四窌穴会阳，在尾窌骨之两旁。

承扶：在尻臀下股阴上纹中。

殷门：在肉郄[①]之下六寸。

浮郄：在委阳上一寸，展膝得之。

委阳：在承扶下六寸，屈身而取之。

委中：在腘中央约纹中动脉。

附分：在第二椎下附项内臁。

○自附分至秩边诸穴为挟脊，两旁第三行，相去各

① 承扶一名肉郄。

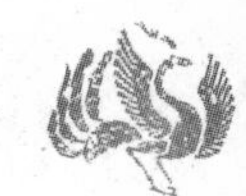

三寸。

魄户：第三椎下是。

膏肓：在第四椎下近五椎上，取穴时令人正坐曲脊，伸两手以臂着膝前，令端直，手大指与膝头齐，以物支肘，勿令臂动摇也。

神堂：第五椎下。

譩譆：在肩髆内廉挟第六椎下。

膈关：第七椎下，正坐阔肩取之。

魂门：第九椎骨之下。

阳纲：第十椎下。

意舍：在第十一椎下。

胃仓：第十二椎下。

育门[①]：第十三椎下，又肋中。

志堂：第十四椎下，并正坐取之。

胞育：第十九椎下。

秩边：第二十椎下并□[②]而取之。

合阳：在膝约纹中央三寸是。

承筋：在腨肠中央陷中。

承山：在兑腨肠下分肉间。

飞扬：在外踝上七寸。

附阳：在外踝上三寸。

昆仑：在足外后跟骨上陷中。

仆参：在跟骨下陷中，拱足而取之。

申脉：在外踝下陷中，爪甲白肉际。

---

① 育门，疑或作肓门。

② 原稿缺字。

京骨：在足外侧大骨下赤白肉际陷中。

束骨：在足小指外侧本节后陷中。

通谷：在足小指外侧本节前陷中。

至阴：在足小指外侧，去爪甲角如韭叶许。

穴法歌括

足太阳经六十三
睛明攒竹曲差当
五处承光通天位
络郄玉枕天柱安
大抒风门肺俞立
厥阴心俞膈俞接
肝俞胆俞连脾俞
胃俞三焦肾俞继
大肠小肠及膀胱
中膂白环五俞穴
又有上次中下窌
会阳承扶殷门列
浮郄委阳委中排
复上附分魄门侧
膏肓神堂连谚譆
膈关魂门阳纲依
意舍胃仓育门附
志室胞育秩边属
合阳承筋共承山
飞扬附阳昆仑户
仆参伸脉续金门

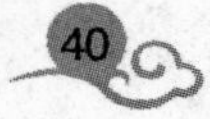

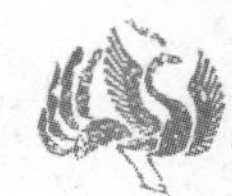

京骨束骨通谷助
小指外侧终至阴
六十三穴于此杜

肾经图论

经云：肾者，作强之官，伎巧出焉。蛰藏之本，精之居也。其华在发，其充在骨，其位北，其时冬，其色黑，其脉沉而滑，其音羽，其数六，其臭腐，其恶燥，其声呻，其变动为战慄。在七情为恐，恐伤肾，思胜恐。在六气为寒，寒伤血，燥胜寒。在五味为咸，咸伤血，甘胜咸。肾欲坚，急食苦以坚之，用苦补之，咸泻之。在干为癸，在支司子。在八卦为坎，在五行属水。其外候耳，其经多气而少血。其形如石卵，有两枚，紫黑色，入脊膂，附脊之第十四椎，前四[1]脐平。其经起于足小指之下，斜向足心之涌泉穴，由涌泉转出足内踝然谷之下，循内踝之后太溪，别入跟中之大钟、照海、水泉，上循内踝行于厥阴、太阴之后，历复溜、交信，会足太阴之三阴交，上腨内，循筑宾，出腘[2]内臁，抵阴谷，由阴谷上股内后臁，贯脊，会于脉之长强，环出于前，循本经横骨大赫、气穴、四满、中注、肓俞，脐所属肾，下脐下会任之关元、中极而络膀胱。其直者，从肓俞属肾之所上行，循商曲、石关、阴都、通谷等穴，贯肝上循幽门上膈，历步廊入肺，循本经神封、灵墟、神藏、彧中、俞府而上循喉咙，并足阳明胃经之人

① 四，疑作“与”。
② 腘，原误作“胭”。

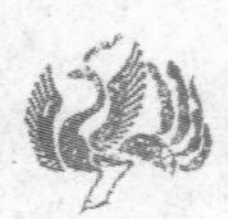

迎，挟舌本而终。其支者，自神藏别出绕心注胸，会任之膻中，以交于手厥阴。其为病也，面黑如地色，咳唾有血，口热舌干，咽肿上气，咽干及痛，烦心，足下热而痛。盛则寸口脉大再倍于人迎，虚则反小于人迎也。

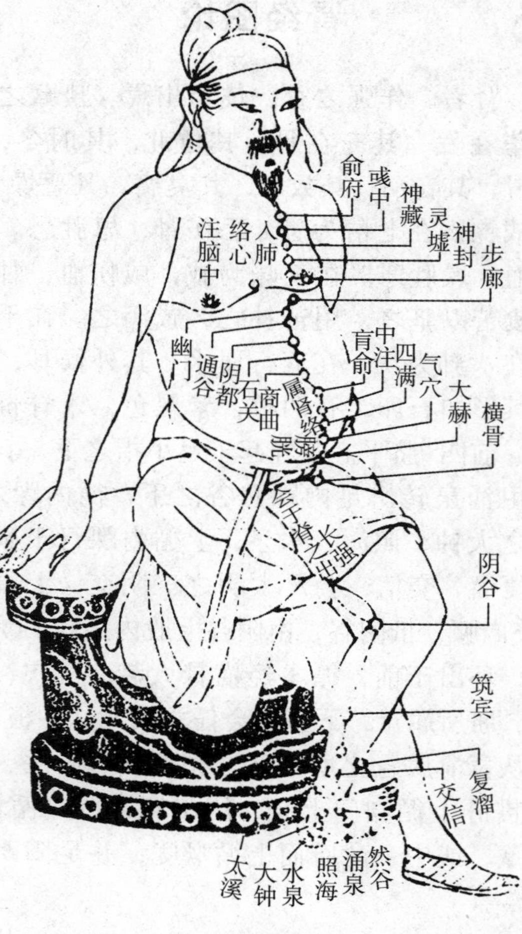

足少阴肾经之图

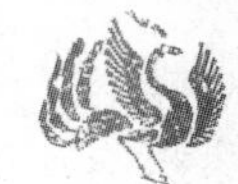

其穴二十有七[①]

涌泉：在足心下陷中，屈足卷指腕腕中。

然谷：在足内踝前大骨下陷中。

太溪：在足内后跟骨上动脉陷中。

大钟：在足跟后冲中。

水泉：大溪下一寸内踝下。

复溜：足内踝上二寸动脉陷中。

交信：在足内踝上二寸少阴之前，太阴之后中。

筑宾：在足内踝上腨分中。

阴谷：在膝内辅骨后大筋下小筋之上，按之应手，屈膝得之。

横骨：在大赫下一寸，肓俞下五寸，《千金》云“在阴上横骨中宛曲如新月中央”是也。

大赫：在气穴之下一寸。

四满：在中注下一寸气海之旁，系任脉。

气穴：在四满之下一寸。

中注：在肓俞下一寸。

肓俞：在商曲下一寸去脐旁五分。

○自横骨至肓俞，考之《资生》[②]，去中行各一寸半

商曲：在石关下一寸。

石关：在阴都下一寸。

阴都：在通谷下一寸。

通谷：在幽门下一寸。

---

① 实述二十三穴。

② 《资生》应即宋王执中著《针灸资生经》。

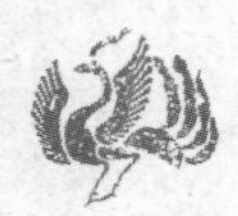

幽门：在任之巨缺旁各五分。

○自商曲至通谷去腹中行各五分。

步廊：在神封下一寸六分陷中。

神藏：在彧中下一寸六分陷中。

俞府：在巨骨下任之璇玑旁二寸陷中。

○自步廊至彧中，去胸中行各一寸并仰取之。

穴法歌括

少阴肾经二十七
涌泉然谷大溪位
大钟照海通水泉
复溜交信筑宾连
阴谷横骨与大赫
气穴四满注中垣
盲俞商曲石关位
阴都通谷幽门缠
步廊神封灵墟位
神藏彧中俞府全

心包络经图论

心包络一名心主，以藏象考之，在心下横膜之上，竖膜之下，与横膜相连，而黄脂漫裹者心也；其漫脂之外，细筋膜如丝与心肺相连者，心包也，乃相火之用也。其经多血而少气，起于胸中，出属心包，由是下膈，络于三焦之上脘、中脘，及脐下一寸下焦之分，上循胸出胁下腋三

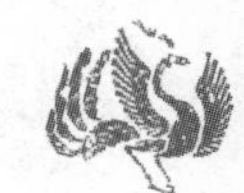

寸天池穴，上行抵腋下，下循臑内之天泉，以介乎手太阴、少阴两经中间，入肘中之曲泽，下臂行臂两筋之间，循郄门间，使内关、大陵入掌中劳宫之穴，循中指端之中冲。其支者自掌中劳宫穴别行，循小指次指出其端，而交于手少阳之经，与三焦相为表里。其为病也，手心热，臂肘挛

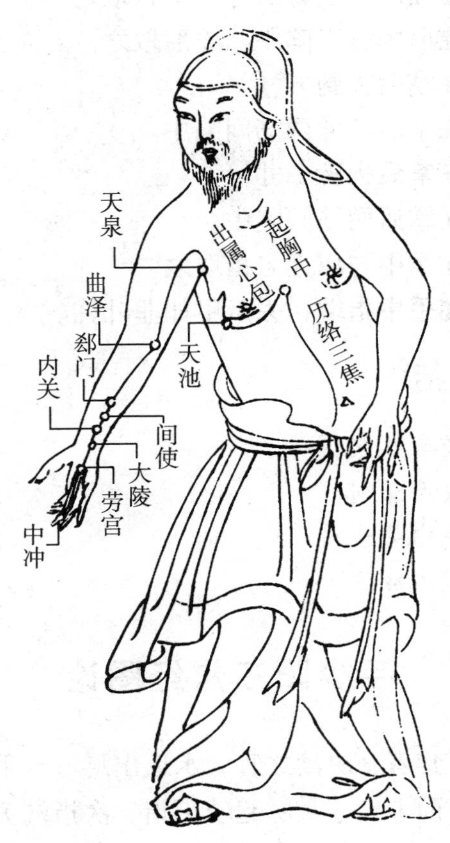

手厥阴心包经之图

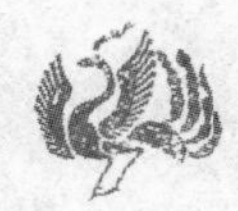

急，腋肿，甚则胸胁[①]肢满，面赤烦心。盛则寸口脉大一倍于人迎，虚则反小于人迎也。

其穴有九

天池：在腋下三寸，乳后一寸，着胁胁腋撅肋间。

天泉：在曲腕下去臂二寸，举臂取之。

曲泽：在肘内臁下陷中，屈肘取之。

郄门：在掌后去腕五寸。

间使：在掌后三寸两筋间陷中。

内关：在掌后去腕二寸。

大陵：在掌后两筋间陷中。

劳宫：在掌中与屈无名指取之。

中冲：在手中指端，去爪甲如韭叶许。

穴法歌括

手厥阴经有九穴
天池天泉曲泽列
郄门间使内关连
大陵劳宫中冲绝

手少阳三焦经图论

经云：三焦者，决渎之官，水道出焉。与手厥阴相为表里，其经多血而少气，其脉起于小指、次指端关冲穴，上出

① 胁原作“腋”，据人卫本《灵枢经》改。

次指之间，历液门、中渚，循手腕之阳池，出臂外两骨之间，循外关、支沟、会宗、三阳、四渎，上贯肘，抵天井穴，从天井上行，循臂俞之外，历清冷渊、消烁，行手太阳之里，阳明之外，上肩循臑会、肩窌、天窌，出足少阳之

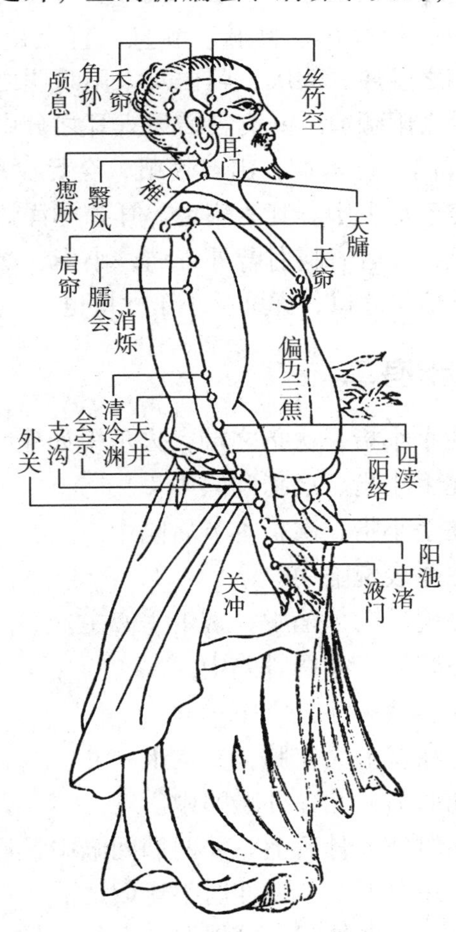

手少阳三焦经论

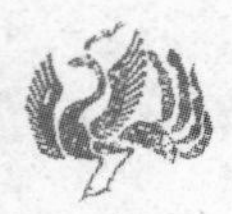

后，过手太阳之秉风、足少阳之肩井，下交入阳明之缺盆，复由足阳明之外而交会于膻中，散布络绕于心包下膈，当胃上口以属上焦，于中脘以属中焦，于下脘以属下焦。其支者，从任之膻中而出缺盆，上项，挟耳后过督之大椎，循天牖，上挟耳后，经翳风、瘛脉、颅息，直上出耳上角之角孙，过足少阳之悬厘、颔厌、阳白及太阳睛明之分，屈曲下颊至颇，会手太阳颧窌。又支自翳风入耳之分中，过手太阳之听宫，历耳门，行禾窌，出自锐眦，会足少阳之瞳子窌，循丝竹空而交于足少阳。其为病也，耳聋浑浑焞焞，咽痛喉痹，目锐眦痛，耳后肩臑肘臂外皆痛，小指、次指不用。盛则人迎脉大一倍于寸口，虚则反小于寸口也。

其穴二十有二

关冲：在手小指、次指之端，去爪甲如韭叶许。

液门：在手小指、次指间陷中。

中渚：在手小指、次指本节后陷中。

阳池：在手表腕陷中。

外关：在腕后二寸陷中，别走手心主。

支沟：在腕后三寸两骨陷中。

会宗：在腕后一寸，空中一寸。

三阳络：在臂上大交脉，支沟上一寸。

四渎：在肘前五寸，外廉陷中。

天井：在肘外大骨后上一寸两筋间陷中，屈肘而取之。

清冷渊：在肘上二寸，伸肘举臂取之。

消烁：在肩下臂外间，腋斜肘分下行。

臑会：在肩前廉去肩头三寸。

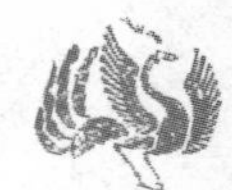

肩窌：在肩端臑上，举臂取之。

天窌：在肩缺盆中，上毖骨之际陷中。

天牖：在头大筋外缺盆之上，天窗之后。

翳风：在耳后尖角陷中，按之引耳中痛。

瘈脉：在耳本后鸡足青筋中。

颅息：在耳青脉之中。

角孙：在耳廓中间上，开口有空。

耳门：在耳前起肉，当耳缺中。

禾窌：在耳前兑发下横动脉。

丝竹空：在眉后陷中。

穴法歌括

手少阳穴二十三
关冲液门中渚旁
阳池外关支沟位
会宗三阳四渎行
天井清冷消烁位
臑会肩窌天窌当
天牖翳风瘈脉接
颅息角孙耳门扬
禾窌丝竹空穴毕
此经穴法细推详

胆经图论

经云：胆者清净之府，中正之官，决断出焉。其体重

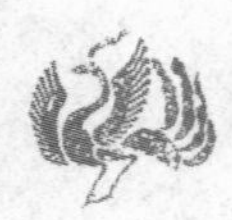

三两三铢，包精汁三合，居肝之短叶间。在干为甲，在支司寅。在八卦为震。其经多气而少血，起于目外眦之瞳子窌，循听宫、客主人，上抵头角，历颔厌下悬颅、悬厘外，循耳上发际至曲鬓、率谷，由率谷外折，下耳后天冲、浮白、窍阴、完骨，自完骨外折上会于少阳三焦之角孙，循本神会足太阳膀胱经之曲差，下行循本经之阳白，复会膀胱之睛明，上行循本经之临泣、目窗、正营、承灵、脑空、风池，由风池循颈会于少阳、三焦之天牖，下至肩上以循本经之肩井，左右相交出手少阳之后，会督之大椎、膀胱之大抒、小肠之秉风（盖秉风乃手太阳、阳明、少阳及足少阳四经之所会也），前入足阳明之缺盆，直下腋，循胸历渊液、辄筋，会带脉之季肋，循本经京门，带脉五枢、维道、居窌，入上髀中，横过折下循环跳而下，历髀外，行太阳、阳明之间，循中渎、阳关，出膝外臁抵阳陵泉，由阳陵泉下行外辅骨、历阳，交外丘、光明，直下抵绝骨之端，循阳辅、悬钟而下，出外踝之前，至丘墟，循足而之临泣、地五会、侠溪，上入小指、次指之间窍阴穴而终。其支者，自外瞳子窌而下胃经之大迎，会手少阳于顑，当手太阳颧窌之分，下临小肠之颊车，下颈会前入缺盆。本经之正络，下胸中，手心主天池之外贯膈（即期门之所）络肝，下至日月之分，属于胆。由胆循腋内肝经之里，出胃经之气冲，绕毛际，遂横入髀厌中之环跳。又一支自足跗上临泣穴别行入大指，循大指本节后歧骨内出大指端，贯爪甲后之三毛，入爪甲交于足厥阴经而终。○按此经，头部有三曲折，图难尽其形状，故为之详说以便观览。其头部自瞳子窌至风池，凡二十穴，作三折向外而行，始于

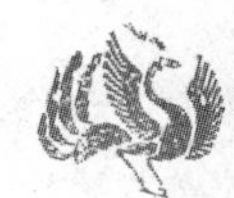

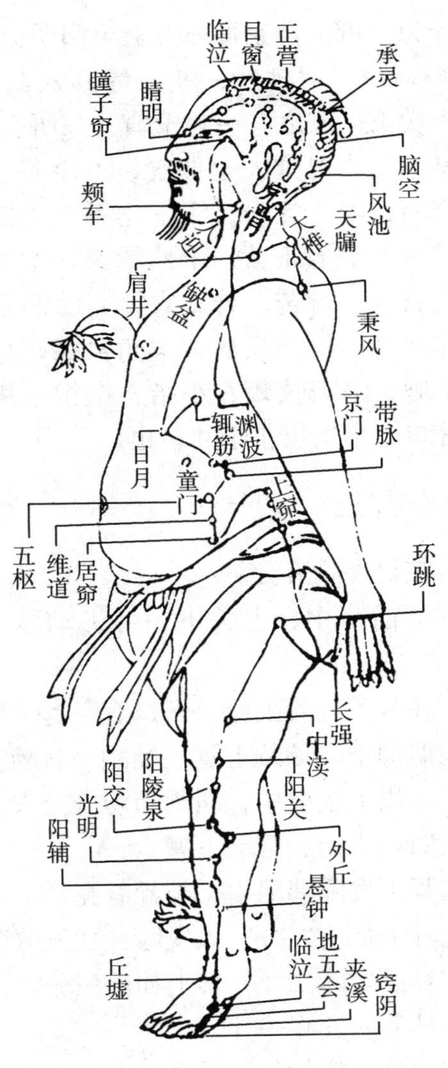
临泣
目窗
正营
承灵
瞳子窌
睛明
脑空
颊车
风池
天牖
大椎
肩井
缺盆
秉风
京门
带脉
辄筋
渊波
日月
童门
上窌
五枢
维道
居窌
环跳
长强
中渎
阳陵泉
阳交
阳关
光明
阳辅
外丘
悬钟
临泣
地五会
夹溪
窍阴
丘墟

足少阳胆经之图

瞳子窌至兑骨为一折，自完骨外折上至阳明会睛明为一折，自睛明上行循承泣、风池为一折。缘其穴曲折不可旁注，乃作一至二十次第以该之：一瞳子窌，二听会，三客主人，四颔厌，五悬颅，六悬厘，七曲鬓，八率谷，九天冲，十浮白，十一窍阴，十二完骨，十三本神，十四阳白，十五临泣，十六目窗，十七正营，十八承灵，十九脑空，二十风池。〇其为病也，口苦，善太息，心胁痛不能转侧，甚则面微尘，体无膏，足外反热，头角额痛，目锐眦痛，缺盆肿痛，腋下肿，马刀挟瘿，小指、次指不用。盛则人迎脉大一倍于寸口，虚则反小于寸口也。

其穴四十有三

瞳子窌：在目外眦五分。

听会：在耳前陷中，上关下一寸，动脉腕腕[①]，张口得之。

客主人：在耳前起骨上慊，开口有空，动脉腕腕中。

颔厌：在曲周下，颞颥上慊。颞颥一名脑空。

悬颅：在曲周上脑空中，曲周乃膀胱经穴也。

悬厘：在曲周之上，脑空下慊。

曲鬓：在耳上发际隅陷中，鼓颔有孔。

率谷：在耳上如前二分，入发际一寸五分陷腕腕中。

天冲：在耳后发际二寸，耳上如前三分。

浮白：在耳后入发际一寸。

窍阴：在完骨上枕骨下，摇动有空。

---

① 腕腕，应作“宛宛”，屈曲盘旋的样子，清晰可见的样子。下同。

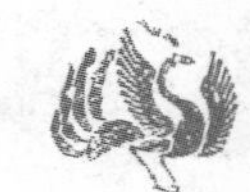

完骨：在耳后入发际四分。

本神：在膀胱经曲差穴旁一寸五分，入发际四分。

阳白：在眉上一寸，直瞳子。

临泣：在耳上直入发际五分陷中。

目窗：在临泣之后一寸。

正营：在目窗之后一寸。

承灵：在正营后一寸五分。

脑空：在承灵后一寸五分，挟玉枕骨下陷中。

风池：在脑空后，发际陷中。

肩井：在肩上陷中，缺盆上，大骨前一寸半，以三指按取之，当指下陷中。

渊液：在腋三寸腕[1]中，举臂取之。

辍筋[2]（在腋下三寸复前行一寸，着肋陷中。

日月：在肝经箕门下五分，胆之募[3]也。

京门：在监骨下，腰中挟脊季胁。

带脉：在季胁下一寸八分。

五枢：在带脉下三寸。

维道：在肝之章门五寸三分。

居窌：在章门下八寸三分，监骨上陷中。

环跳：在髀外侧陷中。

中渎：在髀骨外膝上五寸分肉间陷中。

阳关：在阳陵泉上三寸，胃经犊鼻外陷中。

阳陵泉：在膝下一寸，外臁陷中。

---

① 腕，似应作“腕腕”，即“宛宛”。

② 辍筋，或为“辄筋”之误。

③ 募，假借为“膜”，下同。

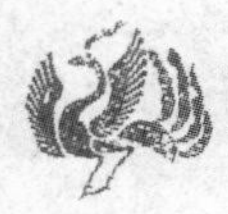

阳交：在足外踝上七寸，斜属二阳分肉之间。

外丘：在足外踝上七寸。

光明：在足外踝上五寸。

悬钟：在足外踝上三寸动脉中。

阳辅：在足外踝上四寸，辅骨前，绝骨端，如前三分，去丘墟穴七寸。

丘墟：在足外踝下，如前去临泣三寸。

临泣：在足小指、次指本节后陷中，去侠溪一寸半。

地五会：在足小指、次指本节后陷中。

侠溪：在足小指、次指歧骨间，本节前陷中。

窍阴：在足小指、次指端，去爪甲如韭叶。

穴法歌括

足少阳胆四十三
瞳子窌与听会安
客主人同颔厌集
悬颅悬厘曲鬓行
率谷天冲浮白继
窍阴完骨本神当
阳白临泣目窗住
正营承灵脑空行
风池肩井兼渊液
辄筋日月京门关
带脉五枢维道续
居窌环跳接中渎
阳关阳陵复阳交

外丘光明阳辅交
悬钟丘墟足临泣①
五会挟溪窍阴毕

足厥阴肝经图论

经云：肝者，将军之官，谋虑出焉。罢极之本，魂之所居。其华在爪，其充在筋，其位东，其时春，其色青，其脉弦而长，其音角，其数八，其臭臊，其声呼。在七情为怒，怒伤肝，悲胜怒。在六气为风，风伤筋，燥胜风。在五味为酸，酸伤筋，辛胜酸，肝欲散，急食辛以散之，用辛补之，以酸泻之。在干为乙，在支司卯。在八卦为巽，在五行属木，其外候阴器，其经少气而多血，其形左三右四共七叶。居左胁右肾之前，并胃着脊之第九椎。其经起于足大指聚毛之大敦，循足跗上臁，历行间、太冲抵内踝一寸之中封，自中封上踝过足太阴脾经之三阴交，历蠡沟、中都，复上一寸交出太阴之后上腘内臁，以至膝关、曲泉上行，循股之阴包、五里、阴臁，遂当足太阴冲门、府舍之分，入仕经之阴毛中，左右相交，环绕阴器，抵小腹而上，会于任脉曲骨，及中极、关元之穴，循本经之童门，至期门之所，挟胃属肝，下足少阳胆经日月之分，络于胆，由期门上贯膈，行足太阴脾经食窦之外，大包之里，散布胁下，上手太阴肺经之云门，足太阳渊液之间，足阳明胃经人迎之外，循喉咙之后，入颃颡，再行足阳明地仓、人迎、四白之外，连目系，

① 此有二“临泣”。

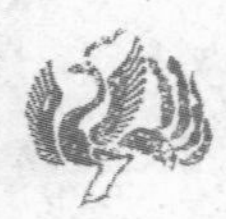

上出额，行胃经临泣之里，与督脉会于巅顶之百会。其支者，从目系下行任脉之外本经之中，下颊里交环于口唇之内。又支从期门属肝别贯膈，行足太阴脾经食窦之外，本经之里，上注肺中，下行至中焦，挟行之中脘之分，以交于手太阴。其为病也，腰胁痛不可俯仰，丈夫㿗疝，妇人阴户小

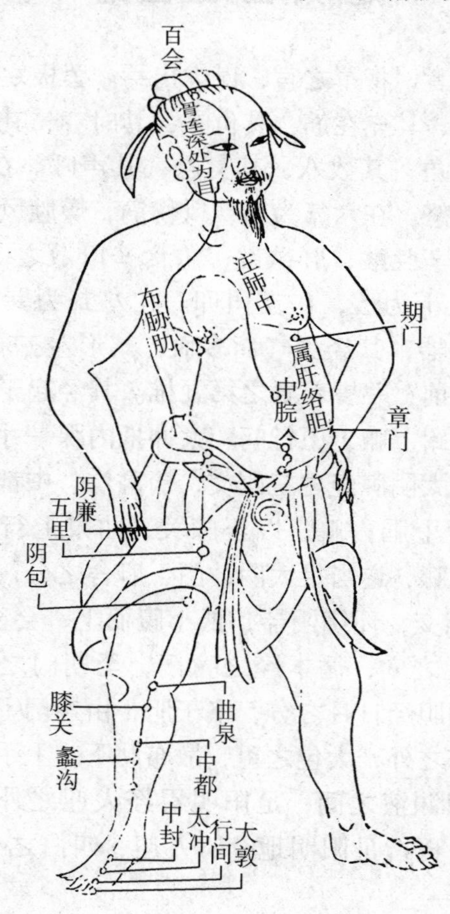

足厥阴肝经之图

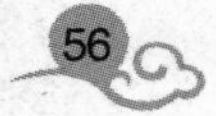

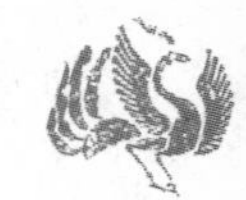

腹之症，胸满呕逆，洞泄，狐疝，遗溺癃闭。盛则寸口脉大一倍于人迎，虚则反小于人迎也。

其穴一十有三

大敦：在足大指端，去爪甲如韭叶，三毛中。

行间：在足大指间动脉应手。

太冲：在足大指本节后二寸动脉陷中。

中封：在足内踝前一寸陷中。

蠡沟：在足内踝上五寸。

中都：在内踝上七寸，胻骨中。

膝关：在犊鼻下二寸陷中，犊鼻乃足阳明胃经之穴，兹不及注。

曲泉：在膝内辅骨下大筋上、小筋下陷中，屈膝取之，乃膝横纹头是也。

阴包：在膝上四寸股内臁两筋间。

五里：在气冲下三寸阴股动脉中，气冲乃阳明穴，兹不及注。

阴臁：在羊矢下去气冲二寸动脉中，羊矢乃足阳明穴，兹不及注。

章门：在足太阴大横穴，直脐季胁端，侧卧，屈上足，伸下足，举臂取之。

期门：在直乳下左指端，肝之募。

穴法歌括

足厥阴肝十三穴

大敦行间太冲接

中封蠡沟及中都
膝关曲泉阴包列
五里阴臁与章门
行至肝募期门绝

任脉图论

任者总也，乃肾之配，与督本一源而分为二歧也。督乃由会阳而背，任则由会阴而行腹。夫人身任督，犹天地南北也，行可以分、可以合，分之见阴阳之不杂，合之见浑沦之无间。其脉起于中极，下会阴之分，由是循曲骨，上毛际，至中极，行腹里，循关元、石门、气海、阴交、神阙、水分、下脘、建里、中脘、上脘、巨阙、鸠尾、中庭、膻中、玉堂、紫宫、华盖、天突、廉泉，上颐循承浆，至龈交分，行系面目之中央，会承泣而终。其支者，起于胞中，循脊里，为经络之海。其浮而外者，循腹上行，会于咽喉，别络唇口。气血盛则肌肉热，血独盛则渗灌皮肤而生毫毛，妇人月事数下。不足于血，冲任二脉俱伤，不能荣其口唇，是以髭须不生，毫毛罕少。其为病也，男子内结七疝，女子带下瘕聚。

其穴二十有四

会阴：一名屏翳，在两阴之间。

曲骨：在横骨上毛际陷中应手。

中极：在关①下一寸是。

---

① 关，疑为“关元”。

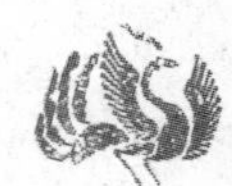

关元：在脐下三寸是。

石门：在脐下二寸是。

气海：在脐下一寸五分。

阴交：在脐下一寸。

神阙：在脐中央是。

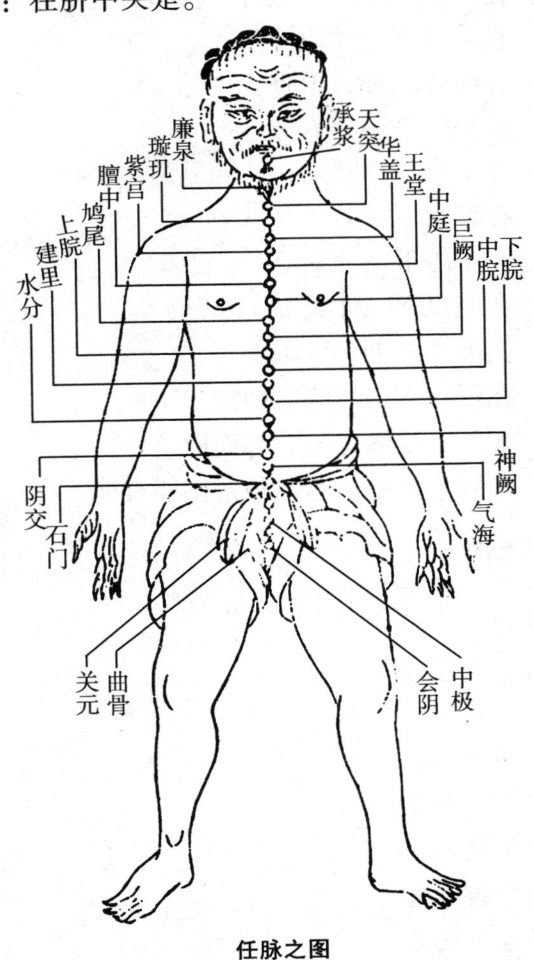

任脉之图

水分：在脐下脘一寸。

下脘：在建里下一寸。

建里：在中脘下一寸。

中脘：在上脘下一寸。

上脘：在巨阙下当一寸五分，去蔽骨三寸。

巨阙：在鸠尾下一寸。

鸠尾：在蔽骨之端，下垂骨央是。

中庭：在膻中下一寸五分。

膻中：在玉堂下一寸六分，两乳间。

玉堂：在紫宫下一寸六分。

紫宫：在华盖下一寸六分。

华盖：在璇玑下二寸是。

璇玑：在天突之下一寸陷中。

天突：在颈结喉一寸腕腕中。

廉泉：在颈下结喉之上，仰而取之。

承浆：在唇下陷中，乃任与足阳明会所。

穴法歌括

任脉经穴二十四
会阴曲骨中极位
关元石门气海连
阴交神阙水分继
下脘建里中脘依
上脘巨阙鸠尾次
中庭膻中接玉堂
紫宫华盖璇玑至

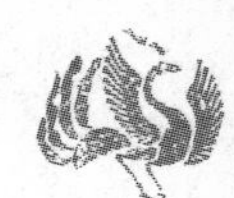

天突廉泉与承浆
此歌学者当熟记

督脉图论

督者，都也。行背部之中行，为阳脉之都纲，乃奇经八脉之一也。起于下极之所，循长强并脊里而上行，历腰俞、阳关、命门、悬枢、脊中、筋缩，至阳灵、神道、身柱，过足太阳之风门，循陶道、大椎、哑门，至风府入脑，循脑户、强间、后顶，上巅，至百会前顶囟，会上星、神庭，循额额至鼻柱，历素窌、水沟、兑端至龈交而终。其支者，起于小腹之下骨中央，女子入系庭孔之端，其细络循阴器合篡间，绕篡后，别绕臀，至少阴与太阳中络，合上股内后臁，贯脊属肾，与足太阳起目内眦，上额交巅，入络脑，还出别下项，循肩膊内，挟脊抵腰中，入循膂络肾；其男子循里下至篡，于女子等；其小腹直上者，贯脐中央，上贯心入喉，上颐环唇，上系两目之中。其为病也，从小腹上冲心而痛，不得前后，为冲疝。其女子不孕，癃痔遗溺嗌干，脊强反折。

其穴二十有七

长强：在脊骶骨是。
腰俞：在第二十一椎节下间是穴。
阳关：在地十六椎下间。
命门：在十四椎下间。
悬枢：在第十三椎下间。

脊中：在第十一椎下间。

筋缩：在第九椎下间。

至阳：在第七椎下间。

灵台：在第六椎下间。

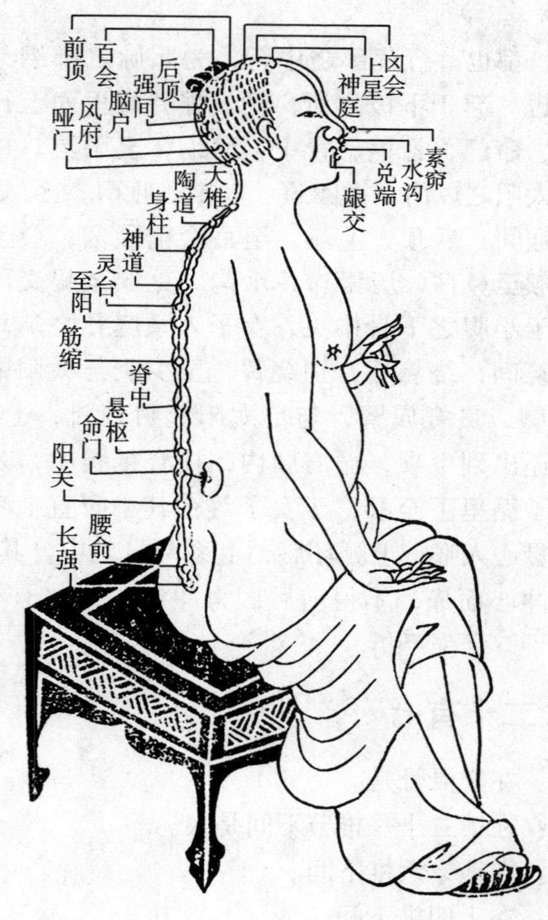

督脉之图

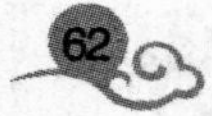

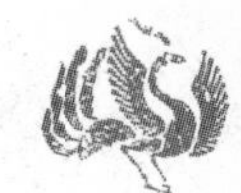

神道：在第五椎下间。

身柱：在第三椎下间。

陶道：在大椎节下间陷中。

〇自阳关至此十穴并俯而取之

大椎：在第一椎下陷中。

哑门：在风府后入发际五分。

风府：在顶后入发际之五分。

脑户：在枕骨上强间后一寸五分。

强间：在后顶后一寸五分。

后顶：在百会之后一寸五分。

百会：一名三阳、五会，在前顶后一寸五分，顶中央旋毛中，直两耳尖，可容豆。

前顶：在囟会后一寸五分陷中。

囟会：在上星之后一寸陷中。

神庭：在鼻上入发际五分。

素窌：在鼻柱上端。

水沟：在鼻柱下，即人中穴也。

兑端：在唇之上端。

龈交：在唇内上龈缝中。

穴法歌括

督脉经穴二十七
长强腰俞阳关位
命门悬枢脊中行
筋缩至阳灵台立
神道身柱陶道连

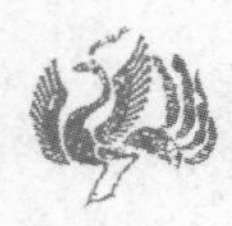

大椎哑门风府继
脑户强间后顶排
百会前顶囟会次
上星神庭及素窌
水沟兑端龈交毕

冲脉论冲者，要也，言其为阴脉之海，通受诸经之气血也

冲脉者，与任脉皆起于胸中，上循脊里，为经络之海。其浮于外者，循腹，上会于咽喉，络唇口；其支者，起于足阳明之气冲，并足少阴之经，挟脐左右各五分，上行至胸中而散。其为病也，令人逆气里急。

带脉论言其总束诸脉如带也

带脉起于季胁，环身一周如带，与足少阳会于维道。其为病也，腰腹纵容，如囊水之状。若妇女则赤白带症，盖由湿热于此渗流而下，故曰带下。

阳跷脉论跷者，言其为健足行步之关要也

阳跷起于跟中，循外踝，上行入风池，其脉长八尺，生于足太阳之伸脉，与足少阴会于居窌，与手阳明会于肩髃、巨骨，与手足太阳会于阳维，会于小肠经之臑俞，与手足阳明会于胃经之地仓、巨窌，又与任脉会于胃之承泣。其为病也，令人阴缓而阳急，并宜刺之。

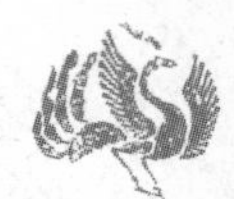

阴跷脉论

阴跷脉亦起于跟中，循内踝上行至咽喉交贯冲脉，亦长八尺，生于足少阴然谷之后，上内踝循阴股，入阴至胸里，入缺盆，出胃经人迎之前，入鼻属目内眦，合于太阴，女子以之为经，男子以之为络。其为病也，令人阳缓而阴急，此经之病多取足少阳之交信（内踝上二寸是），盖以交信为郄云。

阳维脉论

阳维者，维于阳，为诸阳之会，与阴维皆络于身，若阳不能维于阳，则溶溶不能自收持。其脉起于足太阳之金门，与手足太阳及阳跷会于小肠之臑俞，与手足太阳会于三焦之天窌（在缺盆之上）、胆之肩井。又与足少阳会于阳白，上循胆之本神、临泣、正当[①]、脑空，下至风池，与督脉会于风府、哑门。其为病也，苦寒热。

阴维脉论

阴维者，维于阴，为诸阴之会，与阳维皆络于身，若阴不能维于阴，则怅然失志。其经起于足少阳之筑宾，与足太阴会于脾之腹哀、大横，与太阴、厥阴会于脾之府舍、肝之期门，与任脉会于任之天突、廉泉。其为病也，苦心痛。

---

① 正当，疑作“正营”。

奇经八脉总论

经云：脉有奇常者何？盖人之气血，常行于十二经常脉之中，若常脉满溢，则流入奇经。其八脉者，任脉任于前，督脉督于后，带脉束于中，冲脉为诸脉之海，阳维则维络诸阳，阴维则维络诸阴，阳跷本诸太阳之别，阴跷本诸少阴之别。譬诸圣人设沟渠以备水道，而无滥溢之患，故总八脉为一篇，以备参考云。

脉诀辨妄

脉自《内经》已下，历周秦汉，鲜有得其旨绪者，至晋王叔和氏以脉鸣时，撰有《脉经》，可谓详切。惜其谬以大小肠候之两寸，致有后人乘讹集为《脉诀》，遂致《脉经》几隐晦也。至宋庞安常氏始得经意，而有人迎气口之辨，嗣后论脉，未能或之先也。脉为医之关键，医不察脉，则无以别证，证不别，则无以措治，脉岂可以弗辨乎哉。夫脉之部候尺寸，必本乎《内经》，《内经》为轩岐坟典[①]之书，贯彻天人，该博义理，不可以毫发差也。夫何六朝高阳生窃叔和之名，撰为《脉诀》，以左心小肠、右肺大肠同部位，致使后学乐从，讹承惑固，罔知觉察。蔡西山[②]、戴同父氏[③]，力为之辨，而辨之未尽辨也。右尺命门三焦，并无经藏可候之

① 坟典，三坟、五典的并称，后转为古代典籍的通称。

② 原佚“蔡”字，据人卫本《古今医统大全》补。蔡西山，即蔡元定，字季通，南宋著名理学家，学者称“西山先生”，撰有《脉经》。

③ 戴启宗，字同父，元代医家，著有《脉诀刊误》。

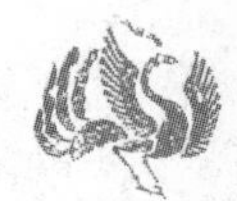

理，由辨而知其非者，仅千百之一二。大小肠候之两寸，就以《王氏脉经》，诚为妄谬，又况《脉诀》之妄以诬人乎！

分以七表八里九道之名，夫何为哉？以表言之，则实脉非表也；以里言之，则迟脉非里也。而道更不知为何道也。此其所以为妄者，一也。又以脉状图之以示人，而弦脉固可图也，而数脉、迟脉、促脉、结脉皆以至数为状而可以图之乎？此其为妄者，二也。夫以言而传之者，亦下学之事耳，上达者以神领，以心悟，而后得其妙焉。彼以左寸心与小肠同候，不知其祖述何圣，抑不知其祖述何经。既不祖述，必据以理之可推、义之可通，而固可宗也。以理言之，则大、小肠皆居下部之地，今乃越中部候之寸上，谓理之可推，抑义之可通乎？又谓左寸浮以候小肠之脉，设只单浮，则心脉无矣。经曰：心脉绝，死不治。心脉可以一日无乎？予逆推其小肠配于左寸之误也。彼盖因夫手少阴心经，与手太阳小肠经为表里，误移于寸口合而诊。其大肠配于右寸之误也，因夫手太阴肺经，与手阳明大肠经为表里，误移于寸口合而候之。殊不知经络相为表里，诊候自有异同。《内经》以心配膻中，肺配胸中，以肝配膈，以脾配胃。两尺外以候肾，内以候腹，中大小肠、膀胱三腑，尽属腹中下部之位，故三部寸关尺之配诊，则各因其脏腑之位焉，何常泥于经络而候之也？况且命门并无经脏，三焦亦非一腑，而何可以候之右尺耶。原夫大小肠居小腹之下部，今而逆候寸口之上部，恶乎宜乎？经络表里，部位诊候，各有所属，岂容强合以乱经位。此为妄者，三也。吾之浮以候表，主于外，心部之表候者，目眥汗膝之所属也。沉以候里，主于内，心部之里候者，精神气血之所属也。又谓女人与男子脉相反悖，致后人

有左尺候心，右尺候肺者，殊不知男女之异者，不过气血之少异，尺寸之强弱耳。六腑定位亦可以异乎？此其为妄者，四也。予其容以弗辨乎哉。今述《内经》脉候统属诊法，质疑刊误以正其非，君子观之当自觉矣。

《内经》气口诊候

《经脉别论篇》曰：食入于胃，散精于肝，淫气于筋。食入于胃，浊气归心，淫精于脉。脉气流经，经气归于肺，肺朝百脉，输精于皮毛。毛脉合精，行气于腑，腑精神明，留于四脏，气归于权衡。权衡以平，气口成寸，以决生死（此气口通谓两手而言之，非独指一右手也）。饮入于胃，游溢精气，上归于脾，脾气散精，上归于肺，通调水道，下输膀胱。水精四布，五经并行，合于四时五脏阴阳，揆度以为常也。

《内经》三部九候脉法

《三部九候论篇》帝曰：愿闻天地之至数，合于人形血气，通决死生，为之奈何？岐伯曰：天地之至数，始于一，终于九焉。一者天，二者地，三者人，因而三之，三三者九，以应九野。故人有三部，部有三候，以决死生，以处百病，以调虚实，而除邪疾。帝曰：何谓三部？岐伯曰：有上部，有中部，有下部，部各有三候。三候者，有天有地有人也，必指而导之，乃以为真。上部天，两额之动脉（王注在额两旁，动应于手）。上部地，两颊之动脉（在鼻

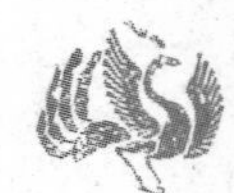

孔下两傍近于巨髎之分，动应于手）。上部人，耳前之动脉（在耳前陷中者，动应于手）。中部天，手太阴也（右手掌后寸口中，是谓经渠，动应于手）。中部地，手阳明也（在手大指、次指歧骨间合骨之分，动应于手）。中部人，手少阴也（在掌后兑骨之端，神门之分，动应于手）。下部天，足厥阴也（在足大指本节后二寸陷中，大冲之后）。下部地，足少阴也（在足踝后跟骨上陷中大溪之分，动应于手）。下部人，足太阴也（在鱼腹、越筋间，直五里、箕门之分沉取，动应于手。候胃气者，当取足跗之上，中阳之分，动应于手）。故下部之天以候肝，地以候肾，人以候脾胃之气。中部天以候肺，地以候胸中之气，人以候心。上部天以候头角之气，地以候口齿之气，人以候耳目之气。九候之相应也，上下若一，不得相失。一候后则病，二候后则病甚，三候后则病危，所谓后者应不俱也。

经脉总论

《脉要精微篇》曰：尺内两旁，则季胁也（季胁在胁骨之下带脉上一寸八分，是其候也）。尺外以候肾，尺里以候腹中（两尺脉也，两尺外候肾部，内候腹里，大小肠膀胱腑俱在中也）附上（两关部也），左外以候肝，内以候膈（经曰：膈为中焦，血之原也）；右外以候胃，内以候脾。上附上也（两寸部也），右外以候肺，内以候胸中（经曰：胸为上焦，气之原也）；左外以候心，内以候膻中（经曰：膻中者，臣使之官，喜乐出焉，是为气海）。前以候前，后以候后。上竟上者，胸喉中事也；下竟下者，少

腹腰股膝胻足中事也（此结上文而总言之也）。此《内经》寸关尺三部候法，至《难经》、《脉诀》易之，以大小肠配于心肺，而此竟鲜有能究之者，然则三部孰有准于是哉？

今世言之三部则是，而其内外之候法，则每部有前后半部之分也。脉之上至，应前半部，为外属阳。脉之下至，应后半部，为内属阴。上至者，自后而进于前，阳生于阴也。下至者，自前而退于后，阴生于阳也。概而言之，脏腑近背之阳位者，以前半部候之。近腹之阴位者，以后半部候之。细而分之，如两尺内外前后两旁之交。犹夫季胁之位，界腰腹以分内外者也。两尺前之半部，以候肾附腰脊之阳位者。两尺后之半部，以候腹中之阴位者。自尺而附上为关，在左则前以候肝之居于左胁近背之阳位，后以候膈之当胃口之阴位者。在右则前以候胃之近脊之阳位者，后以候脾之居于左胁近腹之阴位者。又上自关而附上为寸，在右则肺居上右之阳位，胸中居膻中穴上至阴位也。故于兹前后分而候之，至若前以候前，后以候后云者，则申上意而概言之也。以自关中溢寸，候胸至头之事。以自关中尽尺，候脐至足之事。则承上意而广言之也，此其为尺寸前后内外之候也。

夫心肝脾肺，俱各一候，惟肾一脏而当两尺之候何哉？此阳一阴二之理也。夫心肝脾肺，居于膈上阳位，其数奇，故各一形一候；惟肾居膈下阴位，其数偶，故形如豇豆两枚，对附腰脊之左右而分候两尺，此水润下之理也。《脉经》及《刊误》并以两尺候肾者，得此意也。《难经》、《脉诀》乃以左尺候肾属水，右尺候手厥阴配之命门、少阳三焦相火，失之矣。夫命门者，铜人以脊背十四椎下一穴

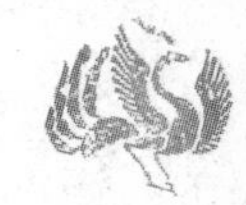

谓之命门，据此内无正脏，外无正经，何以例部。且手厥阴经之脏命名不一，有以心包络言者，有以七节之旁中以小心言者，有以代心主病言者，有以两肾静水动火言者，皆无稽之言也。考之《金匮真言篇》曰：肝、心、脾、肺、肾五脏为阴，胆、胃、大肠、小肠、膀胱、三焦六腑为阳。此以十一脏而配十二经，则手厥阴经一无脏之可配矣。考之《灵兰秘典篇》岐伯对黄帝十二脏之问，曰：心者君主之官，神明出焉；肺者相传之官，治节出焉；肝者将军之官，谋虑出焉；胆者中正之官，决断出焉；膻中者臣使之官，喜乐出焉；脾胃者仓廪之官，五味出焉；大肠者传导之官，变化出焉；小肠者受盛之官，化物出焉；肾者作强之官，伎巧出焉；三焦者决渎之官，水道出焉；膀胱者州都之官，津液藏焉，气化则能出矣。观此膻中足十二脏之数，以备十二官之用，然则配手厥阴之经者，不在膻中欤！诚以膻中乃心前空虚之处，与心同志为喜笑者，火之用也。则知司火以为心火之相应者也。常藏氤氲之气，《灵枢》谓之宗气，又谓之气海，其气之余，淫于胸之上焦，由肺布于一身，以为生生不息之运用，经谓少火生气是也。苟一失常，则外暑内热而燔灼脏腑，谓之相火龙火，经谓壮火食气是也。是知膻中者，手厥阴主相火之脏也，故本文以配心脏君火，分外内而同候左寸，此火炎上之理也。原手厥阴之经，起于胸中，络之三焦，由腋上行臂手之内，终于手之中指，然经与脏俱植身之上部，当候于寸，而以右尺候之可乎！又三焦者，手少阳之府，上下通焉者也。《灵枢》云：上焦如雾，中焦如沤，下焦如渎。此以胸为上焦，气之原也；膈为中焦，血之原也；腹为下焦，水之原也。

位分不同而主治亦异，此本文所以有胸膈腹中之异候。

原手少阳之经，起于无名指端，行肘臂外，循肩上头。一支下络膻中，属于胸腹之三焦，则非下焦之可得而专者，而专以右尺候之可乎！且腑不及胆者何也，则于肝寄之矣。腑不及小肠、大肠、膀胱者何也，则于腹中统之矣。抑是三腑者，皆居腹之下，宜以两尺后半部而分左右候之。小肠从心例左，大肠从肺例右，膀胱与小肠相通而同其候则是也。《难经》等书，舍其脏腑高低，拘之外经表里，以左寸候心、小肠，右寸候肺、大肠，则非也。考之《枢要》等书，亦多以左尺主小肠、膀胱、前阴之病，右尺主大肠、后阴之病，今以经候前后外内之法言之，常诊一部之中，上下之至，有太过不及失时反位者，谓反常之脉，为病。然必察上至下至，脉状同异，而分统属之候。盖因属之五行，气同则合上升，惟水润下，气异俱有升降，以分阴阳。故上下之至同者，以统断之，寸关病在前候，两尺病在后候。上下之至异者，以属断之，上至病在前候，下至病在后候，上下互见和乖，和主平而乖主病也。上下相同，强弱之有尤者，主尤者之候为病也。

涩、滑、长、短、洪、细、芤、迟，八脉有之。大法统属，兼审浮沉虚实，阴阳溢覆。浮以候表，通主皮毛、经脉、头项、腰脊、肢节、筋肉之属也。沉以候里，通主脏腑、骨髓、咽喉、二便之属也。虚者不及，以为痒麻痿泄之证也。实者太过，以为胀壅疼秘之证也。上至为阳，以候上升之病也。下至为阴，以候下降之病也。上至出部为溢，下至出部为覆，所候同前，且以涩之不及例之，如：

两尺至前之上至，此肾之所候也。诊得浮涩，主耳聋。

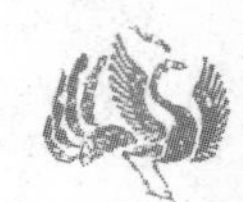

盖肾藏精而寄窍于耳，耳得肾之精气上荣而能聪听。今浮而涩，为肾不及，不能上荣于耳，则耳聋矣。沉涩主腰疼，盖肾附脊而外候于腰，腰得肾之精气内滋而能转摇。今沉而涩，为肾不足，不能内滋于腰，则腰痛矣。

左尺候之下至，此腹中小肠、膀胱之所候也。浮涩主足膝冷麻，盖腹中下焦之位也。阳气不足，不能外温足膝，故足膝冷麻矣。沉涩，男主遗精，女主带下，主腹中水精之经也，[①]阳气不足不能内固前阴，故精带而滑下矣。

右尺候之下至，此腹中大肠之所候也，浮涩与左同断。沉涩主大便难，腹中为大肠之原也。大肠本多气多血之经，今沉而涩为大肠气血不足，则气滞血燥而大便难矣。

左关前之上至，以候肝，浮涩则主肝血不能上荣而目昏，沉涩则主肝气内郁而胁胀。

左关后之下至，以候膈，浮涩则主中宫之湿渗入囊中，故睾丸偏大兼急而为痛。沉涩则主中焦之气不能荣精于心肺，故滞于膈为胀，甚为痛也。

右关前之上至，浮涩主恶吐，沉涩主少食，此候胃阳，以可纳受者也。

右关后之下至，浮涩主四肢恶寒，沉涩主饮食难化。此候脾阴，以司运化者也。

右寸前之上至，所以候肺，浮涩主头痛。肺，输气之脏也，其气宜充而不宜减。今浮兼涩，为肺之气不足，上充于头，[②]故头无所资禀而为虚痛耳。沉涩主痰滞。肺，通气之脏也，其气宜利而不宜滞，今沉兼涩，为肺之气不利，

① 主腹中水精之经也，人卫本《古今医统大全》作“腹中水精之候也。”
② 人卫本《古今医统大全》作“不能上充于头”。

滞而为痰。或由痰遏肺窍而为咳嗽耳。右寸后之下至，所以候胸中，浮涩两膺刺痛，两膺俱胸之旁也。今浮兼涩，为胸中之气不足，不能外充两膺，故两膺气滞而刺痛耳。沉涩主短气，胸为上焦气之原也，今沉兼涩，为胸中之气不足，不能给肺之输送，故气短而不相续耳。

心候诸左寸前之上至，浮涩主头眩，以心血不能外荣于头，故火因之扇动而头眩耳。沉涩主虚汗，以心血不足则火因之以内蒸而为汗耳。

膻中候诸左寸后之下至，浮涩主两臑恶寒。臑乃膻中手厥阴经过之分也。外经气不足则腠理失卫，邪因外袭，故近臑之处恶寒耳。沉涩主惊，膻中宗气之脏也。膻中之气不足，则火耗心血，神不内守，故惊悸而不宁耳。此举涩脉以见例，余可类推矣。

诊候有三

上古诊法有三者，其一诊十二经动脉，分天地人三部九候，以调虚实；其二以喉傍人迎与手寸口参诊，取四时若引绳，大小齐等曰平，偏盛曰病；其三独取气口，分寸关尺，内以候脏腑吉凶。今废其二，惟气口之诊行于世，而且失其真。噫，可胜惜哉！

脉状奇偶统属诊法

求脉之状，奇偶而已。奇者单求，偶者对举。单求无配，代牢之类；对举反证，浮表沉里。

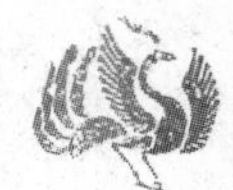

浮脉　浮体泛泛，皮毛之位。轻按便得，漂木之意。

沉脉　沉轻按无，重乃应指。深按有力，犹石沉水。

迟脉　迟脉来徐，呼吸三至。

数脉　数脉来亟，呼吸六至。

滑脉　滑体圆净，往来流利。荷上水珠，圆神不倚。

涩脉　涩又名濇，迟短蹇滞。来急去散，至至带止。三五不调，刮竹相似。

实脉　实乃充实，举按有力。

虚脉　虚乃空虚，举按无力。

洪脉　洪者倍常，大而满指。

细脉　细者减常，一线之比。

紧脉　紧者紧急，坚而抟指，如转索状，则弦有力。

缓脉　缓谓纵缓，中软不急。如丝在经，则弦无力。

长脉　长谓修长，如弦之直，越于本部，两头出指。

短脉　短为短缩，不及本位。喻之如龟，缩头藏尾。

促脉　促为催促，数中暂止。

结脉　结为交错，迟中暂止。

代脉　代为更代，动而中止，不能自还，良久复至。止数有常，非暂如此。

牢脉　牢本坚牢，沉弦大实，不上不下，牢守其位。

革脉　革为皮革，浮弦大虚，如按鼓皮，内虚外急。

弦脉　弦如琴弦，初中未直，其来挺然，而不抟指。

动脉　动乃摇动，短滑数备，上下不分，连动中位。

散脉　散者不敛，浮而满指。按则分散，而不团聚。亦类解索，散无统纪（有或二条三条而至者）。

浮脉　浮为埋伏，骨外筋里，三按俱无，推筋而取。

三按者，言浮中沉也。

芤脉　芤乃草名，浮大无力，因按而知，中空旁实。

濡脉　濡者不坚，浮大无力。按随指下，减去头尾。

微脉　微为微眇，较细不及，似有似无，蛛丝相类。

弱脉　弱软沉细，比虚不及。全无起伏，持扶不起。

诸脉主病歌

浮风虚暑滑多痰，实壅弦劳迟主寒。
洪数热多芤失血，涩为血少缓肤顽。
紧疼沉里濡多汗，促结伏皆痰郁看。
短是气虚长是积，动惊牢弱骨疼酸。
革崩半产细伤湿，散为气耗代将亡。

持脉总论

帝曰：诊法何如？诊法常以平旦，阴气未动，阳气未散，饮食未进，经脉未盛，络脉调匀，气血未乱，故乃可诊有过之脉。切脉动静而视精明，察五色，观五脏有余不足，六腑强弱，形之盛衰，以此三五①，定死生之分。是故诊脉有道，虚静为保。遇仓卒病患，不在此论。自此澄神，静虚调息，凝视精明，察五色，听声音，问所由，方始按寸尺别浮沉，复视患人身形，长短肥瘦、老少男女，性情

① 三五，应作“参五”或“参伍”。参，三；伍，五。或三或五，指变化不定的数。《易·系辞上》：“参伍以变，错综其数。通其变，遂成天下之文；极其数，遂定天下之象。”

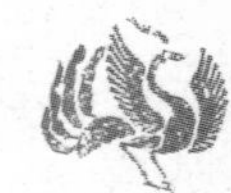

例各不同，故曰：形气相得者生，三五不调者病。又如室女尼姑当濡而弱，婴儿孺子之脉疾，三四岁者呼吸之间脉当七至，而鄙夫常人特不同耳。大抵男子先诊左手，女人先诊右手。男子左脉大则顺，女人右脉大则顺。大凡诊脉，先以中指端按掌后高骨上为关，得其关位，然后齐下名食二指。若臂长人，疏排其指；若臂短人，密排其指。三指停稳，先诊上指，曰寸口。浮按消息之，中按消息之，重按消息之。上竟消息之，下竟消息之，推而外之消息之，推而内之消息之。然后先关后尺消息，一一类此。若诊得三部之中，浮沉滑涩迟疾不调，何病所主，外观形色，内察脉候，参详处治，以忠告之，不可轻言谈笑、乱说是非、左右瞻望、举止忽略，此庸下之医矣。

脉分三部五脏

脉有三部，曰寸，曰关，曰尺。寸部法天，关部法人，尺部法地。寸部候上，自胸膈、心肺、咽喉、头目之有疾也。关部候中，自胸膈以下至小腹之有疾也，脾、胃、肝、胆皆在中也。尺部候下，自小腹、腰、肾、膝、胻、足也，大肠、小肠、膀胱皆在下也。皆《内经》所谓上以候上，下以候下，而理势之所不容间也，其候岂不易验哉！

脉有七诊九候

七诊者，诊宜平旦，一也；阴气未动，二也；阳气未散，三也；饮食未进，四也；经脉未盛，五也；络脉调匀，

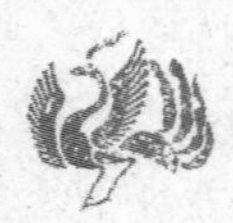

六也；气血未乱，七也。故乃可诊有过之脉也。九候者，三部各有浮、中、沉三候，凡三三为九候也。浮以候表，头面皮毛汗腠之属也；沉以候里，脏腑二便骨髓之属也；中者无过不及，非表非里，而无疾之可议，《中庸》所谓致中和，天地位焉，万物育焉，反此者病。

察脉六至

上下来去至止六字，为脉之神机也。不明六字，则阴阳虚实不别也。上者为阳，来者为阳，至者为阳。下者为阴，去者为阴，止者为阴。上者自尺部上于寸口，阳生于阴也。下者自寸口下于尺部，阴生于阳也。来者自骨肉之分而出于皮毛之际，气之升也。去者自皮肤之际而还于骨肉之分，气之降也。应曰至，息曰止。

脉明表里虚实

表里虚实四字，脉之纲也。表，阳也，腑也，凡六淫之邪袭于经络，而未入于胃腑及脏者，皆属于表也。里，阴也，脏也，凡七情之郁气于心肺之间不能越散，饮食五味之伤留于脏腑之间不能消泄，皆属于里也。虚者，元气之自虚，精神耗散，气力衰竭也。实者，邪贼之气实，由正气之本虚，邪得乘之，非元气之自实也。故虚者补正气，实者泻邪气。《内经》所谓邪气盛则实，精气夺则虚，此大法也。

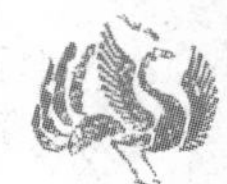

神门命门人迎辨

《经脉别论篇》曰：食入于胃，浊气归心，淫精于脉。脉气流经，经气归于肺，肺朝百脉，输精于皮毛。毛脉合精，行气于腑，腑精神明，留于四脏，气归于权衡。权衡以平，气口成寸，以决死生。又曰：气口者，亦太阴也，是以五脏六腑之气味，皆出于胃，变见于气口，盖以气口包括五脏六腑之总名也。此气口之所为寸口，而人迎、命门、神门之脉，又各有其经也。气口成寸之位，乌可以容三脉之紊？而三脉自有本位，岂可以容牵合也哉？《脉要精微篇》有尺而附上，上附上之分，自是三部寸关尺之议本于此也。《脉经》谓左手关前一分为人迎，误也。愚尝考之《内经》人迎诊候，乃是阳明胃脉，位在结喉两旁动脉是也。《灵枢·五色篇》曰：人迎盛坚者，伤于寒；气口盛坚者，伤于食。《纲目》[①]释气口脉在两手掌后，手太阴之脉也。人迎脉在结喉两旁，足阳明之脉也，盖为胃为六腑之源，故与气口配诊以知疾病之端。庞安常论之详矣，兹不容复赘。考之神门脉，《内经》有曰：神门绝，死不治。神门为手少阴心经之动脉，穴在掌后侧寸之分，与大渊[②]相对，《脉经》谓两手尺前为神门，误也。又以右尺为命门，抑常考之，命门在督脉十四椎下陷中，两肾之间，与脐相对，固为真元之根本，性命之所关。肾虽属水，而实有相火寓于其中。太极所谓动者静之基，则是静而生水者本也，

① 即明代楼英之《医学纲目》。
② 大渊，或作太渊。

动而挟火者标也。虞天民谓命门象门中枨闑[1]，司开阖之象。惟其静而阖，涵养乎一阴之真水；动而开，鼓舞乎龙雷之相火。水为常而火为变也，可谓深得命门相火之旨者矣。王氏牵合以配三焦之过，而遂失其大经，弊延后世，无复觉焉。渊乎，至哉！经义昭然，但学者不加察耳。传弊日久，乘讹弗觉，今骤语之而不入也，故著《脉决辨妄》以救之。惟其厘革故习，以沐新盘，端有望于同志君子。

四时脉候

《玉机真藏篇》曰：脉从四时，谓之可治。脉弱以滑，是有胃气，命曰易治，取之以时。

春脉者肝也，东方木也，万物之所以始生也。故其气来，软弱，轻虚而滑，端直以长曰弦，反此者病。其气来实而强，此谓太过，病在外；其气来不实而微，此谓不及，病在中。太过则令人喜怒，忽忽眩冒而癫疾，不及则令人胸痛引背，下则两胠满。春以胃气为本，春胃微弦曰平，弦多胃少曰肝病，但弦无胃曰死。胃而有毛曰秋病，毛甚曰今病。

夏脉者心也，南方火也，万物之所以盛长也。故其气来盛去衰曰钩，反此者病。其气来盛去亦盛，此谓太过，病在外。其气来不盛而去反盛，此谓不及，病在中。太过则令人身热肤痛为浸淫，不及则令人烦心，上见咳嗽，下为泄气。

夏以胃气为本，夏胃微钩曰平，钩多胃少曰心病。但

---

① 枨闑，chāng niè。枨，古代门两旁所竖的长木柱。闑，古代竖在大门中央的短木。

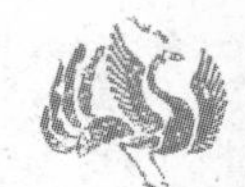

钩无胃曰死，胃而有石曰冬病，石甚曰今病。

秋脉者肺也，西方金也，万物之所以收成也。其气来轻虚以浮，来急去散曰毛，反此者病。其气来毛而中央坚两傍虚，此谓太过，病在外；其气来毛而微，此谓不及，病在中。太过则令人逆气而背痛，不及则令人喘，呼吸少气而咳，上气出血，下闻病音。

秋以胃气为本，秋胃微毛曰平，毛多胃少曰肺病，但毛无胃曰死。胃而有弦者曰春病，弦甚曰今病。

冬脉者肾也，北方水也，万物之所以合藏也。其气来沉而抟曰石，反此者病。其气如弹石，此谓太过，病在外；其气如数，此谓不及，病在中。太过则令人解㑊，脊痛而少气，不欲言，不及则令人心悬如病饥，䏚中清，脊中痛，少腹满，小便变。

冬以胃气为本，冬胃微石曰平，多石胃少曰肾病，但石无胃曰死，石而有钩曰夏病，钩甚曰今病。

脾脉者土也，孤脏以灌四旁者也，平脾脉来，如鸡践地，和柔相杂。其来如水之流，此谓太过，病在外。如鸟之啄，此谓不及，病在中。太过则令人四肢不举，不及则令人九窍不通。

长夏以胃气为本，胃惟软弱曰平。弱多胃少曰脾病，但弱无胃曰死。软弱有石曰冬病，石甚曰今病。

脉逆四时为不可治，必察四难而明告之。所谓逆四时者，春得肺脉，夏得肾脉，秋得心脉，冬得脾脉，其至皆悬绝沉涩者，命曰逆四时。未有脏形，于春夏而脉沉涩，秋冬而脉洪大，名曰逆四时也。

凡脉顺四时者，谓春弦，夏洪，秋毛，冬石。中有和

气软滑而长，乃是不病之人也。得病则易为治疗，盖从和气而生也，用法万痊。如气反脉逆，形气相失，名曰不可治。是形盛气虚，形虚气盛，故不可治也。凡人形气俱虚，安谷者过期而死，不安谷者不过期而死。安谷谓饮食且进，期是八节之气候也。

二十六脉主病

浮脉主表证，为风，为虚，为暑。浮而散者心也，浮而短涩者肺也，浮而数者热也。浮数之脉，应发热反恶寒者，疮疽也。左寸浮，伤风发热，头痛目眩。左关浮，腹胀。左尺浮，膀胱风热，小便赤涩。右寸浮，伤风咳嗽，清涕。右关浮，脾虚中满。右尺浮，风燥下焦，大肠秘结。

沉脉主里证，邪气在脏也。沉细为少气，沉滑为宿食，沉而迟者为痼冷，为寒气痛也。寸沉胸中停冷饮，关沉胁痛，尺沉腰寒足痛。疮疽得沉脉，为邪气深也，难治，溃后稍可治。

迟脉主气血不足之证，为寒，为虚。新病得之则正气虚甚，久病得之可治。寸迟为气短，关迟为脾胃虚寒不食。尺迟男子为肾虚便浊，女子不月。总为脏寒泻泄，小腹痛，腰足重。

数脉主热，为火，为疮疽，为烦渴，为燥结。浮数为表热，沉数为里热，数而有力为实热，数而无力为燥热。数脉见无病之时，主有疮毒。寸数头目之火，关数为脾热口臭，胃火沤逆，目热肝火所致。尺数小便黄，大便秘。

滑脉主痰气、痰呕、痰逆之证。妇人太阴脉滑，主有

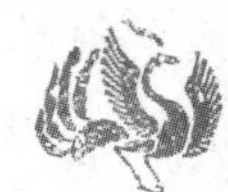

胎孕呕吐。平人脉滑以弱，是有胃气无病。

涩脉主不足之证，为虚，为伤精，为败血，为耗气。寸涩为阳虚头痛，关涩为腹痛脾气不运行而饮食不化。尺涩为脚痹腰膝沉困，无力以行。女子脉涩，无孕主血少，有孕主胎痛。

虚脉为不足之脉，主血气俱弱，为饮食少，为四肢倦，为自汗盗汗。寸虚为惊怖恍惚，关虚为脾胃不食，尺虚为肾水不足精滑之病。

实脉为有余之脉，实脉主气壅食积内痛，伏阳在内，燥粪狂言。平人脉太实，主有痢疾来，宜先下之。平人脉实者不病，病人脉实者为邪气盛。经曰：邪气盛则实。久病脉实者凶。疮疽人脉实者急下之，以邪气在里故也。

洪脉主血食积热之症，为疮疡，为燥热，为火盛，为口干渴，大小便难。两尺脉洪大为病至，宜先清利之。

细脉为不足之证，为元气虚，为濡泻，为脱精，为骨痿寒湿痰火。病人脉细数者凶。

长脉主气有余，为内实，为身热有汗。伤寒得长脉，欲汗而自解也。长而缓者，百病皆愈。

短脉主气血不足，为内虚，为气短不足以息，为宿食壅滞，为胃气弱。短则气病，诸病脉短皆难治，为真气不足故也。

紧脉主邪气盛，为诸痛。浮紧身痛，可汗之。沉紧腹痛，可下之。紧亦主癖积，凡紧多是痛与积。

缓脉为胃气之脉，主安和无病。浮缓为风邪，皮肤不仁。中缓谓胃气和平。凡病见缓脉为不治自愈，诸病脉缓者将愈，乃胃气回也。

促脉为阳独盛而阴不能相和也，为火炽，为痰塞，为怫郁，为血气不疏通。不已为疮疡，发斑疹，促为阳盛故也。退者佳，不退者危。

结脉为阴盛而阳不能入也，主思虑过多，为脾气不充，为宿食积滞，为四肢不快，为气所妨，阴凝则结。

代脉为一脏之气绝不能动，每至本脏一歇，而余脏代动，此为元气绝，为必死之人也。妊娠亦有代脉者，此必二月余之胎也。痛甚之脉得之者不可准也。

劳脉沉而有力，动而不移之名。劳为元气将绝者，凶。为气喘息促，为皮肤着肿，为七情六极。牢而疾为发热，牢而迟为发寒。迟疾不常，寒热往来，见劳脉者危。

弦脉为邪盛。弦缓者平脉也，弦紧者痛也。弦脉主疟主积，寸弦为头痛，关弦为胁痛、腹痛，尺弦为疝痛。

革脉为不足，若沉伏实火如鼓皮曰革。革易常度也，为阴阳不交之象，为崩为陷，有妊有坠，为胀满，为下脱，为中风感湿之疹。

芤脉为不足，为失血。寸芤主吐衄血病，关芤呕血，尺芤下血。

微脉为气血不足，久病人脉微易治，平人脉微为虚，微脉见者可补益。寸微心虚少气恶寒，关微脾胃虚，食少四肢乏力，尺微为泄泻少精崩漏。

弱脉为气血不足，犹愈于微脉。弱脉见者亦益补，形气盛而脉弱者危，不尔为殃。二脉皆不足也，为虚之甚。

动脉为神气不安，主惊恐悸怖，为脱血虚劳。

伏脉为积癖，气不通畅，为宿食痞气。女人为癥瘕，为真气不行，邪气积伏。

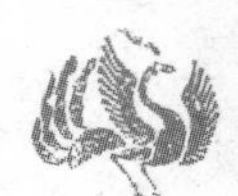

濡脉为血气不足之证，为表虚多汗，气怯力乏，濡泻，为伤湿。寸濡惊悸，关濡少食。尺濡为泄下，元气虚惫。

七　情　脉

七情之脉，内伤五志，喜则脉缓，悲短忧涩，思结恐沉，惊动怒急，七脉宜先审而处之。

妊　娠　脉

妊娠之脉，验于左右，左尺男胎，右寸女候。左右俱洪，双产不谬，左右脉形洪滑是也。右关紧滑，或主呕吐，或动胎元。微数不许，或微弱兼数，其胎不可保也。临产之脉，号曰离经，或洪或细，歇至不均。

人脉不应

人脉不应，以证参详。人病而无恶证，脉和终吉；人安而有恶脉，病属膏肓。

真脏止脉

真脏止脉，斯为不及。大衍[①]数推，死期有异。

盖脉之动，五脏之气应之，合乎先天五行生数之序。法以水一，火二，木三，金四，土五。五至为脏一周，十

① 衍，推演。

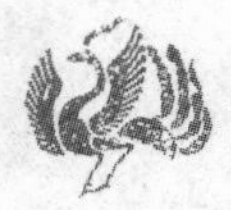

周大衍数备。五十无止，脏气俱平；五十中止，一脏无气。止数有常，死期可拟。数法之止[①]，从止数起。凡五为周，不及求止。当其数而止者，所应之脏气衰。至于自旺日干，不能自旺而死。

无脉候

无脉之候，所因不一。久病无脉，气绝者死。暴病无脉，气郁可治。伤寒痛风，痰积经闭，忧惊折伤，关格吐利，气运不应，斯皆勿忌。

六绝脉其经病，其脉绝者死

冲阳绝，死不治：是阳明胃经脉，在足大指及陷中，有动脉应指是也。

尺泽绝，死不治：手太阴肺经脉，在手臂曲纹陷中，有动脉应指是也。

天府绝，死不治：手太阴肺经脉，在手臂内肩髃下，有动脉应指是也。

太冲绝，死不治：足厥阴肝经脉，足内大指后二寸，动脉应指见。

神门绝，死不治：手少阴心经脉，在手掌内侧，有动脉应指是也。

大溪绝，死不治：足少阴肾经脉，在足内踝骨下，有动脉应指者是也。

---

① 数法之止，人卫本《医统正脉全书》作“数止之法”。

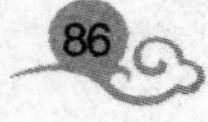

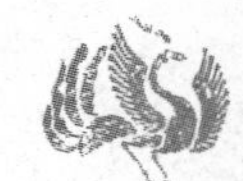

七 死 脉

弹石脉：在筋肉间，按举劈劈然，肾绝也。

雀啄脉：如雀之啄食，连连凑指，忽然止绝，良久复来。

屋漏脉：如残漏之下，良久一滴，溅起无力。此啄漏二脉，皆脾胃衰弱之绝脉也。

解索脉：指下散乱无次序。

虾游脉：在皮肤，始则冉冉不动，少焉而去，久之倏而复来。

鱼翔脉：其脉本不动而末强摇。

釜沸脉：在皮肤，有出无入，涌涌如羹上之波，皆死脉也。

久病死期脉

久病反候[①]，春沉、夏微、秋洪、冬浮，过时命终。尺脉上不至关，阴绝，死于春夏；寸脉下不至关，阳绝，死于秋冬。

虚数死期候

细数无力，虚劳非宜。数而有间，月断死期。独审盛

① 反候，原作“及候”，据人卫本《医统正脉全书》改。

衰，三合相欺（三合见前）。如心独盛，申子辰危。数而无间，日断死期。旬余之内，如月而推。

脉证相反

脉证相反，医不可治。春夏浮涩，秋冬浮大，老人太过，少壮不及。心疼脾痛，失血泻痢，中恶金疮，浮洪俱忌。伤寒热病，腹满水气，中毒发狂，沉细不吉。产后溃痈，俱嫌洪实。咳嗽沉伏，虚痛抟指。喘急细微，痿痹紧急。中病脉坚，外病脉涩。汗出脉盛，头痛短涩。虚劳心数，风家脾缓。霍乱吐泻，脉微而涩。人瘦脉大有喘，形盛脉微短气。更有伤寒阳病①而脉逢②阴，二周寸陷厥利而脉不至。脉微厥冷烦躁，脉迟而反消食。

药性气味体用论

经曰：阳为气，阴为味。味归形，形归气，气归精，精归化。精食气，形食味。化生精，气生形。味伤形，气伤精，精化为气，气伤于味。阴味出下窍，阳气出上窍，味厚为阴，薄为阴之阳。气厚为阳，薄为阳之阴。味厚则泄，薄则通。气薄则发泄，气厚则发热。又曰：辛甘发散为阳，酸苦涌泄为阴。咸味涌泄为阴，淡味渗泄为阳。凡此之味，各有所能，故辛能散结润燥，苦能燥湿软坚，酸能收缓收散，甘能缓急，淡能利窍。夫活人之道，莫先于

---

① 伤寒阳病，原佚“阳”字，据人卫本《医统正脉全书》补。

② 逢阴：原误作“迟阴”。

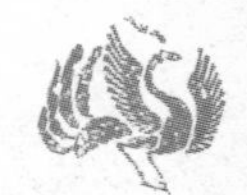

药性。欲知药性之要，当先辨明药之气味性能四者而已。盖寒热温凉，药之气也；辛甘苦咸，药之味也；升降浮沉，药之性也；宣通补泻，药之能也。有舍诸味而求诸气者，有舍诸气而求诸味者，全在人之权衡。

用药之法，形不足者，温之以气；精不足者，补之以味。温之之意，谓温养天和而清调卫气，如参、芪、天麦二冬之类是也。补之以味者，谓滋养肾水而用甘咸，如苁蓉、枸杞之类是也。升降浮沉则顺之，谓天道春升、夏浮、秋降、冬沉。用药亦以辛甘温热之剂及味之薄者，诸风药如荆芥、防风、升麻、薄荷之类是也。此助春夏之浮，即是泻秋冬收藏之药。但言补之以酸苦寒凉之剂，并淡味渗泄之药，此助秋冬之降沉者也。至于宣通补泻者，宣可以去壅病，如积痰、积瘀、积饮、积食，郁壅不散而用宣越吐散如姜、橘、藜芦、瓜蒂之类是也。通可以去滞，如痹饮痛留、小便不通、经水阻隔，而用疏通之剂，如木通、防已、通草、金沙之类是也。补可以去弱，如血虚气弱而用四物、四君子之类。泻可以去闭，如停积久滞，大便闭结而用葶苈、大黄之类是也。凡此皆以气味为主补泻，在味随时换气，而以君臣佐使应之，此明药性之体用也。

且药之治病，而有逆从反正之法，大都逆者正治，从者反治。夫逆者正治何也？谓以寒药而攻热病，以热药而攻寒病者也。从者反治何也？谓热因寒用，寒因热用，塞因塞用，通因通用者也。盖热因寒用者，如热物冷服，下嗌之后，冷体既清，热性复发，病气遂愈，醇酒冷饮之类，是热因寒用也。又病热者，寒攻不入，恶其寒胜，热乃消除。从其气则热增寒，攻之则不入。如豆鼓诸冷药，以酒浸温服

之，酒热气同，固无违忤，酒热既尽，寒药已行，从其服食，热便随散，此寒因热用也。如下气虚乏，中焦气壅，胠胁满甚，食已转增，欲散满而下愈虚，欲补虚而中满甚，比宜疏启其中，峻补其下，少服反滋壅，多服则宣通而中满自除，下虚亦实，此塞因塞用也。如大热内结，注泄不止，以寒下之，结散利止。又如寒凝内久，下利溏泄，愈而复发，绵历岁久，以热下之，寒去利止，此皆通因通用也。寒药热服，凉而行之，热药寒服，温而行之，始同终异，诸如此类，反治之道也。复有热病用寒药而病反热者，取之阳；有寒病用热药而反寒者，取之阴。谓其属也，盖其属之道，乃益火之源以消阴翳，壮水之主以制阳光。求所属者，其指水火也。属犹主也，调水火乃心肾也。言水火不足，当求于心肾。火之原者，阳气之根，即心是也。水之主者，阴气之根，即肾是也。粗工但知以寒治热，而不知热之不衰者，由乎真水之不足也；徒知以热治寒，而不知寒之不衰者，由乎真火之不足也。不知真水火之不足，而徒以寒热药治之，非惟脏腑习熟，而药反见化于其病，则有者弗去，无者又至矣。故取心者不必齐以热，取肾者不必齐以寒，但益心之阳则寒亦通行，强肾之阴则热亦可愈。苟不明真水火于寒热之间，有必制必胜之道，但谓药未胜病，愈投愈盛，卒至殒灭而莫之悟也，悲夫。

药　性　赋

余谓养生之道，莫贵乎医。瘳疾之功，莫先乎药。用药不在品味之繁，贵当审其优劣，是知人参培元益气而补

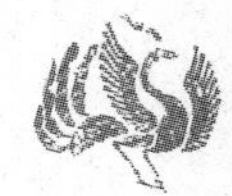

五脏之阳，肺热色苍忌用；黄芪敛汗排疮而补三焦之陷，气喘中满不宜；白术健脾胃，大能止呕安胎，动气当减；苍术去湿寒，亦可散邪去疟，自汗勿施。盖以生地凉血，能治吐血便红，酒炒不致中寒；熟地补血，专主肾虚劳损，姜制固无腻膈。麦冬解虚烦，清心肺之能最优；天冬润痰嗽，滋金水之功不劣；川芎通肝部而疗头疼，久服暴亡；香附开郁结而散气凝，多加损血；半夏祛痰，腹胀宜而口渴禁；瓜蒌下气，干嗽喜而湿痰憎；白芍伐肝泻脾，疗血虚腹痛，下痢炒兮后重生；赤芍酸主收敛，治疮疡热壅，产后禁兮调经捷；抑闻陈皮消痰泄气，厚朴治胀宽胸，知母降肾火而治痰嗽，石膏[①]解肌表而消烦壅，四味脾虚胃弱，久服宜戒寒中；前胡治风寒，消痰宁嗽；柴胡退潮热，解肌多功，消痞逐痰速下；枳实性如倒壁，宽胸泻肺疏膈；枳壳力似冲锋，生用损膈气，麸炒利肠红，且以茯苓安惊利窍，益气生津，大便多而能止，小便结而能通，白者入壬癸，赤者入丙丁。目病忌白，阴虚忌红；贝母清痰散结，开郁气兼攻瘕疝；羌活驱风除湿，利百节而治肿痛；白芷入阳明，退头疼，皮肤痒慄，痛止则止；合香医霍乱，主呕吐，助脾开胃，气攻则攻；薄荷清肿消风，可凉可热，有小人之能；甘草和中解毒，能补能泻，称国老之风；地骨皮退骨蒸潮热，有汗可用；牡丹皮理阴虚火动，无汗当从；黄芩消膈热，条入大肠枯入肺，胃寒脾虚可省；黄连泻心火，姜炒主呕厚肠胃，阴虚下血勿容；木通泻小肠，开热闭而行溺涩；车前主渗利，清目赤而实便浓；猪苓治

---

① 石膏，原作“石羔”，下同。

水气浸淫，多服损肾；泽泻治淋癃湿肿，肾虚称功；栀子除鼻衄，开郁火，须用炒黑；玄参治热结，散游火，能抑肺痈；大黄导六腑之积滞，忌用血虚脾弱；滑石利六腑之涩结，兼除小便不通；干葛解肌清酒渴，且攻胃热；花粉消烦除痰渴，更疗消中；连翘除客热，败肿痈，专攻淋闭；黄柏泻相火，调痿厥，大治阴虚；槟榔降气杀虫，祛后重，性如铁石，气虚节用；桔梗疗咽利肺，载诸药力似舟楫，下痿慎从；木香行肝泻肺，冷气加而热痛减；乳香催生止痛，调气是而散血非；麻黄发汗散表邪，伤食伤风不可；防风驱邪除风湿，身痹面痹堪医；藁本气雄上巅顶，治胸连齿痛，多服损肺；细辛温阴散寒水，利九窍出汗，单服命殂；南星主风痰，破伤身强，胆制尤妙；腹皮泄胀满，通阳开胃，酒洗无疑；草果仁截疟宽中，更逐寒痰酸水；草豆蔻行脾散冷，胃痛干呕偏宜；砂仁止吐泻，温中化酒食，伏火可避；莲子补脾胃，养神益气力，妙在清心；山药补肾健脾，久服滞气；山茱固阳强肾，核反泄精。大抵无汗恶寒，薄桂散邪，肉补肾，春夏温暑切戒；有汗恶风，苏叶发表，子清肺，气虚胸满忌之；荆芥散血中风热，头痛疮疡可使；桑皮散肺中余火，唾血喘满堪医；草龙胆平肝消湿；五味子益肺生津；升麻提清气而上升，更疗风肿；青皮破滞气而消积，兼治腹痛；桃仁破瘀血以生新血，便闭经阻可许；杏仁祛风燥以润肺燥，膈痰气促称奇；尝观神曲温胃脘，导食积，火炒以助天真；麦蘖益胃脾，止霍乱，多服反消肾水；行结气，消肉积，无如山楂[1]；补肾

---

① 山楂，原作“山查”，下同。

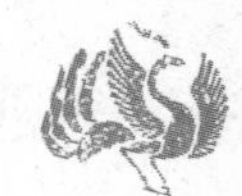

阴，健筋骨，当从枸杞；杜仲酥炙去腰疼；牛膝酒浸壮足痿；破故纸补肾冷，且能引气归源；肉苁蓉益阴精，更治衰阳不举；远志益气壮神，梦遗惊悸何愁；茯神宁心助智，健忘风眩可使；酸枣仁定心志，不眠用炒而多眠用生；鸡头实益精神，腹痛用根而补中用子；玄胡索理血气病而调经；款冬花润肺痰喘以嗽止；红花主败血，血晕经枯；菊花清头目，目昏出泪；扁豆助脾止渴，及攻霍乱；香薷[①]清暑散肿，祛除呕吐；附子行经悍烈，用之当功可回天；牵牛逐水消膨，投之差堕胎立许；巴豆削坚通闭荡沉寒，势若斩关；芒硝开结软坚泄实热，性能夺土；干姜疗阴寒，炒黑治火，能从其性而令热衰；青黛除热毒，水飞开郁，能杀其疳而退日晡；砂参补五脏之阳，益肺气而除寒热；天麻散四肢之湿，止头晕兼利腰膝；疗崩漏，治血痢，酒炒地榆；除水肿，利九窍，姜煎防已；紫菀主唾血，腹胀肿满皆医；阿胶瘥崩痨，胎动脚痿可起。

病　机　赋

窃谓医非小道，乃寄死生，最要变通，不宜固执。明药脉病治之理，悉望闻问切之情。药推寒热温凉平和之气，辛甘淡苦酸咸之味，升降浮沉之性，宣通补泻之能；脉究浮沉迟数滑涩之形，表里寒热虚实之应，阿阿[②]嫩柳之和，弦钩毛石之顺。药用君臣佐使，脉分老幼肥瘦。药乃天地之精，药宜切病；脉者气血之表，脉贵有神。病有外感内

① 香薷，原作“香茹”，下同。
② 阿阿，垂长柔美貌。阿，通“婀”。

伤，风寒暑湿燥火之机，治宜宣通补泻，滑涩湿燥重轻之剂。外感异乎内伤，寒证不同热证。外感宜泻而内伤宜补，寒证可温而热证可清。补泻得宜，须臾病愈；温清失度，顷刻人亡。外感风寒，宜分经而解散；内伤饮食，可调胃以销熔。胃阳主气，司纳受，阳常有余；脾阴主血，司运化，阴常不足。胃乃六腑之本，脾为五脏之原。胃气弱则百病生，脾气足则万邪息。调理脾胃为医中之王道，节戒饮食乃却病之良方。病多寒冷郁气，气郁发热，或出七情动火，火动生痰，有因行藏动静以伤暑邪，或是出入雨水而中湿气，亦有饮食失节而生湿热。倘或房劳过度以动相火，制服相火，要滋养其真阴，祛除湿热，虽燥补其脾胃。外湿宜表散，内湿宜淡渗，阳暑可清热，阴暑可散寒，寻火寻痰，分多分少而治；究表究里，或汗或下而施。痰因火动，治火为先；火因气生，理气为本。治火轻者可降，重者从其性而升消。理气微则宜调，甚则究其源而发散，实火可泻，或泻表而或泻里。虚火宜补，或补阴而或补阳。暴病之谓火，怪病之谓痰，寒热湿燥风，五痰有异。温清燥润散，五治不同。有因火而生痰，有因痰而生火，或郁久而成病，或病久而成郁。金木水火土，五郁当分；泄折达发夺，五法宜审。郁则生火生痰而成病，病则耗气耗血以致虚。病有微甚，治有逆从。微则逆治，甚则从攻。病有本标，急则治标，缓则治本。法分攻补，虚而用补，实而用攻。少壮新邪，专攻是则；老衰久病，兼补为规。久病兼补虚而兼解郁，陈瘕或荡涤而或消镕。积在胃肠，可下而愈；块居经络，宜消而痊。女人气滞于血，宜开血而行气；男子阳多乎阴，可补阴以配阳。茯蓉、山药，男子

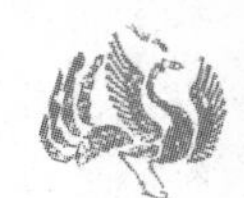

之佳珍；香附、缩砂，女人之至宝。气病血病，二者宜分；阳虚阴虚，两般勿紊。阳虚气病，昼重而夜轻；血病阴虚，昼轻而夜重。阳虚生寒，寒生湿，湿生热；阴虚生火，火生燥，燥生风。阳盛阴虚则生火，火逼血而错经妄行；阴盛阳虚则生寒，寒滞气而周身浮肿。阳虚畏外寒，阴虚生内热。补阳补气，用甘温之品；滋阴滋血，以苦寒之流。调气贵乎辛凉，和血必须辛热。阳气为阴血之引导，阴血乃阳气之依归。阳虚补阳而阴虚滋阴，气病调气而血病和血。阴阳两虚，惟补其阳，阳生而阴长；气血俱病，只调其气，气行而血随。藏水发水，以节阳气之燔；滋水养水，以制心火之亢。火降水升，则人无病；阴平阳秘，我体长春。小儿纯阳而无阴，老者多气而少血。肥人气虚有痰，宜豁痰而补气；瘦者血虚有火，可泻火以滋阴。膏粱无厌发痈疽，热燥所使；淡薄不堪生肿胀，寒湿而然。北地耸高，宜清热而润燥；南方洿下，可散湿以温寒。

病机既明，用药勿忒，以方加减存乎人。要审病而合宜，用药补泻在于味。须随时而换气，奇偶复七方须知，初、中、末三治要察。寒因热用，热因寒用，通因通用，塞因塞用。高者抑之，下者举之，外者发之，内者夺之。寒则坚凝，热则开行，风能胜湿，湿能润燥。辛能散结，甘能缓中，淡能利窍，苦以泄逆，酸以收耗，咸以软坚，升降浮沉则顺之，寒热温凉则逆也。病有浅深，治有难易，初感风寒，乍伤饮食，一药可愈；旧存痃癖，久患虚劳，万方难疗。履霜之疾亟调，无妄之药勿试。病若挟虚，宜半攻而半补，医称多术，或用灸而用针。针有劫病之功，灸获回生之验。针能去气病而作痛，灸则消血癥以成形。

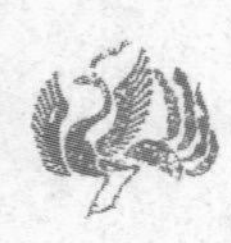

脏寒虚脱者治以灸焫，脉病挛痹者疗以针刺，血实蓄结肿热者宜从砭石，气壅痿厥寒热者当仿导引，经络不通病生于不仁者须觅醪醴。血气凝泣，病生于筋脉者，可行熨药，病剽悍者按而收之，干霍乱者刮而行之。医业十三科，宜精一派，病情千万变，仔细推详，姑撮碎言以陈管见，后之学者庶达迷津。

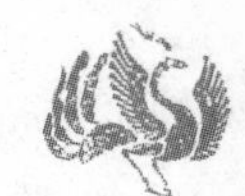

敬修堂医源经旨卷之二

中风门一

论

夫风为百病之长，善行而数变。岐伯所谓中风，大法有四：一曰偏枯，谓半身不遂；二曰风痱，谓身无痛痒，四肢不收；三曰风懿，谓淹忽不知人事；四曰风痹，谓诸痹类风之状。是以古人立方，皆作外中风邪之病主之。至河间刘氏出，谓中风瘫痪，非是外中风邪，乃将息失宜，心火暴甚，肾水亏虚，不能制火，以致阴虚阳实，热气怫郁，则心神昏冒，筋骨不舒，卒倒无所知也。又云：亦有因喜、怒、悲、思、恐五志过极，致使喜极则皮槁，怒极则腰腤[1]，思极则肉脱，悲极则筋挛，恐极则肢废。有一偏焉而卒中者，皆作热极而兼五志之病主之。东垣李氏亦谓中风者非外来风邪，乃本气自病也。凡人年逾四十，气衰之际，或因五志伤其气者，多有此症。年壮之时，绝无此也。若肥盛者间而有之，亦是形盛气衰，皆作内伤不足之病主之。丹溪朱氏亦曰：有

① 腰腤，佚名《杂证便蒙》作“腰龛”。

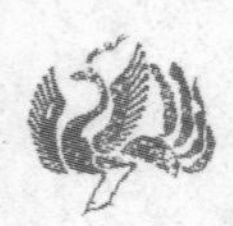

气虚，有血虚，有痰盛。又曰：西北二方为风所中，东南之人皆是湿土生痰，痰生热，热生风，皆以气虚痰盛之病主之。三先生之论一出，皆以风为虚象，各以主气、主火、主湿之不同，又与昔人主风之不合，歧为四段，致使王安道立真中风、类中风二症，使后之学者无不惑焉。欲求归一，终不能得。因观花溪老人之论，一旦豁然。夫中风之症，刘朱李之论虽殊，其实则一。况湿因中气不运而生痰，痰因火动而生风，此自然之理，但有标本轻重之不同耳。假如百病皆有因有症，因则为本，症则为标。古人论中风者言其症也，三先生论中风者言其因也，知此则中风之症可得而详矣。其所谓真中风邪者，未必不因气体虚弱，腠理空疏，加以七情劳役，内伤元气，贼邪乘虚而入，乃致筋脉不固，荣卫失守，而成瘫痪、暴仆、暴瘖等证。若非体虚所致，则西北二方风寒大盛之地，不患此症而患为他症矣，又何比比皆然乎。其所谓因火因湿因气，亦未必绝无外邪侵侮而作也。若无外邪侵侮，则因气为气病，因火为火病，因湿为湿病耳，岂有歪僻、瘫痪、暴仆、暴瘖之候乎。经云：邪之所凑，其气必虚，正此谓也。岂可以一中风之症，分为真中、类中之二途哉。

盖有中脏、中腑、中血脉者，斯又不可不察也。若中脏者，牙关紧闭，唇缓失声，二便闭塞，不省人事，口眼㖞斜。中腑者，肢体瘫痪，口不能言。中血脉者，四肢不仁，语言蹇涩。故云中腑着四肢，中脏塞九窍，中血脉则在经络也。大抵中脏难治，中腑易治，中血脉其次矣。治之之法，又各不同，重于外感者，先驱外邪而后补中气；重于内伤者，先补中气而后驱外邪。或一旬之通利，或一

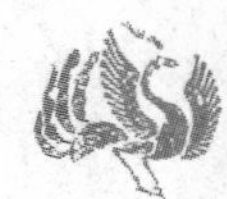

气之微汗，又不可失于通塞矣。或以散邪药为君，而以补损药为臣使；或以滋补药为君，而以散邪药为臣使。或劫痰，或理气，欲治痰先理其气矣；或微汗，或通利，清浊分而荣卫和矣。若夫初病暴仆昏闷、不省人事，或痰涎壅盛、舌强不语，两寸脉浮大而实，重则藜芦、瓜蒂，轻则以稀涎等药吐去其痰，以遏其势。若外有六经之形症，六脉之浮弦者，急宜以小续命汤主之。盖风气大盛，心火暴升，而痰涎壅滞于经络中，于斯时也，岂寻常药饵而能通达于上下哉。故本方用附子，以其禀雄壮之资，有斩关夺将之势，能引人参辈并行于十二经，追复散失之元阳。又能引麻黄、防风、杏仁辈，发表开腠，以驱散其在表之风寒，引当归、芍药、川芎辈，入血分，滋养其亏损之真阴。或加石膏以降胃火，或加黄芩以泻肺金，看其所挟何病，与夫时月寒温加减施治。精神稍复，辄当改用丹溪补气血清痰火之剂，此急则治其标，与夫标而本之之治也。若夫初觉手足不遂，指节麻木，口眼歪斜，语言蹇涩，胸膈迷闷，六脉弦滑，虽未至于倒仆，其为中风晕厥之候，可指日而定矣。于斯时若左不仁，及左脉不足，速以四物加减养血为主。若右不仁，及右脉不足，速以四君子加减养气为主。若气血两虚而挟痰盛，以八物加南星、半夏、竹沥、姜汁之类为主。若真元渐复，痰饮渐消，觉有风邪未退，仍以羌活愈风，或防风通圣，在人活法加减调治而安。此缓则治其本，与夫本而标之之治也。

又云治须少汗亦须少下，多汗则虚卫，多下则损荣，此又不可不慎也。若外无六经之形症，内无便溺之阻塞，此邪中于经也，又当从乎中治而不可以标本论也。若外无风懿、

风痱、风痹、偏枯四症，卒然倒仆不语，不可误作风治，乃中暑、中寒、中湿、痰厥、热厥、湿厥、气厥、虚晕之病，亦能卒倒不语也，但风症必有歪斜搐搦之候为异耳。治之之法，又各有别焉。为医者当此之时，又当顺时令，调阴阳，和荣卫，审病宜，全在活法，慎勿胶柱鼓瑟云。

脉法

大抵中风之脉，六部或浮或沉，但兼有滑者，挟有痰气也，慎勿以风治之。若两寸高者，即宜吐之，大象浮迟者吉，急疾者凶。又滑而带散，主瘫痪之病不痊矣。又或脉来歇至，乃风痰所滞于经络，血脉不通和，又不可以贼脉断也。

方法

以东垣中脏、中腑、中血脉之论甚确矣。初中但有口眼㖞斜、不省人事，以治痰为先，切不可先治风也。多有不识，见病晕厥不省，辄以片脑、牛黄、麝香等药治之，引风深入骨髓，如油入面，莫之能出，致使偏枯之候，终不能疗矣。且又大戟、芫花、甘遂辈，亦不可轻用，恐利大便，损其阴血，真气愈虚而病愈加矣。

一　中风痰涎壅盛，口眼歪斜，牙关紧闭不语，急掐人中令省。如不省，即用开关撚，轻则吹鼻散吹之。

一　中风口眼㖞斜，不能言语，或手足不随者，乃痰涎壅塞于膈间，诊其两寸，脉来高大，重则以藜芦、瓜蒂，轻则以稀涎、遏塞等剂吐之。

一　中风半身不遂，或左或右，有汗无汗，有热无热，

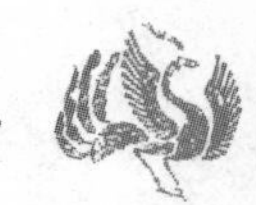

或肥或瘦，照后活套中加减法。

一　中风危症，口开，手散，眼合，遗尿，吐沫，直视，喉如鼾睡，肉脱，筋痛，发直，头摇，上窜，面赤如狂，汗濈如珠，皆五脏所绝之候。是以心绝则口开，肝绝则眼闭，脾绝则手散，肾绝则遗尿，肺绝则痰响鼾睡，此五者皆不治也。又周身痛止，单有筋痛，是无血养，曰筋枯，亦不治也。

开关撚

治中风牙关紧闭，不省人事，痰涎壅盛，口眼歪斜，不分虚实并用此法。

细辛　猪牙皂去皮弦　生南星各一钱　麝三分

共为细末，取纸一条，用巴豆五粒，去壳，于纸上捶油，入前药末半匙，连药撚成条，点燃带烟送入鼻中，男左女右，惧痛觉省易治，三四次不省则难治。

吹风散

牙皂去皮弦　半夏生用　细辛　藜芦各三钱　麝三分

上为细末，每用少许，吹入鼻中，有嚏可治，无嚏难治。

瓜蒂散

治中风痰涎壅盛，不省人事，口眼歪斜。

甜瓜蒂炒黄色，其瓜熟者佳　赤小豆各一两

上二味，共为细末，每服时，或一钱，或半钱，量人虚实，以酸齑汤调下，以吐为度。凡行吐法，宜于天气晴朗，恐阴晦之日难吐，急暴病者不拘。先令病者隔宿不食，吐时先将布帛束腰，免致提动胃气，如服药后不吐，再将齑水投之。风痫病，本方加全蝎半钱微炒；有虫，加猪油五七点，或雄黄末一钱。此法大要察人虚实，看两寸有力否，不可轻用，吐罢可服降火利气安神之药。

稀涎散

同前症，轻者用此。

明矾一两，半生半枯　牙皂四荚，去皮弦，炙黄

上为细末，每服一钱，或二钱，量虚实，以吐为度。

小续命汤

治半身不遂，口眼㖞斜，手足颤掉，语言蹇涩之症。

麻黄去节　人参去芦　黄芩　白芍　防己　桂枝　附子童便煮去皮脐　甘草　杏仁去皮尖另研，以上各七分　石膏　当归　防风各一钱

上作一服，姜五片，水盏半，煎至一盏，温服。

此汤须为中风入门药，要在人消息，看其虚实，若有汗无汗，不可执一，照方加减。此急则治其标之药也，故丹溪立有加减法。此方可以治初起有余之风症，而不可治日久不足之风症也。

加味三化汤

治风中脏也，多滞九窍，或半身不遂，口眼歪斜，语言蹇涩，二便闭塞，不省人事，六脉沉实等症。

枳壳　厚朴各二钱　大黄三钱　羌活一钱二分　当归　生地

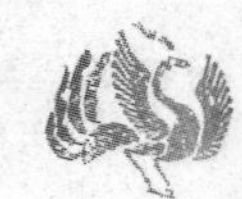

各一钱

上作一剂，水煎，空心温服，加姜汁一大匙。

祛痰清气饮

治风中腑者，外有六经之形症，内无便尿之阻塞；或口眼歪斜，不能言；或左右偏废等症。

生南星二钱　半夏　枳壳　橘红　茯苓各一钱五分　乌药　天麻　人参各一钱

夏加黄连一钱。

上姜五片，竹沥半钟，枣一枚，水二盏煎一盏，温服。

清痰顺气汤

治风中经络，四肢不举，语言蹇涩，及痰迷心窍，不省人事，口眼㖞斜等症。

生胆南星二钱　瓜蒌仁　贝母　陈皮　苍术各一钱五分　黄芩　黄连　防风　甘草八分①

上水煎服。

大秦艽汤

治中风，外无六经之形症，内无便尿之阻塞，乃血弱不能养筋，故手足不能运动，舌强不能言语，宜养血而筋自荣，驱风而手足自顺，此方主之。

秦艽　甘草　川芎　川归　白芍　石膏　白茯苓　独活各一钱　羌活　防风　黄芩　白芷　白术　生地　熟地各五分　细辛二分

---

① 疑为“各八分”。

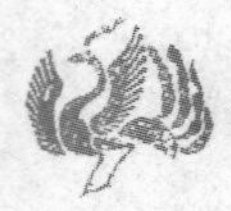

上作一服，水煎温服。如遇天阴，加姜三片；如血大虚，风症少者，减去细辛、羌独、防风，加竹沥、姜汁。

大防风汤

此方治诸风，能顺气活血，壮筋强足。又治痢后脚弱缓痛，不能行履，名曰痢风。或两脚肿痛，足胫枯腊，名曰鹤虱风。一切麻痹痿软、风湿挟虚之候，并皆治之。

杜仲去皮，姜炒去丝　熟地酒　当归酒　白芍酒　黄芪各一钱　白术钱半　防风一钱　川芎七分　附子炮去皮，五分　羌活　人参　川牛膝酒浸　甘草①

上水二钟，姜五斤，枣一枚，煎服。

此方补气补血，驱风湿，利关节，深得其理，乃强胫足之圣药也。但可以治不足之痿弱，不可以治有余之风痹也。

辛凉解语丸

治中风瘫痪，痰迷心窍，血弱不能荣舌，语言不明等症。

凉膈散方见火症门，用半斤，内加下项药

砂糖二两　柿霜　犀角各一两

上炼蜜为丸，如弹子大，每噙化一丸。

苏合香丸

治男妇中风中气，牙关紧闭，口眼㖞斜，不省人事，

---

① 疑脱剂量。

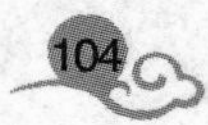

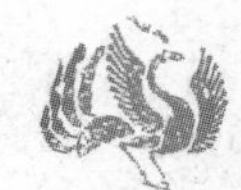

并传尸骨蒸劳瘵，卒暴心痛，鬼魅瘴疟，小儿急慢惊风，妇人产后中风，赤白痢疾，一切气暴之症，最能顺气化痰。

沉香　木香　丁香　白檀香　安息香酒熬膏　香附末　白术　诃子肉　荜茇　朱砂　犀角各一两　乳香五钱　片　麝各三钱　苏合油五钱，入息香膏内

上将各药咀片为末，入片、息香、苏油三味同搅匀，炼蜜为丸，每丸重一钱，用蜡包裹，每用时，大人一丸，小儿半丸，去蜡皮，以生姜汁化开擦牙。另煎姜汤少许，调药灌下，神效。

捉虎丸

治一切风痰，走注疼痛，手足瘫痪，麻木不仁，及白虎历节等风。

麝香二钱半　好真墨烧烟尽，一钱半　当归酒洗晒干　乳香　没药各七钱半　白胶香另研　草乌去皮脐　地龙去土　木鳖子去油　五灵脂各二两半

上俱为末，和匀，用糯米糊为丸，如鸡头实大。每服一丸，温酒化下，远年近日寒湿脚气临发时，空心服一丸，脚面黑汁出为效。

药酒方

治瘫痪腿疼，手足麻痒，不能动移者。

四物去川芎，各一两　牛膝　秦艽　木瓜　黄柏盐制　杜仲姜制去丝　防风　陈皮各一两　羌活　独活各八分　白芷七钱　槟榔五钱　肉桂　甘草节蜜炙，各三钱　油松节五钱　久痛加虎胫骨酥炙，八钱　苍术一两，米泔水浸七次

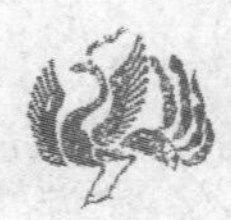

上咀片，入绢袋内，用南酒或无灰酒，重汤煮三炷香，退火，入土埋三日，取饮，每药一斤，酒五斤。

石菖蒲酒

用菖蒲三斤，薄切，日内晒干，以绢囊盛之，用好酒一坛，悬此菖蒲在内，闭封一百日，取视之，如绿菜色，以一斗熟黍米纳中，封十四日，开出饮酒，则一切三十六种风，不能治者悉效。

丹溪活套加减法

凡中风症，悉以二陈加姜汁、竹沥为主。

风痰盛不省，或喉如拽锯者，加南星、枳壳、防风、瓜蒌。

如血虚，及左半身不遂，全加四物。有瘀血加桃仁、红花。

如气虚及右半身不遂，加四君子。自汗多者，以黄芪为君，少用茯苓、半夏，或加附子一二片。

如风邪盛，自汗多，身体痛，加防风、羌活、薄、桂。

头目痛，加川芎、白芷、荆芥穗、细辛。

头顶痛，加藁本、酒芩。

如无汗，身体痛，脉浮或弦或紧有力，皆风寒在表，本方加羌、防、芎、芷、秦艽之类，或小续命倍麻黄以表之。

如大便秘结，以加味三化汤主之。

心血少，心神恍惚，或神不守舍，本方加黄连、远志、石菖蒲、枣仁、茯神、侧柏叶之类主之。

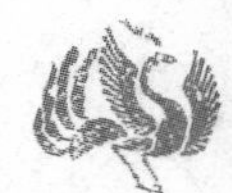

凡中风小便不利者，不可利小便，热退自能利也。

凡中风年老及虚弱者不可吐。

肥人中风，口㖞手足麻木，不分左右，皆属痰，用南星、瓜蒌、半夏、陈皮、白术、黄连、威灵仙、天花粉，加姜汁、竹沥，入酒一匙，行经行火。

瘦人中风，属阴虚火热，四物加牛膝、黄芩、黄柏。有痰，入痰药主之。

遗尿者，属气虚，以参芪大剂补之。

相类中风症

相类中风者，人常有之。与中风治法不同，曰中寒、中暑、中湿、热厥、气厥、食厥、虚晕、痰厥，数症皆能卒倒，不可妄作风治，恐误人矣。

中于寒者，谓冬月卒中寒气，昏冒口噤，六脉浮迟，卒然晕倒，后方主之。

加味理中汤

治中风厥倒。

大附子炮去脐，三钱　官桂　干姜　吴茱萸各钱半　人参　当归　陈皮　厚朴姜制　白术　甘草炙，各一钱

上作一服，姜枣煎，热服。

中于暑者，谓夏月卒暴炎暑，昏冒痿厥，后方主之。

加味香薷饮

香薷一钱　黄连夏加六分　木瓜六分　黄芪　人参　白术　茯苓　陈皮　厚朴　甘草各五分

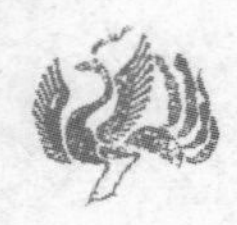

上作一服，水煎服。暑风减芪加羌活。

中于湿者，丹溪所谓东南之人皆是湿土生痰，痰生热，热生风，以后方主之。

祛湿疏风饮

苍术　白术　茯苓各一钱五分　泽泻　朱苓　香附　抚芎　砂仁　厚朴各一钱　羌活　防风各七分　黄芩一钱

上姜一片，煎服。

中于气者，由七情过极，或郁气结而不舒，或与人争竞，不能言语，而成气厥昏冒，或牙关紧急，后方主之。

开郁顺气饮

乌药　香附　青皮　陈皮　半夏　枳壳　厚朴　炒栀子　苍术各一钱　木香　砂仁各五分　甘草　干姜各三分

上加姜三片，入木香汁同服。

中于食厥者，因饮食过多，或兼气恼而成昏冒，先用姜盐汤多灌探吐之，后服六君子加减主之。

六君子汤

香附一钱五分　白茯苓　白术　陈皮　半夏各一钱　人参七分　甘草三分　木香　砂仁各五分

上姜枣煎，温服。

中于痰厥者，皆因内虚受寒，痰气阻塞，手足厥冷，而成昏晕自倒，后方主之。

祛痰扶晕饮

半夏姜制　陈皮　白茯苓各二钱　枳实　杏仁去皮尖　前胡

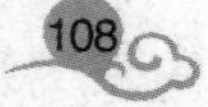

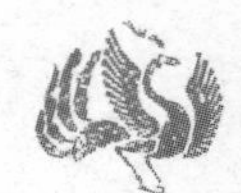

各一钱　木香　官桂　甘草各三分　良姜　砂仁各七分

上水煎服。

中于虚晕者，因血气虚弱，元神不接续，致使卒倒无所知也。先用姜汁汤灌醒，后用十全大补汤（方见虚损门）。

搜风顺气丸

人有十指麻木，或觉头目眩晕，大便燥结，乃中风之渐也。此丸当服，则无中风瘫痪等症。

大黄五两，酒浸，蒸过黑色　麻子仁微炒，剉去壳，二两　山茱萸二两，酒浸去核　山药二两　郁李仁二两，汤泡去皮　菟丝子二两，酒煮　牛膝二两，酒浸　独活一两　车前子二两半，酒浸　枳壳一两　槟榔二两

上为末，炼蜜为丸，如桐子大。每服三五十丸，茶酒任下，百无所忌。平旦一服，久则精神壮健。久患肠风便血，服之除根；瘫痪语言蹇涩，服之平复。

外麻子仁、车前子、菟丝子、郁李仁四味，另研。

换骨丹

麻黄五斤，用水半桶煮令味出，去渣滤净，慢火熬煎成膏。

麝香五分，另研　大黄酒煮　槐花炒　白芷　川芎各一两二钱　乳香另研　没药另研　木香　沉香各三钱　苍术一两　紫背浮萍一两五钱　苦参一两五钱

上为末，麻黄膏为丸，如弹子大。每服一丸，临卧好酒调服，忌风二三日。若一切疥癣风疾，只一二服愈，此方屡试有效。

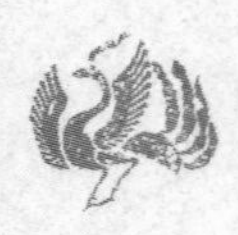

一方无麝香、苍术，有槐角、当归、防风、甘松各一两五钱，白花蛇四两，尤效。

伤寒门二

论

经曰：冬气严寒，万类潜藏，君子固密，不伤于寒。夫伤寒之为病，非若杂病之易知也。唯长沙公深通其奥，而为立法之祖，著《伤寒论》一书，载三百九十七法，一百一十三方，惜乎代远传讹，一变于王叔和，再变于成无己，愈久而愈失其真矣，且考方法之多，则亦不合其数也。致使后之学者，不辨阴阳寒热，将三阳转入三阴经之热症，概以寒之一字为称，不分时月，辄用麻黄、桂枝，为发表之当然；附子、干姜，为驱寒之切当。以热攻热，宁能免抱薪救火之忧也。殊不知寒之伤人也，大法有四焉：曰传经，曰专经，曰即病，曰郁病，大抵传经多为郁病，专经多为即病。即病者，名曰伤寒。盖冬时寒乃天地杀疠之气，有触犯之者，即时而病也。若不即病者，寒邪藏于肌肉之间，伏于荣卫之内，至春因温暖之气而发者，名曰瘟病。至夏因暑热之气而发者，名曰热病。三者须云各别，因其受病之源则同，亦可均谓之伤寒耳。其病初起未必不由于头疼、恶寒、脊强等症，但以有热无热分阴阳也。故经云：发热恶寒发于阳，无热恶寒发于阴。斯言明矣！冬时专经即病，切不可投麻桂姜附等药，因寒邪之中人者，无有定体，或中于阳，或中于阴，非但始太阳终厥阴也，或自太阳始，日传一经，六日至

厥阴，邪气衰而不传愈者，亦有不罢再传者，或有间经而传者，或有传至二三经而止者，或有始终只在一经者，或有越经而传者，或有初太阳，不作郁热，便入少阴而成真阴症者，或有直中阴经而为寒症者。原经无明文，人有妄治，故中于阴者，则为冬时即病之伤寒也。初起头疼恶寒，脊强脉紧，即以麻黄汤发散其在表之寒邪，如其不由三阳经，无头疼，四肢逆冷，唇青吐沫，脉迟细者，乃单寒直中阴经也，速以四逆理中温之。

若非冬时即病，在三季而发者，乃为传经之热病耳。初病亦恶寒头疼脊强者，春以十神汤，夏以人参败毒散，秋以九味羌活汤。盖人内火既动，外火又侵，所以辛热发汗，不如辛温。辛温发汗，不如辛凉。或用辛热发三时伤寒之汗，轻者必危，重者必死，可不谨哉。又或日数虽多，表邪未散，尤可汗者；日数虽少，热深便结，亦当下之，此又不可拘于日数也。若热邪不散，传入三阴，而有四肢厥冷、自利战慄等症，此热深厥亦深。故经所谓亢则害，承乃制也。阳极似阴，火极而兼水化，慎勿妄投热剂，恐夭人天年，且又不可辄用承气等药，恐绝阴而阳随脱矣。宜以凉膈养阴退阳之剂清之，徐后图之耳。东垣曰：太阳者，巨阳也，为诸阳之会首。初邪先从膀胱经病，若多渴者，名曰传本。太阳传阳明胃土者，名曰巡经传，为发汗不彻利小便，余邪透入于里也。太阳传少阳胆木者，名曰越经传，为初病当汗而不汗，故有此传也。太阳传少阴肾水者，名曰表里传，为表病喘息发汗，而反下之，所以传也。太阳传太阴脾土者，名曰误下传，为受病脉缓有汗，当用桂枝，而反下之所致也。太阳传厥阴肝木者，名曰巡经得度传，为三阴不至于首。惟厥

阴与督脉上行，与太阳相接，故此传。又经所谓两感于寒者日传二经也，一日太阳与少阴俱病，二日阳明与太阴俱病，三日少阳与厥阴俱病，传至六日即死。汉长沙无治法，惟东垣有治两感者，大羌活汤，十中仅救一二，尤未验其果否。

乃若疫疠之疾，稍有不同者。盖春应温而反凉，夏应热而反冷，秋应凉而反热，冬应寒而反温，此四时不正气也。感春夏不正之气则为瘟疫，感秋冬不正之气则为寒疫，俗云时气病也。其病治法，与伤寒小异矣。噫，欲治伤寒者，切宜潜心洞察，不可苟且，且为不当汗而汗者，乃为亡阳，为蓄血，为鼻衄，为筋惕肉瞤，为下厥上竭，为咽干，为小便淋闭；不当下而下者，为结胸，为痞气，为懊侬，为失血，为复热。又阴盛阳虚，汗之即愈，下之即死；阳盛阴虚，下之即愈，汗之即死。故曰，桂枝下咽，阳盛则毙；承气入胃，阴盛乃亡。医者岂可轻视乎！

脉法附伤风

歌曰

伤风伤寒何以判，寒脉紧涩风浮缓。

伤寒恶寒风恶风，伤风有汗寒无汗。

太阳经脉浮，头项疼，腰脊强。

阳明经脉长，目痛，鼻干，不眠，身热。

少阳经脉弦，胸胁痛，耳聋，往来寒热，口苦。

太阴经脉沉细，咽干，腹满自利，津少。

少阴脉微缓，口燥，舌干而渴。

厥阴脉沉涩，烦满，囊缩。

左手气口脉紧盛，右手平和，即是伤寒。

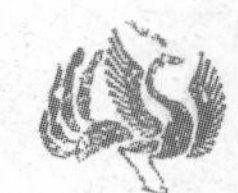

右手脉气口紧盛，左手平和，即是饮食内伤。

左右手俱紧盛，即是夹食伤寒，内伤外感俱有。

左右手脉沉细而迟，或伏，面色青，手足冷，小腹绞痛，大小便自利，口吐清水，舌卷囊缩，即是夹阴中寒，此是真阴症也。

脉来浮紧有力，乃寒邪在表，治宜发汗。

脉来沉实有力，为阴中伏阳，治宜攻下。

脉来不浮不沉，在半表半里，乃热传于少阳经，治宜和解。

伤寒外症歌

手足微温阳症明，四肢逆冷定知阴。
手心热主邪归里，手背温兮在表经。
口唇青黑阴寒极，赤肿心脾热入深。
开目喜人多实热，闭睛羞客属虚阴。
阳虚阴盛眠多熟，阳盛阴虚睡不宁。
喜暗属阴元气弱，喜明阳旺气多盈。
眠常向外元阳足，向壁须知定损阴。
谵语无凭邪气实，郑声不续脱精神。
狂言妄谈神鬼事，独语无人言乱论。
瘛病筋脉急而缩，疭病筋脉缓而伸。
请君逐一从头记，寒热应须辨假真。

方法

冬时正伤寒者，当汗而大汗，当下则大下。

感冒暴寒，微汗微下。劳力感寒，宜温散之。

温热病解之宜微，下之宜大。阴症似阳者温之，阳症似阴者下之。

在上者因而越之（谓吐去膈上之物），在下者因而竭之（谓逐去肠中之滞），中满者泻之于内（谓消去胸腹中滞气也）。

升麻发表汤即麻黄汤加减

治冬月正伤寒，头痛，身热，脊强，恶寒，脉浮紧。此足太阳膀胱经受寒邪也，宜大发汗，此汤主之。

麻黄二钱　桂枝　甘草各钱半　川芎　防风各一钱二分　杏仁十五粒　升麻　白芷　羌活各一钱

本经身体痛甚者，加苍术、芍药，去杏仁。

上水二钟，姜三片，葱白三茎，豆豉一撮，煎之热服，盖被汗出。如汗不出，再一服，汗出即止。如汗不出者难治。

疏邪实表汤即桂枝汤加减

治冬时正伤风病，脉浮缓，头痛，发热，恶寒，脊强，自汗，此足太阳膀胱经受邪，当实表散邪，无汗不可服。

桂枝　赤芍　甘草各二钱　防风　白术　川芎各一钱　羌活八分

如汗不止，再加黄芪一钱。

上姜三片，枣二枚，加胶饴二匙，煎温服。

十神汤

治春时伤寒感冒，发热恶寒，头疼身痛，或咳嗽喘急并瘟疫妄行，此足太阳膀胱经受邪，此汤主之。

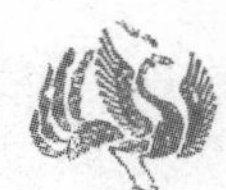

川芎　白芷　麻黄　紫苏　陈皮　香附　赤芍　升麻　干葛　甘草各一钱，作一剂

上姜三片，煎服，欲汗，以被盖之。

人参败毒散

治夏时足太阳膀胱经伤寒，头痛壮热，或恶风恶寒，咳嗽，鼻塞声重，并四时瘟疫等症。

柴胡　桔梗　羌活　独活　茯苓　川芎　前胡　枳壳　人参　甘草各一钱　薄荷五分

上作一剂，姜三片，煎服，非止治伤寒，并治杂病，在人加减用之。

九味羌活汤

治秋时感冒伤寒，头疼发热，脊强，脉浮紧，无汗，此足太阳经受邪，此汤主之。

羌活二钱　防风　川芎各钱半　苍术　白芷　生地　黄芩各一钱　细辛　甘草各三分

上姜三片，枣二枚，葱白三根，捣汁三匙，煎热服。要出汗，热服；止汗，宜温服。此汤能代桂枝、麻黄、青龙、各半等汤之要药也。

柴葛解肌汤即葛根汤

治足阳明胃经受病，目痛鼻干，不眠，脉来微洪，宜解肌，此汤主之。

柴胡　黄芩　干葛　芍药　羌活　白芷　桔梗　石膏　甘草各一钱

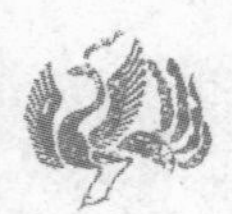

上姜三片，枣一枚，温服。无汗，恶寒，去黄芩，加麻黄。此治阳明胃经病，其正阳明经腑病，别有治法。

白虎汤

治阳明经汗后脉洪大而渴，或身热有汗不解。

石膏五钱　知母二钱　粳米一勺　麦门冬　栀子　人参各一钱　五味子十粒　心烦，加竹茹一团。

上姜一片，煎服。如无汗脉浮，表未解，虽渴不可服，里有热者，方可服。

小柴胡汤

治伤寒耳聋，胁痛，寒热往来，口苦，此足少阳胆经，三四日间，脉弦急而数，病在半表半里，此汤主之。

柴胡二钱　黄芩一钱五分　半夏七分　人参七分　甘草五分　陈皮　芍药　栀子各一钱

上姜三片，枣二枚，煎服，心下满闷，加枳壳。渴加知母、石膏。内热甚，心烦不眠，合解毒汤。

桂枝大黄汤

治伤寒足太阴脾经受症，腹满而痛，咽干而渴，手足温，脉来沉而有力，皆此邪从阳经传入里也，此汤主之。

桂枝　芍药　大黄　柴胡　枳实　甘草各钱半

上姜三片，枣一枚，煎热时加槟榔磨汁水三匙热服。

大柴胡汤

治伤寒不恶寒，反恶热，内实便难，此汤主之。

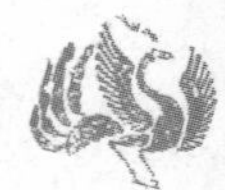

柴胡四钱　黄芩　芍药各二钱五分　大黄二钱　枳实一钱五分　半夏一钱

上姜三片，枣二枚，水煎温服，以利为度，未利再服。

六一顺气汤

治伤寒传里，大便结实，口燥咽干，怕热揭衣，谵语狂妄，瘢黄阳厥，潮热自汗，胸膈满闷，绕脐疼痛，此方可代大小三一、调胃承气等汤，并陷胸、大柴等药。

柴胡　黄芩　芍药　枳实　厚朴各钱半　甘草五分　大黄二钱　芒硝钱半

上先将水二钟，煎滚三四沸，后入药煎至一钟，临服入铁秀水三匙调服。凡用硝黄，宜慎之，要看便之虚实，热之浅深，如胸膈间满闷者，不可辄用，恐伤胸中氤氲之气也。

蜜煎药法

治大便秘结有碍，不能用硝黄者。

炼蜜如饴，乘热撚如指大，长二寸，两头如锐，纳于谷道中，良久下结粪，加皂角末少许尤妙。

猪胆汁导法

猪胆一枚，和醋少许，以竹筒套入谷道中，一时即通。又法，用指大酱瓜一条，入谷道中，时间即通。

余谓伤寒汗吐下三法者，紧要惟下之一症，人多用之，须要审查热气浅深，用药不可草草。今时之医，不分何经急下，何经缓下，不诊胃气虚实，一概妄投大黄芒硝之剂，枉死者不少。殊不知伤寒热邪传里，有浅深之分，若三焦

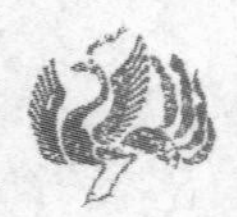

俱伤者，则痞满燥实，四症俱全，宜大承气汤。盖厚朴苦温以去痞，枳实苦寒以泄满，芒硝咸寒以润燥软坚，大黄苦寒以泄实去热。若邪在中焦，则有燥实坚三症，故用调胃承气，盖甘草和中，芒硝润燥，大黄泄实，不用枳实，恐伤上焦清纯之气，因名调胃承气也。若邪在上焦，则有痞实二症，而用小承气者，盖枳实厚朴能除痞，大黄能泄实，去芒硝不伤下焦血分之真阴，谓不伐其根本也。若夫大柴胡汤，谓表有症未除而里症又急，不得不下，只得以此汤通表里而缓治之。如老弱及血气两虚者，亦宜用此。故经云：转药孰紧，有芒硝者紧也。大承气汤最紧，小承气次之，调胃承气又次之，大柴胡又次之。但今之医者，恐难分三焦之虚实，莫若以大柴胡代之可也，再次以六一顺气汤更为稳便。仲景有方，荡涤伤寒积热，皆宜汤液，切禁丸药利之，不可不知也。

三黄石膏汤

治伤寒表里俱实，阳毒发黄生斑，身如涂朱，眼珠如火，狂叫欲走，六脉洪大，燥渴欲死，鼻干面赤，已成坏症。欲发其汗，病热不退，又复下之，大便又频，或小便不利，表里俱急，不能措手者。殊不知热在三焦，闭塞经络，荣卫不通，此汤主之。

石膏八钱　黄芩　黄柏　黄连各四钱　山栀二十个　麻黄钱半　豆豉一合

上作一服，姜三片，枣一枚，细茶一撮，煎热服。

消斑青黛饮

治伤寒血热发狂，表虚里实，血热不散，热气乘虚出

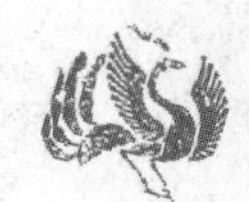

于皮肤而为斑也。轻则如疹子，重则如锦纹，重甚则斑斓皮肤，此因阳症误投热药，或当汗不汗，当下不下，皆能致此。不可再汗，重令开泄，此汤主之。若斑黑便结气短者，难治。

柴胡　黄连　甘草　石膏　知母　人参　犀角　青黛　山栀　生地　玄参各等分

上姜一片，枣一枚，入苦酒一匙，同服。

黄连解毒汤

治伤寒汗下后，大热不止，烦躁口渴，阳厥极深，表里大热，此汤主之。

黄连　黄芩　黄柏　栀子　柴胡　连翘各二钱

上水煎服。

桃仁承气汤

治伤寒小便利，大便黑，嗽水不咽口燥者，下焦瘀血也。

桃仁十个，去皮尖　大黄三钱　芒硝一钱五分　桂枝　甘草各一钱

上姜三片，水煎去渣，入芒硝再煎一沸，温服。血尽为度。

清火化痰汤

治伤寒热痰在胸，咯吐不出，寒热气急，满闷作痛，名痰结。

黄连　黄芩　栀子　瓜蒌仁　贝母　桔梗　枳壳　陈皮　半夏　茯苓　苏子　朴硝　桑白皮　甘草　木香另用

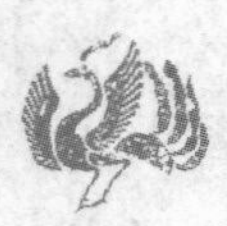

杏仁各等分

上姜二片，入竹沥姜汁少许，研木香同服。

解热下痰汤

治伤寒结胸，有痰有热有气滞，并咳嗽失声。

苏子　白芥子　枳实　黄连　黄芩　黄柏　瓜蒌子　石膏　杏仁　乌梅　桔梗各等分

上作一剂，生姜一片，水煎服。

加减小陷胸汤

治伤寒结胸，手不能按，饮水不下者，此汤主之。

柴胡　半夏　黄芩　瓜蒌根　黄连各二钱　人参　甘草各一钱

上水煎温服。

姜熨法

治伤寒一切寒热满结，胸膈不宽，食痰痞结，大小便秘结，此法主之。

生姜不拘多少，捣烂如泥，去汁，加炒盐并姜渣，用绢包扫熨心胸胁下，若药渣冷，再入姜汁再炒再熨，其结自消矣。

退黄散

治伤寒湿热盛发黄，身如金色，小便如煮柏汁。

柴胡　升麻　茵陈　龙胆草　黄连　黄芩　栀子　黄柏　木通　滑石各二钱　甘草一钱

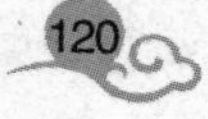

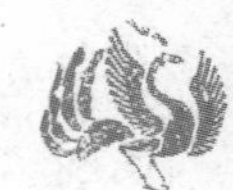

如大便实，加大黄，目黄倍龙胆，虚弱加人参。

上作一剂，加灯草一团，水煎服。外用生姜捣烂，时时于黄处擦之，其黄自退。

竹叶石膏汤

治伤寒已经汗下，表里俱虚，津液枯竭，气逆欲吐，烦热不解，此汤主之。

石膏二钱　半夏　麦冬　人参　甘草各一钱

上加青竹叶二十片，生姜五片，老米一撮，水煎温服。

温胆汤

治伤寒病后，虚烦不眠，心胆虚怯，触事易惊，或有自汗，此汤主之。

陈皮　半夏姜制　茯苓　枳壳各二钱五分　酸枣仁　竹茹各一钱　甘草五分

心有惊悸而怔忪者，加麦冬、柴胡各一钱。

上姜三片，煎服。

竹茹温胆汤

治伤寒日数过多，身热不退，梦寐不宁，心惊恍惚，烦躁多痰，此汤主之。

柴胡二钱　竹茹　桔梗　枳实　茯苓　陈皮　半夏各一钱　黄连一钱五分　人参　甘草各五分　香附八分

上姜三片，枣一枚，煎服。

加味柴胡汤

治伤寒百合病，其病又非寒非热，欲食不食，欲行不

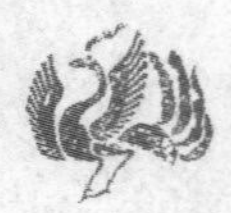

行，欲坐不坐，服药即吐，小便赤，大便或涩，如见鬼状，此汤主之。

人参　半夏各八分　柴胡　黄芩　百合　知母各钱半　甘草五分

上作一剂，加竹叶一团，炒粳米一撮，食盐一撮，姜汁少许，水煎同服。

导赤各半汤

治伤寒心下不痛，腹中不满，大小便如常，身无寒热，神昏不语，或睡中独语一二句，目赤神焦，与水则咽，不与则不思，形似醉人。多有不识，认为死症。殊不知热邪传入少阴心经，火上逼肺，名越经症，此方主之。

黄连　黄芩　麦冬　茯神　栀子　知母　滑石　犀角各二钱　人参　甘草各一钱

上姜一片，枣一枚，灯心一撮，煎热服。

四逆散

治伤寒阳症似阴，乃火极似水也。此病自热而主湿，由温而主厥，是传经之邪热，轻则四逆散合小柴胡汤，如渴用白虎汤合解毒汤，重则六一顺气汤。

柴胡　白芍　枳实　甘草各二钱

上姜一片，煎服。

四逆汤

治伤寒阴症似阳，乃水极似火者。自得病手足逆冷而不温者，或目红而有郑声，误认作谵语者，以寒药攻之，

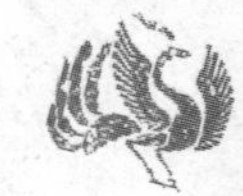

恐误人矣（方见中寒门）。

葱熨法

治阴症，身静而重，语言无声，气少难以布息，目睛不了了，口鼻气冷，水浆不入，大小便不禁，面上恶寒，有如刀刮。先将此法，乃用四逆汤服之，甚妙。

用葱一束，以绳扎如饼大，切去根叶，留葱白长二寸，先以火炙一面令热，勿至灼火，以热的一面，放在当脐上面，以熨斗盛火熨之，令热气透入腹中，更作三四饼，坏则易之，候病人渐苏，手足温有汗，乃服四逆汤，即效。

黄连犀角汤

治伤寒狐惑病，唇口生疮，声哑，其症四肢沉重，恶闻食气，默默欲卧，目闭舌白，面带黑色，为之狐唇，下有疮，咽干，虫食脏为惑，治法俱同。

黄连二钱　犀角二钱　乌梅十个　木香一钱　桃仁十个，去皮尖

上水煎服。

理中安蛔汤

治伤寒吐蛔，手足微温，乃胃空虚，此汤主之。

乌梅三个　干姜炒黑色，五分　人参　白茯苓　白术各一钱　花椒去目，三分

上水煎温服。

凡治蛔，不可用甘草，盖蛔得甘甜则动于上，闻酸则静，见苦则安，见辛辣则头伏于下。伤寒吐蛔，须有大热，

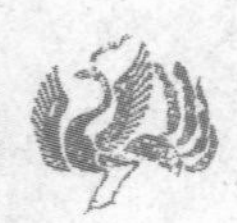

不可用凉药，犯之必死。先宜用温剂定蛔，后用凉剂以退热，乃小柴胡汤主之。

益气养神汤

治伤寒新瘥方起，劳动应事，或多言劳神，而前病复作者，曰劳复，宜服此。

人参　当归　白芍酒炒　麦冬　栀子炒　知母各一钱　茯神　前胡各七分　陈皮　升麻　甘草各三分

上姜枣煎，温服。

逍遥汤

治伤寒瘥后，血气未平，劳动复热，或与妇人交接淫欲而复发。女人瘥，与男人交，男反得病者为阴易；男人病瘥，与女人交，女人反得病者为阳易。此皆不谨难治之病，诸药不能成功，此汤主之。

人参　知母　竹青　黄连各二钱　甘草　滑石　生地　韭根　柴胡　犀角各钱半　卵缩倍加黄连一钱

上姜三片，枣二枚，临服入裩裆末一钱五分，入药内调服，有黏汗为效，无汗再服。以小水利，阴头痛，即愈矣。

如圣饮

治伤寒刚柔二痓，头摇口噤，角弓反张，手足挛搐，面赤项强，瘈疭同治，此汤主之。

羌活　防风　川芎　白芷　柴胡　白芍　当归　黄芩各一钱五分　甘草　乌药　半夏各一钱

有汗是柔痓，加桂枝、白术各一钱。无汗是刚痓，加

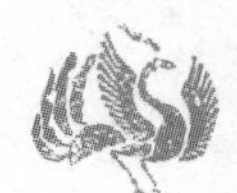

麻黄、苍术各一钱。如口噤咬牙，大便实，加大黄三钱利之。

上水煎，加姜汁、竹沥温服。

中寒者，单寒直中于阴也，脉来迟而紧涩，法当无汗，有汗者无救，此比伤寒尤重也。

回伤急救汤

治伤寒初起，无头疼，无身热，四肢逆冷过肘膝，腹痛吐泻，或口吐白沫，面如刀刮，引衣倦卧，脉来迟细。此寒中阴经，不由三阳经传，此汤主之。

人参　白术　茯苓　陈皮　半夏姜制　干姜　肉桂　五味　大附子去皮脐　甘草炙，各二钱

上生姜煎服。若脉无，加猪胆汁一匙。

理中汤

治伤寒即病太阴，自利不渴，寒多而吐，腹痛下利，鸭溏，蛔厥，霍乱等症。

人参　白术　干姜　炙甘草各二钱半

上水煎服。腹满痛下利，脉沉迟，加附子。霍乱转筋加石膏五钱（火煅）。

蒸脐法

麝香　半夏　皂荚各一字

上为末，填脐中，用生姜切薄片贴脐上，艾火灸姜片上蒸，灸二七壮，阴自退而阳自复矣。

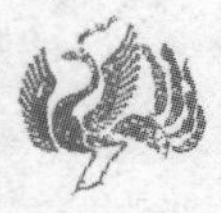

救苦散

治伤寒伤风头目不清等症。

玄胡索　牡丹皮　朱砂各三钱　川芎　藿香各二钱　雄黄　白芷　皂角各四钱

上为细末，每服一些，以竹管吹入两鼻孔，却饮生葱热茶取汗。

瘟疫者，病大在一方，小或一村，次则一家。众人病一般者，乃天行时气也，或为大头瘟者，湿热在巅顶，苦头痛。或为虾蟆瘟者，其病项大头痛，种种不一。审别该年运气用药处治立方，可以为工矣。

瘟脉无名，随经所见。

五瘟丹

治四时瘟疫流行病。

黄连属火，戊癸年为君　黄柏属水，丙辛年为君　黄芩属金，乙庚年为君　甘草属土，甲已年为君　栀子属水，丁壬年为君　紫苏　香附以上各一两，以值年药为君，培①一两

上七味，皆生用，于冬至日制为末，用锦文大黄三两浓煎汤去渣，熬成膏，和前药为丸，如弹子大，朱砂、雄黄为衣，再贴金箔。每服一丸，冷水磨服。

牛蒡芩连汤

治天行时气，头项肿起，或大头瘟，或烟瘴，或虾蟆瘟，此汤主之。

---

① 培，疑作“倍”。

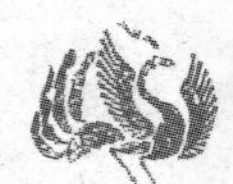

黄芩酒炒，二钱五分　黄连酒炒，一钱五分　桔梗一钱五分　连翘　牛蒡子[1]　玄参各一钱　大黄　荆芥　防风　羌活各三分　石膏一钱五分　甘草一钱

上作一剂，姜一片，水煎，食后细细呷，温服。每一盏做二十次服，常令药在上，食饮在后也。

祛瘟丹

治大头瘟热病及喉痹等症。

歌曰

人间瘟疠有仙方，一两僵蚕二大黄。
姜汁为丸如弹子，井花调服便清凉。

普济消毒饮

治四时诸般瘟疫互相传染者，稍有微热头疼，速宜服之。

黄芩　黄连各三钱　白僵蚕炒四钱　人参二钱　橘皮　甘草各钱半　连翘　黍黏子　板蓝根　马勃各七分　升麻五分　柴胡　桔梗各四分

上作一剂，水煎服。春夏加防风、薄荷、芎、归各七分。

太乙通玄锭

治四时瘟疫并伤寒阴毒、阳毒，心闷狂言，胸膈壅滞

① 牛蒡子，原作“牛旁子”，下同。

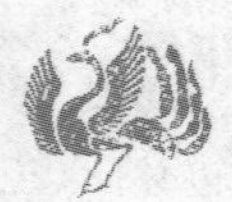

等症。

用薄荷汤研服一锭（方见痰门）。

人中黄散

治瘟病发热斑黄等症，每服一钱，凉水调下。

取治法，截竹筒刮去青，一头节上开窍，入甘草段填满，仍塞其口，桐油灰布封固。立冬日投粪厕中，交春[①]前后取出，竖起于有风无日处阴干，仍取出甘草晒干为末，如前用，兼治小儿痘毒。

类伤寒诸症辨

夫类伤寒者，有四症焉，曰虚烦，曰食积，曰寒痰，曰脚气是也。又曰：何以别之与伤寒之不同？曰：虚烦者，不恶寒，身不痛是也；食积者，左手脉平，右手脉高，身亦不痛是也；寒痰者，头不痛，项不强是也；脚气者，脚膝软痛，卒起即倒是也。此四者所以异于伤寒也，其施治之剂，则又不同耳。今另开载于后。

加减调中汤

治食积类伤寒，头疼发热恶寒，但左手脉平，右手气口高，身不痛。经云：饮食自倍，胃肠乃伤。轻则消化，重则吐下，此良法也。

苍术　厚朴　陈皮　甘草　白术　山楂　神曲　枳实　草果　黄连各一钱　干姜五分

---

① 交春，疑作“立春”。

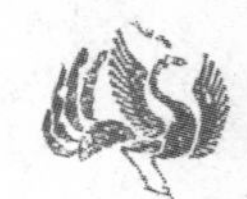

上水二钟，姜一片，煎，临服时磨木香汁一匙同服。

加味导痰汤

治寒痰类伤寒，壮热昏沉，憎寒迷闷，气喘或口出涎沫，但无头疼项强，此汤主之。

茯苓　半夏　南星　枳实　黄芩　白术　陈皮　桔梗　黄连　瓜蒌[①]仁各一钱　人参七分　甘草五分

上姜三片，枣二枚，煎，临服时入竹沥、姜汁温服。

加减续命汤

治脚气类伤寒，头疼身热恶寒，肢节痛，便秘，呕逆，脚软屈弱，不能转动，卒起即倒。此汤主之。

防风　芍药　白术　川芎　防己　桂枝　甘草　麻黄　苍术　羌活各一钱

夏月去桂枝、麻黄，加芩、柏、柴胡。冬时寒中脉迟，加附子一钱，虚弱加参一钱，大便秘加大黄二钱。

上姜一片，枣二枚，灯心二十茎，临服入姜汁一二匙同服。

加味清心莲子饮

治虚烦类伤寒，头疼心烦，往来寒热，坐卧不宁，但无恶寒身痛为异，此汤主之。

人参　莲肉　黄芪　当归　芍药　茯神　枣仁　麦冬各一钱五分　炙甘草五分

---

① 瓜蒌，原作“瓜娄”，下同。

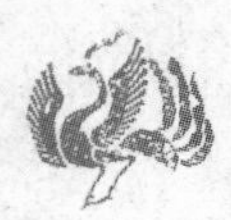

热加黄芩一钱五分。

上姜三片，枣一枚，灯心二十根，煎服。

暑门三

论

经曰：因于暑中，[①] 烦则喘渴，静则多言。又曰：静而得之为中暑，动而得之为中热。言中暑者，无病之人避暑于高堂大厦得之。曰中暑，其病必头疼恶寒，身体拘急，肢节疼痛而烦心，肌肤火热，无汗，为房室之阴寒所遏，使周身阳气不伸，大顺散热药主之。若行人或农夫于日中劳役得之者曰中热，其病必苦头疼，发燥热恶热，扪之肌肤亦大热，大渴引饮，汗大泄，此为天热外伤肺气，苍术、白虎等汤凉剂主之。又附丹溪云，暑乃夏月炎暑也，盛热之气着人，有冒、有伤、有中三者，有轻重之别，虚实之分耳。或腹痛水泻，胃与大肠受之恶心者，胃中有痰饮也。此二者乃冒暑也，可用黄连香薷饮、清暑益气汤。盖黄连退暑热，香薷消蓄水也。又或身热头疼，燥乱不宁，身如针刺，此为热伤在内，当以解毒、白虎等汤加柴胡，气虚加人参，此为伤暑也。又或咳嗽发寒热，汗不止，脉数者，热在肺经，用清肺汤、柴胡汤、天水散之类急治之，迟则盛火乘金难救，此为中暑也。凡治暑病，须要辨明三样，方知轻重，慎勿混治也。

---

① 因于暑中，人卫本《黄帝内经·素问》作“因于暑，汗”。

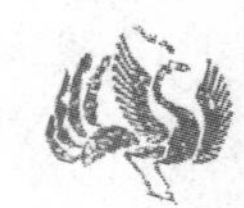

又王安道曰，暑热之气一也，皆夏月中伤其邪而为病焉。岂以一暑热分为阴阳二症，或其避暑于深堂大厦及食藏冰瓜果寒凉之物，正经所谓口伤生冷，身受寒气之病耳。自当同秋冬即病阴症伤寒处治，不可名中暑也。此论固是，抑亦有未悉之旨也。且仲景《伤寒论》中一症曰中暍，即中暑也。虚而微弱，烦渴引饮，体热自汗，此盖劳役体虚而暑邪干卫之候，治宜东垣清暑益气等汤，补益之剂治之而愈。又一症曰热病，即中热也。脉洪而紧盛，头疼身热，口燥心烦，此盖得之于冬感寒邪，郁积至夏而发，乃挟暑而成大热之候，宜黄连、白虎、解毒等药，清凉之剂调治而愈。曰中暑者，阴症内伤之为病也。中热者，阳症外感之为病也。在斯时也，阴阳之症，岂可不辨之乎！

脉法

《脉诀举要》曰：暑伤元气，所以脉虚。弦细芤迟，体壮无余。

清暑益气汤

治中暑湿热蒸人，元气有伤，感之则四肢困倦，精神减少，懒于动作，胸满气促，肢节疼痛，或气高而喘，身热而烦，心下膨闷，小便黄而数，大便溏而频，或利或泻，不思饮食，自汗体虚。

黄芪蜜炒　苍术米泔水浸　升麻各一钱　人参　白术　神曲　陈皮　泽泻各五分　甘草炙　黄柏酒炒　麦冬　当归各三分　青皮　葛根各二分半　五味子九粒

上水煎服。

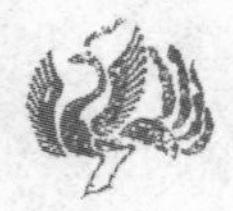

六和汤

治心脾不调，气不升降，霍乱转筋，呕吐泄泻，寒热交作，痰喘咳嗽，胸膈痞满，头目昏痛，肢体浮肿，嗜卧倦怠，小便赤涩。不分冒暑伏热，烦闷痢疾，中酒烦渴。此汤主之。

砂仁　半夏制　杏仁　人参　炙甘草各一钱　赤茯　合香叶　木瓜　白扁豆姜汁炒，各二钱　香薷　厚朴姜汁治，各四钱

上分作二服，姜三片，枣一枚，水煎温服。

十味香薷饮

消暑气，和脾胃，恒服之可避暑病也。

香薷三钱　人参　陈皮　白术　黄芪　白扁豆　甘草　木瓜　厚朴姜制　白茯苓各二钱

上水煎服。

生脉散

滋生精气，培养真元，补心润肺，伏内，常皆服之。

人参　麦冬各三钱　五味子十五粒　嘉白术二钱

上水煎，不拘时服，渣再煎，可充茶汤。夏月服之，令人元气涌出。

人参白虎汤

治夏月中暍中热，口渴，舌生胎刺，此汤主之。

石膏　知母各半钱　麦冬　栀子　茯苓　芍药　香薷各一钱　白术　陈皮各七分　扁豆八分　甘草三分　莲肉十个　乌梅一个

如腹痛呕哕，吐泻绝闷，切不可用石膏。

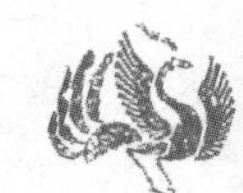

上水煎服。

清卫培元饮

治注夏[1]，属阴虚元气不足，夏初春末，头疼脚软，食少体热者是。

黄芪　人参　白术　甘草　陈皮　当归　芍药　黄柏炒，各一钱

上水二钟，煎八分，空心温服，挟痰者加半夏、姜汁或加麦门冬、五味子。

益元散

一名天水散，一名六一散。暑月内能治中暑身热，利小便，益元气，除胃脘积热，亦暑中要药也。

白滑石六两　甘草微炒，一两

上共为末，每服二钱、三钱，新汲水调下，欲发汗，用葱白豆豉汤调服，水丸弹子大，名天水丹。

五苓散

治中暑烦渴，身热头疼，霍乱泄泻，小便赤，心神恍惚，此药能分利阴阳也。

肉桂五分　白术　茯苓各钱半　猪苓　泽泻各一钱

若去桂，名四苓散。

上水煎服。

香薷饮

治伏暑引饮，口燥咽干，吐泻昏冒，倒仆角弓反张，

---

① 注夏，疑作“疰夏”，下同。

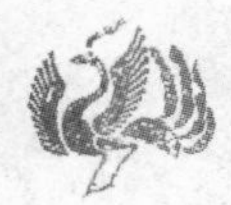

不省人事，手足发搐。此为暑风，不可作风治，宜以本方加羌活治之。

香薷　厚朴姜制　白扁豆　加黄连各二钱

上水煎，以凉过冷服。

参归益元汤

治注夏①病，乃血虚元气不足也，使人头痛脚软，食少体弱，眩晕眼花，五心烦热，口苦舌干，神困好睡，胸膈不利，形如虚怯，脉数无力，此汤主之。

人参　当归　白芍　熟地　白茯苓　麦冬各一钱　五味子十粒　陈皮　黄柏　知母各七分　甘草三分

上加枣一枚，乌梅一个，炒米一撮，水煎服。如有别病，照活法加减。

治暑风卒倒法

凡人中暑，先着于心，一时昏迷，切不可与冷水饮并卧湿地。其法先用热汤或童便灌及用布蘸热汤熨脐并气海，待暖气透入，苏省方进药。若旅途中卒然昏倒，扶向阴凉处，掬路中灰土作窝于病人脐上，令人尿其内即苏，却灌以人尿，或车轮土调五钱，冷水调澄清服皆可。

一方用大蒜三片，细嚼温汤送下。

活套

王节斋曰：夏至后病热为暑。暑者，相火行令也。夏月人感之，自口齿而入伤心包络，其为症烦则喘渴，静则

---

① 注夏，疑作“疰夏”，下同。

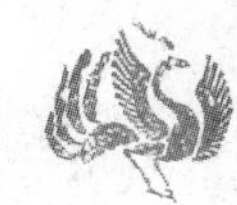

多言，头疼自汗，倦怠少气，发黄生斑，甚者火热制金，不能平木，而有搐搦不省人事之症。治暑之法，宜清心利小便，若暑伤元气，宜补真气。若行人农夫并劳役得之者，是阳症也。其病苦头疼发燥，是热伤元气也，宜清暑益气香薷饮、黄连解毒之剂。若暑热发渴，宜人参白虎汤，或有搐搦，以香薷饮为主，如虚汗加羌活①、黄芪、白术，心闷烦加栀子、黄连，胸胀加枳、桔，夹痰加南星、半夏，小便不利加赤茯苓、滑石，呕吐加藿香、陈皮，渴加葛根、天花粉之类，在人消息之而已。

湿门四

论

《内经》曰：诸湿肿满，皆属脾土。河间云：诸痉强直，积饮，痞膈中满，霍乱吐下，体重跗肿，肉如泥，按之不起，皆属于湿。夫湿之为病，所感不同，有从外感而得之，有从内伤而得之，今请言之。若居处卑湿之地，与夫道途冲拆风雨，或动作辛苦之人汗沾衣湿，皆从外感之也。或恣饮酒浆醇酪，多食柑橘瓜果之类，皆湿从内伤而得之也。大抵用药之法，宜疏发其汗及利小便，使上下分消其湿，故云治湿不利小便，非其治也。又有湿热作肿者，乃邪气渐盛，正气渐微，阳气衰少，致邪伐正气不能通，故四肢发肿也。又有湿伤于脾肺肾肝四者，症又不同也。湿伤于脾者，肿胀泄泻，身黄如金也；湿伤于肺者，咳嗽

---

① 羌活原在“虚汗”之前。

喘急，身热恶寒也；湿伤于肾者，腰脚重，骨节酸痛也；湿伤于肝者，大筋软短，目昏肠痛也。湿入于腑者，麻木不仁；湿入于脏者，屈伸不直。全在人之权衡，审标本缓急而治也。请条略示其端倪耳，惟明哲者详亮之。

脉法

《举要》云：湿则濡缓，或兼濡小。入里浮沉，浮缓在表。

方法

六气之中，湿热为病十有八九。湿在上宜微汗而解之，不欲汗多，故不用麻黄、葛根等剂；湿在中下，宜利小便，此淡渗也。又云：湿在下，宜升提之。湿虽有内外所中之分，治之之法不出乎初则汗散，久则疏通渗泄之也。苍术治湿，上下部都可以用，上焦其功尤甚烈，乃湿肿要药也。

二陈汤加酒芩、羌活、苍术、木通，散风行湿最妙。

渗湿汤

治一切湿症入门要药。

苍术米泔水浸　白术　茯苓各钱半　陈皮　泽泻　猪苓各一钱　香附　抚芎　砂仁　厚朴各七分　甘草三分

上姜一片，灯草一团，煎服。

除湿羌活汤

治风湿相抟，一身尽痛。

苍术米泔水浸　藁本各一钱　羌活七分　防风　升麻　柴胡各五分

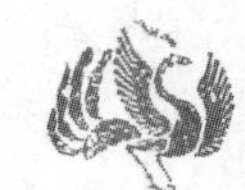

独活寄生汤

治脉气虚弱，冷卧湿地，腰背拘急，筋挛骨痛，风邪流入脚膝而为偏枯冷痹，缓弱疼痛，行步艰难等症。

独活　桑寄生　牛膝酒洗　杜仲　白芍　茯苓　当归　熟地　防风　人参　秦艽　川芎各一分　细辛　桂心　甘草各六分

上姜三片，煎，空心服，外用金凤花、柏子仁、朴硝、木瓜煎汤洗浴，每日三次。

除湿汤

治伤寒所伤身体重着，脚腰酸痛，大便溏泄，小便或涩或利。

半夏面炒　厚朴姜制　苍术米泔水浸，各三钱　藿香叶　陈皮去白　茯苓各一钱　炙甘草七分

上姜七片，枣一枚，水煎服。

中　暑　门

茯苓渗湿汤

治湿郁成黄疸，寒热呕吐，口渴，体目如金，小便不利，不思饮食等症。

黄芩　黄连　栀子　防己　白术　苍术　陈皮　青皮　枳实各七分　猪苓　茵陈　赤茯　泽泻各一钱

上水煎服。

茵陈五苓散

治湿热大胜，黄疸如金，小便赤涩，大便或溏或秘。

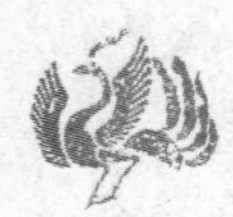

本方即五苓散（方见中暑门）外加茵陈一倍。

山精丸

健脾去湿，息火消痰。

苍术三斤，米泔水浸三日，竹刀刮皮，阴干用　桑椹子一斗许，取汁去渣，将苍术浸入汁内令透，取出晒干。如是九次，用木杵椿之为末，听用　枸杞子一斤　地骨皮一斤

上俱为末，与苍术末和匀，炼蜜为丸，如弹子大。每服一丸或二丸，白汤下。

四制柏术丸

滋阴降火，开胃进食，尽除周身之湿。

苍术一斤，川椒、故纸、五味子、川芎，各炒四两，去四味　黄柏四斤，一斤酥炙十三次，一斤乳浸十三次，童便亦然，米泔亦然

上术柏共为末，炼蜜为丸，梧桐子大。每服三十丸，早酒下，午茶下，晚白汤下。

黄柏六斤，刮去粗皮净四斤。苍术斤半，米泔水去皮，净一斤。

活套

丹溪云：湿本为土之气，火热则能生湿，故夏热则万物湿润，秋凉则万物干燥。夫热而怫郁则生热[①]也，大抵治湿宜利小便为上策。如一身尽痛，或无汗，是湿流关节，邪气在表，宜五苓散加羌活、苍术以微汗之，不可大汗，恐汗去而虚湿在也。若小便自利清白，大便泄泻，身痛自

① 生热，疑作“生湿”。

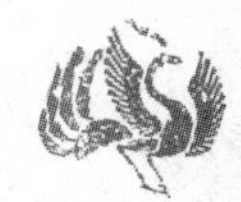

汗，此为寒湿，宜五苓散加参、附、苍术、木瓜。凡肥白人沉困怠惰是气虚，宜渗湿汤加人参、半夏、草果、厚朴、芍药。凡黑瘦人沉困怠惰者是热，渗湿汤加黄芩、栀子。去上焦湿及热，须用黄芩泻肺火，若肺虚有热，宜天麦二冬、知母，若用芩多则损脾。中焦有湿热，宜姜汁、炒黄连入渗湿汤。下焦有湿热及肿痛，乃膀胱有火邪，宜用酒洗防己、黄柏、知母、龙胆草，量重轻加减之，毋热一也。

燥门五

论

经云：诸涩枯涸，干劲皴揭，皆属于燥也。夫金本乎燥，能令其燥者火也。盖物湿则滑泽，燥则涩滞，燥与湿相反者故也，且燥属阳明而象秋金，乃肺与大肠之气也。故肺主皮毛，燥盛则毛枯肤裂，大肠燥盛则闭结干涸也，且燥金主于收敛，其脉紧涩，故为病劲强口噤。或燥热太甚，脾胃干涸而成消渴者，或病麻者亦涩也，由水液衰少不能滑泽，壅滞而为麻也。古方治麻多用乌附，令气行以释麻冲开道路之义也。若亡液或麻而无热之症，当以乌附行气之剂治之，若风热胜湿为燥，因而病者，又宜以退风、散热、活血、养液、润燥凉剂调之，此诸症皆因热甚而生风燥病，各有异者，由风、热、燥三者微甚之不同耳。风谓中风，筋缓者，因其风热盛湿而为燥之盛也。故筋缓不收而为痿痹，皆属于肺金，乃燥之化也。如秋深燥盛，则草木凋零，即肺病痿痹之喻也。是以掌得血而能摄持，足

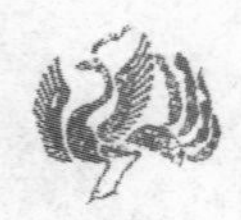

得血而能步。夫燥之为病，实血液衰少，不能荣养百骸，故若是也，医者其可不究心乎。

脉法

燥之为病，脉紧而涩，或浮而弦，芤虚而别。

方法

丹溪云：皮肤皴揭折裂，血出大痛，或肌肤燥痒，皆烁肺金，燥之甚也。治之之法，宜以四物汤去川芎加麦冬、人参、天花粉、黄柏、五味子之类治之。

生血润肤饮

治燥症，皮肤折裂，手足枯干，血出痛楚，大便秘结。此盖庚辛之年金运太过，至秋深燥金用事，久时不雨而生燥症，此汤主之。

天冬　麦冬各钱半　川归　生地　熟地　黄芪各一钱　五味子九粒　川芩　瓜蒌　桃仁泥各五分　升麻二分　酒红花一分

上水煎温服。如大便秘结加麻仁、郁李仁各一钱。

琼脂膏

治血虚皮肤枯燥及消渴等症。

鹿角膏[①]半斤　生地十斤，洗取浸真汁，去渣　白沙蜜一斤，煎一二沸，去面上沫　真酥油半斤　生姜一两，去汁

上先以文武火熬地黄汁数沸，以绢滤取净汁，又煎二

① 鹿角膏，本方后作“鹿角胶”。

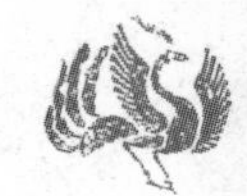

十沸，下鹿角胶，次下酥油及蜂蜜同煎，良久候稠如饴，以器收贮。每服一二匙，空心温服。

地仙煎

治诸般燥症。

杏仁一斤，去皮尖　山药一斤　生牛乳二升

上将杏仁研细入牛乳、山药拌匀，搅取汁，用新磁瓶密封，重汤[①]煮一日，收贮。每服一二匙，空心温酒或白汤调下。

天冬膏

治血虚肺燥，皮肤折裂及肺痿咳吐脓血等症。

天门冬新掘，不拘多少

上将天冬洗净，去皮心，入水细捣，绞取澄清以布滤去渣，用银锅或砂锅文火煎成膏，每一二匙空心温酒调下。

火门六

论

经云：诸热瞀瘛，暴瘖，冒昧，燥扰狂越，骂詈惊骇，胕疼，痰气逆冲，禁慄如丧神守，嚏呕，疮疡，喉痹，耳聋，呕涌溢，食不下，目昧不明，暴注瞤瘛，暴病暴死，

① 重汤，谓隔水蒸煮。

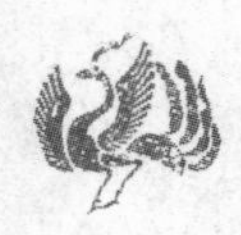

皆属于火。夫以太极动而生阳，静而生阴，金木水火土五者，惟火有二焉，曰君火，曰相火。君火者，即人火也；相火者，即天火也。君火乃心经之火，相火乃三焦经之火也。心为君主，守位而不动；相为辅助，生于虚无，寄于肝肾，听命而行，凡动作皆相火也。盖治君火者，可以湿伏，可以水灭而直折，黄连之属可以制之。若治相火，乃龙雷之火，不可以水湿折之，当从其性而伏之，惟黄柏之属可降矣。夫五脏皆有五性，厥阳之火惟相火易起，五火相扇而动焉。火起于妄，变化莫测，相火实元气之贼，无时而不煎熬其真阴，阴虚则病，阴绝则死，经所谓一水不能胜五火者是也。今以脏气司之，黄柏泻心火，黄芩泻肺火，白芍叶泻脾火，石膏泻胃火，知母泻肾火，此皆以苦寒之剂泻有余之火也。若饮食劳倦内伤，火与元气不两立，为阳虚之病，以甘寒之剂除之，如参、芪、甘草之属。若阴微阳强，相火炽盛，以乘阴位，为血虚之病，以甘寒之剂降之，如当归、地黄、芍药之属。若心火亢极，郁热内实，为阳强之病，以咸寒之剂折之，如大黄、朴硝之属。肾水受伤，真阴失守，无根之火，为阴虚之病，以壮水之剂制之，如生地、玄参、丹皮之属。若命门火衰，为阳虚脱之病，以温热之剂回之，如附子、姜桂之属。若胃虚过食冷物，抑遏阳气于脾土，为火郁之病，以升散之剂发之，如升麻、葛根、柴胡、防风之属。苟不明诸此类而求火之为病，施治何所依据乎？且相火者，人又不可绝无也。经云：天无此火，不能发生；人无此火，不能养生。人若全无相火，乃成孤阳耳，又何以成阴阳生长之化哉，但在人之所制之也。夫五行之理，天人所同，能洞察造化阴阳于

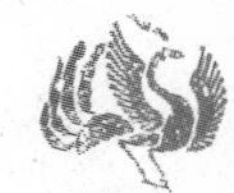

胸膛之间，微则逆之，甚则从之，高则越之，下则竭之，病无不瘥矣。

脉法

脉浮数而无力者，为阴虚火动也。

脉沉实而有力者，为实火也。

洪数见于左寸为心火，见于右寸为肺火，见于左关为肝火，右关为脾火。两尺为肾经命门火也，虚实在有力无力中分。

方法

实火可泻为邪气，虚火可补为正气。

郁火可发，轻者可降，重则从其性而升之。

凡火盛者，不可骤用寒凉，必须从其性而温之。人壮热，实火盛癫狂者，可用正治，乃硝、黄、芩、连之类。

人虚火盛狂者，从其性也，必须以生姜之类温散之。

有补阴则火自降，乃炒柏、熟地之类也。

凡气有余便是火也，气从左发乃肝火，从右乃肺火，从脐下起者阴火也。此气有余者，非真气，乃五志厥阳火动而为邪气也。

黄连泻心汤

治心火舌疮口燥，左寸洪数。

黄连　山栀　生地　麦冬　当归　芍药　薄荷　犀角各□钱　生甘草　牡丹皮各七分

上水煎服。

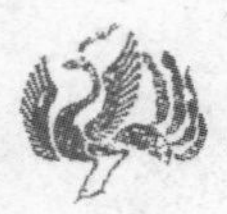

柴胡洗肝散

治肝火左胁痛，目红肿，气从左起，善怒骂，左关洪数，此汤主之。

柴胡　赤芍药　川芎　龙胆草　当归　青皮　山栀　连翘各一钱　生甘草七分

上水煎服。

黄芩清肺饮

治肺火咳嗽吐血，痰血鼻血，咽喉肿痛，干燥生疮，鼻孔[①]肿痛，右寸洪数，此汤主之。

枯黄芩　山栀　桔梗　芍药　桑白皮　麦冬　荆芥　薄荷　连翘各一钱　生甘草五分

上水煎，食后服。

芍药清脾饮

治脾火消谷易饥，胃热口糜唇疮，烦燥，右关洪数，此汤主之。

芍药　栀子　黄连　石膏　连翘　薄荷　荆芥　青皮各一钱　生甘草五分

上水煎食后服。

黄连解毒汤

治三焦实火内外皆热，心烦口渴，小便黄赤，六脉沉

---

① 鼻孔，原作鼻吼。

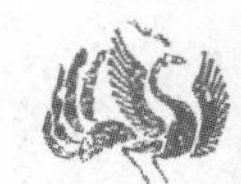

实有力，此汤主之。

黄连　黄芩　栀子　黄柏　连翘　芍药　柴胡各二钱

上水煎服。

凉膈散

治三焦实火烦渴，口舌生疮，小便赤，大便秘。

大黄　芒硝　桔梗　连翘　栀子　黄芩各一钱　薄荷五分　生甘草三分

上水煎，食后服。

滋阴降火汤

治阴虚火动，午后咳嗽发热等症，方见痨瘵门。

三黄丸

治三焦火盛，消渴，不生肌肉，一切火症，并皆治之。

大黄生　黄连去须　黄芩生，各等分

上共为末，炼蜜为丸，桐子大。每服一钱或二钱，白汤下，加栀子名金花丸。本方去大黄加黄柏名三补丸。泻火之丸，三黄为重，金花次之，三补又次之。

三黄解毒丸

治内外诸邪，热毒肿疮，筋脉拘挛，咬牙，惊悸狂叫等症，并五淋、便浊、痔漏。

黑丑头末四两　滑石四两，水飞　大黄　黄芩　黄连　栀子各二两

上为末，滴水丸，梧桐子大。每服五十丸，白汤下。

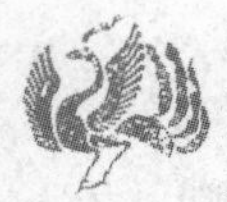

清上丸

治上焦火盛，口舌生疮，咽痛牙疼，耳聋鼻肿，头目眩晕，眼中溜火，口说狂言，头项结核，并皆治之。

黄连　黄柏　黄芩　栀子　知母　生地　薄荷　连翘各二钱　防风　归尾　川芎　白芍　玄参　牡丹皮　羌活各一两　犀角削　升麻各五钱　青黛五钱

上共为末，滴水为丸，梧桐子大。每服食后五十丸，白汤下。

清咽太平丸

治三焦邪热，口舌生疮等症。

薄荷叶十两　川芎二两　桔梗三两　甘草二两　防风二两　柿霜　犀角各二两。用人两腋下夹住，被汗蒸透，取出为末

上研极细末，炼蜜为丸，如樱桃大，不拘时噙化。

黄金丸

治积热、积痰，并三焦五脏有余之热，挟热下利，食痞膈闷，咽痛，眼目赤肿，中暑，中热，烦躁等症及初发肿毒。

锦文大黄火煨　郁金此姜黄极小者　牙皂去筋膜，俱切碎

上三味各等分，为细末，炼牛胆为丸，如梧桐子大。每服三五十丸，量病轻重加减与服，白汤下，大便少去一二次即止，不伤元气，甚可服之。

炼牛胆法，用二三个牛胆，刺汁入磁罐内，煎成稀膏就可和药。

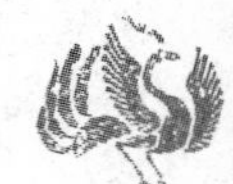

玄明粉

此药大治邪热所干，膈上气滞，脏腑秘涩，并宜服之。以朴硝煎过，澄清五六次，至夜于星月下露至天明，自然结作青白块子。用磁罐子按实，于炭火内，从慢至紧自然成汁，煎沸，直候不响，再加顶火一煅便取出，于净地下倒，上用盆合盖了以去火毒。然后研为细末，每二斤入甘草生熟二两，为末一处搅匀，临卧酌量用之，或一钱、二钱，以桃花煎汤，或葱白汤下。

碧雪

治一切积热，口舌生疮，心烦喉闭。

芒硝　青黛　石膏各研末，水漂　寒水石　滑石　甘草煎汤二升　马牙硝各等分

上将甘草汤入诸药末，再煎，用柳木篦不住手搅，令消溶，入青黛和匀，倾砂盆内候冷，结成霜，研为末。每用少许，含化津咽。如喉闭不能咽，用竹筒吹入喉中。

活套

黄连泻实火，参术补虚火，炒栀子、牡丹皮开郁火，芩、连、猪胆汁炒拌泻肝胆火，黄柏加细辛泻膀胱火，青黛泻五脏郁火，玄参泻无根游火。

栀子仁生用，能降火，从小便中泄，谓其性能屈下行。若连壳泻上中焦火，去壳泻下焦火，炒黑色用能开郁火。

人有气如火，起自脚下入腹，乃虚极也。盖火起于九泉之下，此病十不救一。治法以四物加降火药，外附子末调涂脚心，以引火不行之义。此虚祛者宜之，若人冒雨衣

湿或中湿气而似阴虚之候，又当以苍术、黄柏加牛膝、防己等药服，勿作阴虚治，恐误人矣。柴胡泻肝火，须用片芩佐之；片芩能泻肺火，须用桑白皮佐之。

黄连能泻心火，须用猪胆制过拌炒，仍以龙胆草佐之，亦能泻胆中火也。

白芍药泻脾火，冬月宜用酒炒。

黄柏、知母泻肾火，又泻膀胱火。

人中白能泻肝与三焦及膀胱火，从小便出，盖其原是膀胱之故道也，余虚火俱见痨瘵门。

内伤门七

论

经云：阳者，天气也，主外。阴者，地气也，主内。故阳道实，阴道虚。故犯贼风虚邪者，阳受之；食饮不节起居不时者，阴受之。是故阳受之则入六腑，阴受之则入五脏。此内外阴阳脏腑虚实之不同也。今之医者，若不辨明外感内伤二症，察其有余不足，何足以云为医耳。

夫外感之为病也，乃六气所伤，其症左手气口脉大于右手，头疼发热恶寒，寒热并作而无间断。其热发于皮肤之上，知其热在表也。口鼻气塞不通，心中烦闷。其恶寒也，须重衣厚幕，逼近烈火，终莫能御。其恶风也，止畏户外大风，不惧些少[1]贼风。语前轻后重，高厉有力，腹中和，口知味，大小便如常，筋骨疼痛，手背热，手心不热，

① 些少，少许，一点儿。

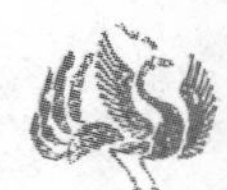

三四日内传里，口方发渴，此皆外感有余之症也。法当遵仲景之遗书，宜发不宜补。

其内伤之为病也，因七情所感，右手气口脉大于左手，其症头疼发热恶寒恶热，或时止而时作也。其热蒸发于肌肉之间，扪之烙手，知其热在里也。口鼻中气短少，气不足以息。其恶风寒也，惟恶门窗中些少贼风，居露地或大漫风起，却不知恶。语言困倦，前重后轻，气不相续，腹中不和，口不知味，大小便或闭或溏，心下痞闷，手心热，手背不热，或间作口渴，此皆内伤不足之症也，法当从东垣之确论，宜补不宜泻也。以此辨之，岂不如黑白之易见也。

又有内伤挟外感者，外感挟内伤者，求其有余中之不足，不足中之有余，斯又不可不察也。盖前外感者当发，内伤者当补，内外兼伤者法当补泻兼施。若外感重而内伤轻，则当先驱外邪而后补中气；若内伤重而外感轻，则当先补中气而后驱外邪，全在人之权衡也。既明内伤、外感二者之不同，然劳倦、饮食二者岂无异。且以劳倦论之，经云：阴虚生内热。又云：有所劳倦，形气衰少，谷气不盛，上焦不行，下脘不通，胃气热，熏胸中，故内热。此内伤之原也。盖有所劳倦者，谓过动属火也。形气衰少者，谓壮火食气也。谷气不盛者，谓劳伤元气，则少食而气衰也。上焦不行者，谓清阳不升也。下脘不通者，谓浊阴不降也。夫胃受水谷，惟阳升阴降而后变化出入，以滋养一身。今胃不善纳而气衰少，则清无升、浊无降矣。故曰：上焦不行，下脘不通。上不行，下不通则郁矣，郁则少火皆成壮火。且胃居上焦、下脘之间，致使胃气热，热则上

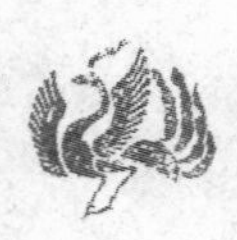

实，故熏胸中而为内热也。内热则气短且喘，劳则伤气汗出，内外皆越，故气耗矣。气耗则火旺，旺则乘脾土，土主四肢，则动作喘乏，烦热无力，懒于言语，或表虚恶寒，心烦不眠之症作矣。治宜安心静养，以甘寒泻其热火，以酸味收其散气，以甘温补其中。经云：劳者温之，损者益之，斯之谓也。

然则劳倦有二焉，曰劳力，曰劳心。劳力则伤乎气，劳心则伤乎血。劳力无汗者，补中益气之旨也。劳心伤血者，黄芪建中之意也。若心力俱劳，血气俱伤者，双和散之加推也。又有房劳伤肾症，与劳倦相同，治之之法，则又异矣。大抵劳倦者，阳气下陷，宜补其气以升提之；房劳者，阳火上升，宜滋养其阴，以下降之。一升一提之间，迥然各别焉。且七情动气与饮食内伤，症须小异，脉实相同，验在伤食恶食，七情则不恶食矣。今以饮食伤者言之，经云：大饮则气逆。因而饱食，筋脉横解，则肠癖为痔。夫饮者无形之气，伤之则发汗利小便，使上下分消其湿，治宜解醒汤、五苓散之类是也。盖酒乃极阳，若以大热大寒之药攻之，是无形之气受伤而反下有形阴血。阴血亦损，元气消乏，可不慎之。又食者乃有形之物，伤之则损其谷与气，莫若消导枳术丸之类主之，稍重则攻化，三棱消积丸、木香见晛丸之类主之，尤重或吐或下，瓜蒂散、化滞丸之类主之，此其大法也。其间又有失饥伤饿而无停滞者，或饮食不调之后加之劳力，或劳力过度之后继以不调，皆谓之不足而当补益者也；或有自己喜食过多，或与人斗食而停滞者，此谓有余，而当消导之；或有口伤生冷，或伤辛辣，或有先伤冷而后伤热，或有先伤热而后伤冷，或有

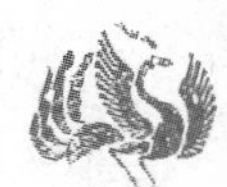

物滞气伤，消补兼施者，种种不同，安可执一。假如木香分气丸、导气枳壳丸虽无补益，然施之于物滞气不伤者，岂不可哉？但不视为常用耳。且所滞之物，枳术丸之力而不能去，又岂泥于消导而弗之用乎？故备急丸、瓜蒂散等推逐之药，未尝委之而不用也。吾故言善用兵者，攻亦当，守亦当；不善用兵者，则宜攻而守，宜守而攻。其败也，非兵之罪，乃用兵者之罪也。观乎此，则知消导补益推逐之理矣。噫，内伤者，劳倦不足一而已矣。饮食有余不足之分焉，若食滞者，误用补益，则甘温助湿而生痰，变生呕泻胀满危症；若劳倦不足者，误用推逐，则重伤元气，下脱而死。利害匪轻，犹如冰炭之相反，天壤之悬隔。学者苟无定见于胸中，临症投剂，鲜不眩惑者矣。

脉法

右寸气口脉大于人迎一倍；若伤在少阴，则二倍；伤在太阴，则三倍。此人迎指结喉旁，非指左手也。

若气口脉急大而数，时一代而涩者，乃饮食失节，劳役过甚，大虚脉也。盖涩者，肺之本脉，代因气不接续也。

若右关脾脉独大于五脉，或数中显缓，时一大者，此不甚劳役也。

右关胃脉损弱，甚则隐而不见，此饮食失节，寒温失宜也。

若右关沉而滑者，此物滞宿食不消也。

内伤挟外感者，气口脉高，人迎脉紧。

内伤挟痰者，气口高而六脉带滑也。

方法

东垣曰：世之病内伤者多而症不单见，或有挟外邪者，或有挟痰者，或有挟热郁于内而发者，皆以补元气为主，看所挟而兼用药。但先生之言论其大略矣，未尝见其加减用药之方法。后按先生之加减以开载之，如内伤挟外感者，则于补中益气汤内春加川芎、防风、柴胡、荆芥、紫苏、薄荷之类，夏加葛根、石膏、甘草、薄荷、升麻、柴胡之类，秋加苍术、羌活、防风、荆芥之类，冬加麻黄、桂枝、干姜、附子之类。如内伤挟热郁于内而发者，则于补中益气汤中加炒山栀、青黛、神曲之类。如内伤挟痰者，则于补中益气汤中加半夏、姜汁、竹沥之类是也，全在临机应变，慎勿胶柱鼓瑟也。

补中益气汤

治内伤形神劳役，饮食失节，劳倦虚损，身热而烦，脉大而虚，自汗无力，气高而喘，恶寒而渴，头痛等症。

黄芪一钱五分，益皮毛而闭腠理，不令自汗也　白术一钱，苦甘温，能除胃中之热，利腰脐间血　陈皮一钱，能理胸中之气，又助阳气上升，以散滞气，助诸甘辛为用耳　炙甘草一钱，以其甘温能泻火热而补胃中元气　归身一钱，以合血脉　柴胡　升麻各五分，苦平，味之薄者，升胃中之清气，又引黄芪、甘草之味气上升，能补散之卫气而实其表，又缓带脉之缩也　黄柏少加五分，酒炒，以救肾水，又能泻阴中伏火也　红花三分，入心养血

如汗多或夜间心烦不眠，去升麻、柴胡加酸枣仁一钱。

咽干加干葛，头痛加蔓荆子五分，川芎一钱。

有痰加半夏，咳嗽加桑白皮一钱，五味子十五粒。

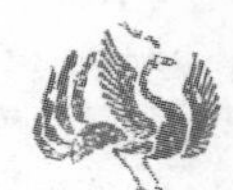

心神不宁加茯神、远志各八分。

停滞食物加神曲、麦芽、山楂、枳实各一钱。

梦遗加牡蛎、龙骨各一钱。

下部无力加牛膝、杜仲各一钱。

热加枯芩、黄连各六分。

血热壅盛眼赤，加龙胆草八分。

饮酒过口渴加葛根、天花粉各一钱。

大病后元气未复，胸满气短，加枳实、白芍各一钱。

上姜三片，枣一枚，水煎空心服。

升阳顺气汤

治饮食不节，劳役所伤，腹胁满闷，气短，遇春则口淡无味，遇夏虽热犹寒，饥常如饱，不喜冷食，此汤主之。

黄芪一两，蜜炙　人参一钱　归身一钱　陈皮　神曲炒，各一钱　半夏三钱，姜制　草豆蔻二钱　升麻　柴胡各一钱　黄连酒炒　炙甘草各五分

上剉，每剂一两，生姜三片，水煎服。

升阳益胃汤

治肺病及脾胃虚则怠惰嗜卧，四肢不收，或值秋冬湿热少退，体重节痛，口燥舌干，饮食五味，大便不调，小便频数，不欲食，食不消，兼见肺病，淅淅恶寒，惨惨不乐，乃阳气不升，当升阳益气，此汤主之。

黄芪一钱　人参　半夏　炙甘草各五分　白术　橘红　独活　防风各三分　白芍　柴胡　羌活各二分　黄连一分

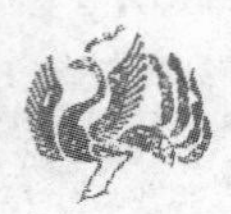

小便不利加茯苓三分，泽泻二分。

上姜五片，枣二枚，水煎食后服。

补气汤

凡遇劳倦辛苦，用力过多，即服此二三剂，免生内伤发热症。

黄连蜜制，钱半　人参　白术　陈皮　麦冬各一钱　五味子几粒　炙甘草七分

上姜三片，枣一枚，水煎食后服。劳倦甚加熟附子五分。

补血汤

凡遇劳心思虑，损伤精神，头眩目昏，心虚气短，惊悸烦热，并治。

当归　白芍　人参　白茯苓　酸枣仁　麦冬各一钱　川芎　生地　陈皮　栀子　甘草炙，各五分　五味子十五粒

上一剂水煎，温服。

参芪汤

治脾胃虚弱，元气不足，四肢沉重，食后昏沉。

黄芪蜜制　炙甘草　苍术米泔浸，各二钱　神曲七分　人参　青皮各五分　当归　升麻　柴胡　黄柏各三分

上一剂，水煎，食远服。

补脾助元散

白术新者三两，米泔浸一宿，晒干，铜锅内隔纸炒过　白茯苓坚者去

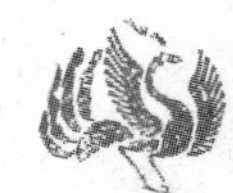

皮　陈皮去白，各一两　莲肉去心，一两五钱　大麦芽炒去壳，取仁五钱

上臼内杵为细末和匀，入白糖霜二钱，磁器盛贮，常安火边，空心或食远滚白汤下二三匙，大补元气，令人能食。年老者最宜常服，忌怒气。

加味润身丸

治肌瘦怯弱，精神短少，饮食不甘，服此后饱则饥，饥则饱，久服四肢充实，身体肥健，清火化痰，开郁，健脾理胃，养血和气，宜常服之。

当归酒洗　白术土炒，各六两　白茯苓　山楂肉　陈皮米泔浸　香附童便制　枳实麸炒　黄连姜制　神曲炒，各三两　人参　白芍酒炒　山药　莲肉去心。各二两　炙甘草五钱

上为细末，荷叶煎汤，煮饭为丸，梧桐子大。每服百余丸，米汤或酒送，百无所忌。劳役之士，不可一日缺此。

大健脾丸

大安脾胃，消食化痰。

白术土炒　当归酒洗，各六两　陈皮略去白　白茯苓去粗皮　黄连炒姜汁　香附米童便炒，各三两　半夏姜制　神曲　山楂肉各二两　桔梗米泔水浸一宿，一两　炙甘草五钱

上为细末，用青荷叶包老米煮饭，捣烂和丸如梧桐子大，每服七八十丸。

九仙王道糕

养精神，扶元气，健脾胃，进饮食，补虚损，生肌肉，除湿热，宜常服之。

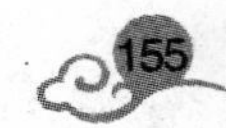

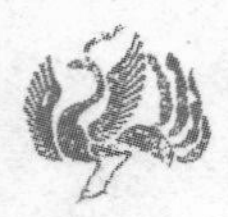

莲肉去心　山药炒　白茯苓去皮　薏苡仁各四两　大麦芽炒　白扁豆　芡实去壳，各二两　柿霜一两　白砂糖二十两

上为细末，入粳米粉五升，蒸糕晒干，不拘任意食之，米汤送下。

太和丸

治元气脾胃虚损，不思饮食，肌体羸瘦，四肢无力，面色痿黄，此丸专顺气生血，健脾养胃，开胸快膈，清郁化痰，消食，平和调理之剂。

白术土炒，四两　枳实　当归酒制　香附童便制，各二两　白茯苓　白芍　麦芽　神曲各一两五钱　人参　木香各五钱　半夏　白豆蔻　龙眼肉各一两三钱　大甘草炙，七钱

上为末，荷叶一个，煎汤煮仓米为丸，梧桐子大。每服百丸，米汤下。已上诸方，皆治内伤劳倦及饮食失节不足之症。

附伤食、食积、物滞等症

行气香苏饮

治内伤生冷，饮食厚味坚硬之物，肚腹胀满疼痛，或外感风寒湿气，头疼身热增寒，周身骨节麻木，七情恼怒相冲，饮食不下，心腹疼痛等症，此汤主之。

紫苏　陈皮　香附　川芎　羌活　枳壳　乌药　甘草　厚朴各一钱

食重加山楂、神曲，寒重加麻黄。

上姜同水煎服。

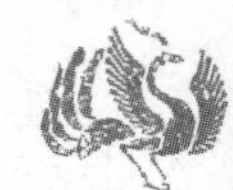

和中消滞饮

治饮食太过，胸膈饱闷，头眩发热，下气不通，上气短促，此内伤有余之症，此汤主之。

青皮　厚朴　槟榔　枳实　白术各一钱五分　神曲　山楂　麦芽　柴胡　萝卜子各一钱　升麻五分　香附四分

上姜三片，水煎服。

内消散

治内伤过食寒硬之物，食伤太阴，或呕或吐，痞满胀痛，此汤主之。

陈皮　半夏　白茯苓　枳实　山楂肉　神曲　砂仁　香附各一钱　三棱　莪术各六分　干姜三分

上水煎服。

平胃散

治症同前。

甘草二两　苍术　陈皮米泔浸　厚朴姜制，各四两

上共为末，每服三钱，米饮调服。

外加香附、砂仁各一两，名香砂平胃散。

加滑石一两，打妇人生胎及死血。

又加辰砂五钱，萝卜子一两，名天下拜授平胃散。

红枣煮去皮核四两，擦入前药，加紫金皮一半，治红痢白痢。

枳术丸

治痞满，消食积，乃调理脾胃王道药也。

枳实四两，麸炒　白术半斤，土炒

上共为末，用荷叶包煮老米饭为丸，梧桐子大。每服百丸，任意下。

本方加半夏二两，陈皮二两，名橘半枳术丸，兼治挟痰内伤。

加香附二两，砂仁一两，名香砂橘半枳术丸，兼治胃寒有痰内伤。

加神曲二两，麦芽二两，名曲蘖枳术丸，治不思饮食兼腹饱有滞内伤。

加黄芩二两，黄连二两，名芩连枳术丸。再加大黄二两，名三黄枳术丸，兼治挟火内伤。以本方为主，再察病兼何症加减用，毋执一也。

枳实导滞丸

治一切伤湿热之物不得施化而作痞满，闷乱不安而致胸膈不利，大便干燥等症。

枳实面炒　神曲炒，各一两　大黄二两，酒制　茯苓　枯芩　黄连姜制　白术土炒，各六钱　泽泻四钱

或加木香、槟榔各四钱，名木香导滞丸。

上共为细末，蒸饼为丸，梧桐子大。每服七八十丸，量人虚实，以利为度。

保安丸

治一切饮食所伤，胸腹饱闷，或腹中有食积痞块，多服，日渐消散。

山楂肉五两　神曲炒　半夏汤泡，各三两　陈皮去白　萝卜子

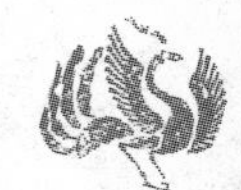

炒　连翘　麦芽炒，各一两　香附两半，便浸

上为细末，另用生神曲五钱，生姜汁一小盏，水调打糊为丸，梧桐子大。每服三五十丸，白汤下。

一方去麦糵加白术二两，名大安丸，健脾胃消食最效。若脾胃久虚之人，以四君子煎汤送下。盖山楂一物，大能克化食滞硬物及肉积，若胃中无食滞，恐其克伐脾胃之气耳，后加白术又何妨哉！

保和丸

治食积脾胃虚者，以补药下之。

山楂五两　半夏　茯苓各一两　萝卜子炒　陈皮　连翘各五钱

上为末，粥为丸，或以神曲为糊丸，加白术二两，名大安丸。

备急丸

治饮食过多，心腹胀满。

大黄　干姜　巴豆去皮油，各一两

上为末，炼蜜和捣一千杵，丸如小豆大。每服三丸，大小量与之。

消滞丸

消酒、消食、消水、消气、消痞、消胀、消肿、消积、消痛，此药消而不见，响而不动，药本寻常，其功甚效。

黑牵牛头末二两　炒香附　五苓芝[①]各一两

① 五苓芝：或作“五灵脂”。

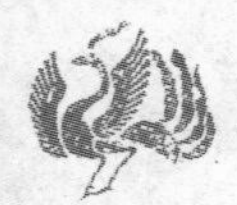

上为末，米醋糊为丸，绿豆大。每三十丸食后用生姜汤下之，加酒蒸大黄一两半妙。

沉香化滞丸

消积滞，化痰饮，去恶气，解酒积，并中满恶心。

蓬术三两，醋炒　炒香附　陈皮各二两　砂仁　藿香　麦芽炒　神曲炒　炙甘草各一两　沉香五钱

上为末，酒糊为丸，绿豆大。每服五七十丸，空心沸汤下。

破滞丸

治伤生冷瓜果食滞，腹痛呕吐，一切积聚并皆治之。

炒香附　陈皮　沉香　木香　丁香　姜黄　雄黄　青皮　三棱醋炒　砂仁　黑丑炒　槟榔各一两　川乌六钱，火炮去皮尖　蓬术酒浸一两二钱　麦芽一斤

上巴豆二两（去皮心）同麦芽炒锅内炒巴豆黑色为度，将巴豆拣净，俱为末。将前拣出的巴豆另捣成泥，摊砖上去油成霜。每药末一两，入巴霜二分为例，醋糊为丸，如椒目大。每服七十丸，量人大小虚实加减，临卧时用清茶送下。

丹溪保和丸又名大安丸

治一切饮食胸腹饱闷，或腹中有食积癖块，健脾胃，消食积聚最效。

山楂五两　神曲炒　半夏汤泡，各三两　茯苓　陈皮去白　萝卜子炒　连翘　麦蘖面炒，各一两

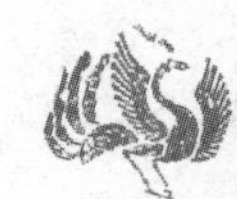

上为末，入生神曲五两，生姜汁一小钟，水调打糊为丸，如梧桐子大。每服五十丸，白汤下。若胃无滞，脾气虚，少服，恐山楂伐脾胃之气故也。

紫霞丹

能宽中进食。

苍术半斤，米泔水泡一宿　厚朴姜制　陈皮各五两　炙甘草三两　香附子四两，米泔水浸

上为末，曲糊丸如弹子。每服一丸，姜汤下。

葛花解醒汤

治饮酒太过，呕吐痰逆，心神烦乱，胸膈痞塞，小便不利。

青皮三钱　白术　神曲　泽泻各二钱　白茯苓　陈皮　猪苓　人参各半钱　干姜一钱　白豆蔻　砂仁　葛花　木香各五分

上共为末，每服三钱，白汤调下，得微汗，酒病去矣。论云，此盖不得已而用之，岂可恃赖日日饮酒耶。是方气味辛温，偶因酒病服之，则不损元气，何者？因敌酒病也。若频频服之，恐夭人天年也。

神仙不醉方

白葛花　白茯苓去皮　小豆花　葛根　木香　天冬去心　砂仁　牡丹皮　人参　枸杞　陈皮　泽泻　海盐　甘草各等分　官桂少许

上共为末，炼蜜为丸，如弹子大。每服一丸，细嚼热酒送下，一丸能胜酒十盏。

郁门八

论

经云：木郁达之，火郁发之，土郁夺之，金郁泄之，水郁折之。子和曰：木郁达之，谓吐之令其条达也；火郁发之，谓汗之令其疏散也；土郁夺之，谓下之令无壅碍也；金郁泄之，谓渗泄解表利小便也；水郁折之，谓抑之制其冲逆也，此治五郁之大要耳。后丹溪先生触类而长之，而又著为六郁之症。冲者谓气血冲和，百病不生；一有怫郁，诸病生焉，此发前人之所未发也。夫所谓六郁者，气、湿、热、痰、血、食六者是也。或七情之抑遏，或寒热之交侵，故为怫郁之候。盖气郁者，其症胸胁胀满刺痛，脉沉涩是也，治宜开郁行气汤。湿郁者，周身走痛，肢节酸疼，遇天阴寒则发，脉亦沉缓，治宜开郁渗湿汤。热郁者，目瞀小便赤，六脉沉数是也，治宜开郁抑火汤。痰郁者，动则喘满气急，痰嗽不出，寸口脉沉滑是也，治宜开郁祛痰饮。血郁者，四肢无力，能食便红，或小腹时疼不移，暴吐紫血，六脉沉芤是也，治宜开郁行血饮。食郁者，嗳气作酸，恶食不思，胸腹饱闷，左寸平和，右寸紧盛，治宜开郁导滞汤，此六者治法之总要也。又有互相为病者，或两湿之侵凌，或酒浆之积聚，故为留饮湿郁之疾。又如热郁而成痰，痰郁而成癖，血郁而成癥，食郁而成痞满，此必然之理也。又气郁而湿滞，湿滞而成热，热郁而成痰，痰滞而血不行，血滞而食不消化，此六者相因而为病也。是以治

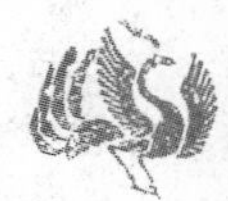

法皆当以顺气为先，消积次之。故药中多用香附、抚芎之类，有至理存焉，医者宜加详察之可也。

脉法

脉多见沉伏，《诊家枢要》曰：气、血、食、痰、饮，一有留滞于其间，脉必因之而止节矣。或结，或促，或代，但当求其有神，何害之有？所谓有神者，即经所谓有中气也。

方法

五郁者，金、木、水、火、土即泄、拆、达、发、夺之义是也。六郁者，气、血、痰、湿、热、食，结聚而不得发越也。大抵治病之法，久病则以郁法参之，斯言信矣哉。诸郁为病，春加防风，夏加苦参，秋冬加吴茱萸。凡郁在中焦，药用苍术、抚芎，开提其气以升之。假令食在气上，气升则食降矣。

开郁行气汤

治气郁胸胁满痛，不能舒畅，脉沉涩。

香附能横行胸臆之间，必用童便浸炒，否则大燥　抚芎为气脉上行，故能散郁也　苍术米泔水浸一宿，各一钱三分　木香另研　砂仁各五分　乌药　枳壳　青皮　厚朴姜制　陈皮各一钱　官桂　甘草各三分

上作一剂，姜三片，水煎服，磨木香在内同服。

开郁渗湿汤

治湿病周身骨节走痛，遇阴雨则发，脉沉缓而濡。

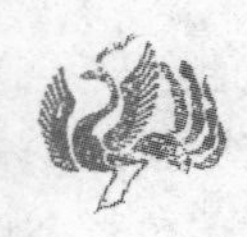

苍术米泔水浸　白术土炒去油　茯苓各钱半　陈皮　泽泻　猪苓各一钱　白芷　防己　川芎　砂仁　厚朴姜制，去皮，各八分　甘草三分

上作一剂，姜三片，水煎服。

开郁抑火汤

治热郁即火郁也，其病小便赤涩，五心烦热，口苦舌干，脉沉数。

山栀微炒黑　柴胡　干葛　抚芎　白芍　苍术　连翘　地骨皮各一钱　甘草三分

上作一剂，水煎服。

开郁祛痰饮

治痰郁动则喘满气急，痰嗽不出，胸胁痛，脉沉滑。

海石微煅　枳实面炒　瓜蒌去壳　陈皮　香附童便制　南星　桔梗　抚芎　苍术米泔浸　杏仁去皮尖　片黄芩去朽　贝母去心。各一钱　砂仁　木香另研，各五分　甘草三分

上加姜三片，入竹沥、姜汁少许，磨木香同服。

开郁行血饮

治血郁能食便红，或暴吐紫血，痛不移处，脉沉芤。

当归　芍药　抚芎　牡丹皮　枳壳　桃仁去皮尖　香附童便制　青皮　青黛各一钱　乌药　官桂　甘草各三分

上姜一片，水煎服。如腹硬痛，加大黄一钱。

开郁导滞汤

治食郁嗳气作酸，胸腹饱闷，作痛恶食，右关脉紧盛。

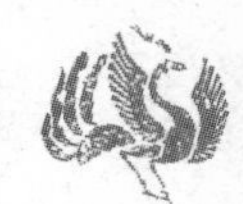

香附童便制　苍术米泔制　厚朴姜汁制　山楂　神曲　陈皮　枳壳　麦芽各一钱　砂仁　干姜　木香另研，各五分　甘草三分

上姜三片，入萝卜子一撮，磨木香同服。若食郁成块者，去干姜加大黄。

六郁汤

解诸郁，清火化痰，顺气，开胸膈，乃治诸郁之总司也。

香附童便制　苍术米泔制　神曲炒　山楂炒　连翘　陈皮　川芎　贝母去心　枳壳炒　苏梗　茯苓各一钱　甘草五分

上水煎服。

食加山楂、神曲，有痰加南星、半夏，有热加柴胡、黄芩，血郁加桃仁、红花，湿加白术、羌活，气加木香、槟榔。

解郁调胃汤

治胃脘血液耗损，痰火内郁，水浆易下而食物难消，若噎嗝之症，或气分之火壅遏于中而时作刺痛者，皆由怒、思、忧、虑、劳心所致也。

白术土炒　陈皮盐浸　白茯苓各一钱　归尾　栀子仁盐水炒，各一钱三分　赤芍酒炒　神曲　生地酒洗，姜汁拌，晒干　香附童便制　麦芽各八分　川芎六分　桃仁去皮　生甘草各四分

上姜三片，水煎热服。

若胸噎闷加枳壳八分，胸膈刺痛加酒炒姜黄八分，心中烦热加黄连六分，大便不利加酒炒大黄一钱二分，有痰

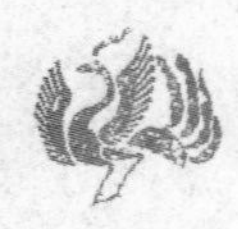

加姜制半夏八分，呕吐加藿香一两去生地、川芎、桃仁，不思饮食去地黄加白术。

交感丹

治一切名利失意，抑郁烦恼，七情所伤，不思饮食，面黄形羸，胸膈诸症，极有神效。

香附米二斤，用瓦器炒金黄色，取净末一斤　茯神去皮为末，四两

上为末，炼蜜为丸，如弹子大。每服一丸，空心细嚼，白滚汤或降气汤送下。

越曲丸

解郁火，化痰气，开胸膈。

山栀炒微黑　苍术米泔水浸　香附童便制　川芎　神曲炒。各等分

上共为末，水丸绿豆大。每服五六十丸，空心温水下。

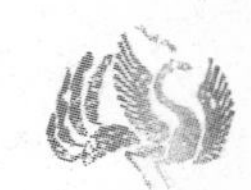

敬修堂医源经旨卷之三

痰饮门九

论

经曰：诸气膹郁，皆属肺金。盖肺气郁则成热，热盛则生痰，夫痰者乃病名也。人之一身，若气清血顺，则津液流通，何痰之有？所以痰之为病者，乃气血浊逆，则津液不清，热气熏蒸成聚而变为痰矣。且痰之为物，随气降升，变病万端，无处不到，或在脏腑，或在经络，或吐咯上出，或流注四肢，或头晕目眩而耳聋，或噫气吞酸而嘈杂，或齿浮痛痒，或眉骨酸疼。或梦中奇怪，如与人交；或心下怔忡，如畏人捕。或耳轮蚁行，或口眼蠕动，或胸间辘辘而有声，或浑身习习如卧刺，或恶心痞膈、泄泻寒热便浓，或足腕软酸，腰肾骨节卒痛，或失志癫狂，或中风瘫痪，或背心一点常如冰冷，或脊上一线有如朱红，或眼黏涩痒，或口噤喉封，或绕项结核如连珠，或停心久聚如雪水，或咯之难出，或咽之难吞。其形也，有如蚬肉破絮桃胶；其色也，亦似绿水黄涎黑汁。轻则喘嗽呕吐，甚为疡毒肺痈，种种多端，悉难枚举，皆痰所致，故曰怪病

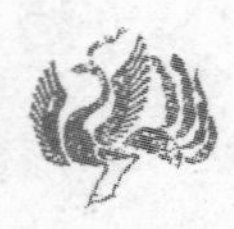

之谓痰也。括而言之，有寒、有湿、有热、有风、有燥、有老，此六者，若夫寒痰、湿痰、热痰，则易治，至于风痰、燥痰、老痰则难治也。分而治焉，寒则温之，湿则燥之，热则清之，风则散之，燥则润之，老则软之。总而治焉，用人参、甘草以补脾，半夏、白术以燥湿，陈皮、青皮以利气，茯苓、泽泻以渗水，是举其纲也。如寒痰，加附子、姜桂；湿痰，加苍术、厚朴；食积痰，加曲蘖、山楂；热痰，加芩、连、栀子；风痰，加南星、皂角；燥痰，加瓜蒌、杏仁；郁痰，加枳壳、香附；老痰，加海石、芒硝，是张其目也。虽然挟虚者不可不加补药焉，气虚加四君，血虚加四物，脾虚加六君，肾虚加六味。在上则吐之，在中则下之，斯又不可不察也。噫，痰之本，水也，原于肾。痰之动，湿也，主于脾。古人用二陈汤为治痰通用，所以实脾燥湿，治其标也。以其治湿痰、寒痰、痰饮、痰涎固是矣。若夫痰因火上，肺气不清，咳嗽时作，及老痰、郁痰，结成黏块，凝滞喉间，吐咯难出，此等之痰，皆因火邪炎上，熏于上焦，肺气被郁，故其津液随气而升者，为火熏蒸，凝浊郁结而成，岁月积久，根深蒂固，故名老、名郁，而其源实自火邪而成也。且病在上焦心肺之分，咽喉之间，非中焦脾胃湿痰、冷痰、痰饮、痰涎之比，故汤药难治，亦非半夏、南星、茯苓、二陈等药所能治也。惟在开其郁，降其火，清润肺金而消化之，此以节斋化痰丸主之，庶可取效耳。且又王隐君之滚痰丸，若投之于壮实之人，或火痰、热痰奇怪之症，或大小便秘则效矣。若不论所禀厚薄、虚实、浅深，而概以一峻药攻之，何以收救？故丹溪有曰：治痰用利药过多，致脾气虚，则痰反易生耳。

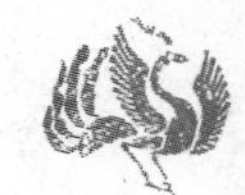

我固曰百病中多有兼痰者，世所不知也，诸病以化痰为先，善治痰者兼治气，气顺则痰利矣。

脉

偏弦为饮，或沉弦滑，或结芤伏，痰饮中节。

痰脉多滑，有弦滑，有沉滑，有微滑。

二陈汤

治一身之痰，化消百病，乃总药也。但病之不同，药之不一，在人消息，照活套加减，庶无失其本旨也。

陈皮去白，一钱　半夏姜制，八分　茯苓一钱　甘草六分

上姜三片，水煎服，以后诸痰为病，照依本方为主加减。

血虚有痰，合四物。

气虚有痰，合四君子。

痨瘵人多痰，加贝母、款冬花、人参。

痰中有血，加阿胶、紫菀、生地汁。

寒痰者，肺感风寒，鼻流清涕，咳嗽白痰加干姜、官桂。

风痰加防风、南星。

食积痰者，多餐饮食，郁久成痰，胸腹作痛痞满，加山楂、神曲、香附、白术、砂仁。

湿痰者，四肢酸软，加苍术、白术、山药、砂仁。

痰气者，胸膈有痰，气满胀痛，或咽喉绵絮梅核，吐之不出，咽之不下，或升或降，塞遏不通，久不治则成嗝噎病，加砂仁、香附、瓜蒌、枳实、苏子、桔梗、当归、

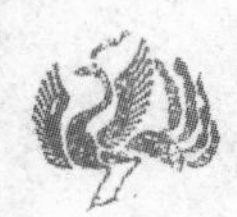

贝母，去半夏。

痰饮者，痰在胸膈间，痛而有声，盖痰饮与死血结成巢，加苍术、瓜蒌、枳实、木香、砂仁、当归、川芎、香附、青皮、白芥子。

痰涎者，浑身胸背胁痛不可忍，加白芥子、木香、砂仁、香附、枳实、当归、酒芩。

湿痰流注者，浑身有肿块也，凡人骨体走痛，或作寒热，都是湿痰流滞于经络也，加瓜蒌、枳实、苍术、酒芩、羌活、防风、连翘、当归、砂仁、木香、红花、竹沥、姜汁三味①少许。

热加柴胡，上痛加川芎、白芷，下痛加黄柏、牛膝，头项痛加威灵仙，肿块痛外用文蛤、朴硝、大黄、南星四味为末调敷，否则成脓。

痰核者，浑身结核不散也，与湿痰流注同治法，再加皂角刺引药至毒所。

痰火者，热大盛也，加炒黄连，合凉膈散也。

痰呃者，咳嗽气逆发痰呃也，加砂仁。

有酒痰，加炒黄连、砂仁、葛根、乌梅、桔梗、贝母，去半夏。

老痰、郁痰者，咳出之痰，硬如石块，加海石、五味子、瓜蒌、香附、炒栀、桔梗、苍术。

咳嗽咯吐黄痰者，乃肺胃中有热，若久不愈，成肺痿。口吐痈脓，加瓜蒌、枳、桔、栀、芩、天冬、桑白、苏子、杏仁、竹沥。

---

① 三味，疑为十三味。

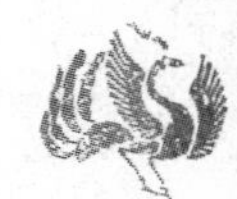

咯吐黑痰成块者，劳伤心肾也，同郁痰、老痰治。

如痰在上，用引上药，防风、升麻之类；在下，用引下药，牛膝、防己之类。如偏头痛在右，加川芎、白芷、荆、薄之类。在腰膝痛病膝肿，加苍术、木通、黄柏、牛膝之类。如痰在胁下，非白芥子不能达；痰在皮里膜外及四肢经络中，非姜汁竹沥不能到；痰在肠胃中，必用枳实、硝黄、甘遂之类。若在膈上，必用吐法，非吐不能去，且吐中有发散之义。凡用吐药宜升提其气，如防风、川芎、桔梗、生姜、韭汁之类。人壮实，瓜蒂散亦可。其吐法见中风门。

瓜蒌枳实汤

治痰结咯吐不出，胸膈作痛，不能转侧，寒热往来，并痰迷心窍，不能言语，并皆治之。

瓜蒌去壳　枳实　桔梗　茯苓　贝母　陈皮　片芩　山栀各三钱　砂仁　石菖蒲各五分　甘草三分

上入姜汁、竹沥同煎服。气喘加桑白皮、苏子。

加味温胆汤

治痰燥、痰火、痰活[1]，惊惕失志，神不守舍，如醉如痴。

茯神　半夏姜制　陈皮　山栀　枳实麸炒　白术　麦冬　黄连各一钱　当归　酸枣仁　竹茹各八分　人参　甘草　辰砂另研。各五分　竹沥半盏

① 痰活，疑作“痰话”，指因痰火而致胡言乱语。

上姜三片，枣一枚，乌梅一个，煎出药调辰砂服。

节斋化痰丸

治痰因火动，咳嗽不止，老痰、郁痰，痰结成黏块，凝滞喉间，吐咯不出。吐出痰块，或黄或黑，经年不痊，皆因火邪炎上，肺气被郁，非比中焦脾胃湿痰、冷痰、痰饮，诸药不效，此方主之。

天门冬去心，一两　黄芩酒炒　海粉另研　瓜蒌仁另研　橘红去白。各一两　桔梗　香附子盐水浸炒　连翘各五钱　青黛另研，二钱　芒硝水洗浸飞过，另研三钱

上共为极细末，炼蜜入生姜汁少许，和药末杵极匀，丸如小龙眼大，噙化一丸，或嚼烂清汤咽下。或丸如黍米大，淡姜汤下五六十丸。

此等老痰多是饮酒之人有之，火气上升，肺与胃脘得受火邪，日久郁滞而成。本方用天门冬、黄芩泄肺火，海粉、芒硝咸以软坚，瓜蒌润肺降痰，香附开郁降气，连翘开结降火，青黛解郁火。不用一味辛燥，其方甚宜。

滚痰丸

治一切奇怪痰症，失心丧志，或癫或狂等症，除孕妇及水泻忌服，诸症兼有痰者悉宜服之，但在察人虚实加减数目耳。

括曰

甑里翻身甲挂金，于今头戴草堂深。
相逢二八求斤正，硝煅青礞倍如沉。
十七两中零半两，水丸桐子意常斟。

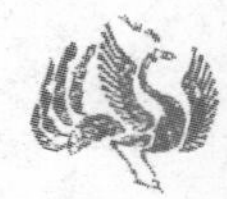

千般怪症如神效，水泻双身却不仁。

大黄酒拌，蒸，晒干　片黄芩去朽，酒洗净。各半斤　沉香五钱

上用金星礞石一两敲碎入小砂罐内盖之，铁线缚定，外用盐泥封固晒干，炭火煅红，候冷取出。

一方加朱砂二两为衣，前四味共为细末，水丸梧子大。每初服四五十丸，加至一百丸，量虚实加减。茶清或温水临睡仰卧，徐徐送下，取其缓，在上焦能去痰滞恶物，服后不可饮食汤水及起身行坐。按本方大黄、黄芩为君，泻阳明湿热。礞石以坠痰，沉香则引诸气上行而至天，下行而至地，所以为其使也。

清金化痰丸

南星姜制，一两半　枳实一两，麸炒　黄芩一两二钱　杏仁去皮尖　陈皮　茯苓　瓜蒌去油，各一两

上为末，姜汁打糊为丸梧桐子大。每五十丸或七十丸，食后、临卧各一服。食积痰加神曲、麦芽，虚气用补药送下。

辰砂祛痰丸

治酒食过多酸咸，作成痰饮，聚于胸中，凝则呕逆恶心，流则臂痛、头目昏眩、腰脚酸疼，深则左瘫右痪，浅则目黑倒晕，此丸极应。

辰砂一两，水飞过，一半入药，一半为衣　槐角　陈皮　生白矾　荆芥各一两　半夏　生姜二味共四两，共一处，捣成饼，阴干

上共为末，姜汁打糊为丸桐子大，每五十丸，临睡或姜汤或皂角子汤送下。

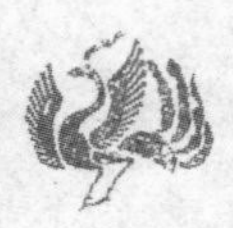

清火化痰丸

清头目，凉膈化痰，利气，降火，消郁。

半夏二两，汤浸十次　陈皮去白　茯苓去皮，各两半　薄荷叶　荆芥穗各五钱　黄芩酒炒　栀子炒　连翘　酒大黄一两七钱　芒硝飞过，三钱　桔梗去芦　炙甘草各一两

上姜汁煎水，打糊为丸桐子大。每服五七十丸，临睡白汤送下。

紫府清津丸

治老幼虚实痰等症，久服能制伏相火，滋养真阴，津润肺腑，上降心火，下生肾水，清热化痰，火降水升，令人无病。

女真石四两，用芩连水浸一夜，次日蒸晒，如法三遍　白石膏四两，煅过研细，用嫩桑叶四五斤煎汁，取净汁一碗煮干，再用紫苏四两，荆芥一两，煎清汁，再待干听用　知母四两，净，咀片分四处，人乳、童便、青盐拌润过一宿，生用一分，俱微火煅炒　黄柏四两，净，照前四制如法　白芍药一两，用桑皮煎水煮干听用　贝母二两，姜矾水煮干听用　杏仁二两，去皮尖，青盐水煮干听用　天门冬二两，去心，切细，微火炒干　麦门冬二两，去心，微火焙干　人参一两，切大片，用好酒拌润一宿，取白酒曲末炒热，下人参微炒干，听用，去曲　茯神二两，去皮心，人乳拌润一夜，次日火焙干，听用　黄芪一两，切片，蜜水拌润一宿，炒干　糖球肉五钱，去参芪之滞腻　当归一两，酒洗，晒干，切片，酒拌润一宿，炒用　陈皮一两，去白炒用　百合二两，姜汤泡过，焙干听用

上共十六味，各制精微分两，和一处，再焙大燥为细末，取梨汁半斤，炼蜜一斤，为丸桐子大。每服三钱，早晚白滚汤送下。制伏相火，滋养真阴，津润肺腑，上降心

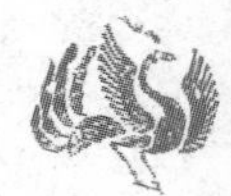

火，下生肾水，清热化痰，水降火升，令人无病矣。

清气涤痰丸

健脾胃，化痰涎，宽胸膈，进饮食。

半夏曲一斤水浸二三日，以透心去灰为度．用生姜自然汁一茶盏，同煅白矾四两煎化，将半夏为粗末，拌匀晒干，听用　牛胆南星十两　橘红　瓜蒌仁去油　枳实　楂肉　萝卜子炒　茯苓　白术　黄连各八两　香附用轻盐二两，水浸炒　甘草　枯黄芩微炒　真苏子各六两　好沉香二两　白芥子三两

上为细末，竹沥为丸，如梧桐子大。每服一钱五分，食远或临睡服。

老痰加天门冬肉四两，青礞石二两（硝煅）。

若阴虚火盛，当滋阴降火为主，兼服前药。

白玉丹

专治老幼男妇久痰久咳。

天花粉一斤

用清水浸洗，刮去粗皮，切片晒干，磨细末，筛过极细末。将绢袋盛用，清水中洗，出浆出渣，澄清换水，如此五七遍，去苦晒干，取十二两。用河南真绿豆粉，水漂三五次，晒干，取四两。二味共一斤，用苏州薄荷叶一斤，入瓶内层层间隔，封瓶口，入锅内，隔水煮三炷香为度，取起冷定，开瓶筛去叶，留粉听配：

白檀香　白石英　白硼砂各五钱　白豆蔻　玄明粉各一两　白石膏二两，煅　柿霜三两　白糖霜八两

上共为细末，和前粉一处，入瓶。每次取二匙噙化，消止痰嗽，开胃，滋阴降火，醒酒，清心明目，解渴，大

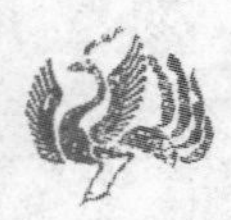

有神效。

法制清金丹

治痰火咳嗽，生津止渴，消食顺气调中。用广陈皮拣红者，净米泔水洗，略去白，剉大片晒干一斤。先用枳壳四两，去穰净，用水六碗，浸一宿，煎浓汁二碗，拌橘皮浸透一夜，次日蒸透晒干。

二次用甘草三两，去皮照前煎汤蒸晒干。

三次用款冬花去芦梗净四两，用水照前煎浸蒸晒。

四次用桔梗去芦净四两，用水照上浸一夜，浓煎汁二碗去渣，加白硼砂、玄明粉、青盐各四钱，入汁化开，照前拌洒浸一夜，蒸透晒干。

五次用竹沥浸拌，照前蒸晒。

六次用梨汁浸拌，照前蒸晒。

七次用姜汁、萝卜汁浸拌，照前蒸晒。

加沉香三钱　檀香三钱　山楂肉　百药煎　细茶　乌梅肉　人参　天花粉　薄荷叶　半夏各一两，姜汁炒　白硼砂　五味子各五钱

上共为细末，加白糖霜十两，炼熟蜜十两，和匀入臼捣千杵，印成饼，临卧或有痰火涎嗽时含咽，大能降火清气，化痰止嗽，消食宽中。

太乙通玄锭

此药解诸毒，疗诸疮，利关窍，通治百病，神效不可尽述。凡出入不可无，治痰之功过于牛黄丸等剂。

山慈菇去皮净焙，三两　麝香三钱，研　文蛤破碎去土，净焙，二两　千金子一名续随子，去壳，研去油　红芽大戟洗，焙干，一两半，形如

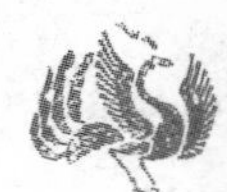

甘草而坚实，切不可误用绵大戟，江北有土大戟，亦不可用

上研细末和匀，糯米粥和匀于木臼中，杵千余下，每料分作四十锭。

每服半锭，病重者一锭，以酒或薄荷汤磨下，合日于端午日、七夕日、重阳日妙。欲急用，辰日或天德月德日亦佳，勿令妇人、孝服及鸡犬之类见之，要有净室焚香修制，否则不效。

清晕化痰丸

清头目，凉膈化痰，利气降火，消气。

半夏二两，汤浸七次　陈皮去白　茯苓去皮，各两半　薄荷叶　荆芥穗各五钱　黄芩酒炒　连翘　栀子炒　天麻　防风各一两　酒大黄一两七钱　芒硝飞过，五钱

上姜汁煎水，打糊为丸，梧桐子大。每服五七十丸，临睡白汤送下。

千金化痰丸

健脾理胃，清火化痰，顽痰能软，结痰能开，疏风养血，清上焦之火，除胸膈之痰，清头目，止眩晕。

胆星四两　半夏姜矾同煮半日　当归酒洗，各四两　陈皮去白　天麻火煨，各三两　大黄酒拌，蒸九次，五两　白茯苓去皮　海石火煅　片芩酒浸　防风去芦　白附子煨　白术土炒，各二两　枳实麸炒　黄柏酒浸　天花粉　知母酒炒，各一两　甘草生用，五钱　气虚加人参八钱

上为末，神曲四两，打糊为丸，梧桐子大。每服六七十丸，茶清任下。

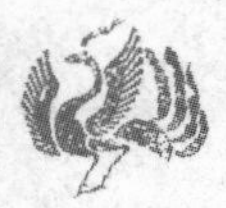

清气化痰丸

化痰顺气，开郁清火，宁嗽定喘，功不尽述。

橘红盐水洗，去白　片芩酒浸　半夏温水浸七次，姜汁浸炒　天冬水泡去心　贝母去心　杏仁泡去皮尖，微炒另研　桔梗去芦　白茯苓去皮　瓜蒌去壳，微炒，另研，各二两　枳实一两　山楂肉蒸去核　苏子微炒　连翘去心　黄连去毛，姜汁炒　海石另研，各一两　香附子盐水浸炒，四两　青黛四钱　白术土炒，不用油的，二两　皂角去皮弦，一两

上用火熬皂角成膏，十九味共为末，用神曲、竹沥打糊为丸，如梧桐子大。每服五十丸，食后白汤茶清任下。

开结枳实丸

宣导滞气，消化痰饮，升降阴阳，通行三焦，荡涤脾胃，能使大小便通畅，专主胸中痞逆，恶心呕哕，饮酒不消，素食停积，两胁胀闷，咽嗌不利，上气喘嗽，黄疸等症。

枳实麸炒　白术土炒　半夏姜制　南星炮　白矾枯　苦葶苈炒　青皮去白　生大黄　大皂角酥炙，去皮弦子，各五钱　木香三钱　旋覆花一两　黑牵牛头末二两

上为末，生姜汁打糊为丸，梧桐子大。每服七十丸，姜汤下，妇人干血，气膈实肿，或大小便不通，生姜葱白汤下。

法制半夏

治一切痰火咳嗽等症。

用一样大半夏一斤，石灰一斤，滚水七碗，入盆内搅晾，日晒夜露。将半夏同入灰水内浸一七，捞出，井花水洗净三四次，泡三日，每日换水三次，剥去皮。用白矾八

两，皮硝一斤，滚水七八碗，将矾硝共入盆内搅，晾温，将半夏入内，浸七日，日晒夜露，取出清水洗三四次，每日换水三次，日足取出，控干入药。

川芎　白豆蔻　肉桂各三钱　丁香　陈皮　五味子　砂仁各五钱　甘草　南薄荷叶俱四两

上共十味，切片，滚水十五碗晾温，将半夏同药共入盆内泡二七，日晒夜露，搅之日足，取出药与半夏用白布包住，放在热炕，用器皿扣住三炷香时，药与半夏分胎，半夏干收用。有痰火者服之，一日大便出似鱼胶，一宿尽除痰根，永不生也。

按上方皆治壮人痰火有余之症，宜服之。

咳嗽门十

论

经曰：五脏六腑皆令人咳，非独肺也。皮毛者肺之合也，皮毛先受邪气，邪气以从其合也。夫咳者，谓有声而无痰，乃肺气伤而不清也。嗽者，谓有痰而无声，乃脾湿动而生痰也。咳嗽俱全者，谓有声有痰，乃因伤于肺气，动于脾湿，咳而为嗽也。且咳嗽一症，非止一端，有风寒，有痰饮，有火郁，有劳嗽，有肺胀等症。风寒者，鼻塞声重，恶寒是也；痰饮嗽者，寒热往来，吐出白沫是也；火郁者，久嗽不止，面多带赤是也；劳嗽者，嗽而或痰或干，身出盗汗是也；肺胀者，动则喘满，气急息重是也。又曰：寒暑燥湿风火六气，皆令人咳，惟湿病痰饮入胃，留之而

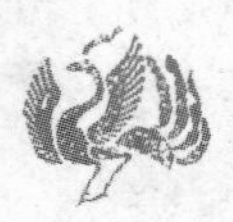

不行，止入于肺则为咳嗽。假令湿在心经，谓之热痰；湿在肝经，谓之风痰；湿在肺经，谓之气痰；湿在肾经，谓之寒痰，皆为患不同耳。病本须分六气、五脏之殊，而其要皆主于肺。盖肺主气而声出也，须分新久虚实。新病风寒则散之，火热则清之，湿热则泻之，但久病便属虚与郁耳。气虚则补气，血虚则补血，有郁则开郁，当察浅深而治。若夫形寒饮冷，新嗽有痰，当以温寒散湿，人参、半夏之类主之。若气动火炎，久咳无痰，又以清热润燥为先，然人参、半夏又在可禁，只可天冬、二母、瓜蒌之类润之。人徒知肺主皮毛，外感风寒为寒，殊不知寒传入里，郁久变为热也。况肺为华盖，凡饥饱劳役与夫七情，饮醇醪，食厚味，而五脏六腑火自内起，上炎伤肺，熏蒸焚灼而成咳嗽，亦良多矣。宜降火豁痰之剂，火降则痰自消。是故咳嗽者，当以治痰为先。治痰者，当以顺气为主，所以南星、半夏胜其痰而咳嗽自除，枳壳、橘红利其气而痰饮自降，且又初、中、末三治，不可不谨。咳嗽初治散之防风、前胡、杏仁，中治清之麦冬、瓜蒌、桔梗，末治追之乌梅、粟壳、五味。兵法云，避其来锐，击其惰归，正此谓也。

脉法

咳嗽所以，浮风紧寒，数热细湿，房劳涩难。右关微濡，饮食伤脾；左关弦短，肝极劳疲。肺脉浮短，咳嗽与期。五脏之嗽，各视本部。浮紧虚寒，沉数实热，洪滑多痰，弦涩少血。形盛脉细，不足以息。沉小伏匿，皆是死脉，惟有浮大而嗽者生。

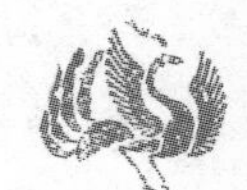

活套方法

主方杏仁、白茯苓各一钱，橘红、五味子、桔梗、甘草各五分。

春时咳嗽乃春升之气，用清凉药，加川芎、薄荷、荆芥、防风之类。

夏时火气炎上，其痰嗽最重，加桑白、黄芩、石膏、麦冬、知母之类。

秋时湿热伤肺，苍白术、桑白之类。

冬时风寒外束，宜发散之，加麻黄、桂枝、半夏、前胡之类。

风寒咳嗽宜开腠理行痰，二陈加麻黄、桔梗、杏仁。

火痰宜清肺金降痰火，天、麦、栀、连。

劳嗽宜四物加竹沥、姜汁，补阴为主。

干咳嗽者，多难治。此火郁老痰，邪在肺中，宜苦梗、炒柏入四物，加竹沥之类，不然则成痨矣，此多不得志者有之。

上半日嗽者，此属胃中有火，贝母、石膏之类。

午后嗽者，属阴虚，用四物加炒柏、知母降火。

黄昏嗽者，是火气浮于肺，不宜用凉药，宜五味子、五倍子[①]之类，敛而降之。

五更嗽多者，此属胃中有食积，至此时火气流入肺，以知母、地骨降肺火。肺胀而嗽，或左右，不得眠，此是痰挟瘀血凝气而病，宜养血以流动乎气，降火疏肝以清痰，

---

① 五倍子，原作“五棓子”，下同。

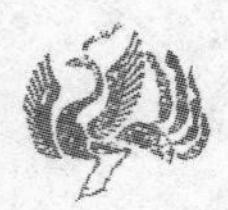

四物加桃仁、诃子、青皮、竹沥、姜汁之类。

痰因火动，宜先治火后治痰。

嗽而肺气有余，宜泻之，桑白皮为主，半夏、茯苓佐之，泻其有余，补其不足。

声哑属寒，宜细辛、半夏、生姜，辛以散之。

肺虚者，人参膏以生姜、陈皮佐之，有痰加痰药。

咳嗽声嘶者，乃血虚受热，用青黛、蛤粉蜜调服。

久嗽诸药不效，先用清痰润肺去病根，后用粟壳、诃子、乌梅收敛，其嗽自退矣。

劳嗽即火郁，嗽用诃子，能治肺气因火伤极遂成郁遏，胀满不得眠。取其味酸苦有收敛降火之功，佐以海石（童便浸）、香附、瓜蒌、青黛、杏仁、半夏、神曲之类，姜蜜调噙化。

咳逆嗽，非蛤粉、青黛、瓜蒌、贝母不除。

嗽渴多饮水者，忌用瓜蒌，恐泥膈不松快。

知母止嗽，清肺滋阴降火。

杏仁泻肺气，气虚者一二服即去之。

酒嗽者用青黛、瓜蒌，蜜丸以救肺。

加减参苏饮

治四时感冒，发热头疼，咳嗽声重，涕唾稠黏，中满，呕吐痰水。宽中快膈，大解肌热，痰嗽喘热并治，此清肺初治之药也。

前胡二钱　紫苏叶　桔梗　枳壳　干葛　陈皮　茯苓　半夏各一钱　甘草七分　人参五分，热嗽不用　木香五分，气盛不用

上姜三片，枣一枚，煎，食后服。

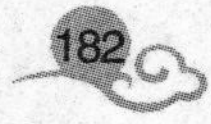

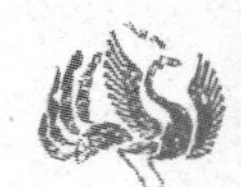

天寒感冒，咳嗽无汗，加麻黄二钱。

肺寒加五味子、干姜。

肺热加桑白皮、黄芩、乌梅。

心下痞闷烦热或停酒食，加黄连、枳实。

气喘促加知母、贝母。

吐血加升麻、牡丹皮、生地黄。

吐血痰嗽加四物，名茯苓补心汤。

妊娠伤寒，去半夏，加香附。

清肺饮

治一切咳嗽，上焦痰盛，喘满气急，久嗽声哑，喉舌生疮。此清润肺金，中治之药也。

枯芩一钱五分　桑白皮　桔梗　茯苓　陈皮去白　贝母各一钱　当归　天冬　栀子　杏仁　麦冬各七分　五味子九粒　甘草三分

上姜三片，枣一枚，煎，食后服。

痰咯不出，加瓜蒌、枳实，去五味。

咳嗽喘急，加苏子、竹沥，去桔梗。

痰火嗽，面赤身热，红痰，加芍药、生地、紫菀、阿胶、竹沥，去五味、杏仁、贝母、桔梗。

久嗽及喉痛声不清，虚汗，加白术、芍药、生地，去桔梗、贝母、杏仁。

咳嗽身热多加柴胡。

咳嗽，痰结，胁痛，加白芥子、枳实、木香。

知母茯苓汤

治肺痰喘嗽不已，往来寒热自汗。

茯苓　半夏姜制　白术各八分　知母　柴胡各一钱　五味子九粒　人参　薄荷　川芎　阿胶各五分　黄芩二钱　麦门冬　款冬花各七分　桔梗六分　炙甘草二分

上咀片，水二钟，姜十片，煎一钟，去渣，通口食后服。

九仙散

治一切咳嗽经年不愈。先服清痰润肺饮几剂，后服本方，乃逐嗽收功，未治之剂。

人参七分　粟壳蜜制　款冬花　阿胶　杏仁去皮尖。各一钱　乌梅五个　五味子十四粒　贝母一钱三分　桔梗①

上水二盏，煎八分，食后温服。

鸡鸣丸

治男妇老少十八般咳嗽，吐血，诸虚等症。

诗曰：

咳嗽原来十八般，只因邪气入于肝。
胸膈咳嗽多加喘，胃嗽膈上有痰涎。
大肠咳嗽三焦热，小肠咳嗽舌多干。
伤风咳嗽喉多痒，胆嗽从来夜不安。
肝风咳嗽喉麻痹，三因嗽时船上滩。
气嗽夜间多沉重，肺嗽痰多喘咳难。
热嗽多血连心痛，膀胱嗽时气多寒。

---

① 疑脱用量。

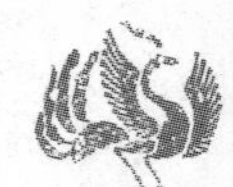

暴嗽日间多出汗，伤寒带嗽冷痰酸。

此即各经痰嗽症，一用取效鸡鸣丸。

知母四两，炒　麻黄　马兜苓　炙甘草　陈皮去白，各一两　旋覆花一两　人参五钱　五味子四钱　桔梗五钱　款冬花　阿胶麸炒，各四钱　半夏姜制　葶苈纸焙　杏仁去皮尖，各三钱

上共为末，炼蜜为丸，如弹子大。每服一丸，五更时乌梅、生姜、枣子煎汤任下。

加味上清丸

治咳嗽烦热，清声润肺，宽膈化痰，生津止渴，爽气凝神。

南薄荷叶　柿霜各四两　玄明粉　寒水石　硼砂　乌梅肉各五钱　白糖八两

上为细末，甘草熬膏为丸，如芡实大。每服一丸，噙化，茶汤送下。

上清噙化丸

清火化痰，止咳定喘。

瓜蒌霜　天冬　枯芩去朽，酒炒　橘红　海石煅　柿霜各二两　桔梗　连翘　玄参　青黛各五钱　风化硝三钱

上为末，炼蜜为丸，龙眼大，食后噙化一丸。

贝母丸

治咳嗽多日不愈。

贝母去心　桑白皮　五味子　炙甘草各半两　知母一钱五分　款冬花二两　杏仁三两，麸炒，去皮尖

上为末，炼蜜为丸，如龙眼大，临卧噙化下。

止嗽琼珠膏

清痰宁嗽，抑火宽中。

粟壳三两，去盖筋穰　桑皮七钱　贝母八钱　五味子　薄荷各五钱　陈皮　桔梗各六钱　玄参七钱　甘草四钱

上为极细末，炼蜜为丸，如弹子大。每服一丸，临睡白滚汤下。

琼玉膏

好色之人，元气虚弱，咳嗽不愈者，宜服此膏。

白蜜二斤　生地黄四斤　白茯苓十三两　人参六两

上以地黄捣汁和蜜，以参、苓为末，拌入蜜汁。用瓶，纸箬包其口，用桑柴火蒸煮三昼夜取出，再换蜡纸包封十数重，沉井底一昼夜，取起再如前煮一日。白汤点服，须于鸡犬不闻处制之。

益金方

治咳嗽肺痿，吐血气喘等症。

用公猪肺一具，倒悬滴尽血水。又用大萝卜十个捣汁，用新砂锅一个，入水五碗，煮前萝卜烂，滤去渣不用，添蜜四两，去黄鸡子清十个。款冬花、五味子、诃子肉各一钱，白矾五分，共为末，合蜜、鸡清、萝卜汁同搅匀，入肺管内煮熟，空心数次服之即愈。

紫冬含化丸

治肺热久嗽，身如炙状，肌体瘦弱，将成肺痨等症。

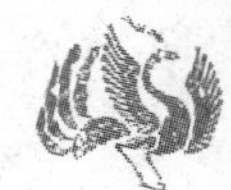

枇杷叶去毛　木通　款冬花　紫菀　杏仁　桑白皮各等分　大黄减半

上共为末，炼蜜为丸，如樱桃大。每用一丸，临卧食后含化，病甚不过七丸而愈。

碧玉散

治男妇痰嗽日久，诸药不效，或面上浮肿等症。

用蚌粉一物，新瓦上炒令通红，拌青黛少许，共为细末。每用七分，淡齑水滴麻油二三点，搅匀，调前药，食后服之。嗽止肿消，不过二三服而愈。

哮喘门十一

论

经曰：诸逆冲上，皆属于火。河间所谓火气甚为夏热，衰为冬寒。故病寒则气衰而息微，热则气盛而息粗。又寒水为阴，主乎迟缓；热火为阳，主乎急数。是以寒则息迟气微，热则息数气粗而为喘也。大抵哮以声响名，喘以气息言，喘促喉中如水鸡声者曰哮，气促连声不能以息者曰喘。虽然未有不由痰火内郁，风寒外来而致之者，是喘之为病，非止一端。有痰喘，有气急喘，有胃虚喘，有火炎上喘。痰喘者，凡喘便有痰声，治宜南星萝皂丸。气急喘者，呼吸急促而无痰声，治宜神秘汤。胃虚喘者，抬肩撷项，喘而不休，治宜加味四君子汤。火炎上喘者，乍进乍退，得食则减，食已则喘，治宜清肺汤。大概胃中有实火，膈上有稠痰也，且又喘与胀二症相因，必皆小便不利。喘则必生胀，胀

则必生喘，但要识得标本先后，先调水道，下输膀胱。膀胱者，州都之官，津液藏焉，气化乃能出，故小便之行由于肺气之降下而输化也。若肺受邪而上喘，是失降下之令，故小便渐短，以致水溢皮肤而生肿满焉。此则喘为本而肿为标，治宜清金降气为主，而行水次之。脾土恶湿，外主肌肉，土能克水，若脾土受伤，不能制水，则水湿妄行浸渍肌肉。水既上溢，则邪反侵肺，气不得降而生喘矣。此则肿为本而喘为标，治当实脾行水为主，而清金次之。苟若不明肺症，而用燥脾之药，则金得燥而喘愈加。脾病而用清金之药，则脾得寒而胀愈甚矣。近之治喘胀者，但知实脾行水，而不得分别脾肺二症，病危不悟，良可叹哉。

脉法

喘急脉沉，肺胀停水。气逆填胸，脉必伏取。沉而实滑，身温易愈。身冷脉浮，尺涩难补。

总断曰：脉沉滑而手足温者生，脉沉涩而四肢寒者死。

方法

喘者，气被火郁而结痰在肺胃也。有阴虚自小腹下而火起上逆，治宜滋阴降火。若感冒而喘者，治宜五虎汤。哮者主于痰，宜用吐法。亦有虚而不可吐者，全在消息之。若胃有痰有火喘者，不可误作胃虚，反用燥药，以火济火，危在旦夕。只可以导水丸，利其五六次则安矣。

神秘汤

治气急喘者，呼吸急促，喘无痰声。

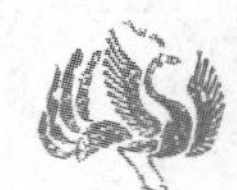

橘皮去白　桔梗各二钱　五味子十四粒　紫苏钱半　人参　葶苈　萝卜子各一钱

上水煎，连进二三服即愈。

加味四君子汤

治胃虚喘满，抬肩撷项，喘而不休。

白术　茯苓　陈皮　厚朴　当归各一钱　砂仁　苏子　桑白皮各八分　沉香另研　木香另磨　甘草各七分　人参五分

上姜一片，枣二枚，磨木香同服。

清肺汤

治火炎上喘，乍进乍退，得食即止，食已即喘。

黄芩　栀子　枳实　桑白皮　陈皮　白茯苓　杏仁　苏子　麦冬　贝母各一钱　沉香磨水　辰砂研末，临服入药内，各五分

上水煎，入竹沥三匙同服。

清金降气汤

治先病发喘而后生肿胀者。

陈皮　厚朴姜制　前胡　半夏　麦冬各一钱　苏子五钱　牵牛八分　葶苈七分

上姜三片，枣一枚，煎服。

实脾清肺饮

治先病肿胀而后喘满者。

白术　苍术米泔制　枳实各二钱　陈皮　茯苓　萝卜子各一钱　牵牛一钱五分　苏子　半夏　麦冬　瓜蒌各八分　葶苈一钱五分

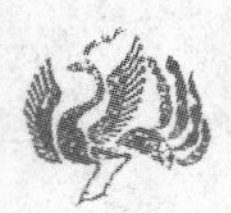

上水煎，入姜皮一撮，空心温服。

定喘汤即五虎汤

治哮喘急甚。

麻黄　半夏姜制　桑白皮蜜制　片芩　苏子　款冬花各二钱　杏仁去皮尖　甘草各一钱　白果二十一粒，去壳心炒黄

上水二钟，加细茶一撮煎服。

小萝皂丸

治痰喘之病，喘动而有痰声。

南星　半夏　杏仁　皂角炙，存性　牵牛末各一两　萝卜子二两　瓜蒌　香附　陈皮去白，各两半

上共为末，神曲打糊为丸，如梧桐子大。每服六七十丸，姜汤送下。

大萝皂丸

治症同前，能下老痰，心腹刺痛，痰气风痰，头目眩晕，迷塞心窍，不省人事，十指麻木，一切痰喘之症。

皂角醋炙　黑丑末要头末，各一斤　萝卜子半斤　青木香四两　白矾半斤，用完玛瑙一两，同矾枯，不用玛瑙

上姜汁打糊为丸，如绿豆大。每服二钱，白汤送下。

清痰抑喘丸

治气郁痰壅作喘。

南星姜制　半夏泡制　杏仁　瓜蒌仁　陈皮　皂荚灰　萝卜子　香附各等分

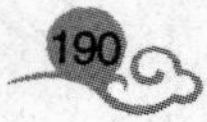

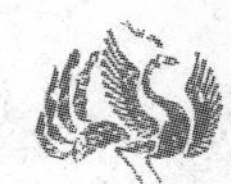

上为末，神曲糊丸，梧桐子大。每服六七十丸，姜汤下。

清金定喘丸

治诸喘不止，以此止之。

萝卜子二两，蒸熟　皂角五钱，烧灰　瓜蒌仁　海粉　南星各一两

上共为末，炼蜜为丸，噙化，其大如龙眼。

紫金丹

治哮，须三年后可用。

精猪肉三十两，切作骰子块　信一两研细末，拌在肉上，令匀

上用纸筋黄泥包之，令干，白炭火于无人处煅，青烟出尽，研细，以汤浸蒸饼，丸如绿豆大，食前茶汤送下。大人二十丸，小儿四五丸，量虚实与之。

哮积方

用鸡子一个，略敲碎硬壳，膜不许损。浸尿缸内三四日，取出煮熟食之效，盖鸡子能去风痰也。

疟疾门十二

论

经曰：夏伤于暑，秋必痎疟。又曰：先寒后热者，名曰寒疟；先热后寒者，名曰温疟；但热而不寒者，名曰瘅

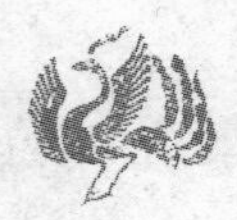

疟。东垣谓寒疟属太阳，热疟属阳明，风疟属少阳。在三阴经总曰瘟疟，凡作于子午卯酉日者，少阴疟也，治宜养血清痰。寅申巳亥日者，厥阴经疟也，治宜养气清痰。辰戌丑未日作者，太阳[①]经疟也，治宜健脾胃，养气血，清痰涎。盖无痰不成疟也，夫疟之为病，盖由暑月表虚，外感风寒暑湿，内伤饮食劳倦，痰聚停饮于中，以致脾胃不和，痞塞不通。人之荣卫，昼行阳分二十五度，脊与背也；夜行阴分二十五度，胸与腹也。荣卫行到病所不通，乃作寒颤股振，中外皆寒，腰脊俱痛。且脾胃属土有信，来去不失其时，若移时或早或晚，是邪无所容，疟将好也。

疟有先寒后热，或先热后寒，或单寒单热，或寒多热少，或热多寒少，无有定体。或一日一发者，受病浅也，容易治之。或间日一发，或二日三日一发者，皆难治。治宜在表，无汗者要有汗，当散邪为主。有汗者要无汗，以正气为主。在半表半里，似疟非疟者，分利阴阳，柴苓为主。或有发于阴分者，当用血药，提出阳分，切不可初用砒丹、常山等剂，恐元气被伤，延绵不愈，反成危症。要在先养元气四五日内，方可截之，迟截又恐元气衰疲而成虚怯，经年不愈。凡疟来又不可食饱，饮食不可带热，恐不消而成痞块，乃为疟母也，难去其根。全在审虚实，理脾胃，化痰涎，乃王道也，大抵截劫之药，慎之慎之。

脉法

《举要》曰：疟脉自弦，弦迟多寒，弦数多热，随时变

① 太阳，疑作“太阴”。

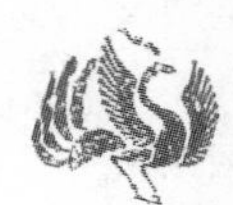

迁。大抵弦而数宜汗之，弦而迟宜温之，弦而紧实宜下之，弦而虚细宜补之，弦而实大宜吐之。弦短者多食，弦滑者多痰。脉来迟缓病降退，久疟不愈脉必虚。

活套

疟之为病，三日一发者受病一年，间日一发者受病半年，一日一发者受病一月。连发二日住一日者，气血俱受病也，俗名脾寒。虚人发疟，必须先用参、芪一二服，托住其气，后用他药，有汗无汗，照后方服。

大渴大热用小柴，去半夏，加知母、麦冬、黄连、黄柏、天花粉。久疟不愈，宜二陈，加川芎、苍术、柴胡、葛根、白术，一补一发。若元气大弱，只宜补中益气，数帖而安。

疟母，用丸药消导之，醋炙鳖甲为主，三棱、莪术、香附、海粉、青皮、桃仁、红花、神曲、麦芽之类消之。

疟有三日一发者，在三阴难治，可用升麻、柴胡、川芎、抚芎、当归、红花、黄柏之类，追至一日一发，方可截之，在三二日发者忌截。

热多寒少者，清暑为君。

寒多热少者，养血为君。

疟发于夜者，用四物加红花、升麻等药，提出阳分，方可截之。

子午卯酉日疟，宜二陈加芎、归、连、柏、柴胡之类。

寅申巳亥日疟，二陈加桂枝、四物之类。

辰戌丑未日疟，二陈加苍白术、枳实、青皮之类。

大抵在三阳宜汗宜吐，麻黄、葛根、常山、乌梅之属。

在三阴宜下宜温宜和，大柴、四物、理中之属也。

散邪清胃引

治疟无汗要有汗，以散邪为主，初起增寒壮热，头疼身痛无汗等症。

川芎　青皮　白芷　白芍　麻黄　防风　荆芥　紫苏　羌活各一钱　甘草五分

上姜三片，葱白三根，煎去渣，露一宿，次早温服。

正气健脾汤

治疟有汗要无汗，以正气为主，初起增寒壮热，头痛有汗口干等症。

柴胡　前胡　川芎　白芷　半夏　麦冬　槟榔　草果　青皮　茯苓　白术各一钱　桂枝　甘草各五分

上姜三片，枣一枚，水煎，未发时服。

柴苓分利饮

治疟乍寒乍热，似疟非疟，病在半表半里，阴阳不分。

柴胡　黄芩　猪苓　泽泻各钱半　茯苓　白术各一钱　半夏　人参　肉桂　甘草各五分

上姜三片，枣一枚，水煎温服。

无汗加麻黄，有汗寒多加官桂，热多加黄芩。

人参养胃汤

治虚弱之人，夜疟初起，可先服此一二剂，引出阳分，后服人参截疟饮止之。

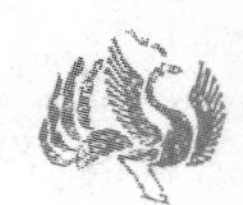

柴胡　干葛　川芎　当归　桔梗　芍药　人参　厚朴　茯苓　陈皮各一钱　红花　升麻　甘草各五分

上姜一片，枣二枚，乌梅一个，水煎服。

人参截疟饮

治一切疟疾，一日一发，或间日一发，并虚弱之人，皆可截之。此药截补兼施。

人参　白术　茯苓　当归　青皮　厚朴　柴胡　黄芩　知母各一钱　常山酒浸一钱三分　鳖甲醋炙　草果各八分　乌梅一个　桂枝　甘草各三分

上姜一片，枣二枚，水煎露一宿，临发日五更空心温冷服，渣待日午再煎，用砂糖拌乌梅下药，切忌鸡、鱼、豆腐及房劳、怒气。一方加桃仁七个。

不二饮

治壮人新久寒热疟疾，一截即止。

常山酒制　知母　贝母　槟榔要一雌一雄，约重二钱一个，四味各等分

上每服只用八钱，酒一钟，煎至八分，不可过热，热则不效。露一宿，临发五更温服，勿令妇人煎药。

当归鳖甲饮

治老疟，腹胁有块，以成疟母，此症多因发疟时过饮冷茶，汤水不消而成痞块，以致疟疾经年不愈，此汤主之。

人参　黄芪蜜炙　鳖甲酸炙　青皮　当归酒浸　茯苓　厚朴姜制　白术　香附童便制　抚芎各八分　砂仁　山楂　枳实

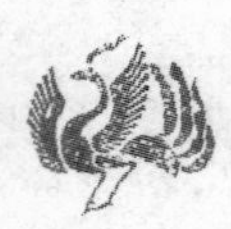

甘草各五分　槟榔一钱

上姜一片，枣二枚，乌梅一个，水煎，食前温服。

如制丸药，加阿魏一钱，醋煮化，和前药末水醋少许，打糊为丸，绿豆大。每服三十丸，空心米饮下。

截疟擒纵饮

治疟疾经年不愈，诸药不效，当用此药，但胃气大虚者，先宜服。

川牛膝一两　细茶五钱　核桃仁五钱

上三味，共捣入水二钟，煎一钟，未发时带冷服，疟去便罢。如不退，方服擒纵药。

人参　五灵脂各五钱

上二味，水二钟，煎八分，未发时温服，其疟自退。

截疟青蒿丸

青蒿一斤　冬瓜叶　官桂　马鞭草各二两

上为末，饭丸如胡椒[①]大。每一两，分作四服，临发前一二时尽服之。

十将军丸

治久疟不瘥，及有疟母者。

三棱炮　莪术生用　青皮去穰　陈皮去白　草果去壳　砂仁　槟榔　乌梅肉各一两　半夏汤泡七次，一两　常山酒蒸二两

上先将常山、草果二味，剉碎，用好酒及醋各一碗，

---

① 胡椒，原作“糊椒”。

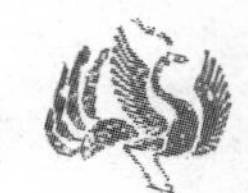

入瓦器内，先浸一宿，后入八味药同浸至晚，入瓦铫内，炭火煮，取出晒干。若阴天，火焙为末，酒醋各半，打糊为丸，如梧桐子大。每服三四十丸，白汤下，忌生冷、鱼腥、酸咸、油腻、面食等物。壮者日进三服，弱者日进二服，凡有积聚及烟障地方，更宜服之。一方加苍术、香附，醋炒各一两，此丸服至三五两亦可。

雄黄截疟丸

治一切强壮疟疾，并皆截之。

绿豆粉十五两　雄黄　辰砂各三两　甘草二两　人言一两

上各位细末，将绿豆粉打糊为丸，如白豆大，外用辰砂为衣，临发日五更井花水送下一丸，勿多服。男左女右，塞鼻亦妙。忌热茶汤一日，此丸合多用少，少因其年久愈效。

碧霞丹

治久疟不愈。

巴豆去壳油　官桂去皮　硫黄去底　白矾　青黛五味各等分，另研细，按金木水火土

上于五月一日，用纸各裹五处，放静处，勿令鸡犬妇人见，至端午日午时，用五家粽和前药为丸，如黄豆大，患者以绵裹一丸，男左女右塞鼻孔，未发前一日安之，约度寻常发过少许方取。

一方塞耳内。

截疟丹

五月五日用砒二两，白扁豆三两，细茶七两，白面四两。

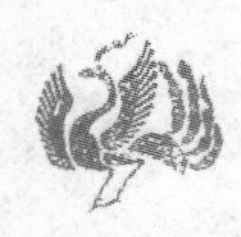

上共为末，再用面二两，打糊为饼，切白果大块，香油煠过，置黄土上退火毒。未发前一夜，病者面北斗凉水下，热物鱼腥切忌。

鬼哭丹

五月五日，用白砒五钱研细，入铁铫内，以寒水石一两为末，围定，后以磁碗盖定，用湿纸作条封碗合缝，下用炭火，觉铫烟出，熏纸黄色即止。取出置湿地上出火气，取研为末，入冰片一分，麝香一分，共研为末，少加神曲，蒸饼为丸，梧桐子大，朱砂为衣，临发早晨用井水送下一丸，忌鱼面生冷，勿令鸡犬妇人见修合。

斩鬼丹

五月五日，取独蒜不拘多少，舂烂，入好黄丹，再舂，干湿适匀，手搓为丸，如圆眼核大，晒干收贮。但疟疾二三发后，临发日鸡鸣时，以药一丸略捶碎，取井花水面东服之，即止不发矣。

拿法

黄丹五钱，生用　白明矾三钱，生用　胡椒一钱五分，为末　麝香半分

上为末，临发时对日坐定，将好米醋调药末，男左女右付手心，外姜绢帕紧扎，待药力热方行，出汗为度。如无日，脚下用火，此药一料，能治三人，年老身弱怕服药者用此。

消疟散

治大人小儿发疟，腹胁有痞块者。

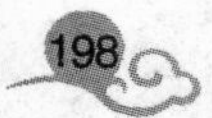

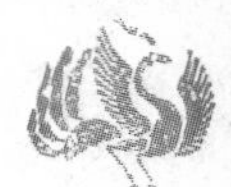

生地　芍药各钱半　陈皮　川芎　炒芩　半夏各一钱　甘草三分

上姜三片，煎汤调鳖甲末一钱，同前药共为末。每服大人二钱，小儿一钱，煎汤送下。

痢疾门十三

论

经曰：溲而便脓血，知气行而血止也。夫痢之为病，乃暑月烦渴，纵食瓜果生冷，血因气滞，而大小便不利，以致湿热积于肠胃，佛郁而成此症。或因夜卧失被，早起入水，寒湿外袭以致水谷不化，郁而生热。二者皆湿也，岂有红白而误作寒热之别哉？盖红者，湿热伤血也；白者，湿热伤气也；红白间有者，血气俱受伤也。所谓行血则便脓自愈，和气则后重自除，斯论确矣。且痢所患轻者，要人元气充实，脉微小，不噤口，身不甚热，其痢虽不分赤白，日夜无度，里急后重，尤易治耳。若脾胃虚损，脉洪大，噤口身热，痢如豆汁鱼脑，如屋漏尘水者，皆难治。又先痢后泻，乃肾传脾，亦易治。先泻后痢，脾传肾，亦难治也。

大抵治之之法，要勿失其初中末。痢初得于一二日之间，元气未弱，脾胃未虚，即以玄白散推逐之，此通因通用初治也。至于五七日之后，元气已虚，脾胃已弱，又宜消导、升散、和中为佳，调荣芍药汤主之，此中治也。若日数已多，肠胃大坏，来止不知，脉迟身冷，此虚极也，

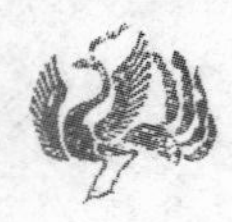

方可用真人养脏汤主之，此末治也。故曰：盛者和之，去者逆之，过者止之，此之谓也。粗工不分迟早虚实，骤用粟壳、诃、蔻涩剂，正犹关门逐犬，邪从何出。且下迫后重，皆属火热，又加涩热之剂，非杀而何！且局方多用砒丹巴硇为丸治痢，其性凶暴，其体重滞，积痢虽行，药毒未去，犹暴贼手持兵刃，事之徘徊瞻顾于客舍之间，纵有愈疾之功，肠胃清纯之气，宁无损伤乎！又当慎之。我故曰：治痢必用寒以胜热，苦以燥湿，微加辛热以佐之，盖辛甘发散开通之用耳。更能参以运气时令用药，则万举万全，岂在乎执方而已哉。

脉法

《举要》云：痢脉多滑，按之虚绝。尺微无阴，涩则少血。沉细者生，洪大者死。

方法

凡噤口痢，用田螺捣置脐中，以引下其热。胃中热结，当开以降之。

一方用黄连一两，人参五钱，煎汤终日呷之，如吐再呷，但得一呷下咽，便思食。

凡时疫作痢传染相似，宜推明运气之胜复以治，又不概同湿热痢治。

若先骤用硝黄，重者有风邪下陷，宜提升之，盖风伤肝肺，主血下脱故也。

痢有因食瓜果冷水塞物者，用巴豆牵牛之类，尤有可效，此外再不可用也。

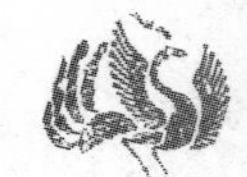

玄白散

治痢疾初起，里急后重，腹痛脓血窘迫。人壮盛者，须[1]七八日犹可服。人虚弱，纵初起亦不可服。

牵牛赤痢用黑，白痢用白，赤白相杂，黑白兼用，半生半炒，捣碎　生地黄　赤芍　归尾　槟榔　枳壳麸炒　莪术煨　黄连各钱半　大黄半生半熟，三钱　暑月加香薷一钱，炒

上水煎，空心温服，以利二三次为度。

调荣芍药汤

治痢七八日间，人多虚弱，以本方清之。

条黄芩　黄连去须　芍药　归尾　枳壳各二钱　槟榔　木香　陈皮　苍术米泔水制，各一钱　甘草　红花各五分

上水煎，空心温服，不愈，再进一二服。

调和生血饮

治红痢日久，血气下陷，此药主之。

白芍三钱　条芩白痢用酒炒　黄连白痢用酒炒　当归　川芎　桃仁去皮尖　升麻　柴胡各一钱

上水煎，空心温服。

白痢加吴茱萸，赤白痢加白术、茯苓、陈皮、香附各一钱。

立效散

治赤白痢疾，脓血相兼，里急后重，肚腹作痛。此因

---

① 须，疑为衍文。

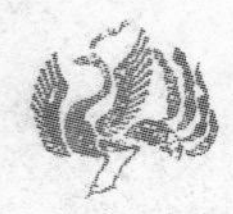

热积气滞，宜清热顺气也，此方主之。

净黄连四两，酒洗过，用吴茱萸二两，同炒，去茱萸不用　陈枳壳二两，米泔水浸去穰，面炒

上二味，为细末。每服三钱，空心黄酒调下。

泄泻米汤下，噤口痢陈仓米汤下。

仓廪散

治赤白痢疾，头疼发热，肠胃中有风邪热毒，及时行瘟疫，沿门阖境皆下痢噤口者，此方主之。

枳壳钱半　桔梗　甘草　川芎　茯苓各一钱　前胡　柴胡　羌活　独活各八分　黄连二钱　人参五分

上加陈仓米三百粒，姜枣煎，空心服。

噤口，加石莲肉七个。

真人养脏汤

治大人小儿，冷热不调，下痢赤白，或如脓血鱼脑，脱肛下坠，来止不知，酒毒便毒并皆同治。

粟壳蜜炙，二钱　芍药炒　白术各钱半　人参　当归　诃子　木香　甘草炙　肉蔻面裹煨，各一钱

上作一剂，水煎服。脏寒者加附子一钱（制过的）。

调血和中汤

治热痢血痢，或目黄腹痛，小便如血，此药主之。

大黄酒蒸三钱　神曲钱半，炒　黄连　黄芩　黄柏　枳壳　白芍　川归　滑石　桃仁　地榆　白术各一钱

上水煎，空心温服。

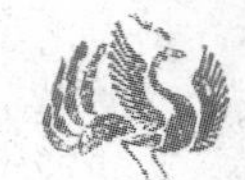

实肠散

治久痢去多，不分赤白，用此末药换出黄粪来。

干山药炒黄色　莲肉去心炒，各一两　黄米一合炒

上共为细末，用砂糖调热汤，和匀前末药，不干不稀，渐渐调服，用清米汤漱口。

开噤饮

治噤口痢疾。

砂糖七钱　细茶五钱　砂仁一钱，研

上生姜五片，水二钟，煎八分，露一宿温服，外用木鳖子二钱，去壳同麝二分共捣，置脐中，即思食。

石莲饮

治噤口米谷不下。

用石莲肉为末，每服二三钱。以陈仓米调下，如呕，加姜汁二三匙。

三物散

治血痢，兼挟水谷不化而成此症者。

胡黄连　乌梅肉　灶心土

上各等分为末，腊茶清食前调服。

双白散

治久患痢疾，赤白兼下，或纯白纯红，百药不效，脏气不和，元气虚弱等症。

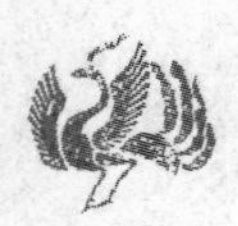

白茯苓　白术　粟壳蜜炙　人参　川芎　黄芪蜜炙，各六分　甘草三分

上共为细末，加枣一枚，姜一片，乌梅半个，水一盏，煎八分，不拘时温服即止。

清六丸

治泄泻血痢等症。

六一散一两　红曲五钱

上入生姜汁，蒸饼为丸，桐子大。每服三十丸，白汤下。

四味香连丸

治痢疾初发三五日，不问赤白。每日二服，有积自行，无积自止。

黄连十两，炒　大黄四两，酒煨　木香二两　槟榔一两

上为细末，陈面糊为丸，如绿豆大。每服七十丸，空心米饮下。

香连丸

治下痢脓血，赤白相杂，里急后重。

黄连二十两，用吴茱萸十两，二味以酒拌匀，同炒，去茱萸不用　木香四两八钱，不见火

上为末，醋打面糊为丸，桐子大。每服三五十丸，清米饮送下。噤口痢，石莲子煎汤下，加半夏入前药尤佳。

乌梅丸

治热留肠胃，脐腹㽱[①]痛，下痢纯血，或服热药过多，

① 㽱，xiǔ，病也。

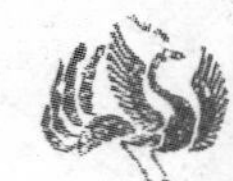

毒蕴于内，渗成血痢。

乌梅肉　黄连各三两　枳壳去穰，麸炒　当归各二两

上为末，醋糊为丸，桐子大。每服七十丸，米饮下。

当归神应丸

治休息痢，经年不愈。

当归　乌梅肉　净黄连各二两　阿胶一两

上共为末，炼蜜为丸，桐子大。每服三十丸，加至五十丸，厚朴煎汤下。

一方用生蒜汁和，甚者熔蜡为丸。

闸板丹

治泄泻痢疾等症。

巴豆二十四颗，去尽油　杏仁二十四粒，去皮尖　乳香　没药各三钱　再用黄丹水飞过，六两　黄蜡二两

○上共为末，入蜡熔化为丸，黄豆大。每服一丸，红痢甘草汤下，白痢姜汤下，水泻米饮下。

狗皮膏

贴泻痢。

乳香　没药各五钱　木鳖十个，去壳　杏仁四十九粒，去皮　桃枝四十九截，二指长　柳枝四十九截，如筋大，二指长

上用香油七两，将木鳖、杏仁、二枝，入油煠浮，捞起渣后，下好黄丹飞过三两，熬成膏，用槐枝不住手搅，滴水成珠，退火。再入乳香、没药，加麝香一分搅匀退火毒，以狗皮摊贴脐上。

止痢方

用白萝卜取汁一钟，蜜一钟，共煎滚调匀，温服立止。又方，用阴干陈久萝卜菜英煎汤服之，即止。

活套

凡里急后重者，是热积气滞也，以木香、槟榔、厚朴为主，如久不愈，乃阳不升也，以升麻为君。

凡痢腹作痛者，乃热流下也，以炒黄芩、芍药为主。

凡痢发热不止，虚坐努力，俱是虚之故，以当归、芍药滋养阴血，其热自安。

痢有紫黑色者，乃瘀血也，以芍药、红花为主。

噤口不食者，胃口热极故也。以炒黄连、莲肉、人参、乌梅、炒米清热开胃为主。

痢如绿豆汁者，是湿热也。加炒苍白术、泽泻、木通，渗湿利便为主。

白痢乃胃弱气虚，以白术、黄芪、茯苓、陈皮、砂仁为主。

凡痢久而后重不除者，去槟榔、枳壳，以条芩、升麻为主升提之。

若呕吐食不咽下，以软石膏、陈皮、炒山栀、生姜汁煎热呷之，即止呕。

痢症须用厚朴，谓其能泻滞凝之气，然厚朴性大温而散气，久服大能虚人，滞气稍行则去之。余滞未尽，用炒枳壳、陈皮以代之，然枳壳亦能耗气，比之厚朴稍缓，比陈皮稍重，滞气渐退当去之，只用陈皮以和众药。然陈皮

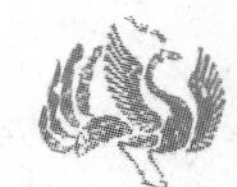

去白有补泻之兼，若为参术之佐，亦纯作补药耳。

泄泻门十四

论

经曰：湿胜则濡泄。又曰：春伤于风，夏必飧泄。又曰：诸病水液，澄澈清冷，皆属于寒。又曰：暴注下迫，皆属于热。又河间谓泻白为寒，青黄赤黑为热也。大抵泻痢，小便清白不涩，大便完谷不化，水液澄澈，身冷不渴，脉迟细而微，皆寒症也。若赤涩，或口渴、身热、脉疾，大凡肉谷消化，无问色之青白，皆热症也。又有火性急速，传化失常，亦能完谷不消而为飧泄者，不可误为寒也。寒热二症，如冰炭之反，治之一差，千里之谬。此虽阴阳寒热之辨，其湿、火、寒、虚、痰、食六者之殊，不可不明其治也。

夫泄泻之病，湿泻则水多而腹不痛，腹响如雷，脉细是也，治宜导湿。火泻则腹中疼一阵后，去如汤，小便短赤，烦渴，脉数是也，治宜清火。痰泻者，或多或少，或泻或不泻，脉沉滑是也，治宜豁痰。寒泻则饮食入胃，即泻完谷而出，脉微弱是也，治宜补虚。食泻则腹痛而泻，泻后痛减，脉弦是也，治宜消食。此六治也，虽然六症既明，而三虚不可不察。三虚者，脾虚、肾虚、肝虚是也。脾虚者，饮食所伤也。肾虚者，色欲所伤也。肝虚者，忿怒所伤也。饮食伤脾，则不能运化。色欲伤肾，则不能闭藏。忿怒伤肝，木邪克土，皆令泄泻。然肾伤肝伤，间而

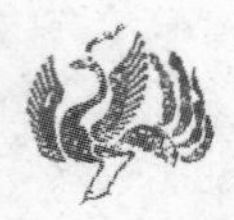

有之，若脾伤泄泻者，病常多耳。盖人终日饮食，一或有伤，脾胃便滞也必矣，兼有暑泻者，察虚实而详疗之。为医者，须看时令，分寒热新久而施治焉，必以渗湿燥脾，消食利小便为主，亦有下陷者，宜升提之。但泻初起，不可就用补塞，恐积气未尽而成腹痛饥闷，恶心烦躁，发呃等症而死，直待泻去四五日，方可补之，此大法也。

脉法

《举要》曰：夏日泄泻，脉应暑湿。泻而数溲，脉必虚极。治暑湿泻，分利小便，虚脱固肠，罔或不痊。

导湿五苓散

治清泻水多，腹中常鸣，不痛，脉细等症。

茯苓　白术　猪苓　泽泻　山药　陈皮　苍术米泔浸，各钱半　砂仁炒　肉蔻面包煨，槌碎去油　诃子煨，去核，各八分　官桂　甘草各五分

上姜一片，乌梅一个，灯心一撮，水煎温服。

清火四苓散

治火泻热泻，腹中疼一阵、泻一阵，后去如汤，小便短赤，烦渴，脉数是也。

茯苓　白术　猪苓　泽泻　苍术　山药　白芍　山栀　陈皮各一钱　甘草五分　乌梅一个

上加灯心一撮，水煎服。

呕哕恶心，加藿香、莲肉、砂仁各一钱。

口燥烦渴甚，加黄连、麦冬、干葛，去泽泻、苍术。

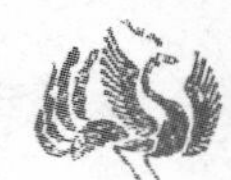

夏月暑泻，加香薷、白扁豆。

发热加炒芩、柴胡。

清泻陈砂饮

治痰泻，或多或少，或泻或不泻，脉沉滑是也。

陈皮　砂仁　白术　苍术　茯苓各钱半　半夏　山药　车前子　木通　厚朴　泽泻各一钱　甘草五分

上姜三片，乌梅一个，灯心一团，水煎温服。

养胃温中饮

治寒泻，悠悠腹痛，泻无休止，色青，脉沉迟等症。

人参　白术　陈皮　藿香　茯苓各一钱三分　干姜八分　官桂　甘草各五分　砂仁一钱　良姜七分

上姜三片，枣二枚，灯心七根，煎温服。

参苓白术散

治虚泻，气弱，饮食入胃即完谷而出，脉微弱是也。

人参　白术　白茯苓　山药　砂仁　藿香　陈皮　莲肉各一钱　干姜　诃子　肉蔻煨，各八分　炙甘草五分

上姜一片，灯心一团，煎服。轻者去干姜、诃子、肉蔻。

香砂平胃散

治食泻腹痛，泻后痛减，脉弦是也。

陈皮　香附　砂仁　白术　白芍　山药　苍术各一钱　人参　麦芽炒。各八分　甘草五分

上姜三片，乌梅一个，煎服。

除湿健脾汤

不拘诸样泄泻，久而不愈或齿疏倦怠，下陷，皆治。

白术一钱　苍术制　白芍醋炒　白茯苓各一钱　当归　陈皮　猪苓　泽泻各八分　柴胡　升麻　防风各五分　炙甘草四分

久泻加南星，面包煨七分。

上姜三片，枣一枚，水煎热服。

三补健脾丸

治脾虚、肾虚、肝虚，三虚泄泻，泄经年不止者。此药资养元气，补理脾胃，益肾水，温下元，进饮食，大补诸虚。

苍术八两，盐水、泔水、醋三味各浸二两，葱白炒二两　人参　白术　茯苓　山药　莲肉　破故纸酒炒　枸杞子　菟丝子酒焙，另研，各二两　川楝子取肉　川牛膝去芦　五味子各一两　小茴香盐炒　远志去心　陈皮各五钱　木香不见火，四钱　川椒去目，三钱

上为末，酒糊为丸，桐子大。每服八十丸，空心盐汤送下，食干物压之。

活套

夏秋泄泻甚，炒黄连、苍术、泽泻为主。

冬时去芍药，加煨姜。

口伤生冷过多泻，神曲、麦芽、砂仁、干姜为主。

久泻不止，诸药不效，加升麻、柴胡，少加羌、防、白芷。

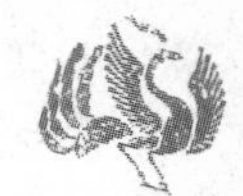

肠胃久滑不禁，加肉蔻、诃子、赤石脂，重则龙骨之类，渴甚加干姜、乌梅。

小水短赤，加木通、车前。

汗多加黄芪、乌梅。

霍乱门十五

论

经曰：岁土不及，风乃大行。民病飧泄霍乱，体重腹痛，筋骨繇复。夫霍乱者，有湿霍乱，有干霍乱，皆因内伤饮食生冷，或外感风寒暑湿而成，致使阴阳反戾，清浊相干，阳气暴升，阴气顿坠，阴阳痞膈，上下奔趋，如挥霍撩乱，欲吐不吐，欲泻不泻，此名干霍，俗谓之搅肠痧，最是难治，死在须臾。急用盐汤探吐，或加减温中饮，看症浅深，随时调治。若既吐且泻，或吐泻齐作，搅乱不安，四肢厥冷，六脉沉而欲绝者，此名湿霍乱，俗名狼虎病，此病易治。在三时，以加味正气散加减。在夏月，以三白祛暑汤加减主之。噫，人之饮食入胃，既有其入，必有其出，今有入而不得其出者，痞塞也。故转筋吐泻者，其气有三，一曰火，二曰风，三曰湿，大抵此症，皆因风木湿热之为耳。大法宜分利阴阳，散风行湿降火，而使清气上升，浊气下降，未有不安者哉。慎勿与菜米粥汤，入胃必死，因其补住邪，此先哲确论也。必待吐泻止后，半日饥甚，方可与冰凉稀粥少许，补接元气，不可带热，渐而将息。若吐泻不出，胸腹胀硬，面唇青，手足冷，过于肘膝，

六脉伏绝，气喘，舌短囊缩数症，皆不治之病也。医者详之。

脉法

《举要》曰：霍乱吐泻，滑而不均，或微而涩，代伏惊人，热多洪涩，弦滑实论。

霍乱脉，或结，或促，或代，皆不可断以死。脉大者生，微弱渐迟者死。若气口脉弦滑高大，乃膈间有宿食，宜顺其性，以盐汤探吐之。

方法

此症转筋甚，男子以手挽其阴，女人以两手牵乳近两旁，或用蒜捣烂搽两足心，免邪气入心。

一方，用蓼一握，水煮，待热气熏两足，热退洗足，转筋即止。

干霍乱者，当以盐汤探吐，升提其气，此是良法，吐中兼有发散之意，亦有用温药解散者，即二陈加芎、防、苍术、白芷等药，切不可用凉剂。

干霍乱用盐填满脐孔，灸之数壮。

一方，用手蘸温水，于病人两膝腕内拍打，有紫黑点处，以针刺出恶血即愈。

一方，用麻弦小弓，蘸香油或热水，括手足脑背胸项。

一方，用井花水合百沸汤，各半碗，同服，名阴阳汤。

一方，用绿豆粉，和白砂糖少许，饮之。

以上方法，治霍乱症，不拘干湿并治。

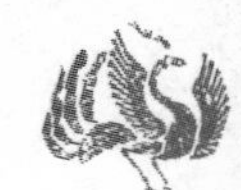

加味温中饮

治干霍乱，心腹饱胀绞痛，不吐不泻，脉沉欲绝。先用盐汤探吐，后服此药。

藿香　苍术米泔制　厚朴　人参　砂仁　香附　枳壳　陈皮　炙甘草各一钱　干姜　官桂各五分，夏月忌用

冬时脉欲绝加附子、茴香各一钱。

上姜三片，水煎，磨木香，待温服。

加味正气散

治三时上吐下泻，霍乱转筋等症。

藿香　苍术米泔浸　厚朴姜汁制　陈皮　砂仁　香附童便制　半夏姜汁浸　白术各一钱　炒山药钱半　木通　猪苓　山栀各八分　甘草五分

上姜三片，枣一枚，灯心一团，水煎温服。

转筋加酒芩、红花、乌梅各一钱。

三白祛暑汤

治夏月转筋霍乱，上吐下泻，或渴或不渴等症。

白芍　白茯苓　白术　陈皮　泽泻　黄连　香薷　猪苓　麦冬　栀子　厚朴各一钱　甘草五分　乌梅三个

上姜一片，灯心一团，水煎，待冷方服。

汗多加薄桂三分。

安胃参胡饮

治霍乱吐泻止后，犹有发热身热，头痛口干，脉数者，

此胃虚血不足也。

柴胡　白术　白茯苓　白芍　当归　陈皮　麦冬各钱半　山栀　甘草各八分　人参五分　五味子十四粒

上乌梅一个，枣一枚，灯心一团，水煎温服。

活套

此症在夏月或渴，以五苓散（方见湿门）。

在冬时，或口伤生冷而渴，脉沉迟者，理中汤主之（方见中寒门）。

病在上焦，欲吐不得吐，宜二陈汤探吐，次用盐汤加皂角末三分探吐。

在下焦，欲泻不泻，宜大柴胡汤下之。

如渴甚，用五苓散，加麦冬、五味、滑石各一钱。

转筋甚，用四物，加红花、酒芩、南星、苍术。

呕吐门十六

论

经曰：诸呕吐酸，暴注下迫，皆属于热[1]。夫呕、吐、哕三症，当要分得经络明白，辨别各经血气多少。假如呕者，属阳明经也，阳明乃多血多气之经，故呕而有声有物，谓其气血俱病也。吐者属太阳经也，太阳乃多血少气之经，故吐而有物无声，谓其血病也。哕者属少阳经也，少阳乃

① 皆属于热，原作“皆属于火”，据人卫本《黄帝内素问》改。

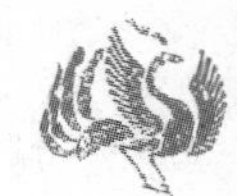

多气少血之经，故哕而有声无物，谓其气病也。虽云三者之不同，其病多归于胃，言其胃乃总司也，治者当从其血气多少为异耳。又河间谓呕者乃火气炎上，此特一端耳。呕之为病，非止一端，有气，有积，有寒，又有痰热，有胃虚，有脾湿，大抵气、积、寒三者，皆从三焦论之。上焦在胃口，上通于天气，主纳而不出；中焦在中脘，上通天气，下通地气，主腐熟水谷；下焦在脐下，下通地气，主出而不纳。是故上焦吐者，皆从于气，气者天之阳也。其脉浮而洪，其症食毕即吐，口渴，大便燥结，气上冲胸而发痛。治之之法，宜降气和中，清气保和汤主之。中焦吐者，皆从于积，有阴有阳，食与气相假而为积矣。其脉浮而长，其症或先腹痛而后呕吐，或先呕吐而后腹痛，治法当先用导滞丸，推去其积，后以槟榔行气饮主之。下焦吐者，皆从于寒，乃地道也。其脉沉而迟，其症朝食暮吐，或暮食朝吐，小便清利，大便不通，治法当以先通其秘，后温其寒。大便渐通，而复以中焦之药和之而自愈矣。其痰热呕者，乃火痰停留于膈间，宜以梅茹二陈饮主之。胃虚呕者，乃胃虚不纳，闻谷则呕，加味四君子汤主之。脾湿而呕者，盖脾湿太甚，不能运化精微，致使清痰留饮郁滞上中二焦，时时恶心呕吐清水，宜燥其湿，砂苓半夏汤主之。医者宜以各类推而调治，病犹不瘥者，吾盖未之信也。

脉

呕吐无他，寸紧滑数，微数血虚，单浮胃薄，芤则有瘀，最忌涩弱。

方法

丹溪云：胸中有伏火，膈上有稠痰，而成呕。宜二陈加炒栀、姜汁、黄连等为主。

凡症满短气，呕宜补中气，调中益气主之。

夏月呕不止，五苓散加姜汁入汤主之。

呕出有虫，宜用黑锡炒成灰，同槟榔末等分，米饮调下。

气被积滞，胃有所伤，致使食毕即吐，大便燥结，口渴等症。

清气保和汤

治呕吐不止，有物有声。

白术土炒　藿香梗　陈皮　白茯苓各钱半　黄连土炒　黄芩土炒　栀子姜汁炒，各一钱　半夏　神曲各八分　甘草　砂仁各五分

上姜三片，长流水和娇泥澄清二钟，煎至一钟，稍冷频服。

槟榔行气饮

治中焦呕吐，腹痛积滞等症。

橘红　槟榔　枳实　香附　厚朴各一钱　白芍　黄连姜制，各钱半　神曲　麦芽各八分　木香　砂仁各五分　甘草三分

上姜汁三匙，水煎服。

梅茹二陈饮

治胸中有伏火，膈上有稠痰，而作呕哕之症。

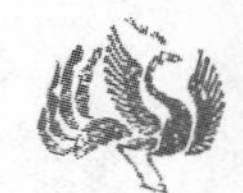

陈皮　半夏姜炒　炒栀子　白术　枳壳　竹茹　茯苓　麦冬各钱半　人参　砂仁　甘草各七分

上乌梅一个，姜三片，水煎，不拘时徐徐温服。

加味四君子汤

治弱人胃虚不纳，闻谷则呕，及久病脾胃虚弱呕吐等症。

白茯苓　白术　山药　白芍　人参　当归　莲肉　陈皮各一钱　藿香　砂仁　半夏　甘草各七分

上乌梅一个，炒老米一百粒，同姜三片，枣一枚，水煎，徐徐温服。

温中饮

治弱人脾弱胃寒呕吐，清水冷涎，脉来迟而无力，此是寒吐也，本方主之。

人参　白术　干姜　茯苓　陈皮　藿香　半夏姜制　砂仁各八分　丁香　官桂各五分

上姜三片，乌梅一个，水煎，徐徐温服。

寒极，手足冷，吐不出者，去官桂，加附子七分。

燥烦甚，加辰砂九分，炒米一百粒。

砂苓半夏汤

治水寒停胃，呕吐清痰，留饮郁滞于上中二焦，时时恶心呕哕等症。

半夏姜制　苍术米泔制　白术土炒　茯苓　陈皮　厚朴姜制，各一钱　砂仁　藿香　甘草各七分　干姜炒黑，三分

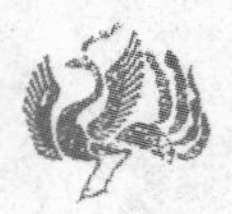

上姜三片，水煎，不拘时徐徐温服。

活套

凡呕吐症，忌用瓜蒌、杏仁、桃仁、萝卜子、苏子油腻之药，及山栀不宜生用。诸药腻膈，反助其呕。

久病虚吐，加人参、白术为主。

胃寒，以益智、草蔻、姜、桂之类，去栀、连等药。

如两胁痛，右关脉弦，呕吐不止，此木来土之分也。以参、术、柴、升、青皮、砂仁、芎、曲之类，合二陈治之。

或时常口吐清水，或口干不喜食冷，涎自下而涌上者，乃脾热也。二陈加白术、芍药、升麻、土炒芩、连、栀、曲、麦芽等剂。如常时恶心，吐清水，心胃作痛有声，得食暂止，饥甚则呕，此胃中有蛔也。二陈加苦楝根、使君子之类即愈，或用黑锡、槟榔末亦可。

噎膈门十七，附翻胃

论

经曰：三阳结谓之噎膈①。三阳者，乃大肠、小肠、膀胱也。结谓热结也。小肠热结则血脉燥，大肠热结则不能圊，膀胱热结则津液涸。三阳既结则前后闭塞，下既不通必反而上行，所以噎食不下，纵下而复出也，此阳火不下

① 人卫本《黄帝内经素问》作“三阳结谓之隔”。

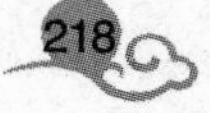

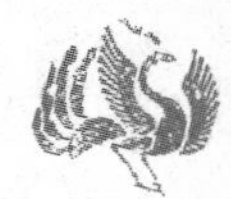

降而上行也。夫噎膈之病即翻胃之渐也，大抵此症皆由七情大过而动五脏之火，熏蒸津液而痰益甚，脾胃渐衰，饮食不得入胃，为噎，为膈，为翻胃也。其来有渐，病源不一，有因思虑过度而动脾火者，有因忿怒过度而动肝火者，有因久食煎炒而生胃火者，有因淫欲忘反而生肾火者。盖或有一火气上炎熏蒸津液而成痰，初则痰火未结，咽膈干燥，饮食不得流利为噎为膈。久则痰火已结，胃之上脘不开，饮食虽进，停滞膈间，须臾便出，谓之呕吐。至于胃之下脘不开，饮食虽进，进而即出，谓之翻胃。丹溪所谓年过五十者不治，粪如羊屎者不治，盖其血气虚弱也。气虚则不能运化而反生痰，血虚则不能滋润而能生火故也。间有用药劫去其痰，虽得暂愈，其病复作。少年血气未虚，用药劫去其痰，降去其火，远虑安神，可以保痊。噫，噎病生于血干火燥，厚滋味，多妄想也，切不可用香燥之药而厚滋味。盖症属热燥，香药能散气，燥药能耗血，厚滋味能助火，火动而生痰也。粗工不识病源，但见斯痰，误以为寒，便用峻剂，投之而取刻效，不思病危而弗之救，岂仁心也哉。

脉

《举要》云：反胃膈噎，寸紧赤涩。紧芤或弦，虚寒之厄。关沉有痰，浮涩脾积。浮弱气虚，涩小血弱。若涩而沉，七情所挎。

又戴云，血虚翻胃者，脉必数而无力。气虚翻胃者，脉必缓而无力。若气血俱虚者，口中出沫，但沫大出者必死。若脉滑数者，乃痰火翻胃也。大抵脉紧而滑易治，脉

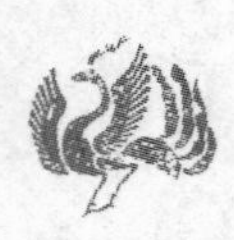

紧而涩难治。

方法

大率此症，乃血虚、气虚、有痰，兼之七情。要在内观以自养，薄滋味，次用良剂调之。

噎有五种：气噎，忧噎，食噎，劳噎，思噎。噎者，气塞不通，心胸不利，饮食不食下，各随其症而治之。

治法用童便、韭汁、竹沥、姜汁、牛羊乳，气虚入四君子汤，血虚入四物汤，有痰入二陈汤，慎勿用香燥药。

安胃和中饮

治噎膈翻胃，呕吐嘈杂，吞酸痞满，刺痛恶心等症。

白术土炒　香附酸醋炒　陈皮盐水浸　白茯苓　黄连姜汁同猪胆汁炒，各一钱　半夏姜汁炒　砂仁各五分　神曲　栀子炒黑，各八分　莲肉一钱二分　甘草三分

上姜三片，长流水入娇泥搅，澄清一钟，煎七分，入竹沥、童便、姜汁，不拘时细细温服。

气虚加黄芪、人参各八分。

血虚加当归七分，川芎五分。

当归养血汤

治年老阴血枯槁，痰火气结，升而不降，饮食不下者，乃成噎膈之症。

当归　白芍　熟地　茯苓　贝母去心，各一钱　枳实　瓜蒌　陈皮　厚朴　香附童便制　抚芎　炒栀　黄连同吴茱萸炒过，去茱萸，各八分　苏子　沉香各五分

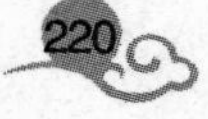

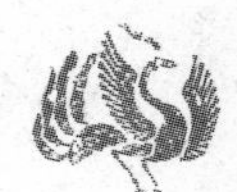

上姜一片，枣一枚，水煎入竹沥，另磨沉香在内同服。

生津补血汤

治年少噎膈，胃脘血燥不调，便闭食阻，或因七情等症。

生地　熟地　白芍　当归　茯苓各一钱五分　枳实　陈皮　黄连炒　苏子　贝母　栀子炒，各一钱　槟榔　香附　藿香各八分　砂仁　沉香各五分

上姜一片，枣一枚，水煎，入竹沥三匙，磨沉香同服，徐徐不可速。

四子调中饮

治翻胃噎膈，或因气恼痰火上升，小便赤，大便闭，此汤主之。

茯苓　黄连姜制　青皮麸炒，去穰　半夏姜制，各二钱　苏子　白芥子　桃仁去皮尖，各钱半　陈皮　枳实麸炒　香附童便炒　瓜蒌炒　木通各一钱　沉香　芒硝各五分　槟榔　厚朴各七分

上姜五片，水煎，稍热徐徐服。

丁附嗽津散

治翻胃久不愈，诸药不效。

用大附子一个，去盖，刳中使净，纳丁香四十九粒，复以盖覆之，用线缚定，置银石器中，浸以生姜自然汁，器上复盖定，下用慢火煮干姜汁为度，取出晒干为末。每用一钱七分，掺舌上津下。若烦渴则徐徐食粗粥，忌油腻生冷，二三次即愈。

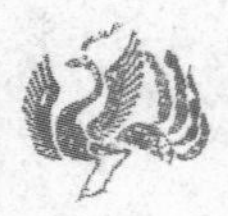

人参利膈丸

治膈噎翻胃症，胸中不利，大便燥结，痰嗽喘满，脾胃壅滞，能推陈致新。

人参　当归　藿香　枳实麸炒　厚朴姜制　大黄酒湿，蒸熟，各一两　木香　槟榔各七钱五分　甘草七钱

上共为末，滴水丸，如桐子大。每服五十丸，温水送下。

夺命丹

治噎食翻胃等症，不拘老少，并皆治之。

裘一个　麝一分　孩儿茶二分　金丝黄矾二分　朱砂春二分，夏四分，秋六分，冬八分

裘乃土糖裘，即蜣螂所滚之弹。凡粪土下皆有，用弹中有白虫者，如指大，若蛴螬一样。将弹少破一点盖住，火煅过大黄色，存性莫焦了，同前药并弹共为末，均作二服，烧酒调，空心下。如觉饥，用大小米煮粥少进，慎不可多食，食则病复难治。忌生冷、煎炒、盐、酱、葱、蒜、酒、面、恼怒等事。

补元丸

治诸翻胃噎食等症。

用自死大鲫鱼一尾，活者不效，剖去肠，留鳞，用大蒜去皮，薄切片，填鱼腹中，仍合住。用湿纸包定，次用麻缚之。又用熟黄泥厚厚封固，微干，取炭火上慢慢煨熟，取出去鳞及刺骨，用平胃散看鱼大小加减，杵丸如桐子大，

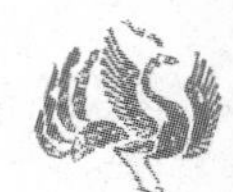

晒干收瓶内，勿令泄气。每服三十丸，空心米饮下。

二豆回生丹

治症同前。

百草霜五钱，微炒　硼砂　雄黄　朱砂各二钱　乳香一钱　黑豆　绿豆共各四十九粒

上共为末，筛极细，乌梅三十个，取肉和丸，如指顶大，朱砂为衣，噙化一丸。良久将面饼一个，茶泡烂食，不吐为效。若吐，再噙一丸，忌油腻、盐醋、怒气。

海田方

治症同前。

用马蛇儿三条（即野田蝎虎），将公鸡一只，笼住饿一日，只与水吃，换净肠肚。将马蛇儿切烂与鸡食之，取粪焙干为末，每服一钱，烧酒送下。

一方用醋鹅晒干为末。每服一钱，火酒空心下，即愈。

一方治翻胃。

取驴尿一钟，徐徐带热作二三次服之，不过一二钟即愈。但此药稍有毒，服时不可过多。

活套

翻胃一症，悉以二陈加童便、姜汁、竹沥、韭汁之类为主。血虚，本方合四物，仍加杏仁泥、红花、童便、韭汁之之类。气虚，本方合四物，仍加竹沥等药。

如饮酒人，本方加砂糖、驴尿入内服。

如朝食暮吐，暮食朝吐，或食须臾即吐，此胃可容受

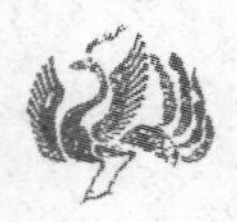

而脾不能运化传送也，或大小肠秘结，食返而上涌。本方加酒蒸大黄、桃仁之类以润之，或加麦、曲之类以助化之。

有因七情郁结之气噎者，本方加芎、附、木香、槟榔、瓜蒌、砂仁之类。

凡膈噎大便燥结，用大黄，乃急则治其标之剂。稍缓只宜用四物加童便、韭汁、牛羊乳为上策也。如无牛羊乳，慎毋以人乳代之。盖人乳内有饮食烹饪之火，及七情怒郁之火在其中，故不可代也。

呃逆门十八

论

经云：诸逆冲上，皆属于火。火呃之为病，乃胃火上炎，元气虚弱，以其气逆而上也。盖人之元气，全赖胃气以养。若胃土损伤，则木来侮之。内挟相火之势，故其气直冲清道而上，以出于口而为呃也。且火与元气不两立，火为元气之贼。元气既伤，胃火冲上，乌得不为呃逆之症哉？病者见此，似为危症，医者可以正法而治。虽然，又不可全以胃气、元气虚弱为呃，亦有因实而为呃者，不可不审。或因饮食大过，填塞胸中，而气不得升降者；或有痰闭于上，火起于下，而气不得伸越者；有为伤寒热病，阳明内实，当下而失下，清气不得升，浊气不得降，以致气不宣通而发呃者。如此数症，又为实呃也。但在审察人之虚实，病之新久，诊视六脉有力无力为主，不可混治，照后方加减耳。

且又伤寒发呃四症，不可不明。若病内中气不足，脉

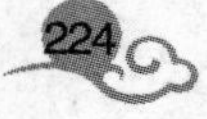

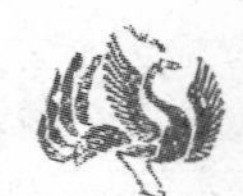

虚气微，不相续而发呃者，宜补中益气汤，加生脉散、黄柏以降虚火，少加附子一片，其呃自愈。若阳明内实，失下而呃者，轻则大柴胡，重则六一顺气汤下之而愈。若口渴饮水过多而成水结胸发呃者，宜小陷胸汤，或小青龙汤，去麻黄加附子一二片而愈。有传经热症，庸医误用姜桂热药，助起火邪，痰火相抟而为呃者，宜黄连解毒，或白虎等汤，加竹沥之类而愈。此治呃之要也。噫，医者意也，全在融会贯通，若执古方不活，何异刻舟求剑哉。

脉法

呃逆之脉，浮缓者生，弦急者死，结代难成。

方法

发呃若有痰与食在上者，宜吐之，稀涎散之类。

元气虚弱，胃气不足，补中益气汤之类主之。

若火气冲上，宜黄连解毒之类主之。

呃逆自利者，甘草、黄柏、芍药、白术、陈皮、竹沥之类主之。

痢疾发呃者，人参、白术煎汤，调益元散频服。

伤寒余热未解，竹茹温胆之类主之。

柿蒂丁香饮

治胃口虚寒，手足冷，脉沉细，呃逆之症。

丁香　良姜　半夏姜汁制　官桂　陈皮　木香另研　茴香　藿香　厚朴　砂仁　白术各一钱　沉香另磨　乳香各二分　柿蒂十四个　甘草五钱

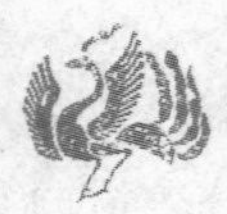

上姜三片，水煎，磨木香同服。

柴胡清呃饮

治实症，热烦发呃。

柴胡 黄芩 山栀 陈皮 砂仁 半夏姜汁制 竹茹 藿香各钱半 柿蒂十四个 沉香 木香另研，各七分 茴香

上姜一片，乌梅一个，水煎，磨木香、沉香同服。

竹茹黄连饮

治胃中有火，膈上有痰，发呃。

黄连 竹茹 麦冬 山栀 陈皮 半夏各一钱 砂仁 沉香 木香 茴香 苏子各七分 甘草 连翘各五分

上姜一片，乌梅一个，磨木香同服。

导水茯苓汤

治水寒停胃发呃。

茯苓 半夏姜制 厚朴姜制 陈皮 藿香 泽泻 柿蒂各一钱 丁香 官桂 茴香 沉香 木香 甘草各五分

上姜三片，水煎，磨木香同服。

滋阴降火汤

治元气虚弱，阴火上炎，发呃（方见阴虚门）。

依本方加砂仁、茴香、沉香、木香、山栀、柿蒂、辰砂各八分。

补中益气汤

治中气不足，脉虚微，气不相续而发呃者（方见内伤

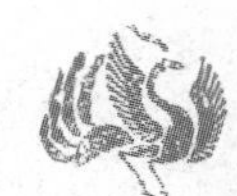

门）。

本方加生脉散、黄柏，或少加附子一片。

六一顺气汤及大柴胡汤

治阳明内实失下而发呃者（二方俱见伤寒门）。

黄连解毒汤及白虎汤

治伤寒热症，医者误用热药，以致火气挟痰炎上而为呃者（二方俱见伤寒门）。

瓜蒂散

治一切发呃之症。

沉香　木香　柿蒂　乳香　砂仁各等分

上为细末，淡姜汤调服一钱。口燥身热忌服。

活套

大抵泻痢与伤寒结胸发黄，兼有发呃者，皆难治之症也。

一法用乳香卷纸捻烧烟熏入鼻中，即效。

一方用花椒微炒出汗，去目为末，醋糊丸，桐子大。每服十五丸，醋汤下。

一方用硫黄、乳香各等分为末，以酒煎令鼻[①]病人嗅之。

一方用雄黄三钱，酒一盏，煎热，令病人嗅之。

① 鼻，疑为衍文。

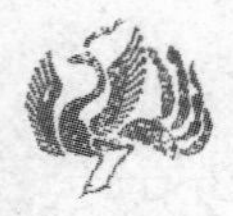

吐酸门十九，附吞酸

论

经曰：诸呕吐酸，皆属于热。河间所谓酸者肝木之味也，由火盛制金，不能平木，则肝自甚，故为酸也。譬如谷肉在器，湿热相抟则易为酸也，是以肝热则口酸。或东垣言为寒者，谓口伤生冷硬物而喜嗳醋吞酸。故俗医不悟其源为热，以温和脾胃之剂为主，殊不知人之伤于寒也，则为病热。盖寒伤皮毛，则腠理闭密、阳气怫郁，而为热症，假使用一二味温药而愈者，乃温暖腠理，发散疏通之意。正犹伤寒热在表而以麻黄汤解表之义同耳，岂可藉为治吞酸之常法乎。且又吞酸与吐酸不同，吐酸者，吐出酸水如醋；吞酸者，酸水刺心痛也。二者俱因饮食入胃，脾虚不能运化，郁积已久，湿中生热而为此症。治之之法，或以香砂平胃散温散之，或以清郁二陈汤凉解之，结散热去则气自和矣。所以中酸不宜食黏滑油腻者，谓其能令气郁不通畅也。宜食粗粮蔬菜以自养，戒怒薄味以自安，其疾焉有不瘥哉。

脉

吞吐酸水者，脉多弦而滑也。若沉而迟者，胸有寒饮也。关数而洪者，膈上有痰热也。

方法活套

吐酸是平日津液随上升之气郁积而成，郁积之久，湿

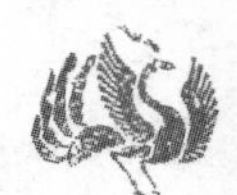

中生热，故从火化，遂作酸水而出，治宜以开郁降火之剂清之。

吞酸宜用炒吴茱萸顺其性而折之，此反佐之法，必用黄连为君。

二陈加吴茱萸、黄连二味，分时月、君臣各炒用。苍术、茯苓为辅佐，冬月倍茱萸，夏月倍黄连。

头眩有痰加南星、半夏，或生料平胃散加炒曲、炒麦芽、姜、枣同煎。

清郁二陈汤

治酸水刺心及吞酸嘈杂等症。

陈皮　半夏姜制　茯苓　黄连炒　栀子炒　香附童便制，各一钱　神曲炒，五钱　苍术　川芎　枳实　白芍各八分　甘草五分

上姜三片，水煎温服。

冬月加茱萸一钱，砂仁八分。夏倍栀。

透膈汤

治脾胃不和，中脘气滞，胸膈满闷，噫气吞酸，胁肋刺胀，呕逆痰涎等症。

大黄钱半　青皮　陈皮　枳壳　厚朴　朴硝各一钱　木香　槟榔　砂仁　半夏各八分　白蔻　甘草各五分

上姜三片，枣一枚，水二钟，煎一钟，通口服。

香砂平胃散

治吞酸吐酸等症（见泄泻门）。

依本方加炒黄连、山栀、吴茱萸。

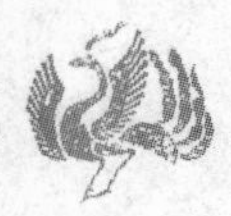

平肝顺气保和丸

治郁火伤脾，中气不运，胃中伏火，郁积生痰，致令呕吐酸水，嗳气嘈杂，心腹饱闷。常服能顺气和中，健脾开胃，进食化痰。

白术炒，四两　附米童便浸三日，炒　陈皮去白，各三两　小川芎　枳实去穰，麸炒　黄连姜汁制。各二两　栀子姜汁炒　神曲炒　白茯苓　莱菔子炒，各一两　茱萸汤浸　砂仁　青皮清油炒　麦芽炒　干生姜　竹茹各五钱　炙甘草四钱　木香三钱

上共为细末，竹沥打神曲糊为丸，梧桐子大。每服八九十丸，白汤下，甚者日进二服。

三因曲术丸

治中脘宿食留饮吞酸等症。

神曲炒，三两　苍术米饮浸，一两五钱　陈皮去白　砂仁各一两

上为细末，生姜汁别煮神曲糊为丸，梧桐子大。每服七十丸，白汤下。

连萸丸

治郁积吐酸。

黄连姜制　吴茱萸酒炒　半夏姜炒　白茯苓　陈皮　苍术米泔浸，炒，各一两　砂仁五钱　厚朴姜炒，三钱

上共为末，炊饼为丸，如绿豆大。每服二三十丸，食后白汤下，冬月倍茱萸五钱，夏月倍黄连五钱。

茱萸丸

治吞酸吐酸嘈杂等症。

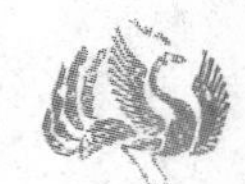

茱萸汤浸一日　陈皮去白　黄芩陈壁土炒，各五钱　黄连土炒，一两　苍术米饮浸，七钱五分

上共为末，神曲糊为丸，绿豆大。每服二三十丸，淡姜汤送下。

茱萸、黄连二味，随时令迭为佐使，寒月倍茱萸，热月倍黄连。

回令丸

泻火行湿，为之反佐，开痞结，治肝邪，可助补脾药耳。

黄连六两　吴茱萸一两，俱用壁土炒

上共为末，粥丸，梧桐子大。每服三五十丸，米汤送下。

软膏丸

治嗳气作酸，此盖胃中有伏火，膈上有稠痰故也。

南星　半夏　香附　栀子各二两　软石膏三两

上共为末，神曲糊为丸，梧子大。每白汤下七十丸。

嘈杂门二十，附嗳气

论

经云：胃为水谷之海，无物不受也。盖嘈杂之为病，似饥不饥，似痛不痛，而有懊侬不宁之状。其症或兼嗳气，或兼痞满，或兼恶心，渐至胃脘作痛，痰火内作而为患也。大抵皆因恣食无节，多食水果生冷，或烹饪调和黏滑等难化之物，以致脾胃有亏，清痰稠饮滞于中宫而成此症。甚

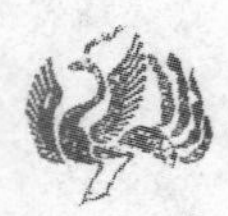

则变为翻胃、膈噎，即此由也。其症亦有三焉，有胃中痰因火动而嘈者，宜二陈汤加减；有因心血耗少而嘈者，宜当归补血汤加减；有因食郁气滞而嘈者，宜香砂平胃散加减。大概总治之法，以南星、半夏、橘红之类消其痰，芩、连、栀子、石膏、知母之类降其火，苍术、白术、芍药之类健其脾，又当节欲想，薄滋味，病无不安者也。

脉

右关脉紧而滑，乃痰嘈。六脉洪滑，痰而兼火。两关脉来沉涩，乃气郁嘈。气口脉大，食郁嘈也。

方法

嘈杂之治，用连、芩、枳实之苦以泄之，厚朴、生姜、半夏之辛以散之，参、术甘温以补，茯苓、泽泻之咸淡以渗之。大概与湿同治，使上下分消可也。

五更时嘈杂者，乃人思虑以致血虚也，宜四物加香附、炒栀、黄连、贝母。

化痰清火汤

治嘈杂嗳气，痰因火动，此症多有。

南星姜汁炒　半夏姜汁炒　黄连姜汁炒　黄芩　知母　栀子炒　苍术米泔水浸　石膏　白术土炒　白芍各一钱　甘草七分

上姜三片，水煎服。

当归补血汤

治心中血少而嘈，兼治惊悸怔忡，宜养清火也。

当归　白芍　生地　熟地各三钱　白术　茯苓　麦冬　山栀　陈皮各一钱　人参五分　辰砂研末，临服时入　甘草各三分

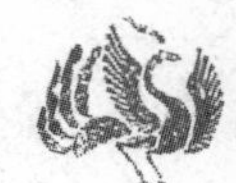

乌梅一个　炒米一百粒

上姜一片，枣二枚，水煎服。

香砂平胃散

治食郁嘈杂，宜消食开郁也（方见泄泻门）。

依本方加炒黄连、山栀、川芎、白芍、辰砂各一钱。

芩连二陈汤

治痰因火动，气郁湿热，胃口作嘈等症。

黄连姜炒　黄芩酒炒　半夏姜炒　陈皮　山栀炒黑　南星各钱半　川芎一钱　甘草五分

上水煎，食远温服。

消食清郁方

治诸般嘈杂闷乱，恶心，发热，头痛等症。

二陈汤加　神曲炒　山楂去核　香附末　麦芽炒　枳壳麸炒　黄连姜炒　栀子炒　苍术米饮制，各一钱　藿香七分

上姜三片，水煎服。

三圣丸

治诸般嘈杂。

橘红一两　黄连姜制，五钱　白术土炒，四钱

上为末，神曲打糊为丸，绿豆大。每服五十丸，用姜汤送下。

黄芩利膈丸

治嘈杂嗳气，除胸中热，利膈上痰。

生黄芩　炒黄芩各一两　萝卜子七钱　半夏　黄连　泽泻各

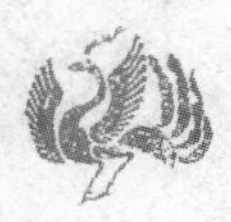

五钱　南星　枳壳　陈皮　白术各三钱　猪牙皂炒　生白矾各二钱

上共为末，汤浸，蒸饼为丸，梧桐子大。每服五七十丸，白汤下，忌鱼腥酒面。

交泰丸

治胸中一切痞闷嘈杂，大便稀则胸中颇快，大便坚则痞闷难当，不思饮食等症。

大黄四两，用当归、红花、吴茱萸、干漆各一两煎，水浸一昼夜，切碎晒干，仍以酒拌，九蒸九晒　白术二两，土炒　吴茱萸浸泡微炒，二两　黄连二两，姜汁浸，黄土炒　枳实一两，麸炒　归尾酒洗，一两五钱

上共为末，姜汁打糊神曲为丸，绿豆大。每服七八十丸，不拘时白汤下。

活套

肥人心下嘈杂痞满，内多湿饮，宜苍术、半夏、砂仁、茯苓、滑石之类为主。

瘦人嘈杂，乃郁热在上焦，宜枳实、黄连以导之，葛根、升麻以发之。

脾气虚弱痞满嘈杂，宜白术、山楂、曲、芽之类。

饮食填塞胸中嘈杂，宜枳实导滞丸之类。

若伤寒下早痞而嘈杂者，宜桔梗汤或小陷胸汤之类，不在杂例。

诸气门二十一

论

经曰：百病皆生于气也。夫人之一身，禀天地之阴阳，

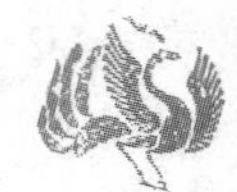

假父母之精血，而生四肢百骸，所以藉赖而成人者，气也，血也。故曰，气聚而生，气散而死。盖人身之正气与血为配，血行脉中，气行脉外，一呼脉行三寸，一吸脉行三寸，气血并行，周流乎一身之中，灌溉乎百骸之内，循环无端，运气不悖，而为生生不息之妙用也。经云：一息不运则机缄穷，一毫不续则穹壤判。若内无七情之所伤，外无六淫之所感，何气病之有哉。其不善养生者，五志之火，无时不起；五味之偏，无日不伤。是以内伤于七情者，喜、怒、悲、思、忧、恐、惊是也。喜甚则气散，怒甚则气逆，忧甚则气陷，思甚则气结，悲甚则气消，恐甚则气怯，惊甚则气耗也。外感于六淫者，风、寒、暑、湿、燥、火是也。风伤气者为疼痛，寒伤气者为战慄，暑伤气者为热闷，湿伤气者为肿满，燥伤气者为闭结，火伤气者暴疾也。或昧而不治，酿成胶痰固积，留滞于六腑，邪郁充塞于三焦，使气血失其常候，脏腑不能传导，致使清阳不升，浊阴不降，而诸气生焉。或为胁痛，腹痛，心痛，周身刺痛，甚则反胃噎食等症，即此由也。是以男子贵在养其气以全其神，妇女宜平其气以调其经。且气亦有二焉，有虚气，有实气。虚者，乃正气虚也。实者，乃邪气实也。虚者宜四君子汤为主，实者分心气饮为主。故丹溪有云，气实不补，气虚宜补之。故经所谓“壮者气行而愈，怯者着而成病矣”。此气病之确论也哉。

脉

《举要》云：下手脉沉，便知是气，沉极则伏，涩弱难治。其或沉滑，气兼痰饮，尺涩而坚，血实气隐。

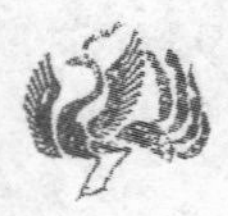

方法

丹溪云：今冷气、滞气、逆气、上气，皆是肺受火邪，气得火上之化，有升无降。庸工不知，妄投辛香之剂，以火济火，咎将谁归。

又曰，气无补法，世俗之论也，所忌者在痞满壅塞耳。若正气大虚，不能运行，邪气难出，所以为病也。

又曰，冷生气者，出于高阳生之谬言也。病人自觉冷气从下而上者，非真冷也。盖上升之气，自肝而出，中挟相火，自下而上，其热为甚。火极似水，阳亢阴微也。凡气有余便是火治，此正论也。

调气用木香，然木香味辛，气能上行，如气郁而不达，固宜有之。若阴火冲上而用之，反助火邪而病甚矣，又当用黄柏、知母，而少许木香以佐之。

加味分心气饮

治男妇诸气不和，多因七情伤神，或临食忧戚，或事不遂，抑郁之气留滞不散，停于胸膈，致心胸痞闷，胁肋虚胀，噎塞，吞酸噫气，呕哕恶心，头目昏眩，四肢倦怠，面色萎黄，舌干口苦，饮食减少，日渐羸瘦，并皆治之。

紫苏三钱　羌活　大腹皮酒洗　桑白皮　青皮去穰　陈皮各钱半　木通　茯苓　半夏姜汁制　赤芍　枳壳各一钱　官桂　甘草各八分

上姜三片，枣一枚，灯心一团，水煎温服。日进一服，连进数日，最能升降阴阳，调顺三焦，其功不浅。

一方加槟榔、香附尤妙。

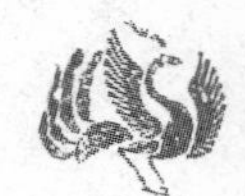

水气面目浮肿，加猪苓、泽泻、车前、木瓜、葶苈、麦冬。

有痞块加莪术、藿香。食少加砂仁、神曲。

多怒加芩、柴。下焦热甚加栀子。

上焦热甚加黄芩。翻胃磨沉香同服。

气虚冷痛以四君子为主，加砂仁、陈皮、当归、厚朴，姜一片，枣二枚，煎服。

气散不收，难卧，张口出气，兼有痰者，加贝母、知母以清之。加破故纸、小茴香及食盐少许以引其气，自归源矣。

流气饮子

治男子妇人五脏不和，三焦气壅，心胸痞满，咽塞不达，腹胁膨胀，呕吐不食，及上气喘急，咳嗽痰盛，面目浮，四肢肿，大便秘结，小便不通。及治脚气肿痛，喘急腹胀，大便不通及气攻肩背，胁肋走注疼痛。

紫苏叶　青皮　当归　芍药　乌药　茯苓　桔梗　半夏　川芎　黄芪　枳实各七分　防风　甘草　陈皮　木香　连皮大腹子各五分

上咀片，水二钟，姜三片，枣一枚，煎至一钟，不拘时温服。

蟠葱散

治男子妇人脾胃虚冷，气滞不行，攻刺心腹，痛连胸胁膀胱，小肠疝气及妇人血气刺痛。

缩砂去皮　丁皮　槟榔[1]各四两　蓬术　三棱煨　茯苓

---

① 槟榔，原作“梹榔”，下同。

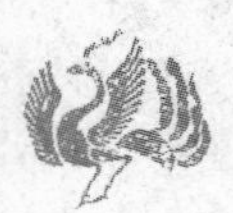

青皮去穰。各六两　延胡索　肉桂　干姜炮，各二两　苍术米泔水浸一宿，切焙　甘草各五钱

上为末，每服二钱，水一盏，葱白一茎，煎至七分，空心热服。

引气归源丸（一名木香顺气丸）治一切气逆，心胸痞满，腹胁胀痛，气不升降。日进一服，其气自归肾矣。

黑丑头末六两　枳壳麸炒　陈皮去皮　香附童便制　破故纸淡姜汤浸，各一两　木香　萝卜子　大腹皮各五钱

上八味共为末，水丸，梧桐子大。每日每服五十丸，白汤送下。

木香槟榔丸

导三焦，宽胸膈，破痰逐饮，快气消食。

郁李仁　皂角炙　半夏曲各二两　木香　枳壳　青皮　杏仁　槟榔各一两

上为末，另用皂角熬膏，入蜜少许和丸，梧桐子大。每服五十丸，食后姜汤下。

一方去杏仁、皂角、半夏、郁李仁，加当归、黄连、黄芩、黄柏、陈皮、三棱、莪术、大黄、牵牛，各一两，糊丸，梧桐子大。每服如前，名消膈丸，治湿热湿痰，气实耳聋，诸气诸疾，腹胀痢疾等症。

分消导气丸

七情恼怒，胸腹满闷刺痛，并皆治之。

枳壳　桔梗　桑白皮蜜炙　川芎　茯苓　厚朴姜汁制　附米童便制　青皮各二两　黄连姜汁制　半夏水浸十四次　瓜蒌去壳　泽泻　木通　槟榔　麦芽炒。各一两　甘草三钱

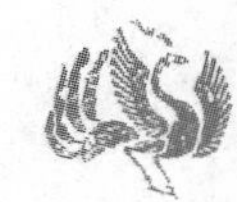

上共为末，神曲打糊为丸，梧桐子大。每服八十丸，白汤、姜汤任下。

利气丸

治一切气滞，心腹胀闷疼痛，胁肋胀满难消，呕吐痰涎，头目眩晕，并食积酒毒及下痢脓血，大小便结滞，风壅积热，口苦咽干，此丸最流湿润燥，推陈致新，滋阴抑阳，活血通经。

大黄生用　黑丑头末　香附米便浸炒，各四两　黄柏三两　木香　槟榔　枳壳　青皮　陈皮　莪术煨　黄连姜制　条芩　当归各一两

上共为末，水丸，梧桐子大。每服五十丸，加至一百丸，以利为度。

治膈丸

治因湿热气滞。

苍术二两　香附一两五钱　黄芩　炒黄连各五钱

上为末，新取红熟瓜蒌去皮，捣糊和丸，如绿豆大。每服三五十丸，温汤下。

交感丹

治一切名利失意，抑郁烦恼，七情所伤，不思饮食，面黄形羸，胸膈不利诸症，极有神效。

香附米二斤，用瓦器炒金黄色，取净末一斤　茯神去皮为末，四两

上为末，炼蜜为丸，如弹子大。每服一丸，空心细嚼，白滚汤或降气汤下。

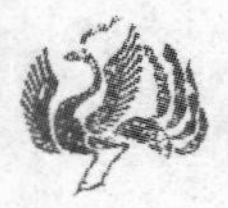

撞气丸

治五种噎疾，九种心痛。痃癖气块，冷气攻刺，腹痛肠鸣，呕吐酸水。男子疝气，女人血气，并皆治之。

生姜四两，盐五钱腌一宿，晒干　小茴香　青皮　甘草　陈皮　莪术　川芎各一两　胡椒　白芷　肉桂　砂仁　丁香皮炒。各五钱

上共为末，用阿胶一钱五分，和面糊丸，如芡实大，用朱砂为衣。每服三五丸，茶汤噙化。

仙传一块气

治诸气食积及噎塞痞满，胸胁刺痛，癥疝气，并皆治之。

青皮　陈皮去白　三棱煨　莪术　香附童便制　白丑头末　槟榔各二两　神曲　麦芽炒　萝卜子　郁金　黄连各一两　枳实六钱　皂角　百草霜各五钱

上为末，醋糊为丸，绿豆大。每服三五十丸，视疾之上下，服食之先后，热酒姜汤任下。

一粒金

治诸般气痛，一丸即止。

鸦片二钱五分，即阿芙蓉　阿魏一钱　木香　沉香各五分　牛黄二分半

上将沉香、木香、牛黄三味为末，以鸦片放碗内，滴水溶化，阿魏亦溶化，和蜜为丸，绿豆大，金泊为衣。每服一粒，热气痛，凉水下。冷气痛，滚汤下。忌酒醋青菜。

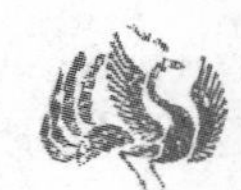

活套

肥白人气刺痛，宜参、术、枳壳、木香之类。

欲解五脏诸气，宜炒栀子黑色，为末，入生姜汁同煎，饮之。

上焦痛，枳、桔、山栀；中焦满痛，以厚朴、槟榔或平胃散，以去其敦阜[①]之气。

血气疼痛以四物加气药主之。

肿胀门二十二

论

经曰：诸湿肿满，皆属于脾。夫肿胀者，由脾胃之气虚弱。久饥寒苦之人，多食淡薄水饮不堪之物，而致脾虚不能制水，水渍妄行，故通身面目手足皆浮而肿，名曰水肿。若腹大如鼓而面目四肢不肿者，名曰胀满，又名鼓胀，皆脾土湿热而为病也。盖心肺，阳也，居上。肾肝，阴也，居下。脾胃居中属土，亦阴也。经曰：饮食入胃，游溢精气，上输于脾。脾气散精，上归于肺，通调水道，下输膀胱。水精四布，五经并行。是脾乃坤静之德而有乾健之名也，故使心肺之阳降，肾脾之阴升，而成天地交泰之象，是为平人令也。若七情内伤，六淫外侮，饮食不节，房劳致虚，脾土之阴受伤，转输之官失职，胃虽受谷，不能运

① 敦阜，土的别称。

化，则清阳自升，浊阴自降，而成天地不交之否。致使脾病，则金气衰，木寡于畏而来侮土，中宫湿热相蒸，填满胸腹，遂成肿胀鼓满之病，中空无物，胶固难医。

治法宜宽中补脾，分消顺水。又须养肺以制木，使脾无贼邪之虑；滋肾以制火，使肺得清化之宁。却盐味以防助邪，断妄思以保母气，远房帏，戒暴怒，病无不安者也。若医之昧理，不察虚实，急于获效。病人自惑，不悟死生，苦于胀满，以求通利，喜用利药，医得一时之快，难逃日后之忧。殊不知真气已伤，去死不远矣。俗谓气无补法者，因其痞满壅塞，似难于补，独不思正气虚而不能运行，所以为病。经谓“壮者气行则愈，怯者着而成病”，气虚不补，邪何由而退焉，但在人之权变耳。且又脐凸肉硬，掌肿无纹，唇肿齿焦，筋青肚大，男从脚下肿上，女从头上肿下，种种不同，并皆死症，医者其可轻视之乎！

脉

《举要》云：胀满脉弦，脾制于肝。洪数热胀，迟弱阴寒。浮大主吉，虚小难痊。

方法

朝宽暮急属血虚，暮宽朝急属气虚。朝暮急者，气血俱虚也。腰以上肿者宜发汗，腰以下肿者宜利小便。

大法宜补中行湿利小便，以参、术为君，苍、陈、茯苓为臣，黄芩、麦冬为使。重剂柴胡以制肝木，少加厚朴以消肿胀。气不运加木香、木通，气下陷加升麻、柴胡。若兼气血痰饮，随症而加。

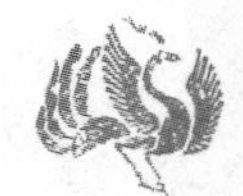

妇人产后浮肿，必大补气血，少佐苍术、茯苓以降水，大剂白术以补脾。

壅满宜半夏、陈皮、香附之类。

有热宜清肺，麦冬、黄芩之类是也。

行湿调荣养胃汤

治气血虚弱，单腹肿胀浮肿等症。

当归　川芎　人参　白术　白芍各一钱，敛胀　陈皮泄满　厚朴姜炒　苏梗　大腹皮敛气　萝卜子炒　海金沙　木通利水，以上各八分　木香运气，六分

上姜三片，枣一枚，煎服。水短，加苓、泻、滑石。

气虚，倍四君子。血虚，倍四物。手足不消，倍白术、茯苓。

分消饮

治先中满，后变肿胀，兼治脾虚饱闷。

苍术钱半　陈皮　厚朴　枳实各一钱二分　猪苓　泽泻　茯苓　大腹皮各一钱　砂仁　香附各八分　木香三分

上姜一片，灯心一团，煎服。

腹胀甚，加萝卜子一钱。胁痛面黑，去白术，加青皮。血鼓，身有血丝，小肠胀痛，加归、术、红花、牡丹皮，去白术、茯苓。食鼓，噎气作酸，加曲、芽、山楂、萝卜子。水鼓，清泻，加官桂。有块如鼓，是痞，久不散而成，加青皮、玄胡索、鳖甲、山楂。

宽中养卫汤

治胸膈胀满，饮食少用等症。

苍术米泔浸炒，四钱　香附　陈皮各一钱　枳壳　厚朴　藿香　神曲　槟榔　麦芽　青皮　枳实　茯苓各七分　半夏　砂仁　山楂各五分

上姜三片，枣一枚，水煎，食远服。

实脾散

治肿不烦渴，大便溏，小便少，不涩，此症属阴水。

厚朴　白术　木瓜　大腹子　附子　木香　草果仁　炮干姜　白茯苓各一两　炙甘草五钱

上㕮咀，姜五片，枣一枚，煎服无时。

加味枳术汤

治气为痰饮所隔，心下坚胀，此属气分。

枳壳　白术　紫苏茎叶　官桂　陈皮　槟榔　桔梗　木香　五灵脂炒，各六分　半夏　茯苓　甘草各二分半

上剉，姜三片，水煎服。

五皮散

治肿烦渴，小便赤色，大便闭，此属阳水。

桑白皮　陈皮　生姜皮　大腹皮　茯苓皮各等分

上剉，每服五钱，水煎服。

济生紫苏汤

治忧虑过度，致伤脾肺，心腹胀满，喘促，肠鸣气走，漉漉有声，大小便不利，脉虚而紧涩。

白术二钱　苏子研　人参各一钱　草果仁　大腹皮酒洗　半夏　厚朴　陈皮　枳壳　木香　甘草各五分

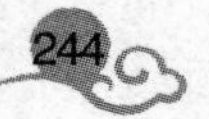

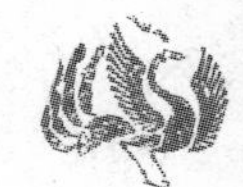

上姜三片，枣一枚，水煎服。

白术木香散

治喘嗽肿满，腹胀水病，小便不通。

滑石　陈皮去白，各二钱　白术　猪苓　泽泻　木通　赤茯苓各一钱　木香　槟榔　甘草各五分　官桂三分

上姜三片，灯心一团，水煎空心服。

五子十皮散

治一切鼓胀，并气虚中满，单腹胀方。

茯苓皮　牡丹皮　五加皮　甘草皮　草果皮　地骨皮　大腹皮　木瓜皮　木通皮　生姜皮　菟丝子　大腹子　车前子　紫苏子　葶苈子

上咀片，水二钟，煎至八分服之。如要断根者，将十五味药等分为细末，各一钱五分。用雄猪肝一个，不下水者，先将温水煮一滚取出，用竹尖钻孔数个，入药在内，蒸熟切片，捣蒜蘸食之，不过一二个，永不发也。

调中健脾丸

治单腹胀，及脾虚肿满，膈中闭塞，胃口作疼，并皆神效。此药不伤元气，服有大益，勿轻视之。

白术六两，黄土共炒　陈皮盐水拌炒　半夏汤泡七次　香附米童便浸一宿　薏苡仁烘　山楂肉炒，各三两　白芍药火煨　泽泻炒　黄连吴茱萸水浸一宿，炒燥，去萸用连，各二两半　黄芪蜜炙，二两　人参二两　苍术米泔水浸一宿，炒二两　茯苓二两　五加皮炒，二两　紫苏子炒　萝卜子炒　草豆仁酒拌炒。各一两五钱　瓜蒌煅，一两　沉香

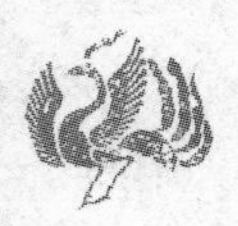

六钱，另研，不见火

煅瓜蒌法

用大瓜蒌二个，镂一孔，每个入川椒三钱，多年粪礞二钱，敲粒大，俱纳入瓜蒌内，外以绵纸糊完。再用细纸筋盐泥封裹完固，晒干入火内煅通红为度，取出，择去泥，与黑皮一并入药。

上共为细末，煎荷叶大腹皮汤，打黄米糊为丸，如梧桐子大。每服百丸，日进三次，白汤下。

香平消肿丸

治水肿，气肿，血肿等症。

香附童便浸　黑丑头末　三棱　莪术各三两

上共为末，入平胃散一斤，醋糊为丸，或入鸭头鲜血为丸，桐子大。每服五十丸，生姜汤下。

中满分消丸

治中满肿胀，并气胀、水胀、大热胀，皆治。

酒芩六钱　黄连　枳实　半夏　厚朴各五钱　知母　泽泻　陈皮各三钱　姜黄　白术　人参各二钱五分　干姜　砂仁　白茯苓

上蒸饼或神曲糊丸，梧桐子大。每服百丸，将丸用纸火上焙热，白汤或姜汤送下。盖寒因热用，故焙热服之。

四炒枳壳丸

治气血凝腹内，鼓胀积聚，此宽中快膈，和气，消导

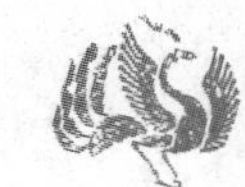

饮食。

枳壳四两，米泔水浸，分四处，炒用

一分苍术一两同煮干，炒黄色，不用苍术。

一分萝卜子一两同煮干，炒黄色，去萝卜子不用。

一分小茴香一两同煮干，炒黄色，去茴香不用。

一分干漆一两，水同煮，炒黄色，去漆不用。

香附醋炒　三棱同莪术法制　莪术各二两　槟榔　玄胡索微炒，各一两

棱术二味，同童便一钟，浸一宿，次日用完。巴豆仁去壳三十粒，同水煮干，炒黄色，去豆不用。

上为末，用苍术、小茴香、萝卜子、干漆煮汁，好醋一碗，同面糊丸，梧桐子大。每服七十丸，清米汤下。

宽中健脾丸

治单腹胀，及脾虚肿满，膈中闭塞，胃口作痛，一切肿胀等症。及积块坚硬，气喘，坐卧不安，大小便赤涩（方与广茂溃坚丸同）

半夏七钱　黄连六钱　厚朴　黄芩　益智　草豆蔻　当归各五钱　生甘草　柴胡　泽泻　神曲炒　青皮各三钱　广茂　升麻　红花　吴茱萸各二钱

渴者加葛根四钱。

上为末，神曲糊丸，梧桐子大。每服七八十丸，白汤下。

牵牛丸

治肚实肿胀等症。

滑石　黑丑末各六两　大黄　泽泻各一两五钱　木香　白茯

苓　厚朴各一两

上为细末，水煮稀糊为丸，梧桐子大。每服三五十丸，淡姜汤下。

抵挡丸

治有故畜血而腹胀者，宜以此下之。

大黄一两　虻虫八个　水蛭七个　桃仁七个

上为末，分作四丸。每一丸，水一盏，煎七分，温服。血未下再一服。

金蟾散

治气蛊如神。

大蛤蟆一个，以砂仁推入蟆腹内，以满为度。用泥罐封固，炭火煅，令红透，烟尽取出，候冷去泥，研末，为一服。或酒或陈皮汤送下，撒屁为效。每服三钱，量人虚实加减。

丹房奇术

治一切肿胀等症。

巴豆四两　水银粉二钱　硫黄一钱

上共研成饼，先用新绵一块铺脐上，次以饼当脐掩布上，外用布缚。如人行五里许，自然泻下恶水，量行三五次，去药以粥补。久患者隔日取水。

二香分水丸一名金酒丸

治一切鼓胀肿病，量虚实加减。

广木香二两五钱　真沉香　牙皂炙黄　槟榔各一两

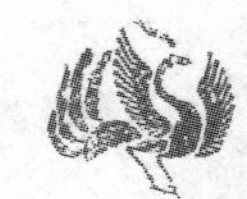

上共为末，用南京烧酒为丸，梧桐子大。轻者服三钱，重者服四钱，五更烧酒下。

水肿，小便出尿，气鼓，放屁，水鼓，加葶苈五钱。

活套

凡肿胀，须用姜制厚朴、苍术、茯苓、海金沙、滑石之类。

色白多气虚，用四君子为主。

疲黑人肿胀多热，用芩、连、栀、朴之类。

有蓄血腹胀，用桃仁、红花之类。

凡如多七情，以香附、抚芎、青皮、柴胡之类。

凡寒胀，宜藿香、官桂、升、葛之类。

若凡肿胀初得，多是气胀，宜行气疏导之剂。

凡久则成水胀，宜行湿利水之剂。

敬修堂医源经旨卷之四

积聚门二十三

论

经曰：积聚留饮，痞膈中满，湿积霍乱，吐下癥瘕，坚硬腹满，皆太阴湿土，乃脾胃之气，积聚之根也。又《难经》所谓积者，阴气也。故阴沉而伏，阳浮而动，气之所积，名曰积；气之所聚，名曰聚。故积者五脏所生，聚者六腑所成也。夫所谓积者，阴气也，其所积病之处，不离其部，上下有所终始，左右有所穷处也。谓聚者，阳气也，其始终无根本，其痛或隐或见，上下无所留止，痛发无所定位。是故肝之积，名曰肥气，在左胁[①]下，如覆杯，有头足，久不愈，令人咳逆痎疟，连岁不已。心之积，名曰伏梁，起脐之上，大如手臂，上至心下，久不愈，令人烦心。脾之积，名曰痞气，在胃脘右侧，覆如盆，久不愈，令人四肢不收，发黄疸，饮食不长肌肤。肺之积，名曰息奔，右胁下，亦大如覆杯，久不愈，令人洒淅寒热，喘咳，肺壅。肾之

---

① 原作“右胁”，据下“肥气丸”方论改。

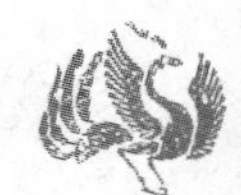

积，名曰奔豚，在小腹上，心之下，若豚之状，动走上下，久不愈，令人喘逆，骨痿少气。五者，治各有方。

盖人之气血，荣卫一身，上下周流，无时少息。一有七情感动，五志之火炎上，有升无降，以致气液水谷，不能顺序，稽留而为积也。故丹溪云，气不能成块者，乃有形之物，痰与食积死血而成也。在中为痰饮，在右为食积，在左为血块。诚哉是言也！此盖左关肝胆之位，肝胆乃藏血液之脏腑。右关脾胃之位也，脾胃乃藏饮食之脏腑。是以左有积则为血块，右有积则为食积。若中间则为水谷出入之道路，五志之火熏蒸水谷而为痰饮也，其理昭然。治之之法，有有余不足之分耳，可补则补，可泻则泻，毋逆天时。详脏腑之高下，如寒者热之，结者散之，实者除之，留者行之，削之摩之，咸以软之，苦以泻之，全其真气而补益之，随其所利而行导之，故曰调其气而破其血，消其食而豁其痰也。

古人立方以木香、槟榔去气积，三棱、莪术去血积，麦牙、神曲去酒积，香附、枳实去食积，牵牛、甘遂去水积，山楂、阿魏去肉积，海粉、礞石去痰积，雄黄、白矾去涎积，干姜、巴豆去寒积，黄连、大黄去热积，各从所归。大抵积之初固为寒，积之久则变为热矣。噫，用巴豆、干姜以治新积之寒，大黄、黄连以治久积之热，固且是矣。然此瞑眩之剂，在明哲者投之则宜。吾恐粗工不分虚实，不问久新，雷同妄治，草菅人命矣，慎之慎之。

脉

《举要》云：五积属阴，沉伏附骨。肝弦心芤，肾沉急滑。脾实且长，肺浮喘促。

积聚癥瘕，紧则痛缠，虚弱者死，实强可痊。

方法活套

凡痞块，在皮里膜外，须用补气药及香附开之，兼二陈汤，先须断厚味。

凡积块，不可专用下药，不特积块难消，且反伤元气矣。宜消导之，使溶化其死血积块，后须大补。

凡妇人腹中有块，多属死血，不可妄作气治。

凡治块，当降火消食积（食积，即痰积也）。

导气散痞汤

治一切气结不散，心胸痞块逆气上攻等症。

枳壳　木通　青皮　陈皮　桑白皮　萝卜子各二钱　黑丑　白丑　莪术　茴香　三棱各一钱

上姜三片，水煎温服。

真人化蚀汤

治男妇五积六聚，痃癖癥瘕，不论新久上下左右等症。

三棱　莪术　青皮　陈皮　神曲　山楂肉　香附童便制　枳实面炒　厚朴姜炒　黄连姜炒　当归　川芎　桃仁去皮　红花　槟榔各八分　木香　甘草各三分

上姜三片，煎服。一方胃实加大黄钱半。

千金导气汤

治妇人腹满气块，游去不定，漉漉有声，攻作疼痛，年久不愈者。

香附　白芷　丁香　木香　砂仁　白蔻　乌药　枳实　当归　川芎　白芍　白术　青皮　陈皮　桔梗　厚朴　牛膝

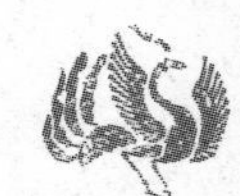

姜炒　杜仲姜炒，去丝，一钱①　三棱醋炒　干姜　莪术醋炒　角茴　小茴　红花　乳香　没药　干漆　甘草各七分

上酒水各一钟，入姜葱煎热服。

饱闷不食加神曲、麦芽。有热加柴胡、黄芩。

化痞丹

消积专攻之剂。

大黄四两，米醋泔水浸一七，日晒夜露一七　穿山甲②土炒，二两　木鳖子去油　香附童便浸　桃仁去皮尖，各一两　红花三钱，生用　青黛一钱

上共为末，将大黄醋煮，少加神曲末，成糊为丸，如豆大。每五十或六十丸，茅根、葛根煎汤送下，忌花椒、胡椒、糯米等物。

胜红丸

治脾积气膈满闷，气促不安，呕吐酸水，丈夫酒积，妇人血积，小儿食积，并皆治之。

香附去皮毛，二两　陈皮　莪术二味同醋煮　青皮去穰　三棱醋煮　干姜炮　良姜各一两

上共为末，醋糊为丸，梧桐子大。每服五十丸，姜汤食前服。

消积和中丸

顺气化痞，理脾消滞，散痞结，除积块，进饮食，清

---

① 疑有脱文，当为“各一钱”。

② 原作“川山甲”，下同。

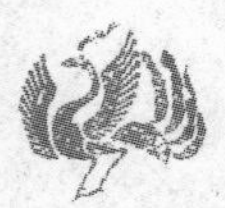

郁热。

白术三两，土炒　陈皮二两，去白　半夏泡七次，姜汁炒　香附醋炒　神曲炒　白芥子炒　黄连姜汁炒　莱菔子微炒　山栀姜汁炒，各一两　白茯苓一两五钱　槟榔七钱　麦芽六钱　干漆炒尽烟，五钱　青皮　砂仁各四钱　木香不见火　真阿魏醋浸，各三钱　三棱　莪术各八分

外加人参五钱。

上为末，姜汁酒打糊为丸，梧桐子大。每服八十丸，食后白汤送下。

三棱煎

治食癥酒癖，血瘕气块，食发刺痛，全不思食，及积滞不消，心腹坚胀，痰逆吐哕，妇人血积，男子脾气等症。

三棱　莪术各四两　芫花一两

上同入磁器中，用米醋五盏浸之，泥封器口，以灰火煨令干，取出棱、莪，将芫花以余醋炒，令微焦，焙干为末，醋糊丸，绿豆大。每五十丸，姜汤下。

横泄肿满，桑白皮煎汤下。

一方治酒食停积过多，心下胀满，用盐花擦牙齿，温水嗽二三次即消。

白芥丸

治男妇食积死血，痰积成块在两胁，动作腹鸣[①]，嘈杂眩晕，身热时作等症。

白芥　萝卜子　黄连　山栀　川芎　三棱　莪术　桃

① 动作腹鸣，“腹”字原脱。

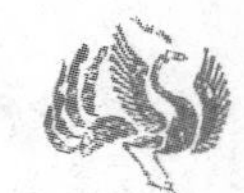

仁　香附　山楂　神曲各一两　青皮五钱

上药分作二处，一半用吴茱萸水炒，一半用益智仁水炒，为末，蒸饼为丸，梧桐子大。每服五十丸，白汤下。

大阿魏丸

治五积六聚兼痰嗽喘症。

生南星　半夏姜制　山楂　神曲　麦芽　黄连各一两　连翘　阿魏　瓜蒌仁　贝母各五钱　风花硝　石礞[①]　萝卜用子　胡黄连各二钱五分

上为末，姜汁浸，蒸饼糊为丸，梧桐子大。每服三十丸，白汤下。

通玄二八丹

治饮食积聚痞块，兼医泻痢等症。

黄连去须毛，半斤　白芍药　当归　生地　乌梅各五钱

上共为末，雄猪肚一具，入药于内，以线缝之，将韭菜二斤，铺底面于锅内蒸之，候汤干再添，蒸一日，以药熟肚烂为度，取出俱入石臼内，捣丸梧桐子大。每服七十丸，饮食积聚，早晨姜汤下。

泻一二次，以温粥补之，如泻痢，食后茶汤下。

凡用此丸，要行以姜汤下，欲止以茶清下。

妙应丸去使君子[②]名七转灵应丹

治诸瘕虫积，山岚瘴气，食积疼痛，疮癞热痰痞块，

---

① 礞，红色的磨刀石。

② 原作“史君子”，下同。

赤眼口疮，女人经脉不调，血瘕血闭，赤白带下，小儿癫痫，疳积蛊积并治。

槟榔十二两　黑丑三两　大黄　雷丸　锡灰　芜荑　木香　使君子各一两

上为末，用葱白煎汤，露一宿，为丸，粟米大。每服四钱，五更葱汤下，或木香煎汤下，取寸白虫用东方石榴根煎汤下。

小儿服一钱或五分，天明取下病根，或虫，或如烂鱼肠，或如马尾、虾蟆、小蛇诸般怪物，或小取下青黄红白米泔等色，其虫皆因饮食中所感而成。此药不比巴霜、甘遂、硇砂等剂，不动真气，有虫取虫，有积取积，有气取气，有块取块，一服见效。

凡人面上自斑唇红，能食心嘈，颜色不常，脸上或如蟹爪露，便知有虫，此丸四时可服，惟孕妇忌之。

异功阿魏散

专攻痞块之剂。

大黄一两　甘草　儿茶各三钱　阿魏二钱二分　天竺黄　芦荟　僵蚕[①]各二钱　番木鳖一个　穿山甲七片

上共为末，酒调服，即化下脓血来，或醋调贴胸，贴脐半块亦妙。

四味内消丸

治妇人血块如盘，有孕难服峻剂，及虚弱人痞块，

---

① 原作“姜蚕”，下同。

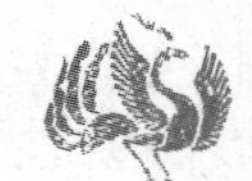

并治。

海石二两，醋煮　桃仁去皮尖　白术土炒，各一两　香附醋炙，四钱

上共为末，神曲糊丸，梧桐子大。每服七十丸，白汤送下。

肥气丸

治肝之积，名曰肥气。在左胁下，如覆杯有头足，久不愈，令人咳逆痎疟，连岁不已。

三棱　莪术　铁孕粉各三两，俱醋煮　当归　黄连　苍术米泔浸，各一两五钱　青皮一两　蛇含石五钱，火煅醋淬

上共为末，醋糊为丸，梧桐子大。每服三十丸，当归浸酒下，或加巴霜三分亦可，止服十丸，不可多服。

伏梁丸

治心之积，名曰伏梁。起脐上，大如臂，上下久不愈，令人烦心。

黄连一两五钱　厚朴姜制　人参各五钱　黄芩三钱　桂枝　丹参各一钱　干姜　菖蒲　川乌头泡，各五钱　巴霜三分　红豆蔻二分①

上将前药为末，后入巴霜和匀，炼蜜为丸，梧桐子大。每服五丸，加至七丸，淡黄连汤下。

痞气丸

治脾之积，曰痞气。在胃脘，覆大如盘，久不愈，令

---

① 二分，原作“二卜”。

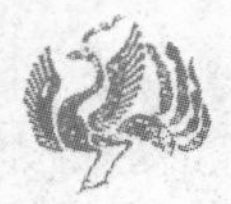

人四肢不收，发黄疸，饮食不为肌肤。

厚朴姜制，五钱　黄连一两　乌头二钱五分　川椒二钱　茵陈酒炒　干姜炮　砂仁各一钱五分　人参　泽泻　黄芩各一钱　桂皮五分

上为末，外加巴霜一分，炼蜜为丸，梧桐子大，朱砂为衣。每服五丸加至七丸，甘草汤下。

息奔丸

治肺之积，曰息奔。在右胁下，大如覆杯，久不愈，令人洒淅寒热，喘咳发肺痈。

黄连姜炒，一两五钱　厚朴姜炒，一两　川乌　白豆蔻　陈皮去白　三棱　天冬　人参各三钱　干姜炮　白茯苓　川椒　紫苑各二钱　青皮一钱　巴霜一分

上除茯苓、巴霜，另研余共为末，炼蜜为丸，梧桐子大。每服五丸至七丸，淡姜汤下，以上四方，秋冬用黄连三分减一分。

奔豚丸

治肾之积，曰奔豚。发于小腹，上至心下，若豚状，①或上或下，久不愈，令人喘逆，骨痿少气。及治男子内结七疝，女人瘕聚带下。

厚朴七钱　黄连五钱　白茯苓　泽泻　菖蒲各二钱　苦楝②酒煮，三钱　玄胡索一钱五分　全蝎　独活各一钱　川乌炮　丁香各五分　肉桂　巴霜各一分

上除巴霜、茯苓，另研为末，同均，炼蜜为丸，梧桐

① “上至心下，若豚状”，原作“上志心下，若豚壮”。
② 苦楝，原作“苦练”，下同。

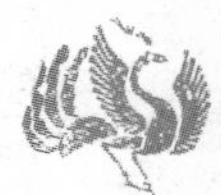

子大，每服五丸加至七丸，淡盐汤送下。

神芎丸

治诸般积热火症，胸膈胀满，积聚痞块，二便闭结，头目不清，一切杂症。

黑丑　滑石各四两　锦文大黄用生　片黄芩各二两　黄连　薄荷　川椒①各五钱

上为末，滴水为丸，梧桐子大。每服一钱或二钱加减。

遇仙丹

治诸般积聚并停滞食积等症。

白丑头末四两　白槟榔一两　牙皂角去皮弦　茵陈　三棱　莪术各五钱

上共为末，醋糊为丸，梧桐子大。每服二钱或三钱，量人加减，清晨茶清下。

红丸子

治伤食冷痛。

京三棱醋煮　莪术醋煮　陈皮去白　青皮去穰面炒，各五两　干姜炮　胡椒各二两

上为末，醋煮糊为丸，梧桐子大，以矾红为衣。每服三十丸，食后姜汤下，小儿临时加减与服。

乌梅丸

治酒积，消食化痰。

乌梅　生姜各一斤　半夏　白矾各半斤

---

① 方名“神芎丸”故，川椒疑为“川芎”。

上用石臼捣为细末，新瓦两片夹定，火上焙三日三夜为度，次入神曲、麦芽、陈皮、青皮、莪术、枳壳、丁皮、大腹子各四两，为末，用酒糊为丸，如梧桐子大。每服四五十丸，姜汤下。

胜金丸

治脾积气滞，胸膈饱闷，气促不安，呕吐清水。大人酒积，妇人脾血积气，小儿食积，并皆治之。

香附子去皮尖，炒三两　陈皮　莪术二味同醋煮　青皮　三棱　木香炮　炒栀子各一两

上为末，醋糊为丸，梧桐子大。每服五十丸，姜汤下。

七圣破血丸

治血块。

海石醋煮　三棱醋煮　蓬术醋煮　桃仁　红花　五灵脂　香附①

上为末，醋糊为丸，石醿白术汤吞下。

凡血块若以行药行之，后须大补。

退黄丸

治积聚黄疸等症。

平胃散六两　绿矾二两

上用醋糊为丸，如梧桐子大。每服六十丸，枣汤送下，忌食生冷发气湿面等物。

---

① 此处疑缺用量。

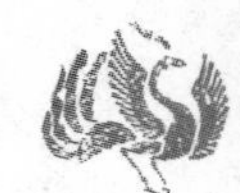

四仙膏

治男妇痞块。

漆滤过生用　木耳各四两　阿魏二两　蜂蜜六两

上用锡罐一个，内盛封固，放锅内，水煮三炷香尽，取起冷定。每服二茶匙，烧酒送下，日进三服，忌油腻发物。

三圣膏

专贴痞块。

风化石灰半斤，为末，瓦器中炒，令淡红色提出，候热稍减，制下大黄末一两，炉外炒。候热减，入桂心末五钱，略炒。三味共一处，入米醋熬成黑膏，厚纸摊开贴患处，内服对症煎药，其块自消。

五疸门二十四

论

经曰：诸腹胀大，皆属于热。盖五疸者，胀大之由也。夫黄疸之病有五者，一曰黄汗疸，其症身体俱肿，状如洪水，汗出染衣，黄如柏汁。此由脾胃有热，或因汗出入水洗浴，故汗秘塞，内热发而为黄也。二曰黄疸，其症食已即饥，皮肤及爪、面、目、小便俱黄，卧时身体带青带赤，增寒壮热，此由酒食过度，脏腑热极，水谷相并积于脾胃，复为风湿所抟，结滞不散，热气熏蒸所致也。三曰谷疸，其症食毕头眩，心中怫郁不安，遍体发黄，此由脾胃大饥过度，偶因饮食所伤，胃气冲蒸所致也。四曰酒疸，其症两目发黄，心中懊痛，足胫满，小便黄而发赤斑，此由饥中饮酒大醉，当风入水所致也。五曰女劳疸，其症身目皆黄，发热恶寒，小腹满急，小便不利，此由过于劳伤，又于极热之中，房事之后或沐浴所致也，若多渴而腹胀难治。疸虽有五，俱是脾胃水谷湿热相蒸，故发黄也，就如罨曲相似，湿热而生黄也。各当究其所因，以分利小便为主，解毒次之。又有时气伤寒，伤风伏暑，解散未尽，亦令人发黄如疸状，其病口淡怔忡，耳鸣脚弱，微寒热，小便白浊，又当作虚症治之，不可概例。且五疸之症，要在小便，清白则病退矣，抑又有疸愈而成鼓者皆然，全在审虚实去其根矣。

脉

《举要》云：五疸实热，脉必洪数，其或微涩，症属虚热。

方法活套

用完丝瓜一个，烧灰为末。每服一钱，伤酒酒下，伤面面下。

虚疸无积，以茵陈散加秦艽、四君等剂。

色疸加白术、白芍、白茯、白扁豆等剂。

加减茵陈汤

治五疸湿热发黄等症。

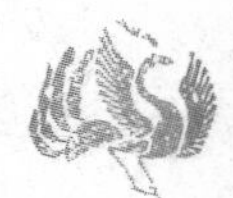

茵陈　栀子　赤茯苓　猪苓　泽泻　苍术　枳实　黄连　厚朴　滑石各钱半

上灯心一团，水煎服。

黄汗本方加石膏、黄芪、蜜炙麦冬、豆豉[①]各一钱。

黄疸加瓜蒌、大黄、木通各一钱。

谷疸加苦参、龙胆草各一钱。

酒疸加葛根、杏仁、黄芩各一钱。

女劳疸加当归、白术、枳实各一钱。

大便结实，倍大黄、枳实、厚朴。

济生茵陈汤

治黄汗染衣而不渴。

茵陈二两　大黄一两　栀子三钱

上剉，水煎服。此方实者可用，虚者用后黄芪散。

黄芪散

石膏四两　黄芪　赤芍　茵陈　麦冬　豆豉各一两　甘草炙，五钱

上㕮咀，姜五片，水煎服无时。每一服重一两五钱。

大温中丸

治一切黄疸、黄肿胀病。

香附一两五钱　针砂一两　陈皮　苍术　厚朴　青皮　三棱　莪术　黄连　苦参　白术各五钱　生甘草二钱

上共为末，醋糊为丸，梧桐子大。每服七八十丸，空

---

① 原作“豆跂”，下同。

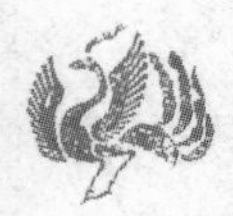

心淡盐汤下。

此方不啻治黄疸，又可借为制汗燥皮之用，如脾虚以参、术、陈作汤，使针砂以青矾代之尤妙。

小温中丸

治黄疸、食积等症。

白术三两　山楂　青皮　苍术　神曲各二两　香附童便制，一两五钱

春加川芎一两，夏加苦参或黄连一两，

秋倍苍术一两，冬加吴茱萸或干姜五钱。

上为末，神曲打糊丸，梧桐子大。每服七八十丸，淡盐汤送下。

四宝丸

治黄病，喜吃生米、茶叶、黄泥、黑炭等物。

使君子去壳，二两　南星姜汁制　槟榔各一两

上三味，切咀片。如爱吃生米，用生米一斤炒过煎药；爱吃茶，用茶叶一斤炒过；爱吃黄泥，用陈壁土一斤炒过；爱吃黑炭，用黑炭一斤炒过。并药共为末，炼蜜为丸，如梧桐子大。每服五十丸，清晨砂糖水送下。

二术分清丸

治黄病爱吃茶叶等症。

苍术　白术各三两　石膏　白芍　黄芩　南星　陈皮各一两　薄荷七钱

上共为末，砂糖煮神曲为丸，梧桐子大。每服七十丸，

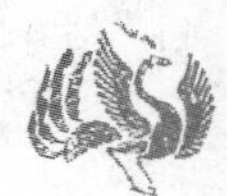

砂糖水下。

黑矾丸

治一切黄肿病。

黑矾不拘多少，日晒夜露三七。为末，枣肉为丸绿豆大。每服九丸，早午晚各进一服，日进三服，三七即止，小儿止服三丸。

绿矾丸

治黄胖。

胶枣二斤，煮去皮核　皂矾半斤，煮干　平胃散四两

上用枣捣烂，入矾，丸如梧桐子大，平胃散为衣。每服三五十丸，临卧酒送下。

瘅疸丸

治时行瘅疸及疫疠发黄症。

茵陈　山栀　大黄各一两　芒硝　杏仁各六钱　鳖甲四钱　巴霜一钱　豆豉二钱

上为末，蒸饼为丸，梧桐子大。每服三丸，米饮下，吐利为度，未效再加一丸。此病杀人至急，可慎之。

虚损门二十五

论

经曰：久视伤血，久卧伤气，久坐伤肉，久立伤骨，久行伤筋。若夫七情五志之火飞越，男女喜色之欲过淫，

是皆虚损之所由也。要曰，虚损之疾，寒热因虚而感也。感寒则损阳，阳虚则阴盛，其损自上而下也。一损损于肺，皮聚而毛落；二损损于心，血脉虚少，不能荣于脏腑，妇人则经闭；三损损于胃，饮食不为肌肤。治宜以辛甘淡，凡过于胃则不可治矣。感热则损阴，阴虚则阳盛，其损自下而上也。一损损于肾，骨痿不能起于床；二损损于肝，筋缓不能自收持；三损损于脾，饮食不能消克。治宜以苦酸咸，凡过于脾则不可治也。又曰，心肺损而心惫，肾肝损而形痿。虽经云，治损之法，损其肺者益其气，损其心者补其荣血，损其脾者调其饮食、适其寒温，损其肝者缓其中，损其肾者益其精，是皆虚损病因治之大要也。

夫人之生也，假父母之精血，受天地之阴阳，故受天之阳气为气，地之阴气为血，所以阳常有余，阴常不足，气常有余，血常不足。故经曰，精不足者补之以味。所谓味者，阴也，补精以阴，求其本也。然味者乃如谷菜果之类，出自天赋自然之味，故能有养人补阴之功，非醯酱烹饪调和之味，出于人为者也。经又曰，阴之所生，本在五味，非天赋之味而何？阴之五宫，伤在五味，非人为之味而何？故善养生者，不可调味以补阴，而恣口腹，自速其祸耳。又曰，形不足者，温之以气。但温者谓养也，温有以养，使气自充，气充则形完矣。曰补[①]曰温，各有旨秘，今之医者，不知其奥，悉以温热药佐辅，名曰温补，岂理也。或殊不知人年老，或虚损，精血俱耗，阴不足以配阳，

---

①“补”字原脱。

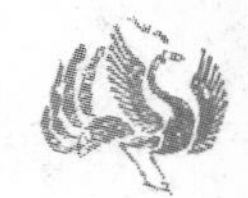

孤阳几于飞越，且天生胃气尚而留连，藉水谷之阴，故羁而定耳。妄投温剂劫虚，盖脾得温而食进，亦暂得快，孰不知其祸不旋踵而至矣。噫，质有厚薄，病有浅深，设或失手，何以收救？吾宁以温养之剂稍迟，实不敢以温补而求速效也。

脉

《举要》云：平脉而大，劳损而虚。大而无力，阳衰易扶。数而无力，阴火难除。寸弱上损，浮大里枯。尺寸俱微，五劳之躯。血羸左濡，气惟右推。左右微小，气血俱虚。劳瘵脉数，或涩细如。

方法活套

凡气虚以四君子为主，血虚以四物为主。

气血两虚以八珍为主，即前二方合而为一方，六君子即四君子加陈皮、半夏，治脾胃虚弱，饮食少思，或久患疟疾，内兼痰症。

加味四物即四物汤加山栀、柴胡、牡丹皮，治血虚发热，肌肤黄瘦。

十全大补汤即八珍汤加黄芪、肉桂，治气血俱虚者兼之恶寒发热，自汗盗汗，肢体倦怠，遗精白浊，大便或干或滑等症。

补中益气汤见内伤门，治中气不足，饮食劳倦并自汗等症。

若老人虚损，但觉水小短少即是病，进宜以人参、白术为君，牛膝、芍药为臣，陈皮、茯苓为佐。

春加川芎，夏加黄芪、麦冬，秋冬加归身。生姜每日一贴，小水来长，此养生之捷法也。

六味地黄丸一名肾气丸

治肾虚作渴，形体瘦弱，气壅痰涎，头目眩晕，眼花耳聋，腰体痿软，自汗盗汗，吐血便血，遗精滑精，消渴淋浊，专补左尺肾水亏弱，右尺火旺。少年阴虚之症，最宜服之。

怀熟地八两，杵膏，忌铁器　山茱萸酒浸，去核　怀干山药各四两　白茯苓去皮　泽泻　牡丹皮去心，各三两

上各另研为末，和地黄膏炼蜜为丸，梧桐子大，空心服百丸，滚白水送下。

加肉桂、附子各一两，名八味丸，治命门相火衰弱，不能生土，以致脾胃虚寒，饮食少思，大便不实，下元冷惫，脐腹疼痛，夜梦漩溺等症，此经所谓益火之源以消阴翳，此药是也。照前丸，每服七十丸，白汤下。

八味丸内加酒洗川牛膝、车前子各二两，名加减金匮肾气丸，治肚腹胀痛，四肢浮肿，或喘急痰盛，腰重脚踵①，小便不利，已成蛊症，其效甚速。此症多因脾胃虚弱，元气复伤而成也。照前丸，每服七八十丸，空心米饮下。

虚劳已成者，八味丸加紫河车一具，减附子五钱。如左肾水虚，以致右相火妄者，六味丸内加黄柏酒炒三两，知母盐炒三两，同前丸，如梧桐子大。每空心服八十丸，盐汤下。

若水虚不能摄脾土，多吐痰唾者，姜汤下。

---

① 踵，疑作“肿”。

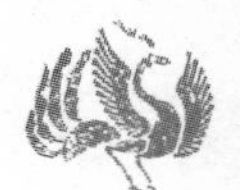

大造丸

此药能益寿延年，滋养元气，滋坎水壮阳光，若虚劳之人，房室过度，五心烦热，服之效速。平常之人，年过四十以上服之，可以延寿耳。

紫河车一具，取男胎首生者佳。先用米泔水将河车浸，轻轻摆洗，令净，勿动筋膜，此乃初结之真气也。将竹器盛住长流水中，一刻取出。用小瓦盆盛着于木甑中蒸，文武火蒸极熟，取出先倾自然汁在药末内和匀，将河车放石臼内，木杵擂千余下，如糊样，将前药汁同和匀，复捣千余下，集众手为丸。此即天元真气，以人补人之意。或用火焙、酒煮及去筋膜，或入龟板，此大误也，余故出之。

败龟板年久者良，童便浸三日，酥炙黄脆二两，除腰背酸痛，骨中寒热。此药大有补阴之功，又能治心。

黄柏去粗皮，用盐酒浸，炒茶褐色一两五钱，泻下焦隐伏之火，补肾经不足之水。盖邪火止能动物，不能生物，此药与前药补阴补肾之至药，同为河车之佐，冲和而无弊也。

杜仲酥炙去丝一两五钱，此药主肾亏精腰疼，余力又壮筋骨益气。

牛膝去苗，酒浸晒干一两二钱，壮阳益精，主腰脊手足拘挛。此引药下行，与前四味是少阴肾经之药。古方加陈皮名补肾丸，配河车名补天丸。

生地黄怀庆肥大沉水者二两半，入砂仁末六钱、白茯苓二两，用稀绢同包，入银罐内，好酒煮干，添煮七次，去茯苓、砂仁，止用地黄。盖地黄得砂仁、茯苓及黄柏则

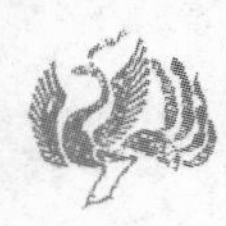

入少阴肾经，此四味为天一生水丸。如无银罐，瓦罐亦可。凉心火血热，除五心烦热。

人参去芦一两，止渴生津，和中益气，安神止惊悸。天门冬去心一两三钱，麦门冬去心一两三钱，夏加五味子七钱。

前四味手太阴肺经药也。二门冬保肺气，不令火邪上升，降肺气下行生肾。然气性有降无升，得人参则补而降。本草云主多生子，以此也。古方加生地黄名固本丸，只麦门冬、五味子、人参三味，名生脉散。此方配合之意大抵以金水二脏为生化之源，用补肺肾二药及人参补气，地黄补血，合河车以成大造丸也。凡用药须择新鲜真正者制药，又须如法，不可苟且，不然无效。

一方去麦门冬。妇人加当归二两，去龟板。男女患怯症者去人参。男子遗精白浊，女人赤白带下，加煅过牡蛎粉一两五钱。

用诸药各为细末，惟地黄另用木臼乘湿捣烂，再添酒米糊，或河车原汁，与诸药和匀，共捣千余杵为丸，如梧桐子大。每服八九十丸，空心盐汤进一服，临卧再进一服，寒月以好酒进亦妙。此乃滋补第一方也。

滋阴大补丸

治症同前。

牛膝酒浸　山药各一两五钱　杜仲酒和姜汁浸，炙断丝　巴戟去心　五味子　山茱萸鲜红者，去核　白茯苓去皮　茴香炒　肉苁蓉酒浸，新瓦焙干　远志甘草同煮，去皮。各一两　石菖蒲　枸杞子各五钱　熟地黄二两

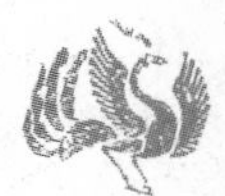

上为末，红枣煮取肉和，炼蜜为丸，如梧桐子大。每服八十丸，淡盐汤或酒空心下，与加味虎潜丸相同，间杂服之佳。所谓补阴和阳，生血益精，润肌肤，强筋骨，性味清而不寒，温而不热，非达造化之精微者未足与议于斯也。

补阴丸即虎潜丸

治诸虚百损，阳痿不举，滋肾水，壮元阳，填精补髓之剂。

黄柏半斤，去皮，盐酒拌炒，忌铁器　知母用好酒炒　龟板酥炙脆，各三两　怀牛膝去芦　怀熟地　白芍药酒浸煨，各二两　锁阳　归身各一两五钱　虎胫骨一两

冬加干姜五钱。

上为末，酒糊或粥为丸，如梧桐子大。每服五十丸，空心白汤送下。

大补阴丸

降阴火，补肾水。

怀熟地酒浸焙干　龟板酥炙黄，各六两　黄柏盐酒拌，新瓦炒褐色　知母酒炒，去皮，各四两

上为末，猪脊髓和，炼蜜为丸，如梧桐子大。每服五十丸，空心姜盐汤下。

长春广嗣丸

治诸虚百损，五劳七伤，颜色衰朽，形体羸瘦，中年阳事不举，精神短少，须鬓易白，并左瘫右痪，步履艰难，男妇久无子息。服至一月，阳事雄壮，发白返黑，神气不衰，身轻体健。

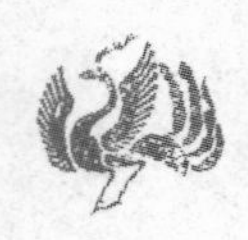

菟丝子酒炆烂，捣成饼，焙干　肉苁蓉头甲全者，酒洗，各四两　天冬水泡去心　麦冬水泡去心　怀生地酒洗　怀熟地酒洗，蒸　怀干山药　牛膝去芦，酒洗　杜仲去皮，姜酒炒　巴戟酒浸，去心　甘枸杞　山茱萸酒蒸去核　辽五味　白茯苓去皮筋　柏子仁各二两　川老椒去目　石菖蒲　泽泻　远志甘草水泡去心　人参　木香　赤石脂火煅。各一两　覆盆子　车前子　地骨皮各一两五钱　妇人加全归酒洗一两

上共为末，好米酒打稀面糊为丸，梧桐子大。每服八十丸，空心温酒或淡盐汤送下。

柱杖丸

治症同前。

厚黄柏四两，盐制一两，蜜制一两，酒制一两，醋制一两　肥知母酒浸，四两　甘枸杞三两，要鲜的，酒制　怀熟地酒蒸，丁头鼠尾　鹿角胶炒象牙色　肉苁蓉要头甲全者，酒洗　怀山药　怀生地要丁头鼠尾的，酒浸　怀牛膝酒浸　菟丝子米泔水煮炒　败龟板一个，酥油炙　秦归头尾全的，酒浸　辽五味　白茯苓去皮筋　远志去心，甘草汁煮　鹿角霜酥炙　杜仲炒去丝　麦冬去心，各二两　破故纸　天冬去心，各一两

上二十味，另为细末，炼白蜜为丸，梧桐子大。初服三十丸至五十丸，止清晨淡盐汤下。

斑龙丸

治真阴虚损，身体尫羸，老人虚人常服，延年益寿。

鹿角胶炒朱象牙色　鹿角霜碾碎　菟丝子酒煮，捣成饼　柏子仁另捣泥　怀熟地酒洗，各半斤　白茯苓去皮筋　补骨纸各四两

上七味共三斤为末，酒打米糊为丸，如梧桐子大。每

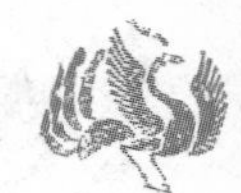

服五十丸，空心盐姜汤下。

此方出于西蜀中，有一老儿常货此药于市，自云寿三百八十矣。时每歌曰：尾闾[①]不禁沧海竭，九转金丹都谩说。惟有斑龙顶上珠，能补玉堂关下血。当时有其道者，传得此方，老人竟不复再见矣。

三一肾气丸

治肾气不足，相火妄行，脾虚生湿，血弱痰盛。夫人之一身，阳常有余，阴常不足；气常有余，血常不足。故滋阴补血之剂，自幼至老不可缺也。古方用肾气丸、固本丸、补阴丸，俱是滋阴补血之剂，然固本丸胸满有痰者忌之，补阴丸脾虚有湿者忌之，惟肾气丸专于补血滋阴而兼理痰湿，最为切当。但品味数少，不足以尽其变，且无降火之剂，今将三方合而为一，此药中间有补有泻，其何故哉？盖五脏藏精血者也，精血一虚，邪水乘之而为湿热，补者所以补其精血也，泻者所以泻其湿热也。世人徒知五脏精血虚而生火，殊不知五脏精血虚而邪水得以乘之。此方既用黄柏、知母以泻火，茯苓、泽泻以渗湿，又用麦冬引生地入心补血，用天冬引熟地入肾补精，君臣互用，厥有旨哉。

怀熟地酒浸　怀生地酒浸　怀山药　山茱萸水浸，去核，各四两　牡丹皮　赤茯苓　白茯苓　泽泻　锁阳酒洗　败龟板酥炙。各三两　知母去毛，酒浸　黄柏盐酒浸　辽五味各二两　川牛膝去芦　甘枸杞　辽参　麦冬去心　天冬去心，各一两　肉桂七钱，冬加至一两

虚甚加鹿茸一付，虎胫骨一两。

---

① 尾闾，古代传说中泄海水之处，出《庄子·秋水》。

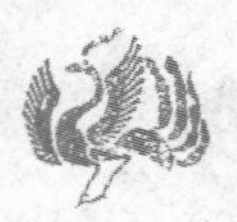

上共为末，忌铁器，炼蜜为丸，如梧桐子大。每服七十丸，空心盐汤下。

心肾丸

治心经血少，肾脏精亏，不能生子，须鬓早白。此药王道之剂，常可服之。夫人老无子者责乎肾，须鬓易白者责乎心，何哉？盖肾主精，精胜则有子；心生血，血胜则发黑。今时之人，嗜欲无穷而亏其根本，忧思太过而省其天然。且心乃君火也，肾乃相火也，君火一动，相火翕然从之，相火动而君火亦瞀乱而不宁矣，是二者有相须之道焉。噫，发白者古方皆责之于心，盖以心之所藏者神，神之所附者血，血之所动者火也。心火一动则血沸腾，则血沸腾则神不安，则神不安则须鬓易白矣。虽然天地间不过阴阳五行而已，有相生相制焉。今心火上炎，由乎肾水之亏不能制之耳，是发白亦不独由于心。无子者，古方亦责之于肾。盖以肾藏精，精盈则有子，精亏则乏嗣耳。今肾精妄泄，亦由乎心火所逼而使之然，是无子者亦不独由于肾也。今立心肾丸补血生精，宁神降火，其功岂浅也哉。

怀生地　怀熟地俱酒浸　怀山药　茯神去木，各三两　当归全的，酒洗　泽泻去毛　黄柏盐水炒褐色，各一两五钱　黄连去须，酒洗　辰砂各一两三钱　甘枸杞酒浸　山茱萸酒浸，去核　败龟板酥炙　川牛膝去芦　牡丹皮去心　鹿茸去毛，酥炙。各一两　生甘草五钱

上共为末，炼蜜为丸，梧桐子大，辰砂为衣。每服五十丸加至百丸，空心温酒或淡盐汤下。

固本延龄酒

和气血，养脏腑，调脾胃，解宿酒，强精神，悦颜色，

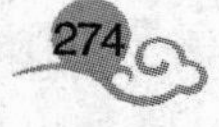

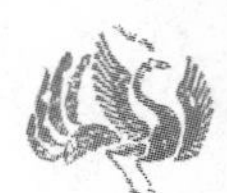

助劳倦，补诸虚。久服能除百病，神气不衰，比诸香燥药酒不同，用好糯米酒四十斤，先将去壳龙眼肉二斤入内浸三七，取出听用。

当归　怀生地酒洗净　白术去芦，土炒过　白茯苓去皮，各二两　五加皮酒洗晒干，八两　白芍火煨　粉草炙，各一两四钱　怀熟地酒洗净　麦冬去心，各一两　南芎　人参各七钱　核桃仁　小肥红枣去核，各四钱　天冬去心，五钱　冬加官桂五钱

上项共成咀片，装入绢袋内，悬入前酒内，重汤文武火煮五炷香，埋净土中五日夜取出，过二七退火气，晨昏温酒一二杯。

封脐益寿膏

此药最能添精补髓，保固真精不泄，善助元阳滋润皮肤，壮筋骨，理腰膝。下元虚冷，五劳七伤，半身不遂，或下部虚冷，膀胱病症，脚膝酸麻，阳事不举。男子贴之，行步康健，气力倍添，奔走如飞。女人贴之，能除赤白带下，沙淋血崩，兼下生疮疖，能通二十四道血脉，坚固身体，返老还童，专助采战，遇鼎器不泄真精，大臻灵验，非至人不可轻泄。

鹿茸　附子去皮膝　牛膝去芦　蛇床子　虎胫骨酥炙　菟丝子　川断续　远志肉　肉苁蓉　天门冬去心　麦门冬去心　生苄①　熟地　杏仁去皮　川楝子②去核　官桂　山茱萸去核　巴戟去心　杜仲去皮　破故纸　木鳖子去壳　肉豆蔻　紫梢花　谷精草　穿山甲　大麻子去壳，各半两　甘草一两净末，看众药焦枯方

---

① 生苄，即生地。

② 川楝，原作“川练”，下同。

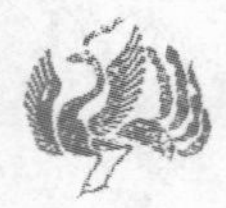

下　桑槐柳枝各七寸

上剉细，用真香油二斤四两浸一昼夜，慢火熬至黑色。用飞过好黄丹十两，黄香四两入内，柳棍搅不住手，再下雄黄、倭硫、龙骨、赤石脂各二两，将铜匙挑药，滴水成珠，不散为度。又下母丁香、沉香、木香、乳香、没药、阳起石（煅）、蟾酥、哑芙蓉各二钱，麝香[①]一钱，为末，共搅入内。又下黄蜡五钱，将膏贮磁罐内，封口严密，入水中浸五日，去火毒。每一个重七钱，红绢摊开，贴脐上，或两腰腿上，每一个贴六十日方换，其功不可尽述。

劳瘵门二十六

论

经云：阴虚生内热。又曰：阴气者，静则神藏，躁则消亡，饮食自倍，肠胃乃伤。夫人欲爱生而惜命者，宜心神静恬而毋躁扰，饮食适中而无过伤，风寒暑湿之谨避，行立坐卧之有常，何劳怯之有哉？今时之人不然也，嗜欲无节，起居不时，七情六欲之火时动乎中，饮食劳倦之过屡伤乎体，渐而至于真水枯竭，阴火上炎而发蒸蒸之燥热，为嗽，为喘，为痰，为热，为吐血衄血，为盗汗遗精，为上盛下虚，脚手心热，或午后怕寒，或夜间发热，或日夜发热，或嘈杂怔忡，呕哕燥烦，胸腹作痛，饱闷作泻，痞块虚惊，面白唇红，头目眩晕，腰脊酸疼，四肢困倦，小

① 原作射香，下同。

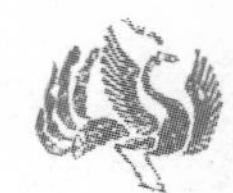

水赤色，大便干结，心神恍惚，梦与鬼交，脉来数大，虚细弦急。妇人则月闭不通，日渐尪羸，故成五痨六极七伤之候。

夫人作劳伤于五脏，五脏之气因伤成病，故谓之五劳。肺劳之状，短气而面肿，不闻香臭。肝劳之状，面目干黑，口苦，精神不守，恐畏不能独卧，目视不明。心劳之状，忽忽喜忘，大便难，或时溏利，口内生疮。脾劳之状，舌根苦直，不得咽唾。肾劳之状，背难俛仰，小便不利，赤黄而有余沥，囊湿生疮，小腹里急。治法，肝劳补心气，心劳补脾气，脾劳补肺气，肺劳补肾气，肾劳补肝气，此疗子以益母也。经曰：圣人春夏养阳，秋冬养阴，以补其根本。肝心为阳，脾肺肾为阴。夫五脏实亦成劳，虚则补之，实则泻之。

七伤者，一曰大怒逆气伤肝，二曰忧愁思虑伤心，三曰饮食大饱伤脾，四曰形寒饮冷伤肺，五曰久坐湿地伤肾，六曰风雨寒湿伤形，七曰大怒恐惧伤志。肝伤则少血目暗，心伤则苦惊喜忘，脾伤则面黄善卧，肺伤则短气咳嗽，肾伤则短气腰痛、厥逆下冷，形伤则皮肤枯槁，志伤则恍惚不乐。

若六极者，筋、脉、肉、气、骨、精是也。筋极主肝，其病数转筋，十指甲痛，不能久立。脉极主心，其病忽忽喜忘，眉发堕落。肉极主脾，其病食不生肉，皮肤枯槁。气极主肺，其病气多不足，喘上少言。骨极主肾，其病腰脊酸削，齿痛懒行。精极主脏腑，其病肉虚少气，喜忘鬓衰。然谓之极者，病重于劳伤也。其治法与五劳同，此盖未必不由蒸蒸发热而起，为医者当究发热之源有二焉，有

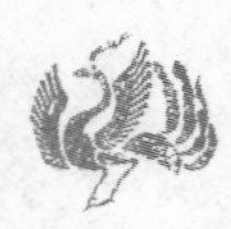

阳虚，有阴虚。阳虚发热则昼重夜轻，口中无味；阴虚发热则午后发热，夜半即止，口中有味。阳虚之症责在胃，阴虚之症责在肾，盖饥饱伤胃则阳气虚，房劳伤肾则阴血损。以药论之，甘温则能补阳气，四君子是也；苦寒则能补阴血，四物汤是也。若气血两虚，但以甘温之剂以补其气，气旺则能生血也。若只血虚而气不虚，忌用甘温补气，恐气旺而阴血愈消矣。故阳虚之与阴虚，甘药之与苦药，不可不详，若误治一差，则日久发热不休，形体瘦甚，真元已脱，以致耳聋声哑，喉痛生疮，药补不受，脉大而疾。虽卢扁复生莫能救其万一，良可叹哉。

虽然一人未足怜也，况其侍奉前后之人，或同气连枝之属，熏陶之日久，受其恶气遭传染，名曰传尸，曰丧尸，曰飞尸，曰遁尸，曰殗殜，曰尸注，曰鬼注，曰瘵疾。古曰蒸病，或二十四种，或二十六种，多虽不同，症亦少异，大体皆由气体虚弱，劳伤心肾而得之者。初起于一人，不谨而后传注数十百人，甚而至于灭门、灭族者，诚有之矣。此病最为可恶，其热毒郁积日久则生异物，食人脏腑精华，便生诸般奇状，诚可惊骇。是以劳伤于肝胆者则为毛虫，如刺猬、瓦蛆之状，食人筋膜。劳伤于心与小肠者，则为羽虫，如蛾蚊、虻虫之状，食人血脉。劳伤脾胃者，则为倮虫，如婴孩、蚯蚓之类，食人肌肉。劳伤于肺与大肠者，则为介虫，如龟鳖、虾蟹之属，食人肤骨。劳伤于肾与膀胱者，则为鳞虫，如鱼龙、蝼蛏之样，食人骨髓，或挟相火之势，亦如羽虫、鸱枭，为状不一，不可胜纪。

凡人觉有此症，便宜清心寡欲，毋动五脏之火，保养元气，所谓火与元气不容两立，一胜则一衰。经曰：少火

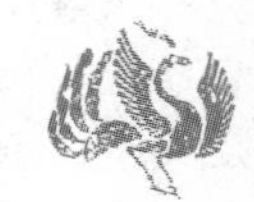

生气，壮火食气。可见火为元气之贼矣。火既炽而气伤，气伤则不能运化水谷，水谷停留而为湿热，以致生虫、生积之所由也。治之之法，滋阴降火，是澄其源也；消痰和血，取积追虫，是洁其流也。吾故初用滋阴降火或清离滋坎、六味地黄之类加减，一则补其虚以复其真元，一则杀其虫以绝其传染，分经用药，务如庖丁解牛动中肯綮，未有不安者矣。

脉

《举要》云：骨蒸劳热，脉数而虚。热而涩小，必殒其躯。加汗加嗽，非药可除。

方法活套

劳瘵之症，五脏俱受病，但看邪热所重在何经。假如足胫酸疼，腰脊拘急，遗精白浊，面色黧黑，耳轮焦枯，脉沉细数，即知邪在肾也。宜四物加知母、黄柏、天麦二冬、五味子、泽泻、杜仲、肉桂之类，煎入童便、韭汁、竹沥服之。

假如心神惊惕，怔忡无时，盗汗自汗，心烦热闷，口舌生疮，咯血面赤，脉洪而数，即知邪在心也，亦以前方去杜仲、泽泻、肉桂，加茯神、胡黄连、巴戟天、远志、莲心等剂之类服之。

假如咳嗽喘促，衄血嗽血，皮肤枯燥，鼻塞声沉，时吐痰沫，脉微涩数，即知邪在肺也。宜四物加沙参、麦冬、五味子、知母、贝母、桔梗、桑白、地骨皮、冬花、紫菀、百合、百部之类，加童便、姜汁、竹沥同服。

假如胁痛，面青目赤，颊赤多怒，阳虚不敛，梦与鬼交，甚则卵缩筋急，脉弦而数，即知邪在肝也。宜四物加竹茹、龙胆、柴胡、黄芩、青皮、竹叶之类。

假如面色萎黄，唇吻焦躁，饮食无味，腹痛肠鸣泻利，四肢倦怠，脉虚濡而数，即知邪在脾也。宜四君子去人参，加酒炒白芍、莲肉、薏苡、山药、泽泻、猪苓、扁豆之类。此症大忌人参，医者宜详慎之。

滋阴降火汤

治阴虚火动，发热咳嗽，吐痰喘急，盗汗自汗，口干等症。

当归一钱三分　白芍炒一钱□分　黄柏蜜制　熟地　知母蜜制　白术土炒　陈皮各一钱　川芎　天冬去心　麦冬各八分　生地七分　甘草五分　干姜炒黑色，三分

上姜三片，枣一枚，入童便、竹沥、姜汁少许，温服。咳嗽盛加桑白、兜苓、瓜蒌、冬花。

痰盛加贝母、姜汁、瓜蒌。骨蒸劳热加地骨、柴胡。

盗汗自汗加黄芩、酸枣仁。

血虚腰痛加牛膝、杜仲。

梦遗泄精加山药、牡蛎，故纸、牛膝，去天冬。

小便淋浊去芍药，加车前子、萆薢、牛膝、山栀、瞿麦、萹蓄等药。

喉痛咽痛，声音不清，山豆根磨水同服。

痰盛怔忡惊惕加黄连、竹茹、辰砂、竹沥、山栀。

若有泄泻，乃胃气坏矣，前项寒凉之剂稍缓，宜用参苓白术散去人参，少用脾胃，亦复照服前药。

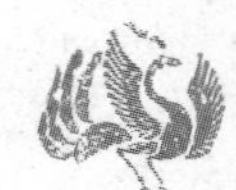

若兼衄血咳血，出于肺也，加桑白皮、黄芩、山栀。

若兼咳血痰血，出于脾也，加贝母、黄连、瓜蒌、桑白皮。

若兼呕血吐血，出于胃也，加栀、连、干姜、蒲黄、韭汁、姜汁等药。

若兼咯血唾血，出于肾也，加桔梗、玄苓、侧柏叶。

凡阴虚火动，血来轻少者，宜凉血止血。

若血来多盛者，先须消去瘀血，次用止血凉血。盖血多而紫色者，必有瘀于胸膈，不须消化，若止之凉之则不效矣。欲究虚劳血症，葛可久先生《十药神方》内已具其端倪矣。

清胸滋坎汤

治阴虚火动，咳嗽，发热，盗汗，痰喘，心慌，肾虚，脾弱等症。

此方即滋阴降火汤，惟去陈皮加山茱萸、山药、白茯苓、牡丹皮、泽泻，再加枣子、姜汁、童便、竹沥，空心温服。

驻车丸

治阴虚劳嗽而为痢者，及赤白痢、休息痢，并皆治之。

川黄连炒，三两　真阿胶蛤粉炒　当归酒洗，各一两五钱　干姜炒黑　赤茯苓去皮，各一两

上共为细末，醋糊为丸，梧桐子大。每服三五十丸，米饮送下。

三汁噙化丸

治五劳七伤，吐脓，吐血，吐痰，咳嗽喘急等症。

甜梨汁　白萝卜汁　生姜汁　白糖　款冬花　紫菀　桔梗各二两　辽五味去梗，一两

上咀片，熬成膏，绞去渣，用人参末一钱，入前膏内，和匀为丸，弹子大，至晚噙化一丸。

犀角紫河车丸

治传尸劳。

鳖甲醋炙　桔梗　紫河车即男胎胞衣，米泔浸一宿，焙干　胡黄连　芍药　大黄　龙胆草　贝母去心　黄柏　知母　败鼓皮心醋炙，各二钱五分　朱砂二钱，水飞　犀角剉磨　蓬术　芒硝各一钱五分

上为末，炼蜜为丸，如梧桐子大，朱砂为衣。每服二十丸，空心食前温酒下，如膈热食后服之，三月必平复。其余劳症，只数服便愈，重病不过一料。

太平丸

治劳症咳嗽日久，肺痿、肺痈并宜噙服。

北蜜四两　天门冬　麦门冬　知母　贝母　款冬花　杏仁　当归　生地　黄连　阿胶炒，各一两五钱　蒲黄　京墨　桔梗　薄荷各一两　麝香一钱　一方有熟地

上为末，将蜜炼和丸，如弹子大，食后浓煎薄荷汤先灌，嗽喉中细嚼一丸，津唾送下，上床时再服一丸。

如痰盛，先用饴糖拌消化丸一百丸送下，后即噙嚼此

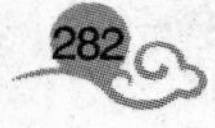

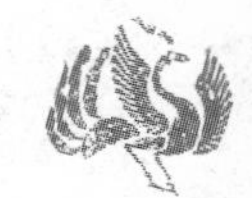

丸。仰面睡，从其流入肺窍。

消化丸

白茯苓　青礞石炒黄色　白矾　橘红　牙皂火炙　南星各二两　枳实　枳壳各两半　半夏　薄荷叶各一两

上共为末，以神曲打糊为丸，如梧桐子大。每服一百丸，上床时饴糖拌吞，次噙嚼太平丸。二药相淆，痰嗽扫迹除根。

贯众丸

治劳瘵症，能杀三尸九虫等症。

雷丸六分，杀赤虫　贯众五分，杀伏尸虫　狼牙子杀胃虫　僵蚕杀膈虫，各四分　白藋芦杀尸虫　厚朴杀肺虫　雄黄杀百虫　干漆杀白虫，各三分

上八件焙干，炒黄色，研极细末，炼蜜为丸，如梧桐子大，新汲水送下三五丸，后加至十丸，二十日后诸虫尽减，其病愈矣。

经验天灵散

治传尸劳瘵，五脏有虫，服之其虫即出矣。

天灵盖二指大者，用白檀香煎汤洗，酥炙黄色　槟榔五个，为末　甘遂连珠者为末　阿魏研细，各二钱　辰砂一钱，另研　安息香铜刀切极细，研　麝香另研细，各三分

上七味，各研细和匀一处，每服三钱或钱半，看人虚实，用后汤调服。

薤白七茎　青蒿二握　甘草五寸许　葱白七茎　柳枝　桃

枝　桑枝　梅枝　酸石榴枝

以上五枝各七寸向东者佳，前九味用童便四碗，银石器内以文武火煎至一碗，去渣分作三盏，调前药末，五更时初服一盏。服后如觉吐，用白梅肉噙止之。若脏腑鸣，虫与恶物在白转动。若未下，如人行五里许，再进一服，其虫即出。如泻不止，用龙骨、黄连等分为末，熟水调下五钱，或白粥补之。如虫物不出，照前法再进一服。男病女煎，女病男煎，不可令病人知。修合时，及忌孝子、僧道、鸡犬见之。一方去天灵盖、甘遂亦妙。取下的虫红嘴者可治，嘴青黑者不治，但可绝后人之传注耳。取虫后进软粥温和将息，忌食生冷。

神授丸

但人新得五劳七伤之症，不须多方，早服此药，无有不愈者。

川椒二斤，择去闭口者，略炒去汗

上一味为极细末。每服二钱，空心米汤送下，或用酒米糊为丸，梧桐子大。每服二三十丸，加至八九十丸，空心米汤或酒下。

玄霜雪梨膏

除咯血、吐血、嗽血久不止及劳心动火、痨瘵等症，此药生津止渴，消痰止嗽，血清归经。

雪梨六十枚，去皮心，取汁，不用酸者　藕汁　鲜地黄捣取汁，十钟　麦门冬捣取浓汁，五钟　白萝卜捣取汁，五钟　鲜茅根捣取汁，五钟

上六件汁，重滤去渣，将清汁火熬，入白蜜十六两，

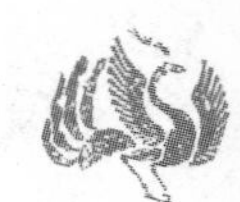

饴糖八两，姜汁半钟，再熬成膏，如吐血、咳嗽甚不止，再加侧柏叶捣汁一钟，韭汁半钟，茜根汁半钟，入前药内共熬膏，每服三四匙。

坎朐膏

治劳瘵发热，阴虚火动，咳嗽吐血唾血，咯血咳血，衄血，心慌喘急，盗汗等症。

胡桃仁去皮尖，净仁　白蜜各四两　生地　熟地　天冬去心　麦冬去心，各二两　杏仁去皮尖，七钱　厚黄柏　肥知母各四钱

上先将知母、黄柏用童便六碗，入侧柏叶二两，煎至三碗，去渣。又将天麦二冬、生熟二地入前汁内，添水二碗，煎汁良久去渣，手不住搅。再将二冬、二地渣另用水二碗熬汁，绢绞汁，又入前药。杏仁、桃仁用水一碗擂烂，勿留渣，同蜜入前汁内，用文武火熬成膏，磁罐收贮封固，入水内去火毒。每服三匙，侧柏叶煎汤空心调服，忌铜铁器。

附服食

四圣不老丹

久服不知寒暑，行步不节，返老还童，多主子嗣。

松脂透明者一斤四两，以无灰酒砂锅内桑柴火煮数沸，竹杖搅稠黏，住火，以磁器盛水，倾入水内，结块又复以酒煮之九遍，一日煮讫，次日亦如是，如此者三日，通计二十七遍，其脂莹然如玉，尝之不苦不涩乃止。为细末，净用十二两。凡煮汁切记不可酒少，如或酒少则易干矣。煮之三分之一就可倾入水，全要煮制得宜，否则有塞肠之患，制毕入后：

白茯苓去皮为细末，净用八两。

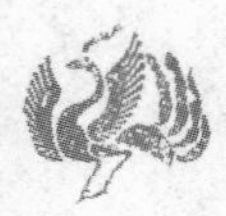

黄菊花家种味甘者，净用八两，去梗蒂。

柏子仁去壳，纸裹捶去油，净用八两。

上四味如法制炼得所，炼蜜为丸，如梧桐子大。每服七十五丸，清晨好酒送下，修合时必择天医黄道吉星，毋令妇人、鸡犬见之，服药亦择吉日服之。

长春丹

延年益寿，黑发乌须。

何首乌用水浸去粗皮，竹刀切成片，赤白各三斤，黑豆拌蒸九次　牛膝去芦，豆蒸三次，酒浸一宿　白茯苓去皮为末，水飞去筋不用，沉水底晒干，用粳米铺盖蒸三次　仙茅糯米水浸，去粗皮，黑豆拌蒸九次　苍术米泔水浸去粗皮，去为咀片，老米蒸九次

上各等分，炼蜜为丸，如梧桐子大。每服七八十丸，空心白滚汤送下，忌牛肉、葱。

枸杞子丸

培元滋肾，久服延年。

枸杞子八两　生地黄　麦门冬去心　当归酒洗，各四两　熟地黄　天门冬去心　锁阳各二两　芍药

上为细末，酒糊为丸，如梧桐子大。每服七十丸，空心盐汤送下，或白汤亦可，外复加酒炒黄柏为末四两，愈妙更效。

养元散

健脾养胃，清气和中。

用糯米一升，水浸一宿，沥干燥，慢火炒焦，待极熟

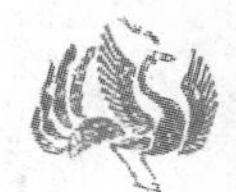

磨细，罗过如飞面。将莲肉去心三两，怀庆好山药三两，大鸡头实三两，碾末入米粉内，每日清晨用一盏，再入白糖二匙，或砂糖。用滚汤调食，其味甚佳，可以常服不厌。

八仙添寿丹

此药能乌须发，壮神，强筋骨，调荣卫，久服延年。

何首乌　川牛膝各六两

上用竹刀切片，用瓦甑蒸，蒸时用黑豆五升，一层豆一层药，蒸一时取出晒干，如此九次，豆烂换好者爆用。

山茱萸取肉　柏子仁　知母　黄柏　当归酒洗　败龟板醋炙，各四两

上八味同为极细末，炼蜜为丸，如梧桐子大。每服三十丸，空心用好酒送下，七日后再添十丸，至七十丸止，忌烧酒、萝卜、辛辣之物。

真人保命丹又名打老儿丸

治五劳七伤，阳气不举，真气衰弱，精神短少，不能行走，小便无度，眼目昏花，腰膝疼痛，两脚麻冷，不能动履。

石菖蒲去须毛，铜刀刮去毛节，嫩桑柴枝条相拌蒸，取出去桑条，不可犯铁器。

川牛膝去芦并尘土，用黄精自然汁浸，漉出酒浸一宿。若无黄精，酒浸三日，漉出细剉焙干用。

干山药蒸出曝干用。

远志去心，用甘草汤浸一宿，漉出晒干用。

巴戟去心，枸杞子汤浸一宿，待干漉出，用酒浸一伏

时漉出，菊花同焙令黄，去菊花。

续断去硬筋，酒浸一伏时，焙干用。

五味子以铜刀劈作两片，用蜜浸蒸，从巳至申，漉出，又以漉水浸一宿，焙干用。

茯神去皮心，捣令细，于水盆搅，令浮者去之。

小茴香酒浸一宿，取出晒干用。

楮实子用水浸三日，将物搅，用沉去浮，然后漉出晒干，酒浸一伏时漉出蒸，从巳至亥，取出焙干用。

杜仲去皮酥炙，蜜炒，去丝用。

山茱萸取皮肉，用缓火焙之。

熟地黄砂锅上柳木甑蒸之，摊令气歇，入酒再蒸，又出令干，勿犯铁器。

肉苁蓉用清酒浸一宿，至明以棕刷出沙土浮甲尽，劈驳中心，去白膜。

枸杞子去枝梗，酒拌晒干用。

上将前药如法制度，捣净为细末，各等分，酒打面糊为丸，如梧桐子大。每服三十丸，空心温酒下，或滚白汤亦可。服五日便觉身轻，服至十日精神爽快，服至二十日语言轻响，手足浮出。服一年头白再黑，行走如飞。久远服之，百病消除，容颜顿加，面如童子一般，如平地升仙。若曰君子不信，便将白犬服，服药一百日变成黑犬，是其药之验也。

益元七宝丹

凡人年过五十，或年少精气不足者，常皆服之。

何首乌赤白各一斤，用米泔水浸一日，竹打刮去皮，打块如棋子大制之。

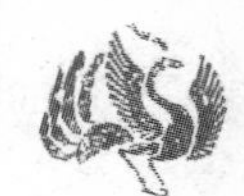

制何首乌法

取天坛、王屋山的何首乌，不拘多少，如有十斤，用黑豆一斗，先以盐水浸药与豆半日，捞起入蒸笼内蒸三炷香，取出晒干。如此三次，去水加酒浸透，照前蒸三次，后加蜜水拌之，蒸三次，共九次。每一次三炷香，数足晒干去豆，将何首乌研成细末，收贮听后配药用。盖以何首乌得天地五行正炁，包含五色，所以滋养五脏。外皮黑滋肾水，内红丝补心血，中心黄健脾胃，皮内青益肝炁，内含白消肺痰，与常不同，草木中之圣药也。

牛膝八两同煎何首乌。用黑豆五升，木甑砂锅蒸三次，晒三次为末，加盐一二钱同浸，去豆不用。

枸杞子八两，酒浸洗净，晒干为末。

茯苓赤白各一斤，赤者用牛乳浸，白者用人乳浸，俱一宿，晒干为末。

菟丝子八两，酒浸三日，晒干为末。

破故纸八两，炒干为末。

当归八两，酒浸一宿，晒干为末。

上七味，各不犯铁器，炼蜜为丸，如弹子大，日进三丸。晨空心酒下，午后姜汤下，临卧盐汤下。初服三日，小便杂色，是去五脏中杂病。至二七日唇红，口生津液，再不夜起。三七日体健身轻，两孔红润。至一月鼻头酸，是诸风百病皆去。四十九日目视光明，两手火热，精气通实，须白返黑，齿落更生，阳事强健，丹田如火，行走如飞，气力加倍，非人不可轻泄，乃神仙秘方也。

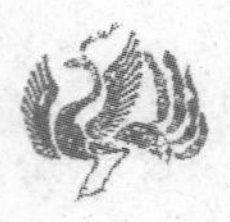

补胃瑶台雪

脾胃虚弱，不长肌肉者，常皆服之。

莲肉二十两，去心为粉　土白术十两，麸炒，去麸用　芡实十两　薏苡仁　山药各八两　白茯苓　陈皮各二两　川椒一两五钱，炒去汗为末

上药同和入白糖二斤和匀，每早白滚汤调服三二钱，开胃进饮食，脾家圣药也，宝之宝之。

造紫霞杯

此杯之药，配合造化，调理阴阳，夺天地冲和之气，得水火既济之方，不冷不热，不缓不急，有延年却老之功，脱胎换骨之妙，大能清上补下，升降阴阳，通九窍，杀九虫，除梦泄，悦容颜，解头风，身体轻健，脏腑和同，开胸膈，化痰涎，明目润肌肤，添精蠲疝坠。又治妇人血海虚冷，赤白带下，惟孕妇不可服。其余男妇老少清晨热酒服二三杯，百病皆除，诸药无出此方。如用久杯薄，以糠秕一碗坐杯干于中，泻酒取饮。若碎破，每取杯药一分，研入酒中，中服以杯，料尽再用另服。

珍珠　琥珀　乳香　雄黄　阳起石　香白芷　朱砂　血竭[1]　片脑　甘松　三柰　紫粉　赤石脂　木香　安息香　沉香　没药　朝脑倾杯方入，各□钱　麝香七分半　金箔二十张

制硫法

用紫背浮萍于罐内，将硫黄以绢袋盛悬系于罐中，煮滚数十沸，取出候干，研末十两，同前香药入铜杓中慢火

① 血竭，原作“血结”，下同。

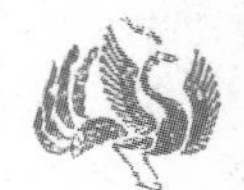

溶化，取出候火气少息，用好样银酒钟一个，周围以布纸包裹，中开一孔，倾硫黄于内，手执酒钟旋转，以匀为度，仍投冷水盆中，取出，有火症者勿服。

朱砂雄黄杯法

碾好辰砂为细末，白蜡溶开入砂，倾入酒钟内，如前法取起成杯，有宁心安神，延年益筭之功。用雄黄者亦如此法，有解毒辟百虫之力，恐二杯皆不如紫霞杯之尤妙也。

眩晕门二十七

论

经云：诸风掉眩，皆属肝木。又曰：岁木大过，风气流行，脾土受邪，民病飧泄食减，甚则忽忽喜怒，眩晕[①]巅疾。虽为气化之所使然，未必不由气体虚衰耳。余按眩晕之症多主于痰，无痰则不眩矣。虽云痰晕数者，不可不察。有因寒痰湿痰眩晕，有气虚而挟痰眩晕，有血虚而挟痰眩晕，种种不一。夫寒痰湿痰作眩者，或因外感寒湿，或因内伤生冷，治宜先祛其寒湿，后清其痰火。风痰热痰作眩者，或因外感风暑，或因内动七情，治宜先祛其风暑，后清其痰火。若气虚眩晕者，或因脾虚不进饮食，或因胃弱呕吐泄泻，治宜健脾理胃，养气化痰。若血虚眩晕者，男子多因吐下失血，女子多是产漏崩中，治宜滋阴养血，且要察其体之肥瘦，气之

---

① 眩晕，人卫本《黄帝内经素问》作“眩冒”。

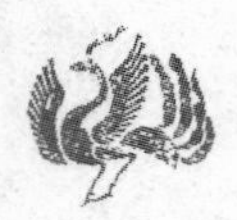

黑白。盖虚气肥白之人，乃湿痰滞于上，阴火起于下，是以痰挟虚火上冲头目，正气不能敌，以致眼黑生花，如立舟车之上，甚而至于卒倒无所知者，治宜清痰降火为先而兼补气次之。若夫黑瘦体薄者，是其肾水亏虚，劳役过度，相火上炎，亦能时时眩晕，此又不可以湿痰论之，治宜降火滋阴为要，抑肝之剂次之。若其年运气风木太过，亦有因其气化，外感风邪而眩者，治宜祛风顺气，伐肝降火为良。有因呕血而眩冒者，乃胸有死血，上迷心窍而然，治宜行血清心之剂。已上数症，在智者扩充之也。

余又尝论之眩晕、咳嗽、头疼三者，乃病之标也。凡治必求其本，则标病去矣。假如产后眩晕只补其血，脾虚眩晕只补其气，痰晕逐其痰，火晕降其火，是皆治其本也。为工者，岂在刻舟求剑哉。

脉

《举要》云：风寒暑湿，气郁生涎。下虚上实，皆晕而眩。风浮寒紧，湿细暑虚。涎眩而滑，金脉则无。治眩晕法，先理痰气，痰气稍痊，以随症治。

活套方法

眩晕冒者有三，或云眩晕，或云眩冒。盖眩者言其黑，晕者言其转，冒者言其昏也，三者皆为中风之渐也。

肥白气虚而挟痰眩，四君子蜜炙黄芪、半夏、橘红，少加川芎、荆芥穗以清头目也。

体瘦血虚而挟痰者，二陈合四物加片芩、薄荷，入竹沥、姜汁、童便。

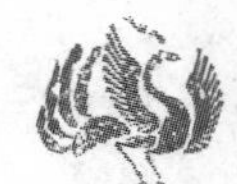

诸般眩晕挟风，加防风、秦艽风药之类。

火晕加芩、连、栀、柏之类。

若凡寒晕则加姜、附等剂，是以药贵中病，医莫执方，是在人消息之而已矣。

清晕化痰汤

治诸般头目眩晕，眼生黑花，神转耳聋，如立舟车之上。照后加减用之。

陈皮去白　半夏姜汁制　茯苓各钱半　川芎　白芷　羌活　枳实面炒　防风　黄芩　南星姜汁制，各一钱　细辛五分　甘草三分

上姜三斤煎服。

气虚加人参七分，白术一钱。血虚加当归。

湿痰眩加南星、羌活、苍术、牛膝。

火痰眩加薄荷、黄连、山栀，去细辛。

七情怒气晕眩加柴胡、龙胆。

脾胃虚弱眩晕再加白术五分，莲肉一钱，砂仁七分。

胸中瘀血眩晕去羌活、防风、细辛、南星，加桃仁九枚，苏木八分。

半夏白术天麻汤[①]

治痰火眩晕夹气虚者，兼治痰厥头痛，眼黑旋转，恶心烦闷，胸满气促，目不欲开，如在风云之中，如立舟车之上，此乃胃气虚损停痰而致也。

半夏姜制　陈皮去白　麦芽各七分　神曲炒　黄柏各五分　白茯苓　黄芪蜜炙　人参　泽泻　苍术米泔浸　天麻各四分　炒干

---

① 据四库本《脾胃论》此方尚有“白术、大麦蘖面”二味药。

姜二分

上剉，水煎热服，食前一服而愈。此头痛苦甚，为之足太阳除痰厥头痛，[①] 非半夏不能疗。眼黑头旋，风虚内作，非天麻不能降。黄芪甘温，泻火补元气，实表虚止自汗。人参甘温，泻火补中益气。二术俱苦甘温，除湿补中益气。泽泻、茯苓利小便导湿。陈皮苦温，益气调中升阳。神曲消食，荡胃中滞气。麦糵宽中助胃气，干姜辛热以涤中寒，黄柏大苦寒，酒洗以制相火。

安神汤

治头痛，头眩，眼黑。

黄芪二两　生地　知母酒制　柴胡　升麻　黄柏　羌活各一两　甘草四钱，半生半炙　防风二钱五分

上剉，每服五钱，水二大钟半，煎一钟半，加蔓荆子五分，川芎三分，再煎至一钟，去渣，临卧热服。

滋阴健脾汤

治气血虚损，痰涎眩晕。

白术　白茯苓各一钱五分　当归酒洗　陈皮去白，各一钱　白芍酒洗　生地酒洗　麦冬去心　白茯神　远志去心，各七分　半夏　人参各五分　甘草四分

上姜枣煎服。

白附子丸

治风痰上升，倒厥眩晕，头痛头[②]等症。

---

① 四库本《脾胃论》作“谓之足太阴痰厥头痛”。

② 此处疑有脱文。

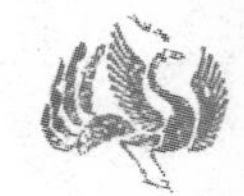

白附子炮　南星姜汁制　半夏　旋覆花　干菊　天麻煨　川芎　橘红　僵蚕　薄荷各一两　干姜三钱

上共为末，生姜捣取汁，打糊为丸，如梧桐子大。每服五十丸，荆芥煎汤送下。

川芎丸

治风壅痰涎，咽膈不清，头目旋晕而痛。

川芎　薄荷各七两五钱　甘草　细辛　防风各二两半

上为末，炼蜜为丸，每两半作五七丸。每服一丸，细嚼，茶清食后卧时下。

都梁丸

治风吹项背头眩痛。

用香白芷为末，炼蜜为丸，如弹子大，细嚼，以荆芥汤点茶送下。

头痛门二十八

论

经曰：新沐中风，则为首风。又曰：首风之状，头面多汗。又曰：东风生于春，病在肝，腧在头项，故春气者病在头。又诸阳会于头面，夫头痛之病，非止一经，且风从上受寒邪所伤，首先受之。盖头为六阳之会所，邪从外入，客于经络，令人振寒、头痛、脊强等症，此言伤寒头痛也。若头痛耳鸣，九窍不利者，乃气虚头痛也。如心烦耳聋，过在手巨阳少阴，乃湿热头痛也。如气上不下，头痛颠疾者，下虚上实也，过在足少阴巨阳，则入肾，寒湿头痛也。如头半寒

痛者，先取手少阳、阳明，后取足少阳、阳明，此偏头痛，有真头痛者引至脑项，泥丸尽痛，手足冷，至节者死也。有厥逆头痛，所犯大寒，内至骨髓，令人头痛齿亦痛也。凡头痛皆以风药治之者，谓总其大体而言之也。

高巅之上，惟风可到，故谓之薄者阴中之阳，乃自地而升天也。故太阳头痛，恶寒，脉浮紧，川芎、羌活、独活、麻黄之类主之。阳明头痛，自汗，发热恶寒，脉浮缓长实者，升麻、葛根、石膏、白芷主之。太阴头痛，必有痰，体虚或腹痛为痰癖，其脉沉缓，苍术、半夏、南星之类主之。少阴头痛，三阴三阳经不流行而足寒，气逆为寒厥，其脉沉细，麻黄、附子、细辛之类主之。厥阴头项痛，或吐痰沫厥冷，其脉浮缓，吴茱萸之类主之。血虚头痛，芎、归为主。气虚头痛，参、芪为主。气血俱虚头痛，调中益气汤少加川芎、蔓荆子、细辛。痰厥头痛，半夏白术天麻汤。风热头痛则用辛凉之剂，少加引经。如湿气在头作痛者，以苦药吐之。此举大概而言，所感不一，是知方者体也，法者用也，徒知体而不知用者，其可谓上工乎。

脉

《脉诀》云：头痛阳弦，浮风紧寒，风热洪数，湿细而坚。气虚头痛，虽弦必涩，痰厥则滑，肾厥则实。

方法活套

头痛多主痰，痛甚者火多也，宜清痰降火。

劳役下虚之人，似伤寒头痛，乃相火自下冲上也，宜补中益气加芎、归，甚则加知母、蔓荆、细辛等药。

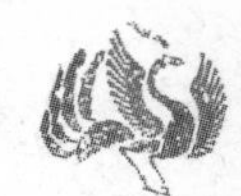

偏头风在古属痰属热。痰用苍术、半夏，热用酒炒片芩。在左属风及血，风用荆芥穗、薄荷，血用芎、归、酒柏。要在分经用药，如少阳偏头痛，大便多秘，或可下之。

诸经头痛，多用川芎为主，如不愈，各加引经之药。

太阳川芎　阳明白芷　少阳柴胡　太阴苍术　少阴细辛　厥阴吴茱萸

肥人头痛，是气虚挟湿痰，宜半夏、苍术、酒洗黄芪、生地、南星。

形瘦苍黑之人头痛，乃血虚，宜芎、归、酒芩。

如巅顶痛甚，宜藁本、防风，去川芎。

以上诸经头痛，多以二陈汤为主，随经加减用药，以分君臣。

一方用朴硝、大黄各等分，为细末，用井泥作饼，摊贴两太阳穴。

一方用生莱菔汁，一蚬壳仰卧注鼻中，左痛注右，右痛注左，或两鼻俱注亦可。

当归补血汤

治血虚与风头疼。

当归　川芎　白芍　生地　枯芩酒炒　香附各一钱　防风　蔓荆子　柴胡各五分　荆芥穗　藁本各四分

如血虚阴火冲上头痛，本方去防风、藁本，加黄柏、知母、黄连、栀子，各酒炒七分。

上作一服，水煎服。

黄芪益气汤

治气虚头痛，偏于右者乃痰与气虚故也。

黄芪　人参　白术　陈皮　半夏姜制　当归酒炒　川芎各七分　藁本　甘草炙。各五分　升麻　黄柏酒炒　细辛各三分

上姜三片，枣二枚，水煎服。

如偏左痛者，少加气药，多加血药也。

如气血俱虚，左右皆疼者，本方加苍术、柴胡，去藁本、白术，名加味调中益气汤。

半夏白术天麻汤

治痰厥头痛，眼黑旋转，恶心烦闷，胸满气促，目不欲开，如在风云之中，舟车之上。此乃胃气虚损停痰而致也（方见眩晕门）。

清上泻火汤

治热厥头痛，虽冬天严寒，犹喜风寒。其痛暂止，到暖处见火烟，其痛复作。

防风　升麻　细辛　黄芪蜜炙　黄柏酒制　知母酒制　炙甘草各一钱　川芎　生地　黄连酒炒　藁本　荆芥穗各七分　当归酒洗　苍术米泔浸　蔓荆子　羌活　柴胡各五分　生甘草　红花各三分

上水煎，食远稍热服。

川芎茶调散

治诸风上攻，头目昏沉，偏正头疼，鼻塞声重。因风攻注，太阳穴痛。不拘男妇，但是外感风气，并皆治之。

川芎　荆芥穗各二两　羌活　白芷　炙甘草各一两　防风七钱五分　薄荷　香附各四钱

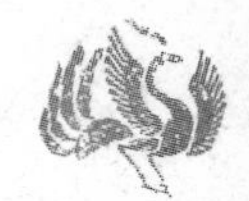

上为细末，每服二钱，食后浓煎细茶调下，或姜葱汤下亦可。

一方加菊花一两，细辛五钱，僵蚕、蝉蜕各二钱，名菊花调散。

四分清上饮

治六经头痛，诸药不效者。

栀子炒　黄芩炒　连翘三味为君　川芎　白芷　知母　酒柏　薄荷　生地酒浸六味为臣　柴胡　桔梗二味为佐　香附米　甘草二味为使　石膏一匙　细茶一撮

上水煎，食后热服。

酒黄散

壮实人气实有痰，或头重，或头晕，用大黄一两，酒浸炒为末，茶调三钱，服之立效。头痒风屑发黄者，亦可服之。

歌曰：

雷头风发闷恹恹，羊粪将来不用钱。碎捣重罗为细末，酒调热服便安然。

选奇方

治眉骨痛不可忍，大有效。

羌活　防风　甘草夏生冬炙，各二钱　酒芩一钱，冬月不用，有热者用之

上每服三钱，煎一服，用水一钟，煎至七分，食远温服。

吹鼻散

治偏正头风，以此药鼻中吹之，火眼亦可。

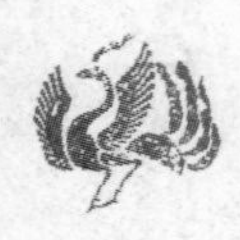

皮硝四两　黄丹　石膏各二两　天门冬　麦门冬　皂角　甘草各六钱　川芎三钱　天麻　乳香　没药各二钱　细辛　雄黄　藜芦各三分

上为末，吹时须令病人含水一口。

一粒金嗃鼻方

治偏正头风。

荜茇不拘多少，细研，用猪胆汁拌匀，再入胆内，悬阴干　玄胡索　藁本　白芷　川芎各等分

上为末，入制荜茇末，用无根水丸。每用一粒，以长流水化开，嗃鼻，以铜钱二三文，口咬定，出涎为度。

一醉散

远年近日偏正头风痛，诸药不效，收功如神效也。

白芷　川芎各三钱

上为细末，黄牛脑子一个，擦药末磁器内，加酒顷热，乘热和酒食之，尽量一醉，睡后酒醒，其疾如失。

七生丸

治男妇八般头痛，及一切痰厥，及伤寒伤风头痛等症。

川芎　川乌去皮　草乌去皮　南星去皮　半夏冷水浸　白芷　石膏俱生用，各等分　加细辛　全蝎各减半

上为细末，生韭自然汁为丸，梧桐子大。每服七丸或十丸，嚼生葱茶送下。

灵砂丹

治风热郁结，气血蕴滞，头目昏眩，鼻塞声重，或流

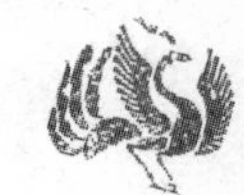

清涕，口苦舌干，咽嗌不利，胸膈痞闷，咳嗽痰实，肠胃燥涩，小便赤黄，或肾水阴虚，心火炽盛，及偏正头痛，疥癣疮疡，牙疼目肿风热，一切之症，并皆治之。

滑石飞过，四两　生甘草二两　白术　菊花各七钱　寒水石生用　桔梗各一两二钱　天麻　独活　羌活　细辛　石膏　防风　连翘　薄荷叶各一两　川芎　栀子　白芍　荆芥穗　当归　片芩　大黄　全蝎各五钱　缩砂　人参各二钱五分

上为细末，炼蜜为丸，每一两作十九丸，朱砂一两为衣。临卧细嚼一丸，茶清送下。

青空膏

治偏正头痛，年深不愈。又治风热、湿热壅上及脑痛，除血虚者不用。

炙甘草一两五钱　黄连酒炒　防风　羌活各一两　柴胡七钱　川芎五钱　细梃子黄芩三两，一半去皮，一半酒炒

上为末，每服二钱，热盏内少加茶清调成膏。每服一匙，白汤临卧送下。

胃脘痛门二十九

论

经云：木郁之发，民病胃脘当心而痛，上支两胁痛，膈噎不通，饮食不下。盖木气被郁，发则太过，民病故有土被木贼之败也。且胃为脾之府，阳先于阴，故脏未病而腑先病也。夫胃上之口，名曰贲门。贲门与心相连，故经

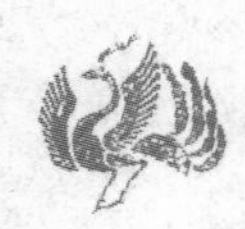

所谓胃脘当心而痛。详其所由，痛在胃脘，实不在于心也。今世俗呼为心痛，未达此义。或有真心痛者，因大寒触犯心君，或有污血冲心，手足青冷，旦发夕死，夕发旦死，其病乌得同胃脘之痛乎？但胃脘之痛，未必不由清痰、食积郁于中，七情、九气触于内，是以清阳不升，浊阴不降，肝木之邪乘机侵侮而为病矣。原其致病之由，多因纵恣口腹，喜好辛酸；或因胃脘素有顽痰死血，阻滞怒气而不条达也；或因方食煎熂厚味，复餐生冷，朝伤暮损，日积月深，自郁成积，自积成痰，痰火煎熬，血亦妄行，痰血相杂，妨碍降升，以致胃脘疼痛，吞酸，嗳气，嘈杂，恶心，久而不治，即成反胃之渐也。俗医不究其源，例以辛香燥热之剂，以火济火，遂成危剧，良可痛哉。

且古方有九种心痛，曰饮，曰食，曰风，曰冷，曰热，曰悸，曰虫，曰疰，曰去来痛。所谓冷者惟一耳，岂可概以热药治之乎。凡治之之法，先要问其得病久新，次问其曾服何饮食、因何伤感、有无积滞，便与和中消导之药。若日数已多，过服辛香之剂，呕吐不纳，胸膈饱闷，大小便涩，内有郁热，便与开郁行气、降火润燥之剂。若面白唇红，又能多食，胃脘痛时，或上或下，此必有虫也。便苦楝根、槟榔、鹤虱、乌梅、黄连、使君子之剂，有瘀则消瘀，有湿则行湿，宜潜心究问，区别诸症而治之，病如不痊者，我未之见也。

脉

《举要》云：沉弦细动，皆是痛症。心痛在寸，腹痛在

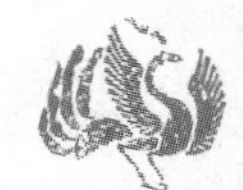

关，下部在尺，脉象显然。

方法活套

胃脘痛须卜新旧。若行之于身犯寒气，口得寒物，初当温散温利之。若病久则成郁矣，多用炒山栀为君，或以热药向导，则邪易伏而病易退矣。此病日久不食亦不死，中宫有食积与痰，胃气亦赖其所养。若痛方止即吃物，恐病复作，勿归咎于医也。

大概胃中有热作痛，非炒山栀不能除，须佐以姜汁，又以大芎开之。

痛发者用二陈汤加川芎、苍术，倍加炒栀子，痛甚加炒干姜从之，此反治之法也。

轻者散之，麻黄、桂枝之类，或加芎、术、炒栀，去皮作丸服，或以韭汁开提之。

治湿痰作痛，用白螺蛳去泥沙，火煅为细末。每服方寸匕，温酒调下。

无药处速用刀头烧红，炒盐碎水中，乘热饮之，吐痰而病即愈。治绞肠痧[①]痛欲死者尤妙。

或用黄荆子炒焦为末，米饮调服。

或用山栀大者七枚，小者九枚，炒焦黄，用水一盏，煎七分，入生姜自然汁二三匙，令辣热饮。

治死血攻心作痛，用玄胡索一两半，桂心、红花、滑石、红曲各五钱，桃仁三十个，捣烂蒸饼为丸，梧桐子大。每七丸、九丸、十四丸白汤下，或桃仁承气下之亦可。

① 原作“绞肠沙”，下同。

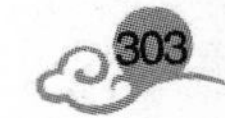

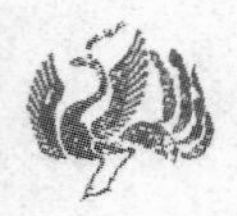

治虫痛面上有白斑，唇红能食，时作时止，用二陈汤加苦楝根煎服。

凡有虫痛者，上半月易治，因虫头向上，受药即出。下半月难治，因虫头向下，不受药力，须先以肉汁及糖蜜食下，引虫头向上，然后用药打出。

一方治胃脘一切心痛，用生地一味，捣汁碗许，取汁搜面作馎饦①，或作冷淘食之，取出虫即愈。

解郁定痛饮

炒山栀二钱　黄连　枳壳　川芎　香附各一钱　陈皮　干姜各五分　甘草　苍术各三分

上姜三片，水煎服。

祛寒姜桂饮

治初胃脘痛甚，唇青指冷等症。

干姜　草豆蔻　良姜　官桂各七分　合香　苍术　厚朴姜制　陈皮　甘草炙　木香　茴香酒炒　枳壳　砂仁　香附各五分

上姜三片，磨木香同服。

痛甚脉沉伏加附子一二片，去良姜。

清膈散

治心胃刺痛，增寒壮热，口干烦躁，不卧，时痛时止。

柴胡二钱　黄芩　黄连　枳壳　栀子炒　竹茹　赤芍　香附各一钱　甘草三分

---

① 馎饦，bó tuō，古代一种水煮的面食。

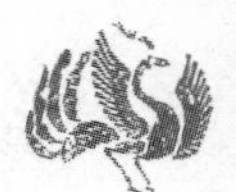

上姜汁三匙，水煎服。

二陈枳砂汤

治涎在心膈攻走，腰背皆痛，呕哕等症，辄有奇效。

枳实　砂仁　半夏　陈皮　香附各一钱　厚朴　玄胡索　茴香各八分　木香　草蔻　干姜各五分　甘草三分

上姜三片，竹沥三匙，磨木香同服。

理气收功饮

治心腹肚痛，小肠气聚积块，冷气虚寒者宜之。

莪术　槟榔各二钱　三棱一钱五分　黄连　当归　川芎　陈皮　茯苓　砂仁　玄胡索各一钱　甘草五分

上姜三片，水煎温服。

失笑散

治心气痛不可忍及小肠气痛。

蒲黄炒　五灵脂酒浸去沙土，各等分

上先以醋调二钱，煎成膏，入水一盏煎，食前温服。

一服饮

治心脾疼痛。

高良姜另炒　香附子另炒

上共为末。每服二钱，温陈米汤调下。

桃灵丹

治心腹心痛及阴症，或绞肠痧等症。

玄胡索一两　没药七钱　桃仁去皮尖，二钱　五灵脂　乳香各五钱

上共为细末，醋糊丸，如梧桐子大。每服三二十丸，淡醋汤下。腹痛黄酒或姜汤任下。

破积丹

治胃脘气痛，食积肚疼，痰饮热积块痛，实热者宜之。

香附米四两，醋浸，煮干　栀子炒黑，二两　三棱　莪术　郁金　枳壳　黄连　大黄各一两

上共为末，水丸梧桐子大。每服二三十丸，用淡姜汤送下。

万应丸

治胃脘作痛，或有虫积，或腹痛甚者，并皆治之。

苦楝皮十斤　黑牵牛末八两　大黄末八钱　槟榔末五钱　皂角十枚，肥面不蛀①者

上先将皂角、苦楝树皮二味，同水十大碗熬成膏子一处搅，和前三味药，碾细末为丸，黄豆大，先用沉香衣，后用雷丸、木香衣。每服三丸，四更时用砂糖水送下。

沉香定痛丸

专治胃脘作痛，胸中满闷，停痰积块，滞气壅塞，不拘远年久日，并皆治之。

大黄炒　没药各五钱　沉香　莪术　玄胡索各三钱　乳香二钱　瓦垄子一个，火煅红，醋浸一日

---

① 不蛀，疑作“不注”。

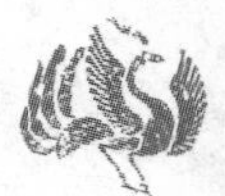

上为细末，醋糊为丸，绿豆大。每服九丸，壮实者十一丸，白水送下，行二次，米汤补之。

芎当理气丸

治胸膈皆满，死血积滞疼痛，或吐血后，或劳倦饮酒，怒气过多，胃作痛等症。

人参三钱　当归　川芎　牡丹皮　桃仁　大黄　黄芩　姜黄　三棱　莪术　桔梗　枳壳　半夏　防风　羌活各一钱

上用韭菜根共一处，入水二碗通浸，晒干又浸。如此三五次，共为末，水丸绿豆大。每服八十丸，或九十丸，或百二十丸，茶清下。

九气丸

治九般气痛，心腹满闷，不能饮食，时止时发，攻则欲死。

甘草一两　香附米童便制　郁金各二钱

上为末，韭汁、生姜汁为丸，梧桐子大。每服三四十丸，茶清送下。

草豆蔻丸

治寒热犯胃作痛，或因湿热郁结作痛，亦可劫而止之。

麦蘖曲一两五钱，炒　半夏　草豆蔻面煨，各一两　生甘草　炙甘草　归身　青皮各六钱　泽泻一两　吴茱萸汤泡，焙干　白僵蚕　人参　黄芪　益智仁各八分　炒栀子五钱　神曲　柴胡　姜黄各四钱　桃仁去皮尖，七十个

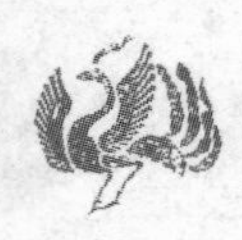

上将桃仁另研如泥，前药为末和匀，汤蒸饼为丸，梧桐子大。每服三十丸，白汤下。

乌梅丸

治胃中虫攻心痛呕吐等证。

乌梅三十个，去核　黄连二两　黄柏炙　人参　细辛　肉桂各六钱　川椒炒，微汗　当归各四钱　干姜三钱

上为末，取乌梅肉和蜜为丸，梧桐子大。每服五十丸，空心盐汤送下。

上一方用五灵脂、槟榔各等分为末，菖蒲煎汤调下三钱。欲服此药，隔夜先将猪肉、盐、酱煮熟，令病人细嚼勿咽，复吐出，方服前药。用肉所以引虫头向上，后用药杀其虫也。

通灵丸

治九种心痛，诸般气痛。

五灵脂　蒲黄各一两　木通　赤芍　炒栀子各五钱　草豆蔻　甘草各三钱

上为极细末，醋糊为丸，如梧桐子大。每服五七十丸，茶清送下。

腹痛门三十

论

经曰：寒气入经而稽迟，泣而不行，客于脉外则血少，

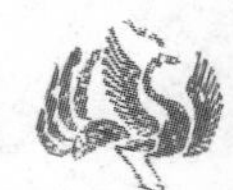

客于脉中则气不通，故卒然而痛。余尝考诸《内经》，多言寒邪外客而痛者，甚为详悉，未能备举别条，学者当自检阅。夫腹痛之症，种种不同，有因虚、因实、因寒、因火、因痰、因食积、因死血数症，不可不察。假如痛时连于两胁，自汗眼花，痛处喜用物按，六脉虚弱，此因劳役过度，饮食不节，中气不足，寒邪乘虚而入，此即虚痛也，宜温中之类缓之。若其痛欲大便，利后痛减，气口高于人迎，此食积痛也，宜枳实导滞、香砂平胃之剂消止。若痛绵绵不绝而无增减，脉来沉迟，此寒痛也，宜姜桂之类温之。若时痛时止，六脉洪数，此热痛也，黄芩、芍药、大黄之类清之。若每痛有处，不移其所，两关芤涩，此死血痛也，宜归尾、桃仁之类主之。若痛甚手不可按，两关脉洪实，此实痛也，宜大黄、桂枝之类主之。若痛甚小便不利，六脉洪滑，此痰湿痛也，宜橘、半、芩、连之类主之，不可例言寒也。

又有邪气聚于下焦，则津液不得宣通，血气不得流行，或溺溢，或血流滞于下而生胀满硬痛也，宜清心导水，木通、车前之类主之。又或血虚瘦弱之人，津液枯涸，传送失常，郁火燥热，煎成结粪，滞于大小肠之间，阻气不通而作痛者，宜以木香、槟榔丸之类，先通其滞，止其痛，后用四物生血润燥之剂，以治其本。或有卒然心腹大痛，欲吐不吐，欲泻不泻，唇青厥逆，死在须臾。此内因食积，外感寒邪，是名干霍乱也，宜以盐汤灌之，而用鹅翎探吐，取涎而愈。大抵治腹痛之法，浊气在上者涌之，清气在下者提之，寒者温之，热者清之，虚者培之，实者泻之，结者散之，留者行之，此其大法，在人权衡而已矣。

脉

《举要》云：腹痛在关，紧小急速，或动而弦，甚则沉伏。弦实滑痰，尺紧脐腹。心腹痛脉，沉细是福。浮大弦长，命不可复。

方法活套

腹痛虽用白芍，恶寒而痛加桂，恶热而痛加黄柏，或云芍药只治血虚腹痛，诸痛不可用。盖诸痛宜辛散，芍药酸收故也。

肥人腹痛属气虚兼痰，人参、苍白术、半夏，或言痰症不能作痛，殊不知气郁则痰聚，痰聚则碍气，气不能运，故作痛也。

禀受素弱，饮食过伤而腹痛者，当补脾胃以消导，人参、白术、山楂、曲蘖、枳实。

初痛时元气未弱者，必推荡之，此通用之法也。

若病久气衰，便宜升消之。

在上者多属食，宜温散，草蔻、芎、术、白芷、香附、姜汁之类，不可峻利攻下。盖食得寒则碍，得热则化，更兼行气快气，助之即愈。

病人腹痛，胸中有积热，宜调胃承气下之。

小腹实痛，宜青皮为君，加芩、莲、炒栀，以行其气。

腹痛炒盐熨脐。

开郁导气汤

治一切腹痛，有寒有热，湿痰血积，痰滞虚实等症。

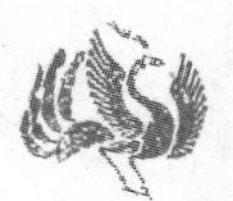

苍术米泔制　香附童便制　川芎　白芷　茯苓　滑石　青皮　炒栀　神曲　条芩各一钱　陈皮　干姜各五分　甘草少许

恶寒加官桂。

上水煎空心服。

姜桂温中饮

治中气不足，寒邪乘虚而作，绵绵不止，痛无增减。

枳壳　陈皮　砂仁　厚朴各一钱　良姜　肉桂各七分　香附一钱五分　吴茱萸　干姜　木香各五分　甘草三分

上姜一片，水煎服。

痛不止，加玄胡、茴香、乳香。

手足青冷，去茱萸、良姜，加附子一钱。

泄泻去枳实。

散火调中饮

治实热腹痛，乍痛乍止，不能物按。

黄连炒　芍药炒　栀子炒　枳壳　陈皮　厚朴　香附　抚芎各一钱　木香另研　砂仁　茴香各五分　甘草三分

痛甚加玄胡、乳香各五分。

上姜煎服。

消食香砂饮

治食积腹痛作泻，泻后痛减等症。

香附炒　砂仁　厚朴　苍术　陈皮　枳壳　山楂　神曲炒。各一钱　木香另研　官桂　干姜　甘草各三分

上姜三片，水煎服。

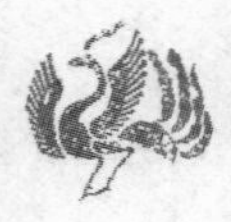

活血定痛饮

治腹痛不移处，乃死血攻冲也。

归尾　赤芍　桃仁　牡丹皮　玄胡索　川芎　香附　枳壳各一钱　木香另研　红花　官桂各五分　甘草　乌药各三分

上姜一片，水煎服。

椒梅汤

治腹痛时痛时止，面白唇红，此虫攻心而痛也。

乌梅　花椒　槟榔　枳实　黄连　香附　川楝　木香另研　厚朴　砂仁各一钱　干姜　甘草各五分

上姜一片，煎服。

枳实大黄汤

治腹痛有余之症，或积热，或积食，久痛不止，此痛随利减之剂也。

大黄二钱　枳实　槟榔　厚朴各钱半　白芍七分　木香五分　甘草三分

上水煎服。

枳术槟榔丸

治一切气滞、食郁、腹痛等症。

枳实麸炒　麦蘖曲各七两　陈皮去白，一半　青皮　白术去油，各五两　厚朴姜制，四两　木香微煨　槟榔各三两

上共为细末，姜汤浸，蒸饼为丸，如梧桐子大。每服五七十丸，温水食远下。

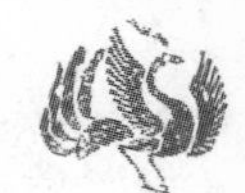

当归丸

治男妇小儿一切腹痛，下注脚气，小便不止，白带长流等症。

当归一两　黑附子　良姜各七分　茴香五分

四味用清酒一味，以一碗煮干，再焙入甘草、苦楝、丁香各五钱。

玄胡索四钱　炒黄盐　全蝎各三钱　柴胡　木香　升麻各一钱

上为末，酒糊为丸，如梧桐子大。每服五十丸，空心淡醋汤下，忌油腻、酒面、生冷。

一提金

治脐腹痛甚及赤脉、小肠气等症。

川楝子　小茴香　全蝎去足，各等分

上为末。每二钱七分，热酒下。

异香丸即异香散

治心肾不和，腹胁膨胀，欲食难化，噫气吞酸，一切冷气结聚，腹中刺痛等症。

青皮　陈皮去白，各三两　厚朴二两　石莲肉去皮　甘草炙　莪术　益智仁炒取壳　三棱煨，各一两

上为末，醋糊为丸，梧桐子大。每服七十丸，白汤下。

调气散

若气滞于内，胸膈虚痞，腹中刺痛着，此方主之。

青皮　香附各一钱　半夏八分　槟榔七分　木香　陈皮　紫苏各五分　甘草　乳香　没药各三分

上咀片，水二钟，姜三片，煎八分服。

或倍加分两为细末，每服三钱，姜汤送下亦可。

手拈散

治腹痛兼心痛。

草果　玄胡索　五灵脂　没药　乳香各等分

上为细末，每服三钱，空心温酒服。

腰痛门三十一

论

经曰：腰者，肾之府，转移不能，肾将惫矣。又曰：太阳脉令人腰痛，引项脊尻背如重状。少阴腰痛，如以针刺其皮中，循循然不可俯仰。阳明腰痛，不可以顾，顾如有见者，善悲。足少阴腰痛，痛引足内廉。厥阴腰痛，腰中如张弓弦。太阴腰痛，下面如有横木居其中，继则遗溲[①]。夫腰痛之候，虽有六经见候之不同，挫闪跌打之不一，或瘀血，或风寒，或湿痰，或湿热，种种各别，原其所由，未必不因房劳过度，真阴虚弱，或外风寒之郁逼，或内湿热之流注，以致荣卫不通，周而作痛。若肾脏不虚，则外邪不能袭内，邪不能注，荣卫周流，何痛之有！故

① 此段文字，与人卫本《黄帝内经素问·刺腰痛篇第四十一》略有出入。

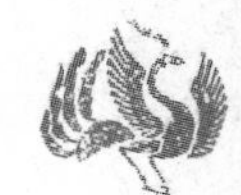

《内经》云“邪之所凑，其气必虚”是也。

治之之法，肾者阴也，不可峻用寒凉，亦不可辄用参芪以补其气，恐痛愈甚矣。肾虚痛者，其痛不已，脉来虚大，宜杜仲、黄柏、菟丝、天冬、熟地之类补之。瘀血痛者，日轻夜重，六脉见涩，宜桃仁、红花、大黄、牵牛之类逐之。痰积痛者，其痛不止于两肾，或上或下，脉来洪滑，宜二陈加南星、半夏、竹沥之类导之。湿热痛者遇天阴或久坐则发，六脉见缓，宜苍术、杜仲、黄柏、川芎之类渗之。挫闪痛者，积有死血，宜归尾、苏木、乳香、没药之类行之。风者散之，麻黄、防风、羌活、独活。寒者温之，肉桂、干姜、苁蓉、附子。气郁作痛者，则开郁行气，苍术、抚芎、炒栀、香附。失志作痛者，则补血宁心饮、茯神、枣仁、当归、熟地。新痛宜速疏外邪，清湿热。久痛则宜滋肾水，理气痰。全在医之权衡，不可例治。

脉

《举要》云：腰痛之脉，皆沉而弦。沉微气滞，弦损肾元。或浮而紧，风缓所缠。湿伤濡细，实闪挫然。涩为瘀血，滑痰火煎。或引背痛，沉滑易痊。

方法活套

腰痛之症，凡因房劳辛苦而得者，四物汤加栀、柏、五味、杜仲之类，吞补肾丸或安肾丸。

因风寒流注而痛，二陈汤加麻黄、苍术、白芷、川芎、防风、羌活、独活之类。

挫闪跌扑，或死血流于本经而痛，四物加桃仁、红花、

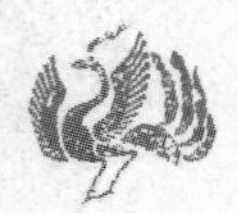

苏木之类。

人壮实大承气汤加桂下之。

有因醉饱入房，酒食之积乘虚流入本经，难以俯仰，四物合二陈加神曲、麦芽、杜仲、黄柏、官桂、砂仁及葛花、枳桔之类。

一方用地肤子为末，酒调下一二钱，积年久患腰痛者立效。

又方杜仲炒去丝，橘核仁炒，等分为末，入盐少许，清早酒下。

又方用木香一钱，麝香三厘，为末吹鼻。左痛吹右，右痛吹左，令病人两手上下和之，治挫闪者效。

一方令小儿跪抵两肾，病人用纸捻通鼻打嚏妙。

又方治肾虚腰痛，用六味丸加鹿茸、当归、木瓜、续断（方见补益门）。

凡久腰痛不止，必官桂以开之。

一方治湿热火郁腰痛者，病人伏卧，与小孩跪抵之法同。

一方治腰痛用刀豆壳化灰，好酒调服，外用皂角烧烟，熏之即好。

又方用生姜一斤，取真汁四两，水胶一两，同煎成膏，厚纸摊贴腰眼，极效。

养荣汤

治肾虚腰痛。

当归　生地　熟地　陈皮　白芍酒炒　故纸酒炒　牛膝酒炒　杜仲去丝　白茯苓各一钱　知母酒炒　黄柏盐炒　小茴香各七分　人参　官桂　甘草各三分

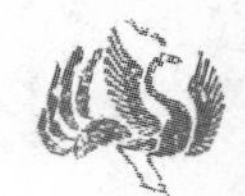

上枣二枚，空心煎服。

痛甚者加乳香、沉香各五分，砂仁八分，去白芍、生地、陈皮，炼蜜为丸亦可。

调荣活络汤

治挫闪跌扑，瘀血凝滞，或两便闭塞，腰痛等症。

当归　桃仁　大黄　牛膝各二钱　赤芍　红花　生地　羌活各一钱　川芎七分　官桂三分

上水酒各半煎服。

独活汤

治因劳役腰痛如折，沉重难移。

归尾　连翘各五钱　汉防己　酒黄柏各一两　杏仁去皮尖，三十个　羌活　独活　防风　泽泻　煨大黄　肉桂各三钱　炙甘草二钱

上㕮咀，每服七钱，酒水各半煎，空心服。

破血散疼汤

治跌扑损伤，或损[①]脊骨，恶血流于胁下，腰痛难忍，碍于饮等症。

苏木　连翘　归尾　柴胡各三钱　羌活 防风　中桂各二钱

上均作二服，酒二盏，水一盏，煎至一盏。

再用水蛭三钱，炒烟尽，麝香少许，共研细末，亦均作二服，用前汤药调，空心服之，两服即愈。

---

① 损，原作“捐”。

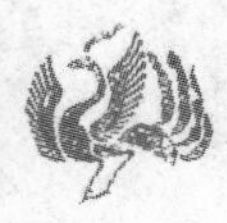

地龙散

治腰脊疼痛，打扑损伤，恶血不散。

归尾三钱　羌活二钱　独活　黄柏　甘草各一钱五分　中桂　地龙　麻黄　苏木各一钱　桃仁六个

上每服五钱，空心煎服。

青蛾丸

专滋肾水壮阳，益筋骨，治腰膝足痛，久服无不验。

补骨脂即破故纸，四川者佳。洗净酒浸，少顷隔纸炒香为度四两。

胡桃肉汤泡去皮八两。

萆薢真正者四两，切片分作四分。用一两盐水，一两童便，一两米泔水，一两无灰酒，各浸一宿，晒干。

杜仲四两，姜汁炒去丝。黄柏四两，蜜炒。知母三两，蜜炒。牛膝去芦净，四两，酒洗。

上为细末，春夏用粥，秋冬用蜜。其粥用糯米一碗煮之，将胡桃肉捣烂，为膏和匀，石臼舂千余下，为丸如梧桐子大。每服五十丸至八十丸，空心盐汤或盐酒送下，以干物压之。

立安丸

治五种腰疼，常服补肾元，壮健腰脚。

萆薢二两　牛膝酒洗　杜仲姜炒　续断各一两　故纸盐水炒　木瓜各半两

上共为末，炼蜜为丸，如梧桐子大。每服五十丸，空心温酒下。

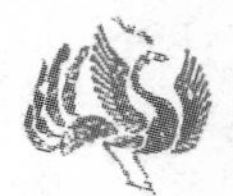

一方加黄柏，本方煎汤送下丸药。

安肾丸

治肾虚腰痛。

故纸盐炒　葫芦巴炒　小茴香炒　川苦楝炒　续断各三两　桃仁炒　杏仁炒　山药　茯苓各二两

上共为末，炼蜜为丸，梧桐子大。每服五十丸，空心盐汤下。

滋阴补肾丸

滋肾养血，除湿热，治腰疼腿酸。

杜仲姜炒，二两　黄柏盐酒浸　川楝肉各一两二钱　熟地黄　当归酒浸，各一两五钱　白芍酒炒　枸杞[①]盐酒浸，各一两　川芎八钱　小茴香盐酒浸，六钱　桃仁去皮炒，五钱　故纸盐酒炒，二钱

上共为末，炼蜜为丸，如梧桐子大。每服八九十丸，空心热酒下。

萆薢[②]丸

治肾损骨痿，不能起床，腰脊胁腿皆痛。

川萆薢　杜仲炒去丝　苁蓉酒浸　菟丝子酒煮，各等分

上共为末，酒煮猪腰子捣烂为丸，如梧桐子大。每服五七十丸，空心温酒下。

杜仲丸

治肾虚腰痛，动止软弱，脉大而虚，疼痛不已之症。

---

① 原作“狗杞”。

② 萆薢，原作“苹薢”，下同。

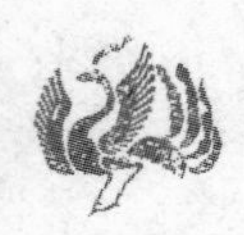

杜仲去丝　龟板酥炙　黄柏盐炒　枸杞　知母酒炒　白芍酒制　五味　当归　黄芪蜜制　故纸盐炒，各一两

上为末，炼蜜同猪脊髓和丸，如梧桐子大。每服八十丸，空心盐汤下。

补髓丹

此丸升降水火，补益心肾，强筋壮骨，治肾虚腰痛。

没药一两，另研　杜仲十两，炒，去丝　鹿茸二两，酒炼去皮　补骨脂十两，用芝麻五两，炒麻黑色不响为度，去麻不用

上将杜仲、故纸、鹿茸三味为末，方入没药和匀，却用胡桃肉三十个，汤泡去皮，杵为膏，入面少许，酒煮糊为丸，如梧桐子大。每服一百丸，空心温酒盐汤任下。

摩腰丹

治寒湿虚弱腰痛及妇人白带等症。

乌头尖　南星　朱砂　干姜各一钱　雄黄　樟脑　丁香　麝香各五分

上共为末，炼蜜为丸，芡头大。每用一丸，姜汁化开，烘热置掌中，磨腰上令尽粘肉热，帛缚定，腰热如火妙。二三日用一丸，或加吴茱萸、肉桂各一钱亦可。如疝气外肾肿大，加丁香摩上，或摩横骨上，软布覆之即消。

复元通气散

治气不宣流，或成疮疖，闪挫胁腰，气滞疼痛。

舶茴香炒　穿山甲蛤粉炒，去粉，各二两　玄胡索　白牵牛　甘草　陈皮各一两，去白　南木香不见火，一两五钱

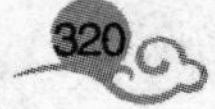

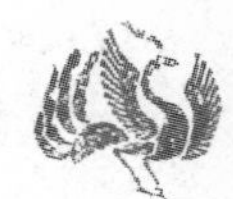

上共为末，每服一钱，热酒调下，病在上食后服，在下食前服。若不用酒，木香汤下。

疝气门三十二

论

经云：三阳急为瘕，三阴急为疝。又曰：肝脉大急沉皆为疝。夫疝气者，本自厥阴肝经之积，与肾经绝无相干。多起于外，因风湿䅟入经络。或内因怒气冲上小腹，以致荣卫欠和，血液流滞，日新月盛，积聚坚牢。每遇风寒之气外袭，五志之火内攻，痛自小腹，下连阴股，或小肠作痛，上连胁肋，或无形无声，或有形如瓜，有声似蛙，甚则搐如弓角，咬牙战掉，冷汗交流，须臾不救。古方以为小肠气、膀胱气、肾经寒气，用辛温之药以散之，则是治其标也。后丹溪以为痰饮食积，死血流注，归于肝之一经，用辛平之药破血，则是治其本也。盖疝之痛者，是有形之积也，非痰饮、食积、死血相聚而何！若乃无形之气作痛，则走注于满腹，流散于周身，乌得久注于外肾哉。

故经言七疝者，乃寒、水、筋、血、气、狐、癞是也。寒疝者，囊冷结硬如石，阴茎不举，或控睾丸而痛，得于寒湿，或坐卧雨雪之地，使内过劳，久而无子，治宜以温散之剂疏之。水疝者，囊肿如水晶，囊痒流黄水，阴汗自出，小腹按之水声，得于醉酒行房，偶中外邪，结于囊内，治宜以逐水之剂清利之。筋疝者，其状阴茎肿胀，或溃而

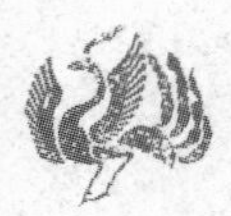

为脓，里急筋缩，茎中作痛，痛极则痒，或挺长不收，或出如精，随[①]溲而下，得之于房室劳伤，治宜以抑火滋阴之剂清之。血疝者，其状如王瓜在小腹两旁，横骨两端，俗名便毒，得于春夏大暖，气劳于内，血渗入浮囊，结气痈肿，治宜以和血之剂下之。气疝者，其状上连肾喻[②]，下及阴囊，多得号哭忿怒，则气郁之而胀，哭怒罢即[③]，或劳役坐马致核肿痛，治宜开郁散气之剂行之。狐疝者，状如仰瓦[④]，卧则入小腹，立则出囊中，如狐之昼出穴而溺，夜入穴而不溺，与气疝大同小异，治宜以逐散流经之剂消之。㿗疝者，其状阴囊大如升斗，不痒不痛，有二焉，有木肾，有偏坠。木肾者，坚硬顽痹不痛，乃心火不降，肾水不温，治宜四制茱萸、四炒川楝等丸以温消止。偏坠者，肿有大小，偏左多瘀血、怒火，偏右多湿痰、食积，治宜各随其经。论须分别有七，大抵热郁于中而寒束于外，宜其有非常之痛，治多驱逐本经之湿热，消导下焦之淤血，而以寒因热用之法立方，即邪易伏而病易退矣。医其可执一耶！

脉

《举要》云：

疝脉弦急，积聚在里。牢急者生，弱急者死。沉迟浮涩，疝瘕寒痛。痛甚则伏，或细或动。

---

① 随，原作“髓”。

② 肾喻，人卫本《古今医统大全》作“肾区”，疑应为“肾俞”。

③ 哭怒罢即，疑有脱文。人卫本《古今医统大全》作“哭怒即罢，则气散者是也”。

④ 状如仰瓦，人卫本《古今医统大全》作“其状如丸”。

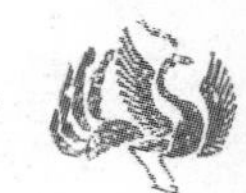

方法活套

丹溪曰：大劳则火起于筋，醉饱则火起于胃，房劳则火起于肾，大怒则火起于肝，积之久母能令子虚，湿气一盛，浊液凝聚，并入血隧，流于厥阴肝木之经。肝为将军之官，其性急速，火性又暴，为寒所束，宜其痛之太暴也。夏月病多因暑入膀胱，宜香苓之散加减。冬月多因寒入膀胱，宜五积散加减。其病多用乌头以散寒邪，山栀消暑热，其效甚速。盖湿热因寒郁而作，用栀子以降湿热，用乌头以破寒郁，二物皆下焦之药，而乌头为栀子之所引，其性急速，不容胃中停留也。

凡虚疝痛甚，不宜凑用参芪。盖蓄热在内郁抑，得补反盛矣。是以诸方借巴豆气者，此也，必先泻其所蓄之热而后补之以四君加川楝子、茴香、枳实、山栀。按之不痛，加肉桂、姜汁。

凡痛无形，皆属气痛。有形，皆湿痰、瘀血、食积流注而成。肠中走气作声，或痛者，是盘肠气也。

小腹阴囊，手按作响声痛者，是膀胱气也。

小肠脐旁一梗升者，钓痛者，是小肠气也。

小腹下注上奔，心腹痛者，是肾气也。

外肾偏大偏小者，是偏坠也。

外肾虽硬大而不痛，是木肾也。

凡疝气通用二陈汤为主，加姜汁。

食积加枳实、山楂。热加山栀。

瘀血加玄胡索、桃仁。郁加木香、茴香、川楝子。

痛甚加乳香、没药、荔枝核。

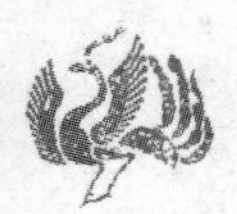

肾大如斗，加茴香、青皮、昆布，为丸服。

水疝加猪苓、泽泻。

筋疝加黄连、白术、茯苓。

血疝合四物汤。

气疝加柴胡、青皮、香附。

狐疝与气疝同。

寒疝加吴茱萸、姜、桂。

癞疝加苍术、白术、猪苓、泽泻，调荔枝核散。

一方用栀子一钱，炒褐色，入盐三分，黄酒调下。

一方用五倍子烧存性，黄酒调下二三钱立止，须以醉为度。

一方治疝气外肾肿大者，不拘左右，用左顾牡蛎一个，火煅过。用姜汁调搽肾上，即消。

加减柴苓散

治七般疝气，和肝理肾，顺气消疝，治湿热之总剂也。

山栀　柴胡　茯苓　白术　猪苓　泽泻　山楂　荔枝核各一钱　半夏　甘草各七分　茱萸三分　川乌炮，去皮，五分

上姜三片，灯心一团，空心煎服。

神效汤

治一切疝气。

炒山栀　玄胡索　益智仁　小茴香　苍术　香附　当归各一钱　木香另研　吴茱萸各七分　砂仁八分　川乌炮，去皮，五分　甘草三分

上姜三片，灯心一团，磨木香调服。

有瘀血胀痛，加桃仁、川芎，去益智。

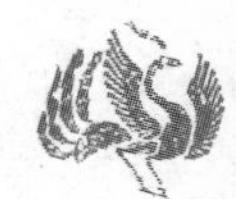

肾气注上，心痛欲绝者，加沉香、枳实、山栀、益智。胀闷如痛加乳香、枳实。

乌苓通气散

治一切疝气，毋问远近寒热及风湿等症。

陈皮　香附　糖球　当归　乌药各一钱　茯苓　白术　槟榔　玄胡　泽泻各七分　山栀五分　木香五分，另研

上同前引，磨木香服。

金铃丸

治疝气外肾肿痛，毛间水出等症。

川楝五两　马兰花　海蛤　海带　破故纸盐浸　菟丝子酒煮，各三两　木香　丁香各一两

上共为末，面糊为丸，如梧桐子大。每服五十丸，温酒盐汤任下。

角茴丸

专治诸般疝气。

角茴一斤，以生姜一斤，取自然汁浸茴一宿，约姜汁浸入茴内，再加青盐二两，同炒赤取出，焙干为末，酒糊为丸，如梧桐子大。每服三十丸，空心温酒、米饮任下。

此丸专实脾胃，以其有盐，能引入下部，大治小肠疝气。有姜汁发汗而有疏导之功，所以取效。

八味茴香丸

治疝要药。

橘核三两　茯苓　白术　山楂　角茴　吴茱萸　荔枝实微炒，各一两　枳实八钱

上共为末，蜜丸弹子大，细嚼一丸，淡姜汤下。

硫荔丸

治疝疼痛难忍，其气上冲，筑塞心脏，手足厥冷症，并皆治之。

荔枝核微炒焦，四十九个　陈皮九钱　硫黄三钱，溶化，倾入水中

上为末，饭丸梧桐子大。每服十四丸，温酒送下，不可多服。

活肾丸

治木肾不痛不消，或左大右小，或左小右大。

苍术米泔水浸，一两　黄柏　枸杞　滑石各七钱　半夏　南星　山楂　白芷　神曲各五钱　昆布　吴茱萸各三钱

上共为末，酒糊为丸，如梧桐子大。每服七十丸，空心盐汤下。

二茱丸

治偏坠、木肾等症。

吴茱萸二两，汤泡七次　山茱萸二两，去核　橘红二两，炒　川楝肉三两　益智仁一两，炒　消茴香一两，炒　玄胡索一两五钱　巴戟一两五钱，去骨　青皮一两五钱　苍术五钱，炒　木香三钱　沉香二钱

上为末，炼蜜为丸，如梧桐子大。每服五十丸，空心盐汤送下。

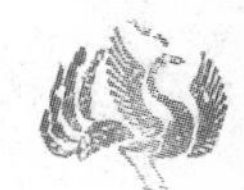

三仙祛疝丸

黑雄猪腰子一对，不见水，外去膜，内去血，切作片。以大茴香二两，小茴香二两，俱炒为粗末，同腰子拌匀。再以前猪尿胞一个，入腰子、茴香于内扎固。用无灰好酒二三碗，入砂锅内，悬胞煮酒至半碗取出，将胞连药切碎，焙干研细末。将前煮剩酒打面糊为丸，如梧桐子大。每服七十丸，空心好酒下，立效除根。

疝气神方

其病甚，至气上冲，如有物筑塞心脏欲死，手足冷者，二三服除根。

硫黄火中溶化，即投水中去毒，研细　荔枝核为末，炒黄　陈皮各等分　橘核仁　小茴香减半

上为末，饭丸如梧桐子大。每服四十丸，酒下，其疼立止。自觉疼甚不能支持，略用六丸，再不可多也。

茴香丸

治疝气神效。

茯苓　白术　山楂　八角茴香炒　茱萸　橘核　荔枝核各一两　枳实八钱

上为极细末，炼蜜为丸，每丸重一钱五分，空心细嚼一丸，姜汤送下。

神妙丸

治疝气，小肠膀胱盘肠，木肾偏坠等症。

硫黄溶化，倾入水中，取出研末三分　荔枝核炒黄，一钱五分　川芎

盐水煮，切片，五分　吴茱萸盐酒炒，一钱　大茴钱半　木香　沉香　乳香　橘核各一钱

上共为末，酒糊为丸，如梧桐子大。每服五十丸，温酒米饮任下。

清疝内消丸

治肾经虚弱，膀胱为邪气所袭，结成寒疝，阴囊偏坠，痛引脐腹，或生疮痒，不时出水。

吴茱萸半酒半醋浸一宿　山茱萸去核　马兰花醋浸焙　黑牵牛炒取头末　玄胡索炒　川楝肉　海藻盐水洗，焙　青皮　舶茴香盐水炒　陈皮各一两　木香　官桂　白蒺藜各五钱

上共为极细末，酒糊为丸，如梧桐子大。空心盐汤或酒任下。

四炒楝实丸

楝子肉一斤，分作四分。

一分用巴戟一两、麦麸一合同炒，麸与戟俱去不用。

一分用斑蝥[①]四十九个、麸一合同炒，去蝥、麸不用。

一分用巴豆四十九粒、麸一合同炒，去豆、麸不用。

一方用茴香一合、盐一两同炒黄，去茴、盐不用。

再加木香、故纸各一两。

上共为细末，酒糊为丸，如梧桐子大。每服五十丸，空心盐汤下。

---

① 斑蝥，原作班毛，下同。

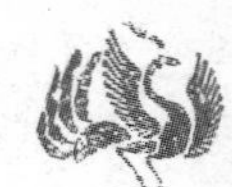

猪脬丸

治疝气肿坠疼痛。

用猪脬一个去尿，以小茴、大茴、故纸、川楝各等分，填半满，入青盐一块缚定，好酒煮熟。先食猪脬，以酒下之。将内药晒干为极细末，酒糊为丸，如梧桐子大。每五六十丸，空心盐汤下。

猪腰丸

治一切疝气。

公猪腰子一个，去筋膜，竹刀切作二片　玄胡　黑牵牛末各五钱

上将二药末合腰内，湿纸裹煨熟，不要焦，空心盐酒连药嚼下，泻出恶物，忌食生冷。

橘核散

治疝气不拘新久，或痛或痒等症。

橘核仁　桃仁　山栀　川乌　吴茱萸各等分，炒

上为末，温酒调服一二钱。

盖橘核止痛，川乌散邪。山栀除湿开郁，又引乌头速下不留胃中，但亦不可多服久服。

橘萸散

治疝气偏坠等症。

橘核仁五钱　吴茱萸　食盐　葱根　韭根　官桂　生姜各一钱

上酒水各一碗，煎一碗，空心热服，盖被出微汗，渣

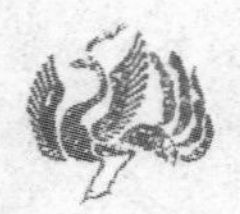

敷肿处。

泽兰叶散

治妇人寒湿，或服水银以致阴户凸出，及风虚劳冷，气攻心腹，体弱无力，经水不调。

泽兰叶二两　牡丹皮　枸杞　赤芍　续断各五钱　当归　玄胡　桂心　附子　牛膝　川芎　桃仁　干漆　琥珀　没药　木香各三分　麝香一分

上共为末，每服二钱，温酒调下。

牡良膏

治偏坠木肾。

牡蛎一两，烧酒煅七次。良姜一两，微炒。

上共为细末，津调手心内，上加薄绵纸一张，按药在手，将药膏手掩在阴子上一时，放开再吃药。

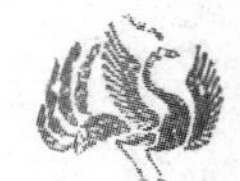

敬修堂医源经旨卷之五

脚气门三十三

论

经曰：诸湿肿满，皆属脾土。又曰：伤于湿者，下先受之。盖脾为中州而主于四肢，风从上受，湿从下受，故足居于下多受之，湿郁相抟而成热，其病作矣。初起寒热交作而类伤寒，但所异者，卒然脚痛，或因他病始发，或奄然大闷，先从气冲穴隐核痛起，及足内踝骨红痛者，名曰绕跸风；足外踝骨红肿痛者，名曰穿跸风；两膝红肿痛者，名曰鹤膝风；两腿胯痛者，名曰腿肞风；两脚背肿痛者，名曰湿脚气；不肿而痛者，名曰干脚气。或一旬，或半月复作，致足筋肿大如瓜，多有之矣，汉称为缓风，至宋元呼为脚气。此症东南卑湿之地，比比皆然。西北地位高燥，鲜或有之。且其为病，非止一端，有从外感而得者，有从内伤而致者，所感虽分内外之殊，其为湿热之患则一也。若西北方者，风寒冰冽，惯饮醺酪，加以辛辣太过，又滋其湿，水性顺下，气不能呴，故下注于足胫，积久而成肿漏疼痛，此内伤厚味之所致也。东南地热卑下，湿气

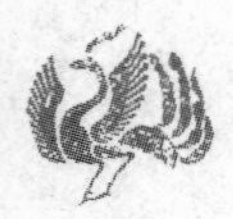

迷满山泽，行住坐卧无处不有。若气虚血少之人，兼以房劳过度，寒湿乘虚而入，足先受之，遂成此症，是外感寒湿之所致也。

大抵病有内外之别，治无表里之异，是用苍术、白术之类，以治其湿；柏、芩、知母之类，以去其热；归、芍、生地之类，以调其荣；木瓜、槟榔之类，以行其气。或加羌、独，散风湿而利关节；或加芃、膝，引下行而消肿湿，法不过如斯而已。故东垣有云：湿淫所胜，治以苦温。以苦辛发之，透关节为佐。以苦寒泄之，流湿清热为臣。立当归拈痛汤以治之，其效甚捷，学者再加详究焉。

脉

《举要》云：脚气之脉，其状有四。浮弦为风，濡弱湿气，迟涩因寒，洪数热郁，风汗湿温，热下寒熨。

方法活套

脚气先须用防风、升麻升提之药，提起其湿，后随气血用药。

若有脚气冲心，宜四物加炒柏，再用附子末，津唾调搽涌泉穴，引火下行也。

脚气欲胜其湿者，宜以苍术、白术、防己、川芎为主。

有兼痰气寒湿者，五积散加木瓜。

若疏风养血，用独活寄生汤。

苏散加木瓜、槟榔、川楝子。热而红肿，宜人参败毒散加木瓜、苍术。秋冬以后用五积加牛膝、槟榔、木瓜。

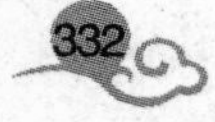

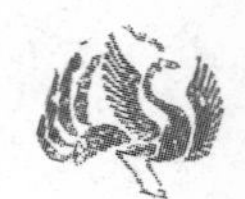

若气冲心，则恍惚健妄①，呕吐，饮食不入，左寸乍大乍小，或有或无者死。

若气冲入肾，则腰脚肿痛，小便不通，呻吟不绝，目与额皆黑。气冲脑而呕，左尺绝者死。

若无汗走注为风胜，六脉必浮，当汗而愈。拘急掣痛为寒胜，六脉必迟，当温而愈。肿满重痛为湿胜，六脉必细，当渗而愈。燥渴便实为热胜，六脉必数，当下而愈。

一方疗风湿气，臂脚痛痒挛痹，用水红花并枝叶（即水蓼也）。桑柴不以多少，随意煎汤淋洗，不可先湿指甲，令出气。

加味苍白散

治诸脚气入门之药。

苍术　白术各一钱，去湿　知母　黄柏　黄芩各七分，去热　当归　芍药　生地各五分，调血　木瓜　槟榔行气　羌活　独活利关节，去风湿　木通　防己　牛膝引药下行，及消肿　甘草和药，各三分

大便实加桃仁。有痰加竹沥。

上姜煎服。

羌活导滞汤

治脚气初发，一身尽痛，或肢节疼肿，用此导引。后服当归拈痛汤，以彻其邪。

大黄酒炒，四钱　羌活　独活　当归各二钱　防己一钱五分　枳实炒，一钱

---

① 健妄，疑为“健忘”。

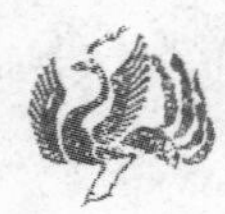

上作一剂，水煎，空心服。

当归拈痛汤

治湿热脚气为病，四肢骨节烦痛，肩背沉重，胸胁不利，遍身肿满，下注足胫生疮，脓水不绝，或痒或痛，并皆治之。

羌活　当归　猪苓　泽泻　知母酒炒　白术各七分　人参　苦参　升麻　葛根　防风　苍术各五分　黄芩酒炒　茵陈酒洗　甘草各四分

上作一剂，水煎，空心服。

一方治湿脚气等症。

诗曰：湿气同流髀膝疼，香苏散煮忍冬藤。术香芍药仍增入，其效如神唤得应。

二术散

治一切脚气。

苍术米泔制　白术土炒　牛膝酒洗，各三钱

上酒二钟，煎一钟，空心服，汗出愈。

一方去白术、牛膝，加黄柏酒炒、苍术盐炒，各五钱，水煎服。盖二物禀性雄壮，气实加酒少许，气虚加补气药，血虚加补血药，痛加姜汁，或为末，或为丸，亦妙。

加味二妙丸

治两足湿痹疼痛，或如火燎，从足胕热起，渐至膝胯，麻痹痿软，皆是湿热，此药主之。

苍术米泔浸，四两　黄柏酒浸，二两　牛膝酒浸　防己酒洗　当

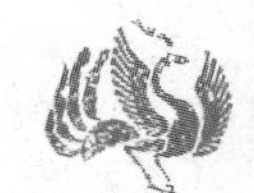

归酒洗　川萆薢酒洗，各一两　败龟板酥炙，自死者佳，如无败者，不可用，不若以熟地一两代之，亦可。

上共为细末，酒糊为丸，如梧桐子大，空心盐汤下。

滋荣健步丸

治痰湿，手足不便，血虚注下，筋软不能步履，疼痛时作等症。

白术土炒　茅苍术米泔浸，各二两　熟地一两五钱　当归　白芍　牛膝　杜仲各酒浸　虎胫骨酥炙，各一两　川芎　羌活　防风　独活　木瓜　桑寄生　防己各七两　肉桂四钱

上共为细末，酒糊为丸，如梧桐子。每服百丸，空心盐汤下。

东垣健步丸

治脚气神效。

防风　泽泻各三钱　川乌一钱　羌活　柴胡　防己　甘草炙　滑石炒　苦参　瓜蒌根　肉桂各五分

上共为细末，酒糊为丸，如麻子大。每服百丸，空心荆芥汤下。

消湿壮筋丸

治足痿脚气。

牛膝酒洗　归尾酒浸　芍药　陈皮　苍术米泔制，各一两　生地　吴茱萸汤泡　条芩各五钱　桂枝二钱　大腹子三个

上为细末，蒸饼糊丸，如梧桐子大。每服一百丸，空心煎，白术木通汤下。

开结导引丸

治脚气饮食不消，心下痞闷。

白术　橘红　茯苓　泽泻　神曲炒　麦芽炒　半夏姜制，各一两　青皮　枳实麸炒　干姜各五钱　巴霜去油，一钱

上共为细末，汤浸，蒸饼为丸，如梧桐子大。每服五十丸，白汤下。

换腿丸

治足三阴经为四气所乘，发为挛痹缓纵，上攻胸胁肩背，下注脚膝疼痛，足心发热，行步艰难。

黄芪　归尾　天麻　续断各一两　薏苡仁炒　南星炮　石南叶　石斛　槟榔　萆薢　牛膝酒洗　羌活　防风　木瓜各四钱

上共为细末，酒糊为丸，如梧桐子大。每服五十丸，空心盐汤下。

五兽三匮丸

治气血耗损，肝肾不足，两脚痿软等症，此方主之。

鹿茸　麒麟竭　虎胫骨　牛膝　金毛狗脊各等分

上用附子一个，去皮剜去中心，入辰砂填满。又用木瓜一枚，去皮剜去中心，入附子于内，以附子末盖口，正坐于磁礶内，重汤蒸至极烂取出。和五兽捣成膏丸，如芡实大，温酒下一二丸。

导水丸

治脚气附肿①疼痛，或发热恶寒，及湿热大盛等症。

---

① 附肿，疑作“跗肿”。

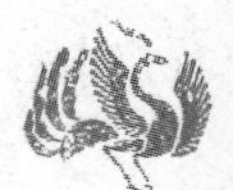

黑丑头末　滑石各四两　大黄　黄芩各二两

上为细末，滴水为丸，如梧桐子大。每服四五十丸，温水下，以利为度。

逐风丸

治一切风疾，走注疼痛，手足瘫痪，麻木不仁，及白虎历节等症。

白胶香另研　草乌去皮脐　秦艽去土　白术去油　五灵脂各二两半　乳香　当归酒洗，晒干　没药各七钱半　木香三钱半　好真墨烧烟尽，一钱半

上俱为细末，和匀，用糯米糊为丸，如芡实大。每服一丸，温酒化下。远年近日寒湿脚气临发时，空心服一丸，脚面黑汗出为效。

追风丹

治一切腰腿脚膝疼痛。

苍术　草乌炮　白芷　羌活　当归　赤芍　虎胫骨各等分

上为末，酒调七分，或九分。钱四分为丸，亦可薏酒送下。

苍耳膏

治寒湿风症，舒筋活血。

苍术五斤，米泔浸三日，去外粗皮，铰片，同苍耳草捣碎，用水煎取浓汁，去渣熬膏，后入蜜一斤，再滚数沸，收磁器内。

当归　白术各二两　川芎　芍药　熟地　防风各一两　羌

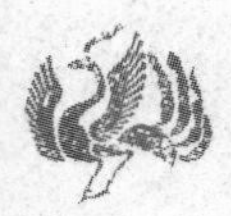

活五钱

上将七味各为细末，用前膏炼成丸，如梧桐子大，空心温酒下五十丸。如下部病重，加牛膝、木瓜各一两。

青囊药酒方

治男妇风湿相抟，腰膝疼痛，或因坐卧湿地，雨露所袭，遍身骨节疼痛等症。

苍术米泔洗浸数次　乌药　牛膝　杜仲去丝，各二两　陈皮　厚朴姜制　枳壳去穰，面炒　当归　独活　槟榔　木瓜　川芎　白芍　桔梗　白芷　茯苓　防己　半夏姜制　麻黄　肉桂　甘草各一两

上为咀片，用好酒二斗，薏酒一斗，悬囊煮三炷香，退火性土内，每日空心饮三杯。

杉木饮

治脚气发作，恶寒发热，两足肿大，心烦体痛，垂死等症。

杉木节四两　大腹皮二两，酒洗　青橘叶四十九皮　槟榔七个

上细切作一服用，顺流水三升，煎至一升，分作三服。二服尽，大便通，利黄水，其病陈根未愈，过数日再一剂，病根除为度。外以杉木、橘叶煎汤熏洗两足，即愈。

洗足汤

治寒湿脚气疼不可忍者。

团鱼二个，水二斗，煮一斗。再加苍耳草、苍术各半斤，又煎至六七升，盆盛之，乘热熏蒸，待温浸洗，即愈。

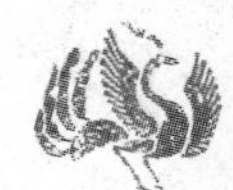

一方用花椒、陈皮各四两同炒热，绢袋装火笼上，两脚踏之，尤妙。

祛湿鞋

治风湿凝注，脚气疼痛等症。

人言二两水煮滚熟，再入毡片，剪如鞋底五六片，在内同煮令汁干，取出毡片，晒干裹脚板上，出汗，如毡湿透再换，汗尽即已。

一粒金

专治风寒暑湿脚气，不问远年近日，一切走注，疼痛难忍。临发空心服一丸，赶到脚面上赤肿痛不散，再服一丸，赶至脚心中出黑汗乃除根。如病在上，食后下，汗出痛止为验。及中风瘫痪，手足不伸，偏枯等症，酒下二丸。初中不省人事，牙关紧闭，研一丸，同酒灌之即醒。

白胶香另研　草乌　五灵脂　地龙去土油，各两半　乳香　没药　当归各七钱半　桑寄生一两　麝香两钱　京墨烧烟尽，一钱五分　白芷二两

上为细末，糯米粉糊为丸，如芡实大，用温酒研化一丸。

痛风门三十四

论

经曰：诸风掉眩，强直支痛，软戾里急筋缩，皆厥阴

风木之位，肝胆之气也。又曰：风寒湿三气合而为痹。夫古之所谓痛痹者，即今之痛风也，方书谓之白虎历节风，以其走痛于四肢骨节，若虎咬之痛为名耳。大率因血虚受热，风寒湿入于经络，以致气血凝注，津液稽留，久则怫郁，坚牢阻礙，荣卫难行，正邪交战，故作痛也。其风气胜者为行痹，寒气胜者为痛痹，湿气胜者为着痹。以冬遇此为骨痹，以春遇此为筋痹，以夏遇此为脉痹，以四季①遇此为肌痹，以秋遇此为皮痹耳。若涉水受湿，热血得寒，污浊凝滞，不得运行，所以作痛，属阴尤甚，治以辛温，兼以辛凉，流散寒湿，开郁结，使血气周行，但成怫郁而有形者，不过痰与血也。痰盛者重于豁痰，血热者重于破血。有均治痰血者，在人对症施攻，未有不效者矣。

脉

《举要》云：痛风沉弦，肝肾被湿。少阴弱浮，风血掣急。或涩而小，酒后风袭。风寒湿气，合而为痹。浮涩而紧，三脉乃备。

方法活套

因于风者，羌活汤加减。因于痰者，二陈汤加减。因血虚者，四物加桃仁、红花之类。大法多以苍术、归、苓、南星、白芷、川芎，兼以活血疏风，消痰去湿，此为大要也。

在上属风，羌、防、桂枝、威灵仙之类。在下属湿，

---

① 四季，《黄帝内经素问·痹论篇第四十三》作“至阴”。

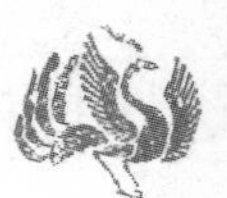

牛膝、木瓜、防己之类也。欲治此症，先分肿与不肿。肿多风湿，不肿多血虚。痛属火，且又不可食肉，盖肉属阳火，能助火也。

痛风用薄、桂者，取其味淡，独能行乎臂，领南星、苍术等药至痛所。肥人多湿痰，脉必滑，苍白术、南星、滑石、茯苓之类为主。瘦人多血虚，宜当归、桃仁、红花、牛膝、槟榔为主。威灵仙治上体痛风，人虚弱者忌之。久痛风经年，诸药不效者，以木通煎汁汤饮，出汗即愈。

清湿化痰汤

治周身骨节走注疼痛，牵饮[①]胸膈，或作寒热，喘咳烦闷，或作肿块，痛难转侧，麻痹不仁等症。

陈皮　半夏姜制　南星姜制　茯苓　苍术米泔水制　羌活　片芩酒炒　白芷　白芥子各钱半　甘草七分

上入姜汁、竹沥同煎服。

血虚疼痛，日轻夜重，或左边痛甚者，宜以四物、威灵仙、桃仁、防己、龙胆草入本汤，去白芥子。下部痛甚，加盐炒黄柏、木瓜等类。

若遍身骨节疼痛，壮热不止者，宜去南星、片芩，加麻黄、防风、藁本、柴胡、升麻等药。

若中寒湿疼痛，脉来虚迟，宜温散，本方去南星、片芩、白芥，加麻黄、肉桂、干姜、厚朴、独活、芎、归、穿山甲等类。

姜三枣一，入麝少许，水煎温服。

---

① 牵饮，疑作“牵引”。

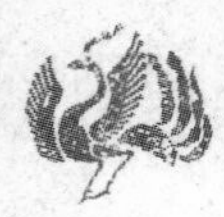

百一追痛饮

治痛风周身疼痛，手足顽麻，风湿等症。

赤芍　青皮　威灵仙　木鳖子各钱半　紫苏　白芍　防风各七分半　甘草五分

上作一服，酒煎服之。

四妙散

治诸般风湿，走注疼痛。

威灵仙酒浸，焙干，五钱　羯羊角烧灰，三钱　白芥子炒　苍耳子各钱半

上共为末，每服一钱，姜汤调下。

饮酒湿痰痛，加黄柏、羌活、甘草、苍术各三钱，去羊角、苍耳，同前饮调服。

定痛丸

治风湿一切疼痛。

乳香　没药　金星草　五灵脂　地龙去土炒　木鳖子去壳

上各等分，为细末，炼蜜为丸，如弹子大。每服一丸，温酒下，做小丸服亦可。

苍乌定痛丸

治诸风湿骨节疼痛，两腿酸疼。

苍术米泔制，二两　川乌炮，去皮　当归　川芎各一两　乳香　没药各三钱　丁香五分

上共为细末，枣肉为丸，如梧桐子大。每服五六十丸，

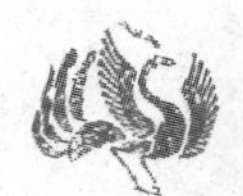

黄酒下。

加味二妙丸

治两足湿痹疼痛，或如火燎，从足至腰，或麻痹疼软，皆湿为病。

苍术四两，米泔浸　黄柏二两，酒浸　牛膝去芦　归尾酒浸　川萆薢　防风　龟板酥炙，各一两

上共为末，酒煮，面糊为丸，如梧桐子大。每服一百丸，空心姜汤下。

定风丸①

治半身不遂，日夜疼痛，不绝声者。

川乌　附子　草乌俱用生姜煮过，各一两五钱　川椒一两

上共为细末，酒糊为丸，如绿豆大。每服九丸，不可多服，日进二次，空心酒下。

逐风追湿遇仙膏

治风湿骨节疼痛，或痰核肿痛，皮肤麻木燥痒，一切风疾等症神效。

豨签草②　海风藤　大半夏　蓖麻子　麻黄　川乌　草乌　南星　羌活　桂枝各四两　独活　细辛　玄参　当归　荆芥　金银花各二两

以上用真香油七斤，葱汁、生姜汁各二碗半，共酒浸前药一宿，用铜锅文武火熬煎，药色不易黑，必待滴油色

① 原作“定疯丸”。
② 豨签草，原作“稀签草”。

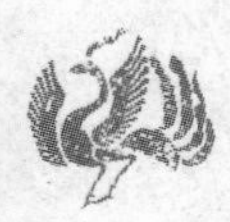

黑，去粗渣。每药油一斤，下飞过好丹九两，候成膏，再加白水煮过松香一斤，黄蜡一斤化搅匀，气温方入：

没药　乳香　木香　轻粉　胡椒各四两　白芥子一斤

五味研为细末，入膏内，如牙疼，不用轻粉。每膏一斤，入蟾酥[①]五钱，厚纸段[②]绢摊贴，肉痒出冷汗方去。

神应膏

治一切骨节疼痛，并皆贴之。

皮胶三两　乳香　没药各一两，为末　生姜二斤，取自然汁

上先将姜汁以砂锅煎数沸，入皮胶化开，将锅取下，方入乳香、没药搅匀成膏，用不见烟的狗皮摊膏药贴患处，用热鞋底熨之，勿犯铁器。

痿躄门三十五

论

经曰：肺热叶焦，五脏因而受之，发为痿躄。色白毛枯皮痿，五脏受之发为诸痿。悲哀失志，上发喘而下溲血，乃心热下痿也，曰脉痿，则膝胫筋脉纵缓，而不能任用于地。思色无穷，或入房太甚，口苦，白淫，乃肝热胆津渗也，曰筋痿，则筋脉干急蜷挛。居处卑湿，肉蠕动而口干，乃脾热胃燥也，曰肉痿，则肌肉麻痹不仁。有所劳行，大热而渴，则阳气内伐，热舍于肾，水不胜火，骨髓空虚，

---

① 蟾酥，原作“蟾苏”。
② 段绢，原作“叚绢”。

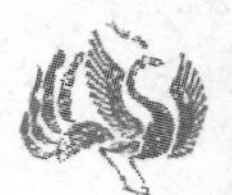

色黑齿槁也，名曰骨痿，则腰膝与脊不举，骨痿不能起于床者死。

今治痿者，独取阳明一经。盖阳明者，五脏六腑之海，主润宗筋，能束骨而利机关也。冲脉者，经脉之海也，与阳明合于宗筋，阴阳总宗筋之会。会于气冲而阳明为之长，皆属于带而络于督，故阳明虚则宗筋弛纵，带脉下引，故足痿不用也。夫经谓诸痿起肺热，而治独取阳明者，何也？盖肺金体燥，居上而主气，所畏者火也。脾土性湿，居中而主四肢，所畏者木也。火性上炎，若嗜恣无节，则水失所养，火寡于畏而侮所胜之金，肺得火邪而热矣。木性刚急，肺受热则金失所养，木寡于畏而侮所胜之土，脾得木邪而伤矣。所以肺热则不能管摄一身，脾伤则四肢不能为用，而诸痿作矣。泻南则肺金清而东方不实，何脾伤之有；补肾则心火自降而西方不虚，何肺热之有！故阳明实则宗筋润，能束骨而利机关矣。治痿之法，无出于此，学者其可不尽心乎。

脉

《举要》云：尺脉虚弱，缓涩而紧，病为足痛，或是痿病。

方法活套

痿有湿热、有痰、有血虚、有气虚、有死血、有食积妨碍，大抵痿属虚，慎勿作风治，盖风为实而痿为虚也。东垣取黄柏为君，黄芪、芍药为佐，以治诸痿，亦无一定之方，若痰热则用二陈加苍白术、芩、柏、竹沥之类。

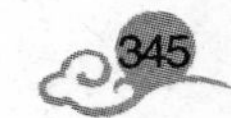

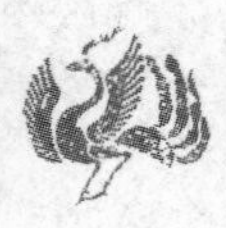

若湿热则用燥湿降火，以健步丸及芩、连、苍术之剂。

若血虚则以四物加苍术、芩、柏之类。

若气虚则以四君子加芩、柏、苍术。

参归养血汤

治诸痿症。

以八物汤去川芎加　陈皮　黄柏酒炒　知母酒炒　牛膝酒洗　杜仲姜酒炒　故纸酒炒

上药各等分，作一服煎服。

肥人气虚有痰，加半夏、白芍。

瘦人血虚有火，倍加归地。

湿重加防己、薏苡仁。

加味四物汤

治诸痿四肢软弱，不能举动。

熟地三钱　当归一钱　麦冬一钱　知母二钱　杜仲　苍术各八分　白芍　川芎各七分半　人参　黄连各五分　黄柏一钱　五味子九粒

足痿加牛膝三分。

上作一服煎，空心温服，酒糊为丸亦可。

虎潜丸

治诸痿症，阳事不举。

人参　当归酒洗　黄芪蜜炙　白茯苓　白术土炒　牛膝酒浸　熟地　山药　杜仲姜酒炒　破故纸酒炒　知母酒炒　虎胫骨酥炙　龟板酥炙

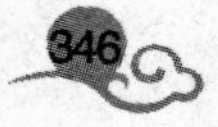

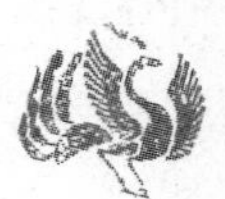

上各等分，蜜丸如梧桐子大。每服四五十丸，空心好酒送下。

健步丸

治痿症膝中无力，屈伸不便，脚腿沉重。

羌活　柴胡　滑石　川牛膝[①]　瓜蒌根酒浸　肉桂各五钱　防己酒洗，一两　萆薢一两

上共为细末，汤煮面糊为丸，如梧桐子大。每服七十丸，煎愈风汤下。

苍柏丸

治两足痿弱，或如火焙，从下上冲，多因湿热所感。

苍术米泔水浸二日　黄柏酒浸，各四两　龟板酥炙　牛膝　虎胫骨酥炙　防己各一两　归尾二两

上共为细末，面糊为丸，如梧桐子大。每服七十或一百丸，姜盐汤下。

一方倍附子五钱。

胶霜丸

治血气虚弱，两足痿弱，久卧床褥，及阳事不举之症。

鹿角胶一斤　归身酒浸　白术土炒　杜仲酥炙，去丝，各二两五钱　鹿角霜　怀熟地酒浸，各半斤　川牛膝　白茯苓　菟丝子[②]酒煮，另研　人参各二两　虎胫骨酥炙　败龟板酥炙，各一两

上共为细末，另将鹿角胶用无灰酒二盏，熔化为丸，如梧桐子大。每服一百丸，盐汤下。

---

① 川牛膝，原作“川牛夕”。

② 菟丝子，原作“兔系子”。

诸虫门三十六

论

经曰：肠胃为市，无物不受，无物不包。又曰：饮食自倍，肠胃乃伤。夫人之所为生虫者，皆因饮食不节，饥饱失宜，或过餐腥脍炙煿，或鳖苋同食，以致中脘气虚不运而成。积之久成热，湿热熏蒸，痰瘀凝结，随五行之气变化而为诸虫矣，若腐草为萤之义是也。但其虫有九焉，一曰伏虫，长四寸许，为诸虫之长也；二曰蛔虫，长尺许，生发多则贯心杀人；三曰白虫，长一寸，母子相生，其形转大而长，亦能杀人；四曰肉虫，状如烂杏，令人心烦满闷；五曰肺虫，其状如蚕，令人嗽咳；六曰胃虫，状如蛤蟆，令人咳吐呃逆，喜哕嘈杂，爱吃泥炭生米、茶盐姜椒等物；七曰弱虫，又曰膈虫，状如瓜瓣，令人多唾；八曰赤虫，状如生肉，令人肠鸣；九曰烧虫，形如菜虫，至微细小居广，肠多则为痔，剧则为癞、痈疽、疥癣，多此为也。

若虫之类无所不为，人亦不必尽无，亦不必甚多，偏多偏无，皆能为害。诸虫依附膈胃，元气尚实，未为大害，稍有积损，遂侵虫而变生诸病，悉难枚举。若夫膈噎、劳瘵、癞疯、蛊胀、惑狐、伤寒，非虫之致而何？凡人面色痿黄，眼腔鼻下皆有青黑，脸上或有红线，如蟹爪分明，饮食不进，肌肉不生，皆虫之外候也。大抵小儿最多，大人间有，早若不治，贯心杀人，噬脐[1]何及焉。为医者宜各

① 噬脐，自噬腹脐。比喻后悔已晚。

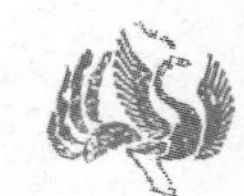

类推而治之可也。

脉

《举要》云：尺脉沉滑，主有寸白，沉实者生，虚大者死。

方法活套

腹内热，肠胃虚，虫行求食。上唇有疮曰惑，虫食其脏。若下唇有疮曰狐，虫食其肛。

治虫之法，宜上半月，为虫头向上则易治。下半月虫头往下难治，盖虫不受药也。先宜以蜜或砂糖炒吃，引虫头向上，后用杀虫药。余以上半月二字，恐是上半日，盖虫无半月一转头之理。

按虫之药苦楝根、乌梅，药盖虫闻酸则静，见苦则安。

杀虫之药，无出于雷丸、鹤虱、使君、槟榔、芜荑、黑丑、锡灰、雄黄之类是也。

一方用使君子七枚，火煅去皮，热水送下，虫即出。

一方治寸白虫，榧子一斤，不拘男妇小儿，去壳，陆续吃尽，其虫大便尽出，雄者一条，雌者不等。若不尽再服一斤亦可，虫尽好食补之。

一方治蛔虫，用苦楝根，刮去粗皮，约二两，以水三碗，煮取一碗半，去渣，用晚米一二合煮粥，空心先炒肉一二斤吃，引虫头向上，后吃药粥二三日，即愈。

积效追虫饮

治九般虫疾，或嘈杂肠鸣，咳嗽满闷等症。

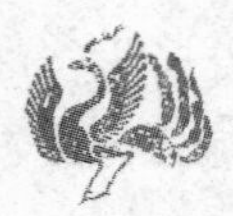

槟榔　芜荑　木香各七钱　大黄二钱半　枳实　赤茯苓　白术各钱半　黑丑头　苦楝根各一钱　使君子九个　乌梅七个　雷丸八分

上水煎，空心服，欲服药，先服炒砂糖少许。

八味妙应丸

治一切虫疾。男妇小儿外感内伤，水谷停留肠胃，湿热生虫，呕吐嘈杂，膈噎肿胀，癥瘕积聚，心腹疼痛，小儿疳症，面黄饥瘦，肚大脚细等症，此方并皆治之。

雷丸二两　锡灰一两半，醋炒　白芜荑　大黄　木香不见火　使君子净肉，各一两　黑丑忌见火，头末三两　槟榔十二个，用鸡心者佳

上共为细末，葱白一斤，煮沸露一宿，为丸粟米大。每量人之大小，病之浅深，轻者三钱，重者四钱，葱白汤或木香汤空心下。十五以上可服三钱，三七岁者每服一钱，宜避风处服，下出诸物，或如絮筋不断，或如烂鱼肠肚，或如米泔水色，或如鸡蛋黄色，或如马尾虫，或如鱼鳖虫，或如蚕虫，或如蟆样，有积则取积，有气则消气，此推荡追逐之药也。一二日后，宜四物汤补之。

木香三棱散

治腹中有虫，面色痿黄，一切积滞。

黑丑头末半生半炒，五钱　大黄　槟榔各三钱　雷丸　锡灰醋炒　三棱煨　蓬术煨，各二钱半

上共为细末，每服五钱，砂糖水调服，欲服先用烧肉一块，口中嚼，欲咽不咽，吐出后服药。

一方加阿魏一钱，芜荑仁三钱。

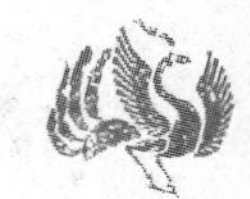

万应丸

下九种虫疾。

苦楝根取皮，一斤　黑丑取头末，四两　槟榔一两，鸡心者佳　皂角十定，虫不蛀者佳

先将皂角、苦楝二味，用水二大碗，炼成膏，同前药为丸，如黄豆大，先用沉香为衣，煎汁再拌，又用雷丸、木香为衣。每服五七丸，四更时滚水下。

雷公丸

治心劳发热者，有长虫，名曰蛊虫，长一尺许，贯心即死，亦治传尸劳症，此方主之。

陈皮　桃仁去皮尖，另研，各二两二钱半　贯众　芜荑　青葙子[①]　干漆炒烟尽，各一两　雷丸炒，五枚　僵蚕十四个　乱发鸡蛋大一团，瓶内烧存性

上共为末，炼蜜为丸，如小豆大。每服二十丸，空心温酒送下。

槟榔丸

治小儿疳病，积气块痛，腹大有虫并治。

三棱醋炒　莪术醋炒　青皮去穰　陈皮去白　雷丸　干漆炒，去烟　麦蘖炒　神曲　使君子肉，各五钱　鹤虱　木香不见火　胡黄连　良姜陈，土炒，各三钱　炙甘草二钱　芜荑一钱五分　砂仁一钱　槟榔一两

上共为末，醋为丸，如绿豆大。每服三五十丸，空心

---

① 青葙子，原作“青箱子”，下同。

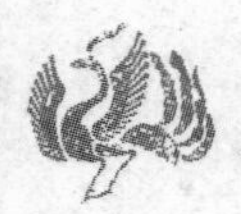

淡姜汤下。

死蛔方

治大人小儿蛔多有疾。

酸石榴根向东者切二升，槟榔十个细研。

上二味，用水七碗，炼汁二碗，以粳米煮稀粥，早晨空心食之，其虫尽死而出。

阴餂疮

治妇人阴户生疮有虫，痒不可忍者。若不早治，食人脏腑，乍寒乍热，相类劳症，久则难治。先用蛇床子煎汤洗净患处，挹干后付药。

梓树皮不拘多少，焙干为末，入枯矾四分之一，麝香少许，付之数次即愈。

麻木门三十七

论

经曰：风寒湿三气合而为痹，故寒气胜者为痛痹，湿气胜者为着痹。又河间曰：留着不去，四肢麻木拘挛也。夫所谓不仁者，或周身四肢麻木，不知痛痒，如绳缚初解之状，古为麻痹是也。且麻木者亦有二焉，盖麻是气虚，木是湿痰死血，二症俱在不仁中分也。虽然亦有气血俱虚但麻而不木者，亦有虚而感湿麻木兼作者，又有因虚风寒湿三气乘之，周身掣痛，兼麻木并作者。木则非惟不知痛

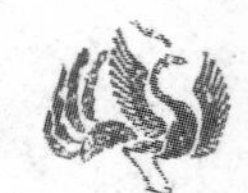

痒，气亦不觉流行矣。常木为瘀血碍气，间木为湿痰，总皆经络凝滞，血脉不贯，乃不仁而木也。或兼虚火则肌肉瞤动，且不可误作风治，大抵治之之法，宜先汗而后补也。医者其可不详细乎。

脉

脉浮而濡，属气血虚。关前得之，病在上躯。关后得之，病在下部。浑身皆麻，气虚之故。

方法活套

若十指麻木，是胃中有湿痰死血，宜二陈汤加苍术、白术、桃仁、红花，少加附子行经。

若麻木开目暂退，闭目痛甚，宜升麻汤和中，白术、升麻、防风之类。

气虚手足不仁，周身麻者，补中益气汤加乌、附、羌、防、天麻等药。

若右手脚偏麻，右口眼牵引侧视者，表有风也，宜天麻黄芪汤之类。

加味八真汤

治手足麻木，气血两虚，兼有风湿等症。

八物汤加　陈皮　半夏　柴胡　羌活　防风　秦艽各八分　桂枝三分　牛膝六分

上姜、枣煎，食远服。

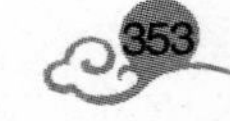

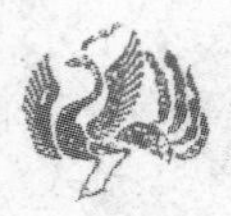

加减双和汤

治周身麻，手足木，不知痛痒，乃湿痰死血也。

四物合二陈汤加　桃仁　白芥子各一钱　红花三分

上入姜汁、竹沥同服。

舒经开郁饮

治妇人七情六郁，经络凝滞，以致手足麻木。

二陈汤加　紫苏　香附　乌药　川芎　苍术　羌活　南星　当归各一钱　桂枝五分

上加姜汁、竹沥少许同服。

加减天麻汤

治四肢麻木，头目黑眩，饮食少用等症。

陈皮　川芎各一钱　白术土炒，去油　半夏姜制　天麻火微煨，各七分　神曲　泽泻　茯苓各五分　防风　苍术　白芷　人参　黄芪　甘草各三分

上姜三片、枣二枚，作一剂煎服。

升膈补气和中饮

治男妇身体麻木，胸膈不利，烦躁气短，饮食不减，闭目则麻木转甚，开目则麻木暂退，以致不敢合目。此非风邪，乃气不行也，宜补益肺气，此药主之。

黄芪　佛耳草各一钱　炙甘草八分　人参　白芍各六分　生甘草去肾热　黄柏酒炒，去温热　白茯苓除湿导水　泽泻同前　升麻升提阳气　柴胡各五分　陈皮　归身　白术各四分　苍术除湿补中　草蔻益胃寒，各三分

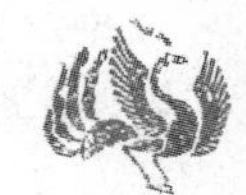

上作一剂，水煎服。

补气汤

治皮肤间麻木，如虫行，此肝气不行也。

黄芪　甘草各一两　芍药　橘皮各两半　泽泻五钱

上㕮咀，每服一两，水二盏，煎至一盏，通口不拘时服。

三妙丸

治湿热下流，两脚麻木，或如火焙之热。

苍术六两，米泔制　黄柏酒浸，微炒，四两　川牛膝二两，去芦

上共为末，面糊为丸，如梧桐子大。每服五七十丸，空心姜盐汤下，忌口。

五补丸

治遍身麻痹不仁，皆因气虚，乃风湿所致也。

黄芪蜜炒，一两　人参　白芍酒炒，各五钱　当归三钱　大附子一个，面包裹，去皮脐

上共为细末，炼蜜为丸，如梧桐子大，每服用祛风散送下三十丸。

祛风散

生川乌　白术　白芷各三钱　甘草二钱

上共为极细末，每服好酒调一钱五分，送下五补丸。

斑疹门三十八，附汗斑

论

经曰：少阴所致为疡疹。盖言少阴所致者，乃君火有余，热令大行，戊子、戊午之年是也。在人则心主之，心火太过而克肺金，肺主皮毛，故发红点，如蚤之状，见于皮肤，名曰瘾疹。或伤寒温热，病而发斑如锦纹者，曰发斑，皆热毒之所致也。其症有阳有阴，是皆冬应寒而反温，人受不正之气，至春夏而发为斑斓矣。噫，但斑疹有二焉，斑属三焦无根之火，疹属心火上侵于肺。斑则有色痕而无头粒，疹则有头粒，如粟米，或如蚊咬，微红若瘾者，随出随没，或见于皮肤之间，欲出不出，但作瘙痒。其疹之色有三焉，或白，或赤，或微黄，斯义不可不知。但赤者，乃天热燥气乘之，稍凉则消，宜胡麻散主之。白者，乃天寒冷气折之，稍暖则消，麻黄、葛根之类疏之。似赤似白，微黄，隐于肌肉者，此风热挟湿，多因浴后感风，宜消风散之类，顺四时调理。大抵斑瘾疹忌大汗大下，治宜解肌微汗，有痰兼清痰，有火兼降火，外感则用败毒化斑，内泻则用益气建中，不可概用风药，恐招疾，嗽渴呕疮痍也。若面生赤白游风者，乃肝风抟于皮肤，血气不和。赤者谓之赤癜，白者谓之白瘢。赤属血热，白属气热，只宜滋养气血，则火自息，而风自定，痒自退矣。若苦用祛风辛苦之剂，吾恐血愈燥而火愈炽，元气愈虚，反为难治矣。医者得不兢兢于此乎。

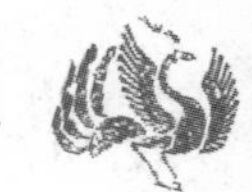

脉

洪数有力，斑疹脉吉。或细而散，血虚火炽。

方法活套

伤寒发斑疹者，乃误温误下，少阴心火所主。治宜败毒散中加紫草，或升麻葛根汤加玄参，或化斑汤之类也。

内伤发斑疹者，乃胃气气极虚也，一身之火游行于外，治宜补之降之，宜调中益气汤、黄芪建中之类也。

若内伤挟外感斑疹者，治宜调中疏邪，或参苏饮之类也。

若杂病斑疹者，全是风热挟痰，手阳明于火主之，自里发外，治宜安里药多，发表少。

若身上虚痒，如蚊迹，或红白癜，此皆血不荣腠理故也，宜四物汤加黄芩，或入紫浮萍末调服，或单凌宵花为末，酒调服，或薄荷[①]、蝉蜕为末，酒调服。以上斑瘾丹疹癜癣之类，大同小异，诸方参详互用。

一方用硫黄一钱，枯白矾六钱，共为极细末，干掺汗斑效。

防风解毒汤

治发斑及瘾疹、痛痒等症。

防风　荆芥穗各钱半　枳壳　陈皮各一钱　地骨皮　黄芪　白芍　牛蒡子各七分　羌活五分　甘草三分

上水煎服，或姜糊作丸，梧桐子大。每服七十丸，茶

---

① 薄荷，原作“泊荷”。

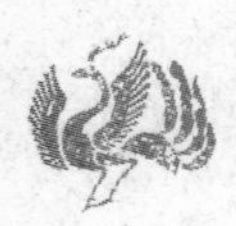

清下亦可。

栀子汤

治伤寒壮热，百节烦痛，身发斑斓。

石膏二钱　柴胡一钱五分　知母一钱五分　升麻　栀子仁　黄芩　乌药各一钱　杏仁七分半　甘草五分

上姜三片煎服。

加味羌活汤

治感四时不正之气，及发为瘾疹斑瘢等症。

羌活　天麻　茯苓各五分　蝉蜕　薄荷各三分

上姜三片，水煎服。

调中疏邪汤

治内伤外感，而发斑瘾疹。

苍术一钱半　陈皮　砂仁　藿香　芍药　甘草　桔梗　半夏　白芷　羌活　枳壳各一钱　麻黄　桂枝各五分

上姜煎温服。

调中汤

治内伤外感，而发阴斑，此无根失守之火，聚于胸中，主熏于肺，传于皮肤，如蚊虫咬状，而非锦文之类也。

苍术一钱五分　陈皮　砂仁　藿香　芍药炒　甘草炙　桔梗　半夏　白芷　羌活　枳壳各一钱　川芎　麻黄　桂枝各五分

上咀片，姜三片，水煎服。

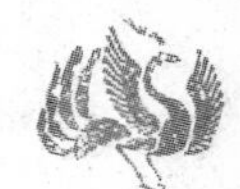

消毒犀角饮子[1]

治斑及瘾疹。

牛蒡子六钱　荆芥　防风各三钱　甘草一钱

上㕮咀，水煎服。

消风散

治内伤外感，及杂症一切斑丹瘾疹。

炙甘草　陈皮去白　白僵蚕炒　厚朴　蝉蜕炒　人参　茯苓　防风　川乌　藿香　羌活各等分

上共为极细末，每服二钱，茶清调下。

胡麻散

治脾肺风毒，遍身瘙痒，或生瘾疹，或生疮疥，或面上有如虫行，或生紫白癜风，并治。

胡麻一两二钱　何首乌炮炒，一两　荆芥穗　苦参各八钱　炙甘草　威灵仙各二钱

上共为细末，每服二钱，或茶酒，或薄荷汤，或蜜汤，任意调服。

浮萍汤

洗斑疹疥癜汗斑等症。

干浮萍四两　汉防己五钱

上浓煎，热汤先蒸后洗。

---

① 此方疑缺犀角。

雄硫散

治汗斑及面生雀斑等症。

牙皂　雄黄　半夏　川椒　毕澄茄　白附子各等分　硫黄　信石少许

上为末，醋调绢包擦。

一方或水粉、生姜汁调擦。

眼病门三十九

论

经曰：诸脉者皆属于目。又曰：目得血而能视。五脏六腑之精气，皆上注于目而为之睛。睛之窠而为眼，骨之精而为瞳子，筋之精为黑眼，血之精为目窠之总络，气之精为白眼。肌肉之精则为约束，裹撷筋骨血之精而与脉并为系，上属于脑，后出于项。是故瞳子黑眼法于阴，白眼赤脉法于阳，阴阳合德而为睛明也。是以五脏六腑、十二经络、三百六十五络，其血气皆禀受于脾土，而上贯于目而为明。故目者，心之使也，心者，神之舍也。若精神乱而不守，卒然见非常之物。若邪中其睛则精散，散则视歧，观一物为两也。①

夫眼目为五脏之精华，一身之至要也，故五脏分五轮，八卦名八廓。五轮者，肝属木，为风轮，在眼为乌珠。心属火，曰火轮，在眼为二眦。脾属土，曰肉轮，在眼为上下胞。肺属金，曰气轮，在眼为白睛。肾属水，曰水轮，

---

① 参见人卫本《灵枢经·大惑论第八十》，文字略有不同。

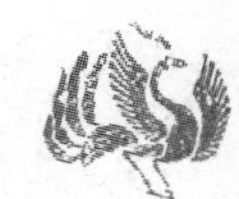

在眼为瞳子。至若八廓者，乾为天廓，位两边白睛中间，属肺与大肠。坎为水廓，位瞳子，属肾。艮为山廓，位神光，属胆。震为雷廓，白睛上截向小眦，属小肠。巽为风廓，位乌珠瞳人外，属肝。离为火廓，位大小眦，属心与命门。坤为地廓，位上下胞，属脾胃。兑为泽廓，位白睛下截向大眦，属膀胱。此须为眼目之根本。

治目者，亦要考其新旧表里而疗之。察其所因，不过虚实二者而已。虚者，眼目昏花，肾经真水之微也。实者，眼目肿痛，肝经风热之甚也。苟实焉则散其风热，苟虚焉则滋其肾水。苟虚实相仍，散风滋肾兼之，或七情怒郁，或赤肿痒疼，各随五脏所属，此内治之法也。至于久而失调，热壅血滞，而为攀睛、瘀肉、翳膜、赤烂之类，不假点洗外治之法，何繇而全乎。盖病有标本，治有内外故也。又尝论之，若气有余便是火，而散火在于破气。若血不足则阴虚，而滋阴在于补血也。常使血能配气，水能制火，则眼疾胡为而作也。今之医目，且又不理脾胃及养血安神，此治标不治本者，是不明治理也。吾愿同志者，于此加意焉。

脉

《脉诀》云：眼本火病，心肝洪数，右寸关见，相火上冲。

方法活套

眼者，五脏六腑之精华也。在腑则为表，当除风散热。在脏则为里，当养血安神。内障属肝病，外障属肺病。

大眦赤红，肉堆起者，乃心经实热也。小眦赤，红丝

血胀者，心经虚热也。

乌睛红白，翳障者，肝病也。白珠红筋，翳膜者，肺病也。上下眼胞如桃者，脾病也。迎风出泪，坐起生花，肾病也。

赤而痛者，肝实热也。羞明怕日者，脾实也。观物不真者，脾虚也。眵多结硬者，肺实也。眵稀不结者，肺虚也。拳毛倒睫者，脾风也。攀睛胬肉者，心热也。

不能近视者，肾水亏也，六味丸主之。不能视远者，心血不足也，补心定志丸主之。

瞳子黑白分明，视物不见者，曰青盲。昼明夜暗者，曰雀目。

瞳子散大，皆辛热所为也。治宜除风热，养血安神，以芩、连为君，当归为臣，加五味酸收散大之瞳子，地骨、天冬泻热补气。

久病昏眼，以归身、熟地为君，羌、防、甘菊之类佐之。

累发赤肿痛者，以芩、防为君，归、连为臣，羌、柴、升麻、白芷、甘草为使，白睛红甚者，少加白蔻。

眼生翳膜者，以木贼、蝉、风、芩、连降火。

一眼病，白睛常红而多眵泪，无疼痛而隐涩难开，视物不见，此苦寒药大过，而真气不能通九窍，宜补中益气，去人参、陈皮、白术，加防风、白芷。活套者在人之消息，察虚弱、观新旧治之。

一方治目盲白膜，用猪胆微火银铫内煎成膏，入冰脑少许，如黍米大，点眼内效。再用胆白膜皮晒干烧灰，候冷点翳妙。

一方治烂弦风、红线眼，用覆盆子叶捣汁，用纱蒙患，

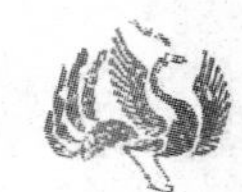

外将笔蘸药汁描眼弦，待药汁渍入，良久有虫从纱内出。或捣极烂薄绵裹之，以男子所饮乳汁浸一二时，点目中，仰卧，能明目如少年。

一方治拳毛倒睫，木鳖一个，去壳为末，绵裹塞鼻中，左眼塞右，右眼塞左。一二夜，其睫目分上下。

抑火清肝明目饮

治一切风热赤肿疼痛目疾。

归尾　川芎　赤芍　生地　黄连　黄芩　栀子　石膏　连翘　防风　荆芥穗　薄荷用叶　羌活　蔓荆子　菊花　白蒺藜　草决明　桔梗　甘草

上各等分，水煎，食后热服。有翳膜，加木贼，去芍药。风热肝火怒气甚者，加龙胆草、柴胡，去薄荷。大便实，加大黄。痛甚，加尖圆小川乌一钱，火煨，若不痛不加。

滋肾明目汤

治劳神肾虚，血少眼痛。

四物为君加人参　栀子　黄连　白芷　蔓荆子　菊花一钱　甘草五分　生地佐之

上加细茶一撮，灯心一团，水煎，食后服。热甚，加龙胆、柴胡。肾虚，加黄柏、知母。风热壅盛，加荆、防。红肿风热，加芩、翘。

退云散

治一切翳膜遮蒙[1]瞳子。

---

① 蒙，原作“朦”。

当归　生地　白菊花　木贼　谷精草　羌活　石决明火煅　大黄酒炒　白芷　蔓荆子　黄柏　连翘　龙胆草各一钱　蝉蜕七个，去足

上水煎，食后服。

四物龙胆汤

治目赤累发，作云翳疼痛，不可忍者。

四物汤加　防风　防己　羌活各等分

上作一服，食后水煎服。

还睛散

治一切眼疾，翳膜遮睛。

山栀　防风各钱半　白蒺藜　草决明　木贼草各一钱　蝉蜕　青葙子各八分　甘草五分

上共为末，作二服，食后麦冬煎汤调下，或煎服亦可。

消风明目饮

专治风眼、火眼。

白蒺藜炒黑　生地各二钱　栀子炒黑，一钱　牡丹皮　柴胡　防风　桔梗各七分　荆芥炒　羌活各六分　归身　归尾各五分　红花　甘草　独活各三分　川芎二分

上水二钟，煎一钟，其渣用水钟半煎七分。如非风眼，则去防风、荆芥。如无翳障，不用蒺藜。

明目散

治一切七情六郁，眼目昏花，及赤肿疼痛等症。

薄荷叶　荆芥　防风　菊花　当归　连翘　天麻各钱

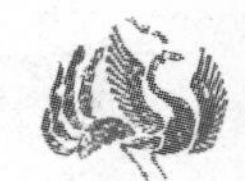

半　枸杞子　甘草　川芎　白芷　密蒙花

上共为细末，每服三钱，食后茶清调服。

清上明目丸

治一切肿痛，风热眼疾。

归尾　川芎　生地　黄连　菊花各六钱　黄芩酒制　大黄　桔梗　黄柏酒炒　连翘去穰　薄荷叶　防风　荆芥穗　羌活　独活　白芷　草决明　木贼　甘草各五分

上共为末，炼蜜为丸，绿豆大。每服三五十丸，白汤早晚进一服。

明目地黄丸

此丸生精养血，补肾肝，退翳膜遮睛，除羞涩多泪，治累赤热眼，祛风明目。

怀生地酒洗　怀熟地各四两　川牛膝酒洗　沙苑蒺藜炒，各三两　知母盐水炒　黄柏酒炒　菟丝子酒煮，另研　独活　干枸杞各二两

上共为末，炼蜜为丸，如梧桐子大。每服八十丸，或九十丸，夏月用淡盐汤下，余月酒下。

益阴补肾丸

治眼目昏花，肾水亏弱，此壮水之主以镇阳光。

熟地二两，忌铁器　生地酒浸　山茱萸净肉　牡丹皮　当归梢[①]酒洗　五味子　干山药　柴胡各五钱　泽泻　茯神各二钱半

上共为细末，炼蜜为丸，如梧桐子大。每服五十丸，

---

① 当归梢，原作“当归稍”。

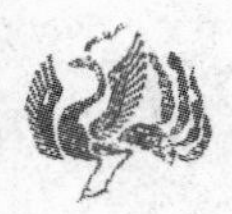

空心淡盐汤下。

拨云退翳丸

治一切内外障膜，遮睛昏暗等症。

当归酒洗炒，一两五钱　川芎　木贼去节，用童便浸一宿，焙干　密蒙花　荆芥穗　地骨皮　干菊花　白蒺藜　羌活各一两　蛇蜕[1]　蝉蜕[2]　黄连各三两　川椒去目炒，七钱半　草决明　瓜蒌根　枳实　炙甘草　蔓荆子　薄荷叶各五钱

上共为细末，炼蜜为丸，每一两作十丸，每服一丸，食后临卧服，日进三丸。翳膜，米饮下。睛暗，当归汤下。内障，木香汤下。

羊肝丸

治肝经蕴热，毒气上攻，眼目赤肿，多泪昏暗，及年久丧明内障，服药降火无效，此丸主之。

白羯羊肝一片，新瓦上焙干　熟地黄一两半　菟丝子　草决明　车前子　地肤子　五味子　枸杞子　茺蔚子　青葙子　麦冬　蕤仁　泽泻　防风　黄芩　茯苓　杏仁去皮尖　细辛　葶苈　桂心各一两

上共为细末，炼蜜为丸，如梧桐子大。每服三十丸，温酒或白汤下。

通肾丸

治血灌瞳仁，刺痛难忍，内无翳障，视物不明，此引血归肝。

---

① 蛇蜕，原作“蛇退”，下同。

② 蝉蜕，原作“蝉退”，下同。

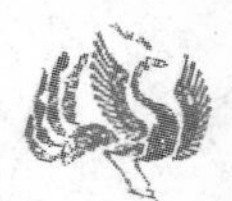

川芎　归尾　防风　荆芥穗各一两　生地　赤芍　甘草各五钱

上共为细末，炼蜜为丸，如弹子大。每服一丸，嚼烂，薄荷荆芥煎汤下。

磁砂丸

治眼目昏花，视物不及久。

磁石二两　辰砂一两　神曲四两

上共为细末，炼蜜为丸，如梧桐子大。每服五十丸，食前米饮下，日进三服，能益眼力。

余尝考之丹砂之畏磁石，犹火之畏水也，今合而用之，盖丹砂法火入心，磁石法水入肾，心肾各得其养，则目自然明净。且目疾多因脾胃有积饮，溃浸于肝，久则昏眩，神曲倍于二味者，以健脾胃，消痰饮，厥有旨哉。一方加夜明砂，亦可。

退翳丸

治一切赤肿目疾，翳膜遮睛。

当归一两半　川芎　木贼　密蒙花　荆芥穗　干菊花　白蒺藜各一两　川椒七钱半　瓜蒌根　枳实　甘草　草决明　蔓荆子　薄荷各五钱　蝉蜕　蛇蜕　黄连各三钱　或去蔓荆、甘草、川椒加　生地一两　犀角五钱

上共为细末，炼蜜为丸，如弹子大。每细嚼一丸，翳障米饮下。昏暗，当归汤下。内障有气，木香汤下。

明目补养四神丸

治年老气血虚损，眼目昏花，视物不明，及肾水久虚，

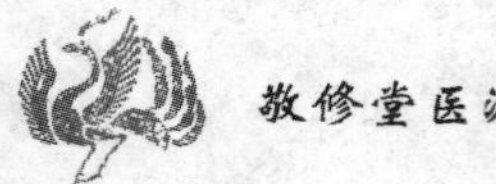

瞳仁昏暗者，并皆服之。

甘州枸杞四斤，分为四分，好酒洗净。

一斤用川椒四两，同炒，去椒不用。

一斤用生芝麻四两，同炒，去芝麻不用。

一斤用小茴香四两，同炒，去茴香不用。

一斤用好薄荷四两，同炒，去薄荷不用。

上俱炒过，放地上出火气，加生地黄、熟地黄、白茯苓、白术、菊花各四两，炼蜜为丸，如梧桐子大。每服五六十丸，无灰酒或盐汤俱可下。

还睛退翳丸

治久患风眼，热眼烂弦多泪等症。

天花粉六两　蔓荆子炒　薄荷各二两　川芎　黄连　羚羊角各一两　楮实子五钱　蛇蜕　干菊花　荆芥穗　密蒙花各三钱　当归一两

以上药味，用甘草汤浸一宿，焙干再加：

没药另研　地骨皮另研　犀角　木香　川椒去子　沉香　加龙草各二两　天麻二两　白蒺藜炒　人参各两半　甘草去皮　乳香另研，各一两

上共为极细末，炼蜜为丸，如弹子大。每服一丸，食后细嚼，对引子下。青眼被蒙，当归汤下。内障气眼，木香汤下。云翳眼，清米汤下。攀睛瘀肉瘾涩，茶下。怕日难开，茶下。好眼常瞎，温酒下。小儿癍疮翳膜，甘草汤下。赤烂风眼，当归汤下。外白及、白蔹、白术共为末，用水调，贴太阳处。

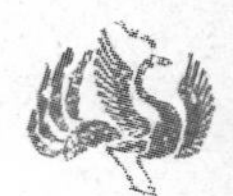

羊肝益明丸

治内障久虚，眼目昏花，不能远视等症。

夜明砂淘洗净　当归　木贼去节　蝉蜕各一两

上共为细末，再用黑羊肝四两，煮烂捣如泥，入前药，少加糊为丸，如梧桐子大。食后温熟水下五十丸，百日即复旧。

存神夜光丸

治一切目疾昏暗。

菟丝子去灰土净，再以酒漫经宿，加酒煮烂，捣成饼，日暴干入药　熟地黄怀庆者效，酒洗净，酒煮烂，同生地黄木臼同捣成膏　生地黄怀庆者效，酒洗净，酒浸烂　远志以甘草水煮，剥去心　牛膝去芦，怀庆者佳　地骨皮去梗，用水洗净　当归全用，酒洗　菊花甘州者佳，去梗　枳壳麸炒　枸杞甘州者佳，各等分

上生熟地黄，如前捣膏，入前药，共为末，炼蜜为丸，如梧桐子大。每服五六十丸，空心盐汤，食后温酒，临睡茶清送下。

羊肝散

治青盲眼。

蔓荆子四两　黄柏　米仁各一两　石决明　草决明　黄芩各五钱　生甘草五分　紫燕一块　羊肝[1]一斤　羊胆四十个，用竹刀剖肝，以胆涂之，火焙干听用

上共为极细末，好茶调送下钱半。

---

① 羊肝，原作“羊甘”。

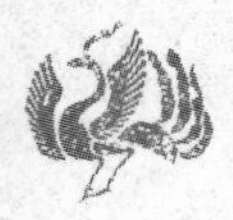

黄连膏

治一切眼目瘀肉，攀睛风痒，内落不止。

净黄连去须毛，一斤　白丁香五升，水一瓶，淘净，去土搅细用　朴硝一斗，以水半瓶，淘净，去土阴干

上取水，入硝、香釜内，熬至七分，淘令经宿，水浮牙者取出控干，以纸袋子盛，风中悬至风化，将黄连细末熬清汁，晒干入风硝，更猪羊胆汁，和蜜令点眼。

三制黄连膏

治风热，退眦黏涩等眼。

鸡爪黄连不拘多少，截碎洗净，先将姜一大块切作两片，挖空，将黄连入于姜内，以绵缚之，用湿纸包裹，略煨少时，纸焦为度。以红枣去核，出黄连盛入枣内，少加胆矾末，亦用湿纸包裹，仍入慢火内煨熟，待矾化，取出黄连，同浸入鸡子清内点眼，妙不可言。

拨云锭子

治诸般眼疾。

炉甘石[①]二两，黄连水淬　硼砂五钱　珍珠　片脑各二钱　牛黄　雄黄各一钱

上俱研无声成细末，加黄连膏，做成锭子。

黄连膏

黄连一斤，去须皮　龙胆草　当归　芍药　大黄　黄芩

① 炉甘石，原作“卢甘石”，下同。

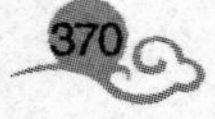

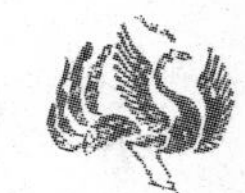

川芎　生地　白芷　防风　木贼　薄荷叶　羌活　菊花各二两　红花一两　黄柏四两

上用水十余碗，浸三日，用砂锅或铜器，入银簪在内煎成膏，和剂前药成锭，用外冰片五分，麝三分。

春雪膏

治一切积热，昏暗翳膜眼疾。

于春天雪冻时，取净朴硝三四斤，研为末用。

黄连　防风　赤芍　归尾各五钱　牙皂角三片

上各㕮碎拌匀，入雪三四斤同拌，和为丸，以净盆盛住，经一宿，绢滤去渣，以瓦盆盛于露天，受霜露之气，次早[①]结成砂子。却用盆一个，以纸筋铺盆底，内用皮纸盛砂于纸筋上，使砂中水气渗下，候砂干爽，以磁器收贮封固。如用砂硝时，每一两入硼砂五钱，片脑一钱，研极细点眼，有翳加蕤仁五钱。

还睛紫金丹

洗目眶赤烂，倒睫拳毛，以及翳膜遮睛等症。

白砂蚕二十两　炉甘石十两，用黄连水烧淬七次　黄丹六两，用水飞过　净黄连三两，用童便浸过，阴干为末　南乳香　当归各三钱　乌鱼骨二钱　麝香　硇砂各一钱，硇放小盏内，坐瓶口上，水火熏干　白丁香五分　轻粉二分

上将白砂糖，入砂锅内，慢火熬去沫，下甘石，以柳枝搅，次下黄丹，又搅，次下余药，搅匀，以黏手为度，

① 早，原作“蚤”。

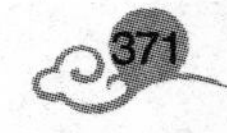

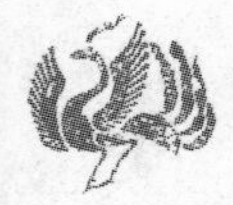

作丸如芡实大。每用一丸，温水化开洗之。

碧天丸

洗治目疾，屡服寒凉药不愈，两眼赤肿如火，或血脉贯睛，怕日羞明者，及翳膜遮睛等症。

瓦粉炒黑，一两　铜绿七分　枯白矾二分

上先研矾绿细，后研粉，同匀，以熟水和为一百丸。临用热汤浸良久化开，临睡洗之，合目便睡，每一丸可洗十次。

二百味花草膏

治两睑赤湿流泪，或痛，或痒，昼不能视物，夜不能近灯。

羯羊胆去其中脂，而满填好蜜，拌匀蒸之，候干即入瓶，研细为膏，食后点眼效，取羊食百草，蜂采百花之名。

拨云散

点一切眼目风热肿痛，昏暗不明，生花障翳，或热极红赤，痛不可忍，并皆治之。

炉甘石五钱，以火煅，童便淬七次听用　辰砂　黄连　蕤仁各一钱　乳香　血竭[1]　珍珠　胆矾　石燕醋煅　官硼砂飞过　琥珀　玛瑙各五分　大片脑半分　石蟹一钱

上为细末，用磁器盛贮，先将凉水洗净眼后，用银簪挑点，如作膏子，用蜜调和点之。

复明膏

治一切眼目昏花，翳膜赤肿等症。

---

① 血竭，原作“血蝎”，下同。

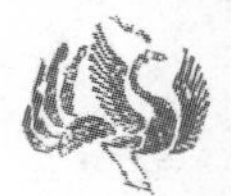

赤炉甘石童便淬七次　黄丹水飞炒。各一两　黄柏六钱　海螵蛸　蕤仁去壳，各五钱　黄连四钱　人参　川归　硼砂　白敛各一钱半　青盐　乳香　没药　芦荟①各一钱　珍珠五分　麝香三分

上件各研细为末，先将白蜜煎沸，掠去再熬，滴水沉底不散可用，后入药末，略沸搅匀，磁罐收贮，每日可点三五次。

光明丹

治一切风热上壅，两目赤肿涩痛，风弦烂眼，及内外翳障等症。

白炉甘石一两，以黄连一两煎浓汁，去渣，火煅甘石红，淬黄连汁内，如此七次　辰砂　硼砂各一钱　轻粉五分　冰片三分　麝香一分

赤眼肿痛加乳香、没药各五分，翳膜加珍珠五分。

上药合一处，研一二日，无声成极细末，盛磁器内蜜蜡封口，勿令泄气，点眼。

吹鼻六圣散

治赤眼冷泪，兼头风，耳中疼痒，鼻塞声重，牙疼等症。

盆硝五钱　川芎　雄黄　石膏　乳香　没药各二钱

上共为细末，令患者口先含水，用管吹药一二分入鼻，吐水，半晌即愈。

复明散

治点瘀肉攀睛，及云翳血障，一切眼疾，并皆治之。

炉甘石一斤，入罐内，大火煅红，煎黄连汁，淬石七次，取出待干，研细

① 芦荟，原作“芦会”，下同。

用水飞，澄漂去红尘，阴干，用好绵纸袋盛贮，晒干听用　好番硇一钱　雄黄研细，水飞听用　好硼砂二钱，乳汁、椿根水调和一处，须臾滴水泥固，磁钟大火煅之，成红汁听用　好褚磁洗净，研极细，用水飞过，晒干听用　好朱砂研细，水飞听用　蕤仁放绵纸内，用木轴辗去油，研细听用　珍珠面裹煅红，去面研细听用

合药法

以前制过甘石二两对：

冰片钱半　麝香二分　磁末二分　硇砂一分　蕤末一分　珠末一分　雄末一分

上于静室中慢慢研一日，装磁瓶内收贮，以蜡塞口，勿令泄气。如火眼，惟用甘石一两，加冰片一钱五分，研细点之。

治烂眶眼

此乃阳明经有风热所致，是方凡眼有风泪者，皆可点之。

薄荷　荆芥　细辛

上为粗末，如烧香状烧之，以青碗涂蜜少许于内，覆香烟上，取烟尽之后，以小碗或磁罐，将烟藏之，任点。

甤仁膏

专点翳障。

净蕤仁一两

上用纸裹，笔管碾去油净，加白硼砂一钱，麝香三分，同研极细末，收入磁器内贮之，点眼。

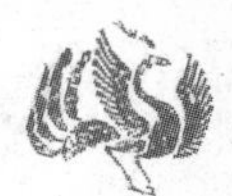

赤胞方

治累赤风眼。

净连一钱　铜绿五分

上共为末，井水调膏，摊贴碗上。用艾叶揉团将碗罩住，熏黑取用。沸汤调，点搽两眼皮，亦可。

洗目方

专洗暴赤眼。

当归　黄连各一钱　赤芍　防风各五分　杏仁四个

上用水半盏，人乳少许，浸药蒸过，澄清点洗。

五行汤

洗累赤昏暗等眼。

用黄柏一味为末，以湿纸裹黄泥包柏，煨候泥干，取出去泥，每用一弹子大丸，绢包洗水内，饭上蒸热熏洗。此一方取金木水火土俱全之意。

搽眼方

治累赤及火眼方。

肥大黄连一节去须，取肥生姜一块，切两边掏槽，入黄连在内，纸包姜，水湿过火，煨纸焦为度。取出去姜不用，将连捶碎，入鸡子清，内纸盖，鸡翎搽眼皮上。

碧玉丸

治烂弦风眼。

真铅粉　铜绿

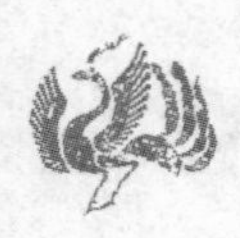

上各等分，研末，以天茄叶取汁和丸，如绿豆大，点用乳汁泡之，洗用水煎之。

耳病门四十

论

经曰：肾者，作强之官，伎巧出焉。又曰：耳为肾之外候，肾通窍于耳。夫肾之为脏，水脏也。天一生水，故有生之初，先生二肾而一阴脏焉。且有相火存于命门之中，每挟君火之势，而侮所不胜，经所谓“一水不能胜二火”是也。其或嗜欲无节，劳役过度，或中年之后，大病之余，肾水枯涸，阴火上炎，故作耳痒耳鸣，或如蝉噪，或如钟鼓，久而不治，渐至龙钟，治之宜泻南补北，此盖肾虚耳聋也。又有痰火上升，郁于耳中而为鸣，郁甚则壅闭，当分新旧而治之，旧则属于肾虚，新乃少阳阳明火多，宜散风热，开痰郁之剂。噫！大抵耳聋多属于热，然有左耳聋者、右耳聋者，有左右俱聋者，斯又不可不分经而治。若左聋者，乃少阳火也，龙荟丸[①]之类主之。右聋者，太阳火也，六味地黄之类主之。左右俱聋者，阳明火也，通肾散、滚痰丸之类主之。何以言之，盖有所忿怒过度则动，少阳胆火从左起，故使左聋。有所色欲过度则动，少阳三焦相火从右起，故使右聋。有所醇酒厚味过度，则阳明胃火从中起，故使左右俱聋也。故妇人多左聋，以其多忿怒；男

① 龙荟丸，原作“聋荟丸”。

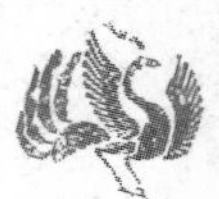

子多右聋，以其多色欲。若左右俱聋，出膏粱之家，以其肥甘故也。总三者言之，忿怒致耳聋者，多不可例以肾虚而治也。

脉

耳病肾虚，浮濡之脉。浮大为风，洪数火贼。沉涩气凝，数实热塞。痰火浮洪，两寸相同。或两尺大，强火上冲。

活套

久聋与其耳鸣不胜聋者，皆肾虚相火冲上也，宜滋阴降火加知、柏，或六味丸、柱杖丸之类主之。

若新聋误作肾虚治不效者，非肾虚也，殊不知此是痰火上升，郁于耳中而鸣，甚则壅闭矣。但要审其人平昔饮酒厚味，或素有痰火，治宜清痰降火之剂。大抵此疾，多因痰火挟气恼而成。

大病后耳聋，宜四物汤，加降火之剂。

耳鸣因酒大过者，通肾散加枳壳、柴胡、大黄、甘草、南星、桔梗、荆、芩，或加四物汤亦妙。

耳鸣耳聋胜者，用龙荟丸。若气实，入槟榔丸，或神芎丸下之。

治诸虫入耳，用香油滴入耳中，其虫即出，或死于内，驴牛乳或鸡冠血亦可。

复聪汤

治痰火上炎，耳聋耳鸣等症。

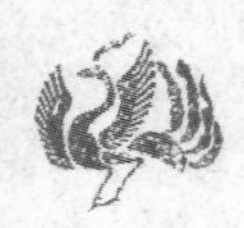

黄芩钱半　扁蓄　木通　瞿麦　黄柏各一钱　半夏　陈皮　白茯苓各一钱三分　甘草五分

上姜三片，水煎，空心临卧服。

柴胡聪耳汤

治耳中干结，耳鸣而聋，摇头内响。

连翘四钱　柴胡三钱　甘草　当归　人参各一钱

上姜三片，水二钟，煎一钟，去渣，再入水蛭五分，虻虫三枚，麝香少许，又煎二三沸，食远服。

滋肾通耳汤

治肾虚耳聋，常鸣等症。

四物汤加知母　黄柏各钱半　柴胡　白芷　香附各一钱

上水煎服。

昆苏饮

治耳内生疮，或痛痒，或出浓血等症。

桔梗二钱　黄芪七分　昆布　苏木　生甘草　炙甘草　蒲黄　草龙胆　黍粘子　连翘　生地　归梢　黄芩　黄连　柴胡各五分　桃仁五个　红花少许

上水煎热服。忌寒凉药，利大便。

蔓荆子散

治上焦热壅耳鸣，及出浓汁等症。

炙甘草　升麻　木通　赤芍　桑白皮蜜制　麦冬　生地　前胡　干菊花　赤茯苓　蔓荆子各一钱

上姜三片，枣一枚，水煎服。

清神散

治风气壅上，头目不清，耳常重听。

僵蚕　菊花各一两　荆芥　羌活　木通　川芎　香附　防风　菖蒲　甘草各三钱

上共为末，每服三钱，食后临卧，清茶调服，或为煎剂，用姜水煎服亦可。

加味凉膈散

治耳湿肿痛之症。

连翘四两　大黄酒炒　黄芩酒浸　防风　荆芥　羌活　朴硝　甘草各二两　栀子仁　薄荷各一两

上为末，加竹叶与些少水，煎服三钱。

磁石羊肾丸

治诸般耳聋，补虚开郁，行气散风，去湿之剂。

磁石三两，火煅醋淬七次，用葱白三两，木通三两，同石煮一昼夜，去葱与木通不用，止用净磁石二两　熟地二两　石菖蒲一两五钱　川芎　白术　川椒去目　肉枣去核　防风　茯苓　北细辛　山药　远志去心　木香　川乌炮　当归　鹿茸酒浸，炒　黄芪蜜炙，各一两　肉桂六钱五分

上共为末，用羊肾两对，去皮膜，酒煮烂研细，好酒糊丸，如梧桐子大。每服五十丸，空心温酒下。

按此方多辛热之药，盖耳聋多属痰火郁结，非磁石之镇坠，川乌之流通，川椒、肉桂、细辛、菖蒲之辛散，则

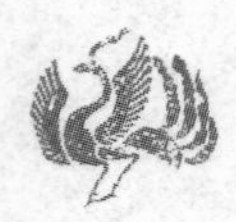

老痰郁火何由而开，耳聋何由而愈。但耳聋稍退，即当去之，以通肾散和之可也。

大补丸

治耳鸣欲聋者。

黄柏不拘多少，切片盐水浸，新瓦焙干，褐色为末，水丸如梧桐子大，每服一百丸。气虚，四君子汤。血虚，四物汤下。

方法

一方治冻耳，用榄核烧灰，清油调敷，雀脑亦可。

一方治风热抟之津液，结鞭成核塞耳，用生猪脂、地龙、釜下黑细研，以葱汁和捏如枣核，薄绵裹入耳，令润即挑出。

一方治耳聋，用甘遂末入左耳，甘草末入右耳。

又方用巴豆十四粒，研烂，以鹅脂半两溶化，和巴豆末，丸如小豆大，绵裹塞耳中。

又方蓖麻子四十九粒，入枣肉十个，入人乳汁，捣成膏，石上略晒干，丸如指大，绵裹塞耳中。

一方治聤耳有脓，及黄水臭气者，用海螵蛸[①]、枯矾各一钱，麝香七分，干胭脂五分。共为末，用管吹入耳中。

一方治耳出脓水，用甘遂枣核大一块，绵裹耳中，以甘草口嚼，徐徐咽下。

一方治耳烂，用贝母研末干擦。

---

① 海螵蛸，原作“海漂蛸”，下同。

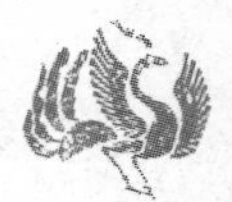

一方治虫入耳，用竹管入耳门内，口气尽力吸出。

口舌门四十一

论

经曰：中央黄色，入通于脾，开窍于口，藏精于脾，故病在舌。夫口之为病，五脏皆有所属，是以肝热口酸，亦有口淡者，知胃热也，或为重舌，或为木舌，或为糜烂生疮。经又云：阴之五宫本在五味，阴之五宫伤在五味是也。大抵口之为病，未必不由脾经湿热，或思虑过度，或恚怒郁火，或七情烦扰、五味过伤之所致也；亦有谋虑不决，肝移热于胆而口苦者；亦有脾胃气弱，木乘土位，而口酸者；亦有膀胱移热于小肠，大小不利，上为口糜生疮者。若舌肿胀痛甚者，先宜微刺舌尖或过旁，出血泄出毒气，以救其急。惟舌下濂泉，此属肾经，不可妄刺，慎之。病因多端，种种不一，医者宜推类而治之，未有不痊者矣。

脉

《举要》云：口舌生疮，脉洪疾速。若见脉虚，中气不足。

方法活套

心热口苦，口舌生疮，咽喉肿痛，燥渴便闭，此心与三焦实热也，宜凉膈散、泻心汤、三黄丸之类主之。

肝胆实热，口酸而苦，小柴加甘草、龙胆、青皮之类主之。

若谋虑不决，肝胆虚而苦者，人参、远志、茯神、甘

草为君，柴胡、龙胆为佐。

脾热口甘或臭者，三黄丸、平胃散之类主之。

肺热口辛，气出腥臭，口干舌燥，泻白散加桔梗、知母、麦冬、黄芩之类主之。

肾热而口咸者，滋肾丸或滋阴大补之类主之。亦有宿食停聚而口酸者，治宜消导丸之类是也。

若口中疮赤者，心热也，用枯矾末掺之，或噙良久，水漱亦可。

口中疮赤白者，心肺俱热，用玄胡索一钱，黄柏、黄连各五分，青黛、陀僧各二钱，为末，频擦之，或单文蛤[①]末亦可，夏月西瓜水饮漱亦可。

口吻生疮自烂者，槟榔烧灰，入轻粉少许，干掺。

口疮疼痛，用巴半粒，生研，和米饮，一豆大，杵和贴印堂对眉间，约半刻许，觉红就去，不可令起泡，小儿减半用之。

一方治舌肿，百草霜为末，用好醋调敷舌上。

一方治口疮，用黄柏、干姜，或去姜用细辛，各等分，以布帛蘸水，洗净患处后敷，此出涎即愈。

一方治口疮，名绿袍散，黄柏一两，青黛三钱，密陀僧一钱，共为末擦患，噙之吐出涎水。

以上皆治标，乃外用之药也。

加减凉膈散

治三焦火盛，口舌肿大，或痛裂生疮，一切口舌之症，

---

① 文蛤，原作蚊蛤。

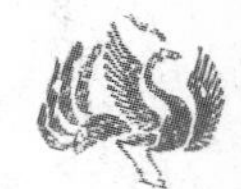

加减用之。

连翘　黄芩　山栀　桔梗　黄连　薄荷　当归　生地　枳壳　芍药　甘草

上各等分，水煎，食远服。脾热口甜，去归、地，加石膏、乌梅。口辣肺热，加桑白皮、地骨皮，名泻白散。

清热如圣散

治舌下肿硬如核，或重舌木舌，满口生疮等症，以清火化痰为主。

栀子　柴胡　陈皮　桔梗　竹茹各一钱二分　连翘　荆芥　薄荷各一钱　黄连　牛蒡子各八分　枳壳　天花粉各六分

上姜煎服。

五福化毒丹

治积热惊悸，狂澹[①]烦渴，颊赤咽干，唇口肿破生疮，及小儿惊风痰热。

茯苓三两半　玄参　桔梗各三两　人参　牙硝　青黛各一两　甘草七钱半　麝香一分

上为末，炼蜜为丸，如芡实大，金箔四十九片为衣，每服一丸或半丸，俱用薄荷汤送下。小儿一丸，分作四服。口齿涎血臭气，用生地自然汁化下一丸。

滋肾丸

治口咸肾热，或舌上生疮。

---

① 狂澹，疑作"狂谵"。

黄柏酒拌，阴干　知母酒浸阴干，各二两　肉桂一钱

上三味为极细末，热水为丸，百沸汤下。

按此药盖知柏气味俱阴，以同肾气，故能补肾，以泻下焦火也。桂与火初同体，以寒因热用，凡诸病在下焦，皆不泻也。

一方治口舌生疮，用黄连为末，烧酒一钟，搅均，火顿热漱，三四次即愈。

黑参丸

治口舌生疮，久不愈者。

黑玄参　天门冬去心　麦门冬去心，各炒一两

上共为极细末，炼蜜为丸，如弹子大。每服用一丸，绵裹噙化咽津。

赴筵散

治赤白口疮。

黄柏　青黛　密陀僧各等分　干姜减半

上为末，干贴疮上。

二皂散

治口舌生疮，牙宣出血。

大皂角烧灰，存性　牙皂同烧　铜绿　胆矾　雄黄　孩儿茶　百草霜　枯矾各等分

上共为细末，先将米泔水漱口，后搽此药。

黄柏散

黄柏　孩儿茶　枯白矾各等分

上共为细末，研匀一处，凡用先用陈仓米熬汤漱口，

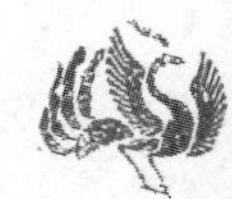

后上此药。

五苓导赤饮

治膀胱移热于小肠，膈肠不便，上口为糜。

猪苓　泽泻　白术　白茯　赤茯　生地　木通　甘草　竹叶各等分　肉桂少许

上煎服。

琥珀犀角膏

治咽喉口舌生疮。

茯苓　人参　酸枣仁，各二钱　琥珀　犀角　辰砂各一钱　片脑一字

上各另研为细末，和匀，炼蜜，搜成膏子，以磁罐收贮密封。俟有疾，每取一弹子大，麦冬煎汤化下，日进三服。

齿门四十二，附乌须

论

经云：百病之起，有生于本，有生于标者。夫今之治齿者，多作肾虚而治，殊不知齿虽属肾，而生于阳明。盖牙床上属足阳明胃经，止而不动；牙床下属手阳明大肠经，动而不止。齿之生于阳明者，犹木之生于土也。肠胃伤于美酒厚味，膏粱甘滑之物，以致湿热上攻，则牙床不清而为肿痛，或出血生虫，由是齿不安而动摇黑烂脱落也。手阳明则恶寒饮而喜热饮，足阳明则恶热饮而喜寒饮。故其为病，有恶寒、恶热之不同也。若开口呷风则痛甚，肠胃中有风邪也。若开口则秽臭不可近者，肠胃中有积热也。若齿龈宣露，人素欲多饮甚者，以致牙齿动摇，此则肾丸①虚也。若齿有点黑，或去其半，此盖湿热生风，而风生虫也。大抵治之之法，分标本之殊，用温凉之异。寒是标，故外擦漱之，药宜辛温，以散寒开郁。热是本，故内服辛凉之药，以清中散热。如此则内外交攻，标本两治，其病焉有不愈者乎。

脉

《举要》云：齿痛肾虚，尺濡而大。火炎尺洪，疏摇豁坏。右寸关数，或洪而弦，此属肠胃，风热多涎。

方法活套

牙床上龈痛，或恶热饮喜寒饮，治以石膏、细辛为君，薄荷、升麻、生地等剂为佐。

下牙床痛，或恶寒饮喜热饮，治以黄连、牡丹皮、归尾为君，防风、防己、生地、石膏、薄荷为佐。

若满口肿痛甚者，以调胃承气加黄连、升麻、白芷、防风、荆芥、薄荷之类。

牙大痛者，必用胡椒、荜茇，能散其中浮热，间以升麻、寒水石，佐以辛凉荆芥、薄荷、细辛之类，外以梧桐泪为末，加麝香擦之。

一方治胃有实热，上床痛尤甚，用凉膈散，以酒蒸大黄为君，加石膏、知母、升麻为佐，频频含咽。

一方治胃热口臭，用大黄、荆条一二十斤，火上烹沥，

---

① 肾丸，疑作“肾气”。

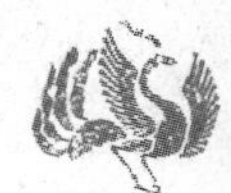

入姜汁六分之一，时时含咽。

一方治风牙虫牙，以黄蜂窝一个，以川椒填满其窍，更以白盐一钱封口，火烧存性，入白芷、羊胫骨灰各一钱，同研为末，先茶漱口，后擦之，或敷痛处，有虫孔，以药填之。

一方治痛甚，樟脑[①]一钱，冰片三分，用蟾酥[②]调匀，以簪头挑入痛处，即止。

一方取虫牙，用蟾酥五分，牡丹皮二钱，黄荆子、皂角各三钱，麝香二分，共为末，用乌鳖尿一钟，蜗牛四十九只，同捣烂成饼，纸包印颊上，闭口一时，看有虫即挑出。

一方取牙不犯手[③]，用风化石灰、白山楂根各五钱，玉簪花根、南星各三钱，荜茇二钱，蟾酥五分，为末，每取少许点患处，三次其牙自落。

一方治走马牙疳，用干姜、南枣、白矾各烧存性，等分为末，敷之即愈。

清胃汤

治牙床肿痛，动摇黑烂脱落，皆属胃与大肠之火。

石膏　生地　黄连　升麻各钱半　山栀炒　连翘　牡丹皮　条芩各一钱　白芍　桔梗　藿香　甘草各七分

右水煎服，宜食后，忌煎炒。

泻胃汤

治上下牙齿疼痛难忍，牵引头脑满面发热，此因厚味

① 樟脑，原作“獐脑”，下同。
② 蟾酥，原作“蝉酥”，下同。
③ 犯手，沾手、动手之意。

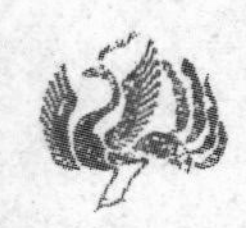

煎炒过多，或食补胃热药所致。

归身　生地　黄连夏月倍加　牡丹皮　细茶各三钱　升麻　大黄酒蒸　石膏各二钱　黄芩一钱　细辛三分

上作一剂，水煎稍冷，食后服。

神功丸

治多食肉，人口臭难近，牙齿疳蚀，牙龈肉脱，齿落血出等症。

黄连酒洗　缩砂仁各五钱　生地酒洗　甘草各三钱　兰香叶　归身　藿香叶　木香各一钱二分　升麻一钱

上共为末，汤浸蒸饼为丸，如绿豆大。每服一百丸，加至二百丸，白汤食远下。

此丸亦治血痢血崩，血气上冲，妄闻妄见等症。

滋阴清胃丸

治阳明血热，上下牙床红烂，及血缩齿露之症。

软石膏煅，醋淬，二两　当归酒洗　生地酒洗　牡丹皮去骨　栀子仁盐水炒，各一两　黄连酒炒　知母　葛粉　防风各七钱　升麻　白芷各五钱　生甘草节四钱

上共为末，汤泡蒸饼搅糊为丸，如绿豆大。每服一百丸，食后米汤下。

定痛散

治风牙虫牙气牙等症。

孩儿茶即乌丁泥　石膏各一钱　硝石　硼砂　朱砂各五分　珍珠末三分　冰片一分

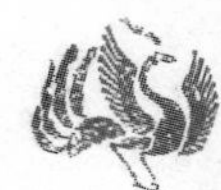

上共为末，擦痛处立止。

汩口散

治同前。

藜芦　细辛　蛇床子　川椒用蜀府者妙，各二钱　炒香附三钱　枯矾　防风　干姜　梧桐律　肥油松节　白术　甘草各一钱

上共为细末，煎稠汁，入酒一杯，乘温暖汩口一二遍，立愈。

槐盐散

治食甘过多牙疼。

食盐半斤　青盐四两

上先以槐枝一把，剉寸断，以水五碗，煎至一碗，取起后入二盐，在锅内以前汁陆续入锅煎干，研细末。每日擦牙，甚者更以五倍子[①]煎汤漱之，永无齿疾。

一笑散

治齿间肉壅，涨塞满口，水浆不入，痛楚难忍之症。

生地取自然汁一碗

上以猪牙皂角数条，火上炙热，蘸汁令尽，为末敷上患处，即愈。

定痛散

治虫牙痛甚。

---

① 五倍子，原作“五棓子”，下同。

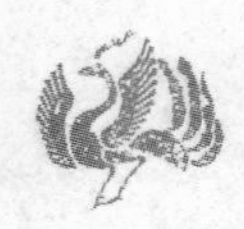

当归　生地　细辛　白芷　连翘　苦参　黄连　花椒　桔梗　乌梅　甘草各等分

上水煎，先噙后咽。

玉池散

治牙疼痛而动摇者。

地骨皮　白芷　升麻　防风　细辛　川芎　槐花　当归　藁本　甘草各二钱

上共为细末，先漱口，后方咽。

三合散

治牙疼，不拘寒多热少，热多寒少，及风寒凑袭，脑痛项急，肉龈袒脱等症。

羊胫骨灰，二钱　升麻　黄连　藁本　羌活各一钱　归身　生地　麻黄根　人参　草蔻　汉防己酒制　柴胡各五分　熟地　益智　防风　细辛叶　桂枝各四分　麝香少许

上共为末，先用温水漱口，净后擦药。

芦荟散

治走马牙疳。

芦荟一钱　黄柏　人言用红枣去核，入言烧存性，各五分

上共为末，先将米泔水漱净疳毒，后擦此药。

溺白散

治走马疳疮遍口，齿落唇穿并治。

妇人溺桶中白垢五钱，火煅　白霜梅存性　枯白矾各二钱

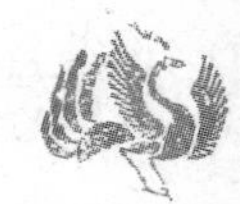

上为末，先用韭根、陈茶煎浓汁，以鸡翎蘸水洗去烂肉，见鲜血后敷药，日三次。若烂至喉者，以笔管吹入。

梧桐泪散

治牙齿龈肿，宣露血出。

梧桐泪　川芎　细辛　白芷各钱半　寒水石烧熟，二钱　生地一钱　青盐二分

上为细末，每用涂贴患处，如误咽不妨。

擦牙石盐散

日每擦牙，永久坚固，再无牙蛀、牙疼之症。

软石膏白者，一斤　辽细辛十二两　升麻二两半　白芷三两　川芎一两　馒头炒成黑炭，半斤　白盐十二两，入炭火煅红半日

上共为细末，用绢罗罗过，擦牙甚妙。

一方用石膏六两，白矾一两，为末擦牙，亦妙。

固齿散

花椒炒　乳香以竹叶焙　白蒺藜微炒，各二两　青盐面包煅　香附炒，各一两　鼠骨一付，将鼠一只，不用毒死的，面裹烧熟，去肉用周身骨，瓦焙黄色，研末

上共为细末，每日擦牙，咽吐任意，不惟乌须固齿，且终身无牙齿之病矣。

固齿明目散

槐柳枝叶不拘多少，日浸三日，熬出浓汁，去条叶沓梗，不用再入　青盐一斤　白盐一斤

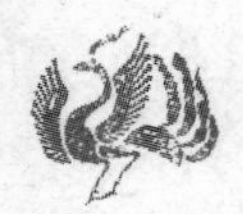

上同汁熬干，研末擦牙，漱口吐出，洗眼则自明固齿。

牙门圣药

官粉三钱　白龙骨二钱五分　麝香一字

上用黄占[①]一两溶化，然后入前三味，取连四纸，剪如熨斗底大。先将熨斗底烤热，将纸放上，再将抿子把摊药在纸上，不可厚了，待冷剪如小指条样大。好牙者，晚间漱净，将药条衬入牙内，早取出。牙毒者黑色，轻者淡微黄色，可免老时牙痛，平时六七日贴一次。

牙宣膏

治牙齿动摇不牢，疼痛不止，龈肉出之。

麝香一字　白乳香二钱半　官粉二钱半

上另研，先将二味为末，后入麝研匀，用黄蜡一两，瓷器化开，入药于内，又搅。用无灰纸裁成方条，待药将冻时，以纸在蜡内度过，临卧于齿患处龈肉门，封贴一宿。

此方极能治疳蚀，去风邪，牢牙齿。

固齿乌须散

青盐五两　麦门冬去心，四两　当归　生地　熟地　没实子　旱莲草根。各三两　何首乌　天门冬去心，各二两　朴硝一两

上俱为咀片，入大阳城罐内，上用瓦一块盖罐，盐泥封固，瓦上钻黄豆大孔五个，炭火周围烧煅，烟尽为度，复将五孔泥封，待冷研细末，磁罐盛。早晨擦牙漱口咽下，

---

① 黄占，黄蜡别名。

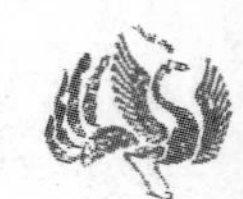

久而须发皆黑，齿复固矣。

神秘擦牙方

旱莲草一斤，捣汁　何首乌一斤，切片，用黑豆同蒸三次　软石膏火煅，八两　青盐六两，水沉炒　桑寄生四两　黑豆一升　北细辛　白芷各五钱

上共为极细末，每日清晨、夜晚擦牙，黑须发，去风邪，功效甚多。

擦牙乌金散

葡萄二斤，焙干为末　石膏一斤　青盐化开去泥脚，入花椒二两，煮干去椒　白芷各四两　甘草　三赖各三两　细辛　当归焙　没实子各二两

上为末，入磁罐收起，每于临睡，擦牙徐徐咽下，方能固齿去风，真神药也。

乌须固齿补肾方

当归酒浸，去芦　川芎西芎不用　香附去毛　荆芥去梗　白芍　枸杞子甘州，妙　青盐　熟地　川牛膝酒浸，各二两

上俱为细末，用米一升半煮饭，将前药拌匀，分作七团阴干，置桑柴火烧炭存性，研为细末，铅盒盛之。每清晨鸳鸯手擦牙二次，药与水俱咽下，到年老牙齿不疼不落，极妙。

黑铅丹

出山铅一斤，将二蚕沙炒成末，外加　石膏八两　青盐　槐角子炒成末，各六两　香附子炒焦黑　没实子各四两　升麻二两

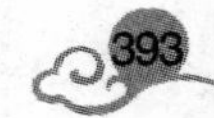

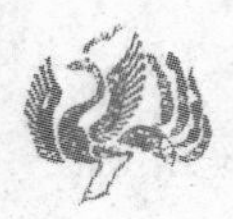

上先将柳木作槌，擂炒铅沙成灰末，加药六味，共为末，铅盒收起。每日擦牙，乌须发，坚牙齿，妙用莫述，擦过须含半晌，以酒汩出更妙，否则用汤亦可。

固齿乌须散

固牙坚齿，黑发乌须。

歌曰：

猪牙皂角及生姜，西国升麻蜀地黄。木律旱莲槐角子，细辛荷叶（用初开心子）露蜂房。青盐白虎均如一，火罐泥封煅最良。擦齿漱津凭吐咽，能教齿发返童颜。

神妙美髯方

黑铅四两，入硫三钱，炒为黑末　五倍子用好酒炒为黑末　铜末子用米醋炒七次，成黑末，二味不拘多少听用

每料用炒铅三分

倍子末一钱　铜末五分　铜青一分　白矾一钱五分　硇砂一分　诃子五分

上共为细末，用酸石榴皮煎水，调成膏子，如黑漆样，用以搽之，神妙。

猿猴倒上树

黑牯牛胆一个　五倍子炒焦，去烟　槐子焙，各一两　石榴皮焙，五钱　白矾一钱

上共为细末，装胆内扎口，吊起阴干十四日，先将铅打一罐，将胆内药物尽倾入罐，去胆皮，再加核桃油一小盏，桑霜三钱，麝香一分，搅入胆药内，封罐重汤煮一炷香取起。须白用肥皂汤洗洁，以猪脬或鸡食袋油纸包，手

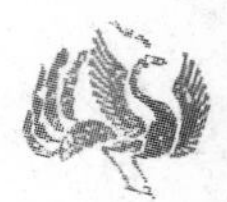

指蘸药，撚须下半节，不必近根，自然上去，其黑如漆，胆用十二月取者为佳。

何首乌四两，用黑豆拌蒸七次，取起首乌先以竹刀切碎，去头用，勿见铁器　苍术米泔水浸三日，去皮，盐炒用　山药去皮　茯苓　枸杞　川椒去目　大茴香酒洗　旱莲草　甘草各一两　人参　砂仁　沉香　木香　槐角子　生地酒洗　桑椹　熟地各五钱

上为末，炼蜜为丸，如梧桐子大，盐酒下，忌食萝卜。服此药者，不惟须发皆乌，其固元保真之妙，不可尽述。

喉痹门四十三

论

经曰：一阴一阳结，谓之喉痹。王注谓：一阴者，即厥阴肝与包络是也。一阳者，即少阳胆与三焦是也。盖四经皆有相火存焉，故子和云：胆与三焦寻火治，肝和包络都无异。又东垣所言：火与元气不两立，一胜则一负。盖元气一虚，则相火随起，而喉痹等暴病作矣。夫人之一身，喉为会厌，经谓[1]之吸门是也。以其司呼吸，主升降，乃人身之紧关槖籥门户也。卒然肿痛，水浆不入，死在须臾，诚可惊骇，此皆相火冲逆炎上也。经云“一水不能胜五火”者，言其肾水易亏而相火易动。盖忿怒则火起于肝，房劳则火起于肾，饮食不节则火起于胃之类是也。

余谓喉痹之症，其人膈间素有痰涎，盖火动炎上而为

① 经谓，原误作“泾渭”。

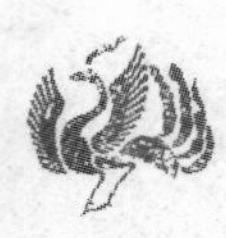

痰热，燔壅塞于咽嗌之间，所以内外肿痛而水浆不入也，其症可谓危且急矣。治之之法，宜急则治其标，用暴悍之药吐痰散热，或针刺其肿处；缓则治其本，用汤药降火补虚。今之诸方，多云治风热，而未云治痰热，但云治脾肺火，而未云降肝肾火。以余管见，如挟痰火加瓜蒌、半夏，如挟肝火加以柴胡、黄连，如挟肾火加以生地、黄柏，此医家之活套也。大抵主治之方，当以《内经》从治之法，而以甘、桔、羌、防、玄参、升麻、参、术、荆芥、茯苓之类，少加姜、附为向导，徐徐频与，不可顿服，此其从治大法也。不可骤用寒凉栀、连、芩、柏之类正治之，非徒无益，恐促其寿耳。虽服寒药稍宽，殊不知上热未已，中寒复起，毒气乘虚入腹，渐至发喘不休，不可治矣。学者宜加详究而扩充之，务活人于斯时也。

脉

《举要》云：咽喉之脉，两寸洪溢，上盛下虚，切忌微伏。

方法治套

咽喉之病，有一十八种焉，名虽不同，治亦少异，大抵多属痰与火耳，速宜以桐油灯脚，用鹅翎探吐之。

一方用孛实根噙之，马兰草根亦妙。急则用砭针刺去血为上。

一方用蔴梗蘸油，烧一头，病人衔口中，外尽力一吹，咽入喉即愈。

一方用生艾叶捣汁，灌入喉即愈。

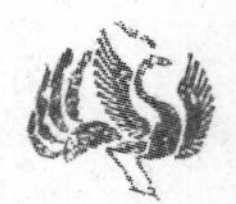

一方用蛇床子入嘴瓶中烧，病人吸烟，入即愈。

一方用猪牙皂、白矾、黄连三味，新瓦上焙干为末，每用五分，吹入喉。咽喉生疮或人平素虚弱者，宜用人参、荆芥、蜜炙黄柏、竹沥。血虚，四物加竹沥。实热，黄连、荆芥、薄荷、硝蜜、姜汁调噙化。若虚火浮上者必用玄参，痄腮用赤小豆为末，好醋调敷即消。

一方矿石灰，烧七次，醋调敷。

清喉凉膈饮

治一切实火，咽喉肿痛等症。

栀子 连翘 黄芩 防风 枳壳 黄连 当归 生地 甘草各一钱 桔梗二钱 人参 麦冬 天花粉各八分 薄荷七分

上灯心一团，细茶一撮，水二钟，磨山豆根同服。

喉上生疮，加黄柏、知母、玄参各一钱。

肥人痰盛，加竹沥、瓜蒌。咽闭肿甚，加射干、牛蒡子各一钱。热极大便燥，去桔梗，加大黄二钱。

加味四物汤

治虚火上炎，喉痛生疮，喉痹等症。

桔梗 甘草各三钱 熟地 白芍各一钱一分 黄柏蜜炙 当归 川芎 知母 天花粉各一钱

上竹沥一钟，煎服。

牛蒡子汤

治风热上壅，咽喉肿痛，或生痈疮，如有肉核。

牛蒡子二钱 玄参 升麻 桔梗去芦 犀角 黄芩 木

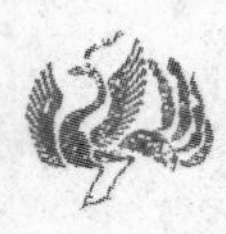

通去皮　甘草各一钱

上咀片，水二钟，煎八分，食后温服。

冰梅丸

治喉风喉痹肿痛，一十八种喉病皆治。

熟梅子一百个　鲜南星二十五个　鲜半夏五十个　皂角　白矾　食盐　防风各四两

上先将盐以水化开，然后入各药研碎拌匀，方将梅子入水，浸三指深许，晒至水干，用磁罐收贮，起霜最妙，用时丝绵裹定，噙口中令津液徐徐咽下，痰出取愈。

金钥匙

治风热喉，及缠喉风等症。

朴硝一两　雄黄五钱　大黄一钱

上共为末，吹入喉中。

玉钥匙

治症同前。

焰硝钱半　硼砂五分

一方加冰片一片，蒲黄、儿茶各一钱亦妙，僵蚕、牙皂少许。上为末，吹入喉中。

二仙散

治症同前。

僵蚕二钱　胆矾一钱

上为末，吹入喉中。

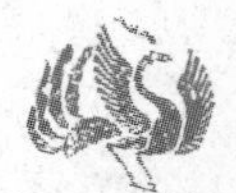

破棺散

治乳蛾喉痹，不拘左右，或单或双。

蚕蛾末，三钱　儿茶　辰砂各一钱　生白矾三分

上共为末，吹入喉中。

一字散

治时气缠喉，水谷不下，牙关紧急，不省人事。

枯矾　藜芦　雄黄　蝎梢[1]　牙皂各等分

上共为末，扑入鼻中。

青龙胆

治咽喉闭塞肿痛，并单双乳蛾，大有神效。

好鸭嘴胆矾盛于青鱼胆内，阴干为末，吹入喉中，加熊胆三分，牛黄三分，梅花冰片三分，甚妙。

铁钥匙

治双蛾。

黑牛胆一个　胆矾三钱　硼砂二钱　山豆根一钱

上为末，同入胆内，用线挂阴干，点至喉中，吹也好。

华佗危病

治缠喉风喉痹。其症先两日胸膈气紧，出气短促，蓦然咽喉肿痛，手足厥冷，气闭不通，顷刻不治。

---

① 蝎梢，原作“蝎稍”，下同。

巴豆七粒，三生四熟，生者去壳研，熟者去壳炒，去油存性　雄黄皂子大，明者研　郁金一个，蝉肚者，研为末

上三味研细，每服半匙，茶调细呷，如口噤言塞，用水竹管纳药，吹喉中，须臾吐利即醒。如无前药，用川升麻四两，剉碎，水四碗，煎一碗，灌服。又无升麻，用皂角三锭，捶碎，擂水一盏，灌服，或吐或不吐，即安。

响声丸

能治喉音清亮。

薄荷叶四两　百药煎二两　川芎一两半　砂仁　诃子炒，去核　大黄　甘草各一两　连翘　桔梗各二钱

上共为末，鸡子清为丸，如弹子大。每服一丸，临卧时噙化，徐徐咽下。

声哑方

甘草　桔梗　乌梅　乌药

上各等分，煎，食后频服。

治暴失音

用猪脂油二斤，入锅先炼成油，捞出渣，入白蜜一斤再炼少顷，滤过净磁器内，冷定成膏，不时挑服一茶匙即愈，无疾亦可常服润肺。

治声音不清

桔梗五钱半　诃子三钱，半熟半泡　木通三钱，半生半熟，泡用蜜水　甘草三钱，半生半炙

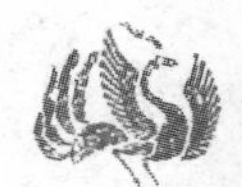

上剉，水煎，用生地黄捣烂入药服。

又方

治男妇声音不清。

白茯苓去皮　黄柏蜜炒　生地　当归　熟地各一两　天门冬盐炒　诃子　真阿胶　知母　麦门冬盐炒，各五钱　乌梅十五个，去核　人参三钱　牛乳一碗　人乳一碗　梨汁一碗

上将药共为细末，炼蜜为丸，如黄豆大。每八九丸服用，诃子煎汤送下，或萝卜煎汤送下。

鼻门四十四

论

经曰：西方白色，入通于肺，开窍于鼻。又曰：鼻者，肺之府候，肺气通于鼻，鼻和则能闻香臭矣。盖肺之为脏，其位高，其体脆，性恶寒，又恶热，或酣饮者，始则伤于肺脏，郁热久则见于外而为鼻皶赤准之候，得热愈红，得寒则黑，此热极反兼水化，亢则害，承乃制之义也。但鼻开窍于肺，而能闻香臭者心[①]也。人身水升火降，荣卫调和，则鼻司呼吸往来，何塞之有。苟或寒伤皮毛，则鼻塞不利，火郁清导，则香臭不同。若果新者，偶感风寒，鼻塞声重，流涕头眩等症，宜以风寒治之，则通窍汤或参苏饮之类是也。假如鼻窍久塞，香臭不闻，或遇寒月多塞，或略感寒邪，不时举发者，世俗皆以为肺寒，而用解表通利辛温之剂不效，殊

① 心，疑为“肺”。

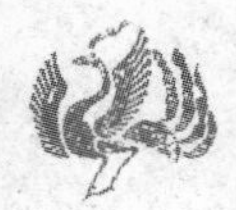

不知此是肺经素有火邪，郁甚则喜热而恶寒，故遇寒便塞，遇感便发也。治法宜清肺降火为主，而佐以通气之剂治之。若常鼻塞，不闻香臭者，只作肺热治之，以清金泻火消痰之类，服之无不效矣。又有胆移热于脑，则为辛频鼻渊鼻涕，或涌泉而下，久而不已则为鼻巇衄血，塞内鼻痈等症，又宜类推而治之。业医者幸加之意焉可也。

脉

《举要》云：右寸洪数，鼻衄[①]鼻齇。左寸浮缓，鼻涕风邪。

方法活套

鼻为肺窍，因心肺上病而不利也，但有寒有热，寒则表之麻黄、桂枝、紫苏、生姜之类。

热则清之芩、连、栀子、桔梗、贝母之类。

面鼻紫黑，面为阳中之阳，鼻居面中，一身之血运到面鼻，皆为至精之血。多饮之人，酒气熏蒸，面鼻得酒，血为极热之血，得寒污浊凝结，故紫黑也。治宜化滞血生新血，四物汤加酒芩、红花、茯苓、陈皮、甘草、生姜，煎调五灵脂末，气弱加黄芪。

一方治酒齇鼻，用桐油入黄连末，以天吊藤烧灰，热付之。

一方用山硫黄，入萝卜内煨，乳香、轻粉、乌头尖酥，调付之。

---

① 鼻衄，原脱。

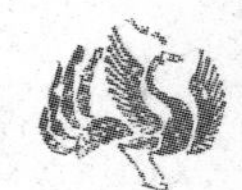

一方治鼻渊流浊涕不止，用金肺草，倍黄芩，入凤凰壳一枚，烧存性，调服。

一方治鼻流臭黄水，甚则脑亦作痛，俗名控脑砂，有虫蚀脑中，用丝瓜藤近根三五寸许，烧存性，研为末，以酒调服之。

一方用白牛尾毛、橙叶（一作长叶，如白槁木叶，香辣者是）各等分，焙干为末，吹入鼻中立愈，如出血山栀末。

一方治酒皻鼻，用青黛、槐花、杏仁，研过付之。

一方用黄柏、苦参、槟榔等分为末，以猪脂调付之。

凡鼻病久不闻香臭者，乃肺气虚也，又不在肺热论，宜用补中益气汤，常服之则效。

通窍汤

治感冒风寒，鼻塞声重，流涕头眩等症。

防风　羌活　藁本　升麻　干葛　川芎　苍术　白芷各一钱　麻黄　川椒　细辛　甘草各三分

上姜三片，葱白三根，水煎热服，肺有邪火，加黄芩一钱。

丽泽通气散

治肺有风热，不闻香臭。

羌活　独活　防风　黄芪　苍术　升麻　葛根　甘草　栀子各一钱　白芷　桔梗　枯芩各八分　川椒　麻黄用各三分

上姜、枣、葱白煎服。

四物荆连饮

四物汤加　荆芥　柴胡　防风　白芷　薄荷　山栀

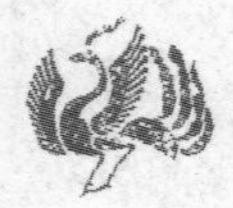

黄芩　桔梗　连翘各等分　甘草减半

上水煎，食远温服。

推陈生新饮

治鼻头紫黑，血冷凝滞等症。

当归　川芎　荆芥　薄荷　芍药　红花　甘草　牡丹皮　桔梗　防风　山栀　黄芩　连翘　白芷各等分

上姜一片，细茶一撮，水煎，食远服。

升麻和血饮

治多饮之人，鼻生酒齄，及面生酒刺等症。

干葛　苍术　桔梗　升麻各一两　熟米　茯苓　白芷　当归各七钱半　熟枳壳　干姜各一两半

上㕮咀，每服七钱，加生姜、灯心水煎，食前服。

辛凉开窍饮

治鼻不闻香臭，清涕等症。

薄荷三钱　细辛　白芷　防风　羌活　当归　川芎　半夏　桔梗　陈皮　茯苓各一钱

上水煎，食后服。

通圣鼻齆汤

治鼻痔，乃肺气热极，日久凝浊，结成瘜肉，如枣核，或如鱼骨，滞塞鼻瓮，甚者名鼻齆。

同前防风通圣散加海藻、三棱（末）各三钱，调服外用，辛荑为君，细辛、杏仁少许为末，和羊髓、猪脂熬膏，

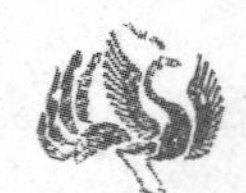

候冷入雄黄、白矾、轻粉、麝香少许为丸，绵裹塞鼻，数日即脱，甚者加硇砂少许。

苍耳草

治鼻流浊涕不止，名曰鼻渊。

香白芷一两　薄荷叶　辛荑各五钱　苍耳子二钱半，炒

上共为极细末，每服二钱，葱茶汤食后调下。

清窍散

治鼻渊并臭，名控脑砂。

速香去白，三钱　白牛尾　橙叶焙干，各二钱　雄黄　皂角　沉香各少许

上为末，吹入鼻中，倘有少血出不妨，血出加栀子。

辛荑散

专治酒皶赤鼻，此方屡试大有神效。

辛荑研末，入脑麝少许，以绵裹纳入孔内，外用桐油入天吊藤烧灰，油调黄连末付之。又用枇杷叶减去毛，剉碎煎汤，候冷调消风散，食后服，忌食煎、炒、姜、蒜、辛、醇酒等物。

金花清上丸

治上焦一切火症，鼻红面赤等症。

黄连　黄芩　黄柏　栀子　大黄酒蒸　桂枝各等分

上共为细末，水丸如梧桐子大，青黛为衣。每服七十丸，临卧白汤下。

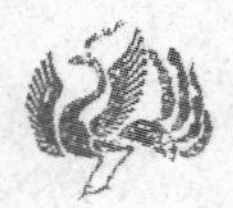

玉容丸

洗酒皻鼻，并满面紫赤酒刺等症。

川芎　藁本　细辛　白芷　甘草各等分

上为末，每药四两，入煨石膏一斤，水丸，肥皂每日洗面。

一方用肥皂，共捣药为丸，洗亦妙。

血症门四十五，附呕吐咳唾、衄溺下血等症

论

经曰：大怒则形气绝，而血菀于上。又曰：荣者水谷之精也，和调五脏，洒陈于六腑，乃能入于脉也。源源而来，生化于脾，总归于脏，受于肝，宣布于肺，施泄于肾，灌溉于一身，是以目得之而能视，耳得之而能听，舌得之而能言，手得之而能摄，掌得之而能握，足得之而能步，脏得之而能液，腑得之而能气，是以出入升降，濡润宣通，由斯使然也。经又云：一息不动则机缄穷，一毫不续则穷壤判。故生化旺则诸经恃而长养，衰耗竭则百脉随而空虚，可不谨哉。夫人之生也，阳常有余，阴常不足，年至二七而经行，七七而经断，可见阴血之难成而易亏如此。若阳气一伤，所变之症，妄行于上则有口鼻吐衄，于下则有前后便红，于中则有肠风下血，于外则有瘾疹疡疮，阴虚阳抟则为崩漏，火极似水则为紫黑，蓄之在上则喜忘，蓄之在下则喜狂，暴怒则伤肝，暴喜则伤心，皆为失血之症也。若夫房劳过度，阴

火沸腾，血从火起，故经妄行，是以从肺而上溢于鼻者曰衄血，从胃而上溢于口者曰呕血。所谓咯血唾血者，出于肾也；咳血嗽血者，出于肺也。又有痰在外则血在内者，从肾来；痰在内而血在外者，从肺而出于小便者曰血溺血淋，出于大便者曰肠风痔漏，粪前来者曰大肠血，粪后来者曰小肠血。留结于肠胃之间不出者，曰血瘕血疝。噫！种种多端，其病不一，大抵从下流者为顺，从上益者为逆而难治。

若分部位，身半已上，同天之阳；身半已下，同地之阴。治血之方，必归之于血药，欲求血药，岂越乎四物之外耶，但其气味专司之要，不可不察。夫川芎血中气药也，盖其气味辛散，通于肝经，能行血滞于气。地黄血中血药也，性味甘寒，通于肾经，能生真阴之虚也。当归血中主药也，性味酸寒，亦通于肝，能活血各归其经也。芍药阴分血药也，性味酸寒，通于脾经，能于凉血，善治血虚腹痛也。良工者随经损益，摘其一二味之所宜，以为主治，此论血病而求血药之属也。且气虚血弱，又当从长沙公之论。血虚，以人参补而血盛者，盖阳旺则生阴血也。若四物者，独能主血分受伤，为气不虚也。其辅佐之属，若桃仁、红花、苏木、血竭、牡丹皮之类，血滞者所宜也。蒲黄、阿胶、地榆、百草霜之类，血崩者所宜也。乳香、没药、五霜脂[①]、凌霄花之类，血痛者所宜也。苁蓉、枸杞、牛膝、益母草之类，血虚者所宜也。乳酪，血液之物，血燥所宜。干姜、官桂，血寒所使。生地、苦参，血热所宜。蛇床、防风，血风所用。此特言其正治之大略耳。经云“知其要者，一言而终；不知

① 五霜脂，疑为五灵脂。

其要者，流散无穷”，此之谓也。

脉

《举要》云：诸症失血，皆见芤脉，随其上下，以验所出。大凡失血，脉贵沉细，若见浮大，后必难治。

方法活套

口鼻出血者，皆是阳盛阴虚，有升无降，血随气上，越出上窍，法当补阴抑阳，气降则血归经矣。

吐血者，出于胃，或有暴怒，其气则逆，甚则呕血，犀角地黄汤加炒栀子主之。

或暴吐紫黑成块者，乃瘀血也。素因郁火在内，血聚膈间，虽多亦不妨，四物合黄连解毒主之。觉胸中气塞者，以桃仁承气之剂主之。

劳力伤气，吐血鲜红，心腹绞痛，自汗盗汗者，四君加黄芪、柴胡、山药、百合、前胡、姜、枣煎服。

若先痰嗽而见血者，乃痰火积热，化痰降火为急，不可纯用血药，恐泥痰也，山栀地黄汤合二陈主之。

痰带血者，乃胃中诸血，热蒸而出，山栀、条芩、蓝实之类主之。

先见血而后痰嗽者，乃阴虚火动也，四物加贝母、天花粉化痰，山栀、牡丹皮、麦冬降火。盖吐血者，火病也，须挟痰治火则止。

阳热而呕吐者，宜凉血犀角地黄，或黄连解毒之类是也。

阴虚呕吐者，宜涩之归脏，四物合十全大补之类，或

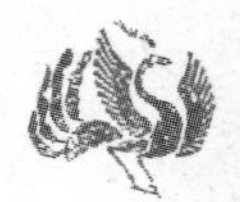

单用炒干姜为末，童便调服，善治血降火。

血虚妄行，久不归经，宜引血归经，用补中益气加茯神、远志、麦冬，参苓白术散，四君肾气丸之类是也。

大抵血疾，阴火误用阳燥热药，则血枯竭，劳瘵成矣。劳伤误用寒药，则胸膈满闷，血愈郁矣。闪坠误用补涩，则瘀蓄于心下，食入即吐，古方用二陈去茯苓、甘草，加赤芍以救之。

若怒暴甚，血溢口鼻，当抑怒全阴，四物合柴胡、龙胆之类。

吐血者，出于肾也，鲜血随唾而出，亦有瘀血内积，肺气壅遏，不能下降，用天冬、麦冬、知母、贝母、桔梗、黄柏、熟地、远志之类。

咳血者，嗽出痰内有血，痰盛心热，多是血虚，用青黛、瓜蒌、诃子、贝母、海石、山栀为末，姜汁蜜丸噙化。

舌上无故出血如线，用槐花炒为末，掺之。

一方用蒲黄炒焦为末付之。

一方治诸般吐血、咳血、嗽血等症，用白及研为极细末，米饮调下一钱即止。

大便下血，有热有虚，热用四物加炒栀、升麻、秦艽、阿胶，虚用四物加炮姜、升麻。

便血有风邪下陷者，盖风伤肝，肝生血故也，宜升提之，四物加防风、荆芥、升麻、柴胡、秦艽、槐花、条芩、地榆、枳壳，同煎服之。

肠风下血者，独在胃与大肠也，用黄芩、秦艽、槐角、青黛、升麻之类，有湿加湿药，有热加凉剂治之。

一方治吐血，用皮硝二钱，童便、好酒合半，顿热化

硝调服。

一方治诸吐血症，用韭汁、童便、姜汁磨郁金饮之，其血自清。衄血，以凉血为主，犀角地黄汤入郁金服之。

一方治鼻衄久不止者，以大纸一张，作八摺，或十摺，水湿过，置顶，用热熨斗熨至一重或二重，纸干立止。

丹溪治衄血咳血，或痰有血丝出者，皆从肺中来也，四物加酒芩、茅花等药，以泻肺火。

一方治鼻衄，用人乳、童便、好酒均各一碗，重汤煮温随服。如呕吐血多者，从胸中来也，本方加石膏、知母等药，以泻胃火。

如小便血，于溺窍中出，涩数成淋作痛，或杂尿而出者，从膀胱中来，本方加栀子、瞿麦、牛膝、滑石之类，以泻膀胱之火也。

小便出血不痛者，此心移热于小肠也，本方加栀、连、条芩之类，以泻本经之火。

大便未粪而血先来者，谓之近血，从大肠来也，本方加槟榔、枳壳、槐花、条芩之类，以泻大肠之火。

先血而粪后来者，谓之远血，从小肠中来也，本方加木通、炒黄连之类，以泻小肠之火也。

夫口鼻中出血者，非茅花、藕节、棕榈灰、炒蒲之类不能止，非韭汁、童便、山茶花、牡丹皮之类不能消也。

一方治吐血，用柿饼瓦上煅干，存性为末，白汤调服二三钱。

大便血者，非槐花、侧柏叶、条芩之类不能清，非地榆、茅根、荆芥、白芷之类不能止。

小便血者，非瞿麦、麦冬、炒栀之类不能清，非木

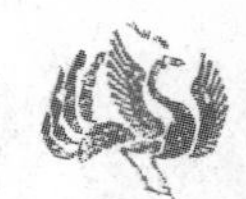

通、滑石、大小蓟之类不能行，非龙骨、牡蛎之类不能涩。当清者清之，当止者止之，当视新旧缓急，皆以四物为主也。

犀角地黄汤

治一切吐血、衄血、咳血、咯血、唾血等症，加减并治。

生地二钱　赤芍　牡丹皮各钱半　犀角　黄连　黄芩　当归各一钱

上水煎，入韭汁，磨京墨调服。吐甚，加天冬、山栀、阿胶、蛤粉炒。衄血，加山栀、阿胶。咯血，加栀、柏、麦冬、知母、熟地。紫黑色，胸中气塞者，加栀仁、大黄。

调荣清肺汤

治先吐痰而后见血者，此积热也。

茯苓　陈皮　当归　生地　芍药　天冬　麦冬　黄芩　栀子　紫菀　阿胶蛤粉炒　桑白皮各等分　甘草减半　乌梅一个

上枣二枚，煎服。

清衄汤

治鼻流衄血不止者。

当归　白芍　香附制炒　生地　黄芩　栀子各一钱　黄连七分　赤芍　桔梗各五分　生甘草三分　柏叶七个　藕节五个

上水煎，入童便服。

槐榆清脏汤

治脏腑蕴积湿热，大便下血，不问粪前粪后，肠风下血，并皆治之。

生地一钱　当归　地榆　黄柏各八分　川乌五分　白芍　黄连　麦冬各七分　栀子　柏叶　阿胶各六分

上水煎，空心温服。气虚，加参、术。腹胀，加陈皮。肠风，加荆芥。气下陷，加升麻。心血不足，加茯苓。一方加枳壳、苍术、槐角。

柏叶汤

治粪前有血，乃肠风下血也。

侧柏叶　当归　生地　黄连　枳壳　槐花　地榆　荆芥穗各钱半　甘草五分

上姜三片，乌梅一个，水煎，空心服。

加味解毒汤

治脏毒下血，正在粪后，名远血也。

黄连　黄芩　黄柏　栀子　连翘　槐花各钱半　细辛　甘草各四分

上水煎，空心服。

清荣渗便汤

治溺血。

当归　川芎　芍药　牛膝　生地　山栀炒

上咀片，水煎，空心服。

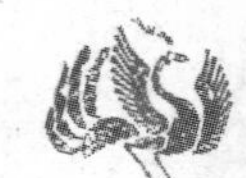

一方加黄连、棕灰。

清火滋阴饮

治先吐血而后见痰，乃阴虚也。

天冬　麦冬　生地　牡丹皮　赤芍　栀子　黄连　山药　山茱萸　泽泻　赤茯各等分　甘草减半

上水煎，入童便服。

丹皮清咳饮

治咳血出于肺，痰中带血也。

当归　白芍　桃仁去皮　贝母各一钱　白术　牡丹皮　黄芩　栀子炒，各八分　青皮　桔梗各五分　甘草少许

上水煎服。潮热，加柴胡、赤茯苓。

二母清肾饮

治咯血出于肾，咯出血屑也。

二陈汤加贝母　知母　桑白皮各钱半

上姜三片，水煎服。

渗便栀肺饮

治小便出血，乃心移热于小肠也。

当归　生地　栀子　黄连　芍药　黄柏　瞿麦　赤茯　木通　萹蓄　知母　麦冬各一钱　甘草减半

上加灯心一团，乌梅一个，水煎空心服。茎中痛，加滑石、枳壳，去芍药、茯苓。

一方治便血赤楞，用黑豆一升，炒焦为末，入好酒一

镟，去豆饮酒。

地榆散

治粪前有血，乃肠风下血也。

乌梅一两，去核焙干　五倍子五钱，炒　黄连　荆芥穗各三钱　槐花　地榆各二钱　枳壳钱半

上共为末，每服三钱，空心酒调服，远年近日，服至断根。

槐花散

治脏毒下血，正在粪后，名远血也。

当归　地榆　芍药　生地　升麻　枳壳　槐花　阿胶各八分　防风　侧柏叶各五分

上水煎，空心服。

圣饼子

治咯血。

青黛一钱　杏仁四十粒，去皮尖，以黄蜡煎黄色

上研杏仁细，入青黛，捏作饼子，用时以柿一枚，破开，以饼置其中，合定，湿纸裹，煨柿焦为度，取药研末，以童便调下一钱。

脏连丸

治脏风下血，不拘粪前粪后，痔漏等症，并皆服之。

净黄连一斤，去须为末，雄猪大脏头五尺许，将连末入老米粉四两，水洒湿入脏内，头用线扎，蒸熟脏为度，

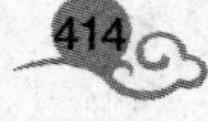

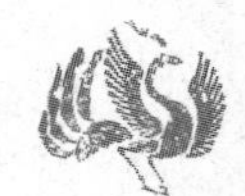

取出药，脏捣为泥丸，如梧桐子大。每空心服七九十丸，滚白汤下。

滋阴脏连丸

治大便下血，去多心虚，四肢无力，面色痿黄之症。

山药　生地　熟地各四两　白茯　川大黄酒蒸九次　山茱萸去核　牡丹皮　泽泻各三两　川黄连酒炒　槐花人乳拌蒸，各三两

上共为末，加糯米粉二升，同前法，入雄猪肠内，照前蒸为丸，梧子大。每服百十丸，空心淡盐汤下。

地榆槐角丸

治肠风积热下血，痔漏痛疼等症，久服除根。

当归酒浸　生地　地榆各二两　槐角　枳壳各两半　川芎　白芍酒洗　连翘　黄连酒洗　条芩酒洗　黄柏酒洗　栀子炒　防风各一两　茜根　侧柏　茯神　陈皮　远志各五钱

上共为末，酒糊为丸，如梧桐子大。每服百丸，空心白汤或茶汤任下。

天门冬丸

治吐血咯血，大能润肺止嗽。

甘草　白茯　杏仁炒　阿胶　贝母各五钱　天门冬一钱

上为末，炼蜜为丸，如梧桐子大。每服一丸，含口中化下，日夜可服十丸。

香梅丸

治脏毒粪前或粪后红，崩漏等症。

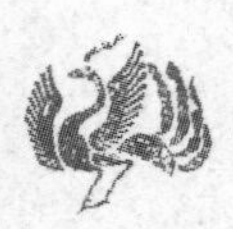

乌梅去核，烧灰存性　香白芷生用　百叶煎烧灰存性，各等分

上为细末，面糊为丸，米汤下三五十丸。

蓟莲丸

治精滑梦遗，及小便后遗沥，二便带血等症。

大蓟　鸡头石各一两　白莲花蕊　藕节各半两

上为末糊丸，如梧桐子大。每服七八十丸，空心盐酒下。

黄连丸

治饮酒过多，及啖糟煿热物，致引血入大肠，故下血鲜红者。

黄连二两　阿胶炒　赤茯苓各一两

上用黄连、茯苓为末，将阿胶水化入药，众手丸如梧桐子大。每服三十丸，食后米饮下，或用黄连一味，煎饮亦可。

六味归连肚

治大便下血，不拘来升碗者并效。

男人用雄猪肚，女人用雌猪肚，取来不许洗净里面膜。

荆芥穗四两　当归　黄连各一两　红花五钱　地榆三钱　皮硝一钱

上为粗末，装在肚内，两头扎定，勿使水进，用水渰过肚二三指许，以盆覆，勿令泄气，候烂为度，取出去药净肚，就以原汁送下，只二三个肚愈矣。

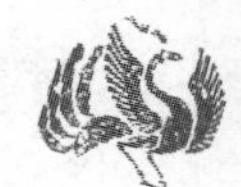

益坎丸

治诸失血。

北五味子一斤洗净，水浸一宿，以手挼去核，再用温水将核水洗，去取余味，通置砂锅内，用布滤过，入好冬蜜二斤，炭火慢熬成膏，待数日后略去火性。每服一二茶匙，空心白滚汤服，火候难于适中，先将砂锅称定斤两，然后称五味汁并蜜，大约煮至二斤四两为度。

再加藕节四两，枸杞、芡实、莲肉各二两，鹿角胶一两，共为末，将前膏丸弹子大，每噙嚼一丸。

敬修堂医源经旨卷之六

痔漏门四十六

论

经曰：因而饱食，筋脉横解，肠澼为痔。又曰：脾胃者，仓廪之官，五味出焉。大肠者，传导之官，变化出焉。若夫饱食太过，则脾胃倦甚，不能运化精微，朝伤暮损，清浊混淆，食积下流于大肠之间而为痔也。盖脾胃一虚，肺气亦乏，而大肠之气亦从而虚，是皆金失所养，木寡于畏耳。其为病也，种种不一，曰牡，曰牝，曰气，曰血，曰酒，曰肠风，曰雌雄，曰牛乳，曰鼠妳，曰鸡冠，曰莲花，曰翻花，曰蜂窠，曰穿肠，曰外，曰内。状虽不同，其因则一。或结小核，痒痛注闷，甚则身热恶寒。诸方论之，皆由酒色过度，或久嗜甘肥，不慎醉饱以合阴阳，以男交男，致伤膀胱。肾气劳扰，血脉冲注肛边，变为痔疾。稍从嗜欲，腐溃脓血，或逗流淫汁，岁月以深，旁寄窍穴，即变痔漏。切忌刀割线剔伤肠胃，药点药敷闭毒变漏，且慎酒面、辛热、房室①、肥腻之物。若能味无味之味、事无

① 房室，疑应作“房事”。

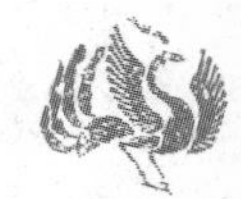

事之事，其次服食调节，谨慎合宜。

脉

诀曰：沉小实者，其痔易痊；浮洪濡弱，治而难痊。

方法活套

痔以凉血为主，盖热则伤血，血滞则气亦不运。治法以槐角、槐花、生地凉其血，芎、归、桃仁和血生血，枳壳、厚朴行气宽肠，黄连、栀、芩以清其热，黄柏、防己、泽泻以行其湿，麻仁、大黄以润其燥，秦艽、荆芥以疏其风。下陷者防风、升麻以提之，气弱者参、芪之类以补之，气不顺者用木香、槟榔以和之也。

一灸法，用头垢捻成饼子，安于痔上，再用大蒜一片安垢饼上，用艾灸之，勿致大痛。灸后用鲜地骨皮、韭菜各一半入坐桶内，用极滚水一二瓢倾内，桶上用盖盖之，留一窍勿令泄。谷道坐窍上气熏之，水温勤洗，如此者一日三次即愈。一方单韭菜亦妙。

一方用五倍子，如烧香法置桶中熏，妙。

一方用花艾叶、葱白、五倍子、皮硝、马齿苋、茄根各等分，如前法熏洗。

一方痔内有虫者，用随河柳根须一把、花椒、芥菜子三味，不拘多少煎水，先熏后洗，其虫从痔漏中出，即愈。

一方用白砒三两，白矾一两，共为末，铁杓镕成饼，再入炭火煅，净烟去火毒为末，面糊为锭子，插入漏内，直抵痛处为止。日上三次，七日即止而愈。

一方治翻花痔，用荆芥、防风、朴硝煎汤洗之，次用

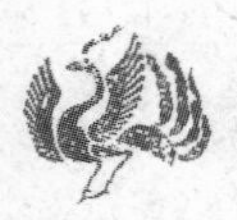

木鳖子、郁金研末，入龙脑些少，水调敷之。或用熊胆和匀贴之，尤妙。

一方用白鸡胆，或二三枚取汁，熊胆二分半，片脑半分，共研一处，磁罐内收藏，勿令泄气。如用，以手指搽，立效。

当归连翘汤

治痔漏。

归尾　连翘　防风　黄芩　阿胶　荆芥穗　白芷　芍药　生地　白术　地榆各等分　甘草　人参减半

用乌梅一个，枣一枚，水煎，食前服。

干葛汤

治每遇饮酒发动痔疮，肿痛而流血。

干葛　枳壳炒　半夏　茯苓　生苄　杏仁各半两　黄芩　甘草炙，各二钱半

上㕮，每服三钱，黑豆一百粒，姜三片，白梅一个，水煎服。

八仙聚会丹

一熏洗方

五味　朴硝　枳壳　白芷　水杨柳根　陈皮　细辛　黄柏　黄连各五钱

上用水七碗煎至六碗，盛坛内，以痔坐坛口，着实熏之，待汤温洗患处（后吃二方）。

二败毒散方

当归　芍药　川芎　甘草　木鳖子　山栀　连翘　熟地　防风　金银花　荆芥　陈皮　枳壳　全蝎　穿山甲

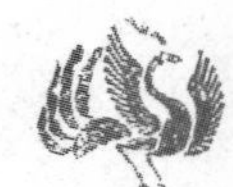

僵蚕　蝉蜕　皂角子各一钱　朴硝　蜈蚣一条，去头脚　大黄各三钱

水二钟，煎一钟，空心服，少下泻粪则效。

三搽药方

白矾一两　蟢儿白衣十六个

上二味共飞过为细末，搽之。枯矾、蟢衣飞过，煅成炭。

四油药方

酥合油五分　熊胆五分

用头生鸡子三个，用清煎成油，三味匀和敷之。

五药水方

片脑一分　朴硝五分　熊胆三分　橄榄核烧成炭，五钱　蜗牛螺肉十余个

上捣烂，同前药入磁罐内，以水浇，上满罐浸一宿，取去水，以药敷痔。五方同用，无不断根者，至妙至妙。

六治外痔方

用乡村食百草鹅，杀取胆汁，调孩儿茶敷一二次，其痔即愈。

七治血痔方

用皂荚同本身头发烧烟于坛内，坐上熏之，再用花椒、葱叶煎汤洗之，即效。

八治外痔方

若肛门外有痔碍者，用刘寄奴，一名九里光，取自然汁煎如蜜为度，入孩儿茶、苦参各一钱，轻粉三分，血竭五分，没药五分。

上六味为末，和前膏内，一日三次搽之，止痛立消，

大有神效矣。

治痔漏四奇方

莲花蕊　当归　五倍子各一两　乳香　没药各一钱五分　黑丑　白丑各一两　土朱名板儿朱，两钱

共为末，重者五钱，轻者三钱，五鼓时用肉汁汤调服，再吃好酒一钟，打下虫来，或烂肉出来方验，再吃煎药。

枳壳二钱　黄芩　当归　川芎　生地各一钱　条黄芩　槐角　黄连　升麻各六七分

水煎，食远服。

其二（坐收功药）

皮硝一斤　明矾八两　龙骨一两　土朱五钱　樟脑五钱　乳香一两　没药一两　血竭五钱　海螵蛸一两

以绢袋盛装，将臀坐袋上，三炷香即好。

其三（丸药）

莲花蕊一钱　龟甲一钱　珠子五分　犀角三钱　羚羊角二钱　麝香三分　重者加牛黄二钱。

好酒糊丸，好酒吞下三十丸，忌房事。

其四（熏药）

蝉蜕　姜黄　升麻　蜂房　象牙末各一两　木香　乳香　没药　血竭　胡黄连各五钱　皮硝　地骨皮　梧桐皮各三钱

已上煎汤熏洗。

治痔漏脏毒成三五孔出水方

广胶一两

入干葛一钱炒成黄珠，为末，空心热酒服二钱，止血。

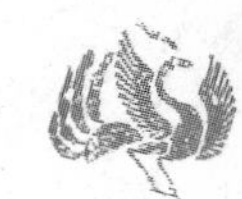

如有脓，用贯众一两，火酒浸炒为末，茯神一两为末。

上为末，空心热酒服二钱，有孔用蝉蜕、白芷捣烂，将孔塞满。再用大田螺一个，入片脑一分，即化为水。用鹅毛搽疮口即收，后用搽药。

搽药方

珠子一分，入豆腐内，纸包，火煅为末　冰片五厘　象牙末五分　血竭五分　乳香五分　没药五分　海螵蛸去壳，五分　龙骨火煅，尿浸，五分　轻粉三分　定粉火煅黄，五分

共为末，干搽立效。

少阳丸

治痔漏。

用童子血余灰即发烧灰　新鹿角灰　败龟板灰各二两　蝉蜕酒洗净，一两　乳香　没药各五钱

共为末，黄蜡二两五钱、白蜡五钱，二味匀溶和为丸，绿豆大。每服三十丸，酒下。

加味槐角丸

治痔漏通用及肠风下血。

槐角二两　生苄二两　归身　黄芪各一两　川芎　阿胶各半两　黄连　条芩　枳壳　秦艽　防风　连翘　地榆　升麻各一两　白芷半两

上为末，炼蜜丸，或酒糊为丸，如梧桐子大。每服五十丸，渐加至七十、八十、百丸，空心温酒或米汤送下。

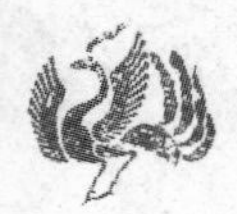

消毒丸

治痔漏并脏毒。

苍术　黄柏　槐花　金银花　当归　皂角各四两

上六味切片，分作四服，用水七碗，煎至四碗，去渣听用。用大黄一斤切片，用药水浸大黄一宿，次日取出晒干，如此将前药洗四次，晒干为度。将大黄为末，面糊为丸，梧桐子大。每服六十四丸，空心熟汤送下。忌胡椒、烧酒之类。

连榆丸

治痔漏。

黄连酒炒　枳壳面炒　地榆　槐角各一两　当归　连蕊各三钱　侧柏叶　京墨烧存性，各五钱　乳香　没药各二钱

上为末，水丸，梧桐子大。每服百丸，空心白汤下，加黑丑末五钱尤妙。

秦白丸

治漏有脓血，或大便燥硬，疼痛不可忍者。

秦艽去芦　桃仁去皮尖　皂角仁烧存性，各一两　归梢酒浸　泽泻　枳实麸炒　白术土炒。各五钱　地榆三钱

共为末，桃仁泥另研均，药面糊丸，鸡头实大，令丸光滑，焙干。每服五七十丸，白汤空心下，少时食饭压之。忌诸生冷、荤物、酒面、辛辣犯之。

消毒百应丸

治痔漏并脏毒等症。

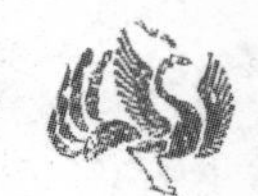

苍术　黄柏　金银花　槐花　当归　皂角各四两　黄连二两　地榆二两

前八味咀片，分作四服，每用水七碗，煎至三碗，去渣留汁，浸好锦纹大黄一斤，夜浸日晒，以药汁浸晒定为度。将大黄为细末，面糊丸，梧桐子大。每服六十四丸，空心白汤下，忌椒酒。

莲蕊散

治痔漏。

莲蕊一两　锦纹大黄　黑丑头末，各一两一钱　当归　五倍子　砚红各五钱　黄连三钱　乳香　没药各一钱

共为末，欲服药先日勿吃夜饭，次早空心用淡猪肉汁一钟，和汁匀，用末药一钱二分调服。如难服，末药糊为丸，绿豆大。每服一钱五分，打下毒物如烂杏，五色相杂为验。

应验膏

治痔漏。

片脑　熊胆　血竭　牛黄　乳香　没药各五分

共为细末，用蜗牛去壳捣成稀膏，洗净，将此搽患处，数次即愈。此药不可令干，磁罐收贮，勿见风尘。

鲫鱼散

治痔漏久不愈。

鲫鱼一个，破开去尽肠，入白矾令满，瓦上烧存性为末，用鸡毛捲药敷之，立见效。

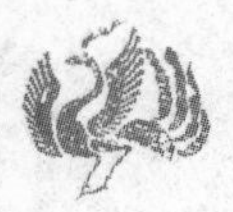

三品锭子

上品锭子　专治痔漏一十八症。

红矾二两半　乳香三钱　没药三钱　朱砂三钱，去铁　牛黄五分半　硇砂一钱四分，二分熟，一分生　白信一两，火煅

中品锭子　专治翻花瘿瘤等症。

白矾三两八钱五分　乳香五钱半　没药五钱半　牛黄七分半　硇砂一钱，五分熟，五分生　金信一两五钱，以火煅黑烟，止用淡青者

下品锭子　专治疔疮发背等症。

红矾三两二钱　乳香六钱　没药五钱　朱砂三钱　牛黄四分半　硇砂二钱四分，半生半熟　白信三两，火煅黑尽，半日取起

各依法制，用面糊和匀，捻成锭子，看疮漏大小深浅插入锭子。如肉内黑色，勿上生肌散，只待黑肉溶尽方可上。若疮无头，太乙膏一个，加后药一粒，贴之。

白矾二两　乳香三钱二分　没药三钱　朱砂四分　牛黄五分　姜黄三钱五分，顺的用　白丁香二钱半　巴豆三钱，草纸去油净用　白信二两，火煅半日，取用

依法制度为末，或唾沫调敷疮，一日三次换。但疮破，插上前锭子。

神茧散

治诸痔有神效。

蚕茧纳入男子指甲，以满为度，外用童子发缠裹，烧灰存性，蜜调敷之。

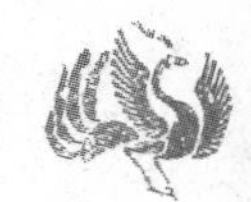

生肌散

乳香　没药　轻粉　海螵蛸用三黄汤煮过　寒水石　龙骨各等分

上为末，掺患处。

自汗盗汗门四十七

论

经曰：心之液为汗，故心热则汗出也。经又云：饮食饱甚，汗出于胃。惊而夺精，汗出于心。持重远行，汗出于肾。疾走恐惧，汗出于肝。摇体劳苦，汗出于脾。若夫自汗与盗汗者，病须相似，然而实不同也。自汗者，不时而出，乃阳虚气有湿也。阳气虚，虚则不能卫护肌表，故醒时清清然而汗出矣。盗汗者，乃阴虚血虚有火也。阴血虚则不能荣养于中，故睡时凑凑然而汗出矣，觉来方止。盖睡则胃气行于里而表虚，醒则气散于表而汗止。大抵自汗宜补阳调卫，古方用玉屏风散，防风、黄芪所以实表气，白术所以燥内湿也。盗汗宜补阴降火，古方用当归六黄汤，当归、黄芪、生熟地黄所以补阴血，芩、连、柏所以去内火也。若心虚冷汗自出者，宜补肝，谓益火之源以消阴翳。阴虚火炎者，当补肾，谓壮水之主以制阳光也。东垣公曰：西南坤土也，在人则为脾胃，人之汗亦犹天地之雨露也，阴滋其湿，湿热相抟则下为雨也。人身心为君火，主热；脾胃属土，主湿。湿热相抟亦为汗出，明矣。为医者岂可

不察天地而合人身之造化乎？

脉

诀云：汗脉浮虚，或濡而涩，自汗在寸，盗汗在尺。

方法活套

自汗以参芪为君，少佐桂枝，大忌生姜，恐开腠理也。

盗汗以生熟地、芪、柏为君，佐以芩、连。

胃热熏蒸之汗，乃湿热也，凉膈散主之。

痰症自汗头眩者，川芎、白术、陈皮、甘草主之。若外感风邪自汗者，从仲景桂枝汤主之也。

外感挟气虚自汗者，黄芪建中汤主之也。

内伤气虚自汗者，从东垣补中益气汤主之，甚者六脉浮而虚而濡，本方加附子一二片，以治阳虚也。

一方止盗汗，用青桑新生叶焙干为末，空心米饮调服，每服二钱。

一方用五倍子、白矾各等分为末，津液调填脐中即止。

一方用牡蛎、麦麸、麻黄根、藁本、糯米、防风、白芷为末，周身扑之。

一方治心虚出汗，用人参、当归各三钱，先用猪心血煮汤，澄清以汁煎药服。

一方治思虑过度，心孔独有汗出者，用艾煎汤，下茯苓一钱。但大汗出，发润喘不止者不治。

一方用五倍子末，唾调填满脐中，缩定一宿即止，更加飞矾末妙。

一方治别处无汗、独心孔一片有汗，思虑过多则汗亦

多，病在心，宜养心血。以艾煎汤，调茯苓末以一钱服之。

一方治阴囊汗，用密陀僧研令极细，加蛤粉，扑患处。

大补黄芪汤

治自汗虚弱之甚者。

黄芪蜜炙　防风　川芎　当归　山茱萸肉　白术　肉桂　甘草炙　五味　人参　白茯苓　熟地　肉苁蓉

上剉，水二钟，枣二个，煎八分，温服。阳虚者加附子少许，童便煎服。

玉屏风散

防风　黄芪各一两　白术二两

每服三两，水煎服。

补中益气汤

治内伤气虚，自汗不止，方见内伤门。

左寸浮洪自汗，乃心火炎上也，本方加麦冬、五味、黄连各五分。

左关浮弦自汗，乃挟风邪也，本方加桂枝、芍药各五分。

左尺浮洪自汗者，水亏火盛也，本方加黄柏、知母各五分，熟地一钱，壮水之主以制阳光也。

若右三部俱洪数无力，而自汗或盗汗者，乃相火挟君火之势而克肺金也，本方加黄连、黄芩、黄柏各五分，或只用当归六黄汤亦可。

凡内伤一切虚损自汗不休者，总用本方加附子、麻黄

根、浮小麦，少加甚效。但升麻、柴胡俱用蜜制炒过，以杀其升发勇悍之性，又欲其引参、芪、草至肌表，故不可缺也。

当归六黄汤

治盗汗之总药也。

当归　黄芪各一钱　生地　熟地各八分　黄柏　黄连　黄芩各七分

水煎，临睡温服，惟小儿盗汗不治亦自愈。

四制白术散

治盗汗自汗等症。

白术四两，用黄芪、石斛、牡蛎、麦麸各炒一两为末，单取白术为末，每服三钱，粟米饮调下。

白龙汤

治男子失精，女子梦交，自汗盗汗等症。

桂枝　白芍　龙骨煅　牡蛎煅，各三钱　甘草炙，二钱

上作一剂，枣三枚，水煎服

麦煎汤

治诸虚不足及新病暴虚，津液亏少，虚汗常出，心悸惊惕，气短疲倦等症。

牡蛎　黄芪　麻黄根各三钱

上作一服，入小麦三百粒，水煎服。

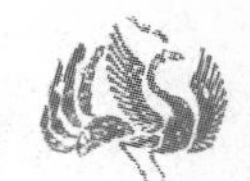

茯苓补心汤

治心热汗症。

茯苓　人参　白术　当归　生地　酸枣仁　白芍　麦冬　陈皮　黄连炒，各等分　甘草三分　辰砂研末，另用

上作一服，临服入辰砂末五分，枣二枚，乌梅一个，浮小麦一撮，水煎食远服。

三仙酒

治汗出不止①，忌入水沐浴，水从汗孔入而出黄汗，如柏汁之黄，染衣亦黄，脉沉体重，发热等症。

黄芪　白芍酒炒，各五钱　桂枝三钱

上作一剂，酒煎温服，间一日一服，三服即愈。

治脚汗方

白矾　葛根各一两

上为末，水煎逐日洗脚，旬日自然无汗。

三败散

治饮酒中风，多汗，食即汗出如油。先不治，必成消渴症。

防风二两五钱　白术一两二钱五分　牡蛎三钱，煅

共为末，每服一钱，温水调下。多汗面肿，倍牡蛎三钱。

---

① 不止，原作“不知”。

痉门四十八

论

经曰：诸痉项强，皆属于湿。又曰：诸暴强直，皆属于风。盖太阳湿甚，则兼风化，亢则害，承乃制也。是故知痉之为病，湿为本，风为标耳。多因气虚之人挟痰所致，正犹火炎而旋转也。火能燥物而使气液之不足，世医不谙此理，误认为风而用风药。且风能胜湿，是不足之中而又见损也。昔人有言，休治风、休治燥，治得火时风燥了。谓火为风燥之本，治火则是散风润燥，何风燥之有哉？所以痉病宜补气液而兼散痰火也，且仲景有刚柔二痉之分，不可不辨。盖刚痉为阳痉，柔痉为阴，若夫太阳发热，开目，无汗，恶寒，脉弦，胫急，胸满，口噤，手足挛急，咬牙，甚则角弓反张，此为刚痉；太阳微热，不恶寒，脉迟细，四肢不收，闭目有汗，时时搐搦，此为柔痉。大抵因风湿二气袭于太阳之实则为刚，虚则为柔也。实则宜清热化痰，虚则宜温补降火。经外诸虚之候，表虚不任风寒亦能痉。痉是或产后，或金疮，或跌扑伤损，或痈疽溃脓之后，一切去血过多，皆能成此疾也，俗名破伤风。乃是虚为本、风为标，亦有绝无风邪亦能使人筋脉挛急、角弓反张之候，此因血脱无以养筋也。治当以大养血气为本，为工者其可概治之乎！

脉

诀云：痉脉弦直，或沉细，些汗后欲解，脉泼如蛇状，

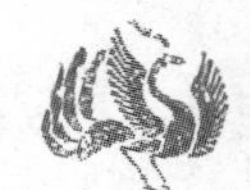

坚尚可，伏弦伤嗟。

方法活套

大抵痉与痫相似，比痫尤虚，切不可作风治，纯用风药。宜补虚清痰降火，参、芪、归、芎、竹沥之类。刚痉属外感，宜瓜蒌、麻黄、葛根、桂枝、小续命之类，亦宜大承气。柔痉属内伤，宜补中益气汤或四君、八物之类。若以风湿二事分刚柔，恐误人矣。

一方用荆稔微炒为末，每服三五钱，用大豆黄卷以熟酒沃之，卷去用汁调服末药，治诸痉即效。

参归养荣汤

治一切痉病。

人参　当归　川芎　白芍　熟地　白术　白茯苓　陈皮各一钱　甘草五分

上剂，姜一片、枣一枚，煎服。

刚痉，身热面赤，脉紧[1]，加防风、羌活、柴胡、黄芩、干葛各八分，去白术；身热烦渴，脉数，加麦冬、知母、柴胡、黄芩、干葛，去川芎、白术二味；身热饱闷，气急生痰，加苏子、枳实、黄芩、桔梗、砂仁、竹沥、姜汁，去人参、熟地、川芎、白术；身热烦渴，口噤咬牙，手足挛急，卧不着席，大便不通，脉数者，加枳实、大黄、柴、芩、厚朴，去参、术、川芎、茯苓。

柔痉，身不热，手足冷，脉沉细，加熟附子、羌活；

---

① 脉紧，原作“麻紧”。

汗多，加苓，去川芎。

风痰痓，加瓜蒌、枳实、桔梗、黄芩、竹沥、姜汁，去人参、白术、熟地。

破伤风痓，加僵蚕、全蝎、防风、羌活、南星、瓜蒌、芩、梗、竹沥、姜汁，去参、术、熟地。

汗吐泻多发痓者，本方倍人参、黄芪、当归、生地、荆芥、羌活。

追风疾痰丸

治诸风痫痓暗风。

防风　天麻　僵蚕炒，去丝嘴　白附子煨。各一两　全蝎去毒，炒　木香各半两　朱砂另研为衣，七钱五分　猪牙皂角炒，二两　白矾枯，半两　半夏汤泡七次，研为末，称六两，分作二分，一分用皂角先浆作面　南星三两，剉一半，白矾水浸一半，皂角水浸

上为细末，姜糊为丸，如梧桐子大。每服七八十丸，食远临卧，用淡姜汤或薄荷汤下。

灌鼻出涎方

治远年近日风痫，心恙风狂，中风涎潮，牙关不开，破伤风搐者，用皂角不蛀肥者一斤，去皮弦，切碎。以酸浆水浸，春秋三四日，夏一二日，冬七日，扫捞去渣，将汁入银器或砂锅，漫火熬，以槐柳枝搅成膏，取出摊皮纸阴干收顿[①]。用时取手掌大一片，以温浆水化在盏内，用竹筒灌入病人鼻孔内，良久涎出为验。欲涎止，服温盐汤一二口即止。忌鸡鱼、生冷、湿面等物。

---

① 收顿，储存。

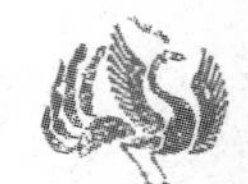

虎睛丸

治痫疾发作，涎潮搐搦，精神恍惚，时作谵语。

犀角屑一两　虎睛一对，微炒　大黄一两　栀子仁半两　远志一两，去心

上为细末，炼蜜丸，如梧桐子大。每服二十丸，食远温酒下。

寿星丸

治心胆被惊，神不守舍，痰迷心窍，健忘妄见，角弓反张等症。

先烧地坑通红，去火，以酒六七碗倾入，候渗尽入南星一斤于内，以盆盖之，勿令泄气。次日取出，入琥珀、朱砂一两为末，猪心血和姜汁糊丸，如梧桐子大，人参、菖蒲煎汤送下三五十丸。

厥门四十九

论

经曰：阳气衰于下[①]，则为寒厥；阴气衰于下，则为热厥。又曰：太阳之厥，首肿头重，足不能行，发为眴仆。阳明之厥，则癫疾走呼，腹满不卧，面赤而热，妄见妄言。少阳之厥，则暴聋烦肿面热，胁痛，骱不可以运。太阴之厥，则腹满䐜胀，后[②]不利，不欲食，食则呕，不卧。少阴

---

① 下，原作“上”，据人卫本《黄帝内经素问·厥论篇第四十五》改。

② 后，原作“必”，据人卫本《黄帝内经素问·厥论篇第四十五》改。

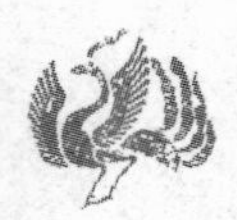

之厥，则口干溺赤，腹满心痛。厥阴之厥，则少腹肿痛，腹胀茎中不利，好卧屈膝①，缩肿，骱内热。谓厥者甚也，短也，逆也，手足逆冷，其症不一。今集其大概言之，且如寒热厥逆者，而为阴阳二厥也。阳厥者是厥深热亦深，盖阳极则发厥也，不可作阴症而用热药治之，恐精魂绝而死矣，急宜以六一顺气、大小承气汤治之。阴厥者，身冷脉沉，四肢厥逆，足蜷唇青，大便利而小便白是也，治以四逆理中之类，仍灸关元穴。

外有尸厥、飞尸、卒厥者，此恶候也。因犯不正之气，忽然晕倒，不知人事，肌肤粟起，四肢逆冷，面有黑色，精神不守，或妄言错语，牙紧口噤，此即飞尸客忤之候也。始原入庙登冢，或吊死问丧，多有此症，速宜以苏合香丸灌之，稍苏则以调气平胃之剂和之也。余尝考诸《内经》则详，但二厥皆常病虚损症也，并宜补益之，热厥补阴、寒厥补阳耳。正经所谓“壮水之主以镇阳光，益火之源以消阴翳”也。《伤寒论》寒热二厥如冰炭殊途，治法亦异，诊察之间，死生立判，医者其可不用心乎！

脉

诀云：阳厥之脉，滑而沉实；阴厥之脉，沉细而且伏。

方法活套

热厥，四肢烦热，盖湿热郁于脾土之中，当用升阳散火之类主之；或扬手掷足，不卧，谵语昏愦，此阳厥也，大柴、小承之类，渴者白虎主之。

---

① 膝，原作“腰”，据人卫本《黄帝内经素问·厥论篇第四十五》改。

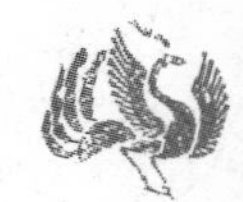

手足逆冷，脉沉而细，下利清谷，恶寒唇青，引衣盖覆，此阴厥也，多是气血不足，四逆理中主之。

痰火发厥者，脉弦滑，二陈加竹沥、姜汁之类。

暑盛耗气而厥，脉虚者，白虎汤或香薷散加羌活。

夏月劳役犯房，以致阳气烦扰，目盲耳闭，《内经》谓之煎厥，言热气煎逼，损肾与膀胱也，宜四君子加远志、防风、赤芍、麦冬、陈皮之类。

内伤七情，怒甚而厥者，宜六郁汤、开郁行气之类。

诸失血症，去血过多而厥者，宜四物去地黄加赤苓、人参、香附、神曲之类。

杂病与伤寒之大同小异，但杂病多因酒色、七情、痰火所致，外感所厥者少，不可误作风治耳。

若卒厥未辨，先以苏合香丸灌之。有痰在上，用瓜蒂散吐之；热在下，用大承气或双解散下之。但吐下二症，皆因实厥所用也。

蛔厥者乃胃寒所致也，胃冷即吐蛔，宜理中加川椒、槟榔、乌梅各五分。

但厥，手足麻属气虚，手足木属湿痰、死血也。

伤寒寒热而厥，面色不泽，冒昧，两手忽无脉，忽一手无脉，必是有正汗也。多用绵衣包手足，服五味汤或麻黄桂枝各半汤，大汗而解也。

六一顺气汤　大柴汤　白虎汤　小承气汤

以上四方，皆治阳厥之症，方见伤寒门。

四逆汤　理中汤

以上二方治阴厥之症，方见伤寒门。

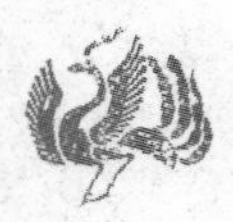

开郁行痰饮

治痰壅气虚，或因大怒而厥晕，不省人事，四肢微温，脉来沉伏或带弦滑等症。

陈皮　半夏　茯苓　薄荷　瓜蒌各一钱二分　川芎　香附　厚朴　栀子炒　南星　白术　青黛　黄芩各一钱　甘草五分

姜汁、竹沥煎服。

调气平胃散

治尸厥，此中恶之候，因冒犯不正之气，忽然手足逆冷，头面青黑，不省人事，妄语口噤，宜苏合香丸灌之，候稍醒用本方。

白豆蔻　丁香　檀香　木香各二钱　藿香　甘草各八分　杏仁四钱　苍术八钱　厚朴五钱　陈皮五钱

上为末，每服二钱，姜枣煎汤，入盐少许，点服。

苏合香丸

治厥症初得，以姜汁化开，灌进一二丸，方见中风门。

癫狂痫邪祟门五十

论

经曰：阳明之厥，则癫疾走呼叫，腹满不得卧，面赤而热，妄见妄言。甚则弃衣而走，登高而歌，逾垣上屋，骂詈不避亲疏，是皆得之于阳气大盛，火郁于中而为之耳。或有问余，癫狂二症分而言之亦有异乎？余曰，《素问》注中明言矣。多喜为癫，多怒为狂，故喜属心而怒属肝。狂

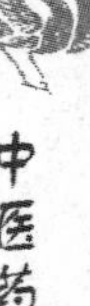

为痰火实甚，癫为心血不足，或因谋为不遂，失志成郁者有之矣。总而言之，乃二脏相火有余之症也。《难经》以重阴为癫，重阳为狂，恐非理也。且有痫症起于内伤多，外感少。盖伤饮食积为痰火，或五志之火兼之，上迷心窍，神不守舍，久则归于五脏而为五痫。故肝痫面青，摇头作鸡鸣状；心痫面赤，口张摇头，声作马嘶状；脾痫面黄，下利吐舌，声如羊吼状；肺痫面白，吐沫腹胀，声如牛吼状；肾痫面黑，直视，声如猪吼状。名须为五，不必细分，法当寻火寻痰、分多分少而治也。

若邪祟者，非真有妖邪鬼祟之谓也。《内经》曰：邪气盛则实，正气夺则虚。经所谓邪者，亦气有余之淫邪耳。病有心虚惊悸，如醉如痴，如为鬼邪所附，视听言动俱妄矣。或言平生未见之事，或见五色鬼神，此皆气血两虚，痰在膈间，妨碍升降，以致十二官各失其职也。若虚妄不明，以邪治邪，其人必死。或因老狐野魅，衡斥邪恶而病者，亦未必不由气血先亏之所致也。盖血气者，心之神也，神既衰乏，邪因而入，理或有之。大抵治之之法，痫则宜乎吐之，控涎瓜蒂之类；狂则宜乎下之，三黄石膏、凉膈散之类；痫则宜安神养血兼降痰火，牛黄清心、宁神导痰之类；邪祟宜乎四物、四君、石菖蒲、朱砂安神之类是也。然此四症，若神脱而目瞪，如愚如痴，或年经久，心脏有损者，总有灵丹，吾莫如之何也。

脉

诀曰：痫症之脉，浮洪大长。滑大坚疾，痰畜心狂。乍大乍小，乍短乍长，此皆邪脉，神志昏忙。诸痫癫狂，

诊时宜详，浮实大生，沉小疾亡。

方法活套

痫病不必分五等，大率属痰，宜用黄连、南星、瓜蒌、半夏，寻火寻痰，分多分少而治也。有热用凉药以清心，有痰必用吐，之后安神平肝，青黛、柴胡、川芎治之。

狂者心经蓄热、痰迷心窍也，大吐大下之，或用烧蚕纸，酒水调下方寸也。

大都五志之火，因七情郁而成痰，故为癫痫狂祟，宜以人事制之，非药石所能致也。若怒伤肝者，为狂为痫，当以忧胜之，以恐解之；喜伤于心者，为癫为痫，以恐胜之，以怒解之；忧伤于肺者，为痫为癫，以喜胜之，以怒解之；思伤于脾者，为痫为癫为狂，以怒胜之，以喜解之；恐伤于肾者，为癫为痫，以思胜之，以忧解之；悲伤于心胞者，以恐胜之，以怒解之。此法惟达者能之耳。

一方治癫痫狂祟，用九节菖蒲一味，不拘多少，不闻鸡犬处生者佳。去毛焙干，杵为细末，忌铜铁器，用黑猿猪心，竹刀劈开，砂罐煮汤，空心送前药末二三钱。

一方治失心疯，用紫河车煮烂，杂于猪牛胃内，吃其河车，不拘首胎，止用男的效。

一夜睡鬼魇者，切不可以灯火照之，否则即死。

一方治狂邪发无时，披头大叫欲杀人，不避水火者，用苦参不拘多少为末，炼蜜为丸，如梧桐子大。每服十五丸，煎薄荷汤下。

养血清心汤

治癫症心血不足，喜笑不常，自语无凭，颠倒错乱。

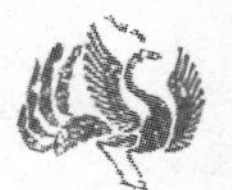

人参　白术　茯苓　远志　酸枣仁　川芎　生地　石菖蒲各一钱　当归一钱半　甘草五分

上作一服，加灯心煎服。

消狂如圣汤

治狂言妄动，如见鬼神，或登高而歌，或叫骂不绝。

大黄二钱　当归　茯神　薄荷　黄芩　栀子各五钱五分　黄柏　荆芥　防风　赤芍　连翘　滑石各一钱　芒硝一钱三分　甘草减①

上剂加朱砂五分，水煎服。

加味解毒汤

治痰迷心窍，长笑不止等症。

黄连　黄柏　黄芩　栀子各二钱　半夏一钱

上加竹沥、姜汁、竹叶，煎服。

控痰丸

治诸痫久不愈，盖心胸有痰也。

僵蚕生姜汁浸一夜　川乌　半夏各五钱　全蝎七枚　铁粉三钱　甘遂二钱

共为末，生姜自然汁打糊丸，如绿豆大，朱砂为衣。每服十五丸，食后姜汤下，忌甘草。

叶氏清心丸

治心受邪热，精神恍惚，狂言呼叫，睡卧不宁等症。

---

① 疑为减半。

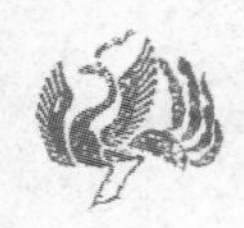

人参　蝎梢　郁金　生地黄　天麻　天南星为末，入牛黄胆内，令满，挂当风处，吹干，前药各等分

上共为末，汤浸蒸饼为丸，梧桐子大。每服二十丸，人参煎汤送下。

辟瘟丸

治中恶怪疾，及山谷间狐魅侵染。

人参　茯苓　远志　鬼箭羽　菖蒲　白术　苍术　当归各一钱　桃奴五钱，即桃树上未落干桃是也　雄黄　朱砂各三钱　牛黄　麝香各一钱

共为末，酒糊丸，龙眼大，金箔为衣。每服一丸，临卧磨木香汤化下，或以缝袋盛五七丸，悬床帐中妙。

牛黄丸

治妇人热入血室，发狂妄语，不认人者。

牛黄二钱半　朱砂　郁金各三钱　脑子　甘草各一钱　牡丹皮三钱五分

共为末，炼蜜丸，皂角子大。每服一丸，新汲水化下。

遂心丹

治男妇癫痫，心疯邪祟，有时而好，有时而发。盖心为清净之府，外有包络罗之于中，精华聚萃，名之曰神通阴阳。故纤毫无所紊乱，少有浊痰流入其中而昧其明，则一身无主宰矣。以致言语交错，行事失常，或精气赤汁流通，遂去浊物，其言复旧，此滑痰迷心窍，非邪祟也，本方主之。

用甘遂坚实者一钱，为末。取猪心管血三条，合遂末，

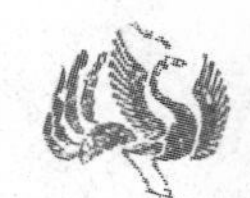

将猪心批作两边，入遂末在内，缚定，纸裹湿，慢火煨熟，不可令焦。去猪心，取末研细，入朱砂末一钱，和匀，分作四丸，每服一丸。将煨药猪心煎汤化下，大便出恶物取效。

追风祛痰丸

治诸风痫，癫狂邪祟等症。

秦艽　天麻　僵蚕炒，洗黄色　白附子面包煨，各一两　全蝎去尾，微炒　木香各五钱　牙皂炒，一两　白枯矾五钱　黄连姜汁炒，一两　南星三两，一半用白矾水浸，一半用皂角水浸一宿　半夏六两，汤泡七次，研为细末，分作二分而用。一分用皂角浸浆作曲，一分用生姜捣汁作曲

共为细末，姜汁打糊为丸，梧桐子大，朱砂为衣。每服七八十丸，食远临卧，淡姜汤送下，或薄荷汤送下。血气虚者加人参、当归各一两。胃虚加白术一两。

宁心膏

治妇人因去血过多，心神不安，语言不常，不得睡卧等症。

辰砂研　滴乳香一钱　酸枣仁炒　人参　茯神去皮　琥珀各七钱半

共为末，每服一钱，煎灯心、枣子汤空心调下。若妇人常梦与鬼交通者，去乳香、辰砂、琥珀，加石菖蒲、赤小豆各七钱，㕮咀作四服。水煎，间二日一服。

立苏方

用皂角、南星等分，以浆水浸，夏二日、冬七日、春秋四日。去渣熬膏，取出摊纸上，阴干，收罐内。用时以水化开，灌病人鼻内，良久涎出为效。欲涎止，服温盐汤

一二口即止。有魇死者、不醒者，用半夏末吹鼻即醒。

惊悸怔忡健忘门五十一

论

经曰：心者，君主之官，神明出焉。盖怔忡惊悸健忘之候，未必不由怒气伤肝，或惊气入胆，是母能令子虚，因而心血不足。又或遇事繁冗、思想无穷，或遭险危，则君不宁，神明不安，而怔忡惊悸作矣。且二症岂无别乎？若惊悸者，蓦然而跳跃，动而有欲厥之状，有时而作，此因心虚而郁痰也，治宜豁痰定惊之剂。若怔忡者，心惕然摇动而不安静，如人将捕之状，无时而作，亦心虚而停水，胸中漉漉，虚气动流，心不自安也，治宜逐水消饮之剂。二症治须有别，大概以养心血、清痰涎为主。若健忘者，作事有始无终，言谈不知首尾，精神短少，此即为病，非生成愚顽之性也。亦由血少痰多，治法如前，大同小异耳。医者宜以意会之，以脉诊之，勿认非为是也。

脉

诀曰：惊悸怔忡，寸动而弱。寸紧胃浮，悸病似作。饮食痰火，伏动滑抟。浮微弦濡，忧惊过却。健忘神亏，心虚浮薄。

方法活套

大法，三症以四物汤为主，痰加痰药，瘦人多是血少，肥人多是湿痰。若时作时止者，乃痰因火动也。

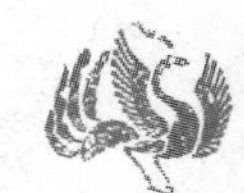

惊悸久而成怔忡，怔忡久而成健忘，三症须有浅深，然皆心脾血少神亏，清气不足，痰火浊气上攻。

惊悸以温胆汤加黄连、山栀、当归、贝母。

怔忡以四物汤、安神汤加竹茹、辰砂。

健忘以归脾汤治之。

诸怔忡虚损等症，用紫河车入补药内服之，大能安心养血宁神。

养荣安志饮

治惊悸属血虚等症。

当归酒洗　川芎酒洗　白芍各七分，炒　生地酒洗，一钱　黄连七分　柏子仁　枣仁各七分　茯神一钱　白术八分　陈皮七分　炙甘草三分

上剂加灯心、竹叶，水煎服。

加味归脾汤

治脾弱失血少寐，发热盗汗，思虑过多，肢体作痛，大便不调。妇人或经候不准，或瘰疬流注，不能消散溃敛，以致健忘惊悸怔忡。

人参　白术炒　黄芪炒　白茯苓　龙眼肉　当归　远志甘草汁泡，去心　酸枣仁炒，各一钱　木香　炙甘草各五分

上剂，姜三片，枣一枚，煎服。

安神养血汤

治思虑太多，心中无血，以致怔忡等症。

当归酒洗　白芍酒洗　生地酒洗　熟地酒洗，各一钱三分　人

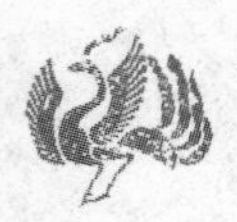

参　白术　茯神　酸枣仁炒，各一钱　黄连　栀子　麦冬　竹茹各一钱　乌梅一个

作一剂，入辰砂末五分，枣一枚，炒米一撮，水煎服，兼服朱砂安神丸。

温胆汤

治痰火而兼气虚，时作时止，惊悸不睡等症。

当归　生地　茯神　白术　酸枣仁炒　麦冬　半夏　枳实麸炒　黄连酒炒　竹茹　山栀炒，各等分　甘草三分　辰砂五分，临服研末调入

上姜一、枣一、乌梅一，竹沥煎服。

朱砂安神丸

治血虚惊悸，怔忡懊侬，胸中气乱等症。

朱砂另研，水飞过五钱　黄连酒炒，六钱　当归酒浸，二钱　炙甘草二钱半　白术炒　酸枣仁炒　麦冬去心，各二钱半　茯神五钱　生地二钱，酒浸

一方加人参三钱。

共为末，炼蜜为丸，秫米大。每服五七十丸，空心米汤下。

天王补心丹

除怔忡，定惊悸，清三焦，化痰涎，祛烦热，疗咽干，宁心保神，固精益血，壮力强志，令人不忘。

天冬去心　麦冬去心　柏子仁　酸枣仁炒　当归酒洗　五味子　人参　茯神去皮　玄参　丹参　远志去心，各五钱　石菖

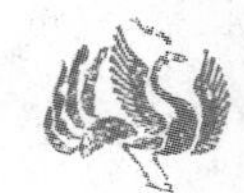

蒲一两　黄连酒炒，去毛，二两　生地酒洗，四两

共为末，炼蜜为丸，梧桐子大，朱砂为衣。每服三五十丸，灯心、竹叶煎汤下。

一方去黄连、生地，加熟地四两，桔梗二两，甘草七钱，丸如肥皂子大，金箔为衣。

金箔镇心丸

治症同前。

朱砂　琥珀　天竺黄　甘草炙，各五钱　胆星[1]一两　牛黄　雄黄　珍珠各二钱　麝香五分　当归　生地　人参各一两三钱

心经有热，加黄连一两五钱。

各另研为末，炼蜜为丸，如皂角子大，金箔为衣。每服一丸，薄荷汤化下。

八物定志丸

平补心气，安神镇惊，除膈间痰热。

远志去心　石菖蒲　麦冬　茯神　白茯苓各一两　白术五钱　人参一两五钱　牛黄二钱，另研

共为末，炼蜜丸，梧桐子大。每服二十丸，白汤下，用朱砂为衣。

参枣丸

治一切惊悸怔忡等症。

人参　酸枣仁炒，各一两　乳香二钱

共为末，炼蜜为丸，弹子大。每服一丸，薄荷汤化下。

---

① 胆星，原作“胆腥”。

琥珀定志丸

补心生血，定魄安魂，扶脾壮胆，气弱停痰，怔忡等症。

南星五斤，先将地作一坑，用炭火二十斤烧红坑，去炭净，将好酒十余斤倾坑内，后入南星，大瓦盆盖密，以炭火拥定，勿令泄气，次日取出为末，同入后药：

琥珀一两，皂角水浸，去油　大辰砂二两，入猪心内，线缚定，悬胎煮酒二碗　人乳用盐汁制　拣参三两　白茯苓去皮，三两　白茯神去皮木，三两　石菖蒲二两，猪汁炒　远志水泡去心，二两，猪胆汁煮，晒干，再用姜制

共为末极细，炼蜜丸，梧桐子大，每卧时盐汤送下五七十丸。

收人乳法：取人乳数碗，入瓦盆内，莫搅动四围，晒干刮一处，干再刮一处，乳干以姜拌，晒用。

通圣丸

宁神定志，补血清心，或勤政劳心，或灯下空心，苦志久多，健忘怔忡，不寐及不善记者，服之能心通万卷。

人参　柏子仁炒，去油，各二钱　当归酒洗　酸枣仁炒　麦冬去心　远志去心　龙眼肉　生地酒洗　玄参　朱砂　石菖蒲九节者，去皮，各三钱

共为末，猜猪心血为丸，如绿豆大，金箔为衣。每服三十丸，糯米煎汤下。

加味定志丸

治肥人痰迷心膈，寻常怔忡。

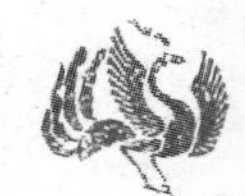

远志二两　人参一两　菖蒲二两　白茯苓三两　琥珀　郁金各一两　天花粉　贝母　瓜蒌各半两

上为末，炼蜜丸，如梧桐子大，朱砂为衣。每服二十丸，米汤送下。

如怔忡时作时止者，乃痰因火动，本方加黄连一两五钱。

平补镇心丸

治心血不足或怔忡，夜多异梦，如堕层崖，常服安心肾。

白茯苓去皮　五味子去梗　车前子　茯神去皮　肉桂一两　山药洗，姜制　麦冬去心，一两二钱五分　远志去心，甘草煮，一两五钱　天冬去心，一两二钱五分　熟地酒蒸，一两　人参去芦，五钱　酸枣仁去皮，二钱半　龙齿二两五钱　朱砂五钱，另研为衣

上为末，炼蜜丸，如梧桐子大。每服二十丸，空心米饮温酒送下。

柏子养心丸

柏子仁拣净，微蒸晒干，去壳，二两　枸杞子水洗净，晒干，三两　麦门冬去心，一两　茯神去皮心，一两　熟地酒浸　甘草去粗皮，五钱　黑玄参酒洗净，二两　当归酒洗，五钱　石菖蒲去尾，洗净，五钱

上为细末，内除柏子仁、熟地黄蒸过，石器内捣如泥，余药味和匀加入，炼蜜为丸，如梧桐子大。每服四五十丸，临睡白滚汤下。

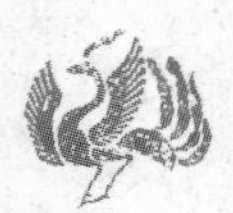

消渴门五十二

论

经曰：二阳结谓之消。二阳者，手阳明大肠、足阳明胃是也。盖大肠主津液，胃主荣血，故津液不足发为消渴矣。手阳明病消，则目黄口干，知津液不足也；足阳明病消，善饥消谷，知血不足也，此因数食肥甘美味，其气上溢，转为消渴，而成燥热之病矣。夫消者，烧也，如火烹灼荣血也；渴者，乃胃虚亡津，余热在肺也。治宜清利其热，热去则阴生；调养其荣，荣足则渴止。岐伯曰：脉实，病久可治；脉弦小，病久不可治。又当分三消而治之也。上消者肺也，多饮水而少食，舌上赤裂，是心移热于肺，乃为膈消，以白虎汤加参治之；中消者胃也，热蓄于中，消谷善饥，小便赤数，大便坚硬，自汗而渴，以调胃承气并三黄等丸治之；下消者肾也，烦渴饮引，耳轮焦干，小便如膏，面黑而瘦，此热伏两肾，以六味地黄丸、坎离等丸治之。总而言之，未传能食者，必发胸痈[1]；不能食者，必传中满，皆为不治之症也。洁古分而治之，能食而渴，白虎加参；不能食而渴，钱氏白术散倍加葛根；若中满既平，不复传下消矣。大抵初治宜养肺降心火，久则养脾滋肾，是谓本在肾而标在肺也。肾暖则气上升而肺润，肾冷则气不升而肺焦，故肾气丸为消渴之良方。然心肾皆通乎

---

① 胸痈，疑作“背痈”。

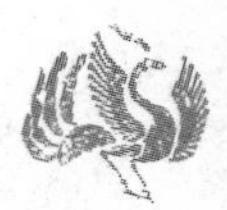

脾，养脾则津液自生，参苓白术散之类又不可少矣。岂可不权变而融会之乎？

脉

诀曰：消渴肝病，心滑而微，或紧洪数，阳盛阴惫。血虚濡散，劳则浮迟，短浮莫治，数大难医。

方法活套

三消大概属内虚有热，消渴养肺降火生血为主。

小便不利而渴者，内有湿也，宜泻之。

小便自利而渴者，有燥也，宜润之。

天花粉，消渴之要药也。

三消病忌用半夏，恐其燥血，不得已，用姜盐炒。

消渴若泄泻，宜先用白术、白芍炒末调服。渴止，方调理内伤。病后燥渴不解者，有余热在肺也，用参、苓、甘草少许，姜汁调服。

上消病先宜四物合生脉散，加天花粉、生地、藕汁、乳汁，酒客加葛汁，能食白虎加参。

中消病亦宜四物加知母、黄柏、石膏、黄芩、滑石以降火，热甚调胃承气或三黄丸。

下消病亦用四物加知、柏、五味、玄参、人乳，或补阴、肾气等丸，去附子不用。

有五石过度之人，真气既尽，石气独留阳道，与阴不交精泄者，谓之强中。小便油腻，或赤黄或泔白，或渴或不渴，或利或不利；饮食入腹，如汤浇雪，随小便而出，落于沟中，结如白脂；肌肤日瘦者，皆不治之症。此病实

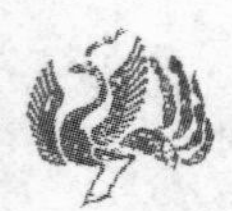

热者多，凡渴后忌针灸，恐疮口出水而死。

加减三消饮

消渴治之。

黄连　生地　麦冬　白茯　干葛　人参　五味　天花粉　当归各一钱　甘草减半

姜一，枣一，竹叶十片，乌梅一个，煎服。

上焦渴加山栀、桔梗。中焦渴加黄芩。头眩渴加石膏、川芎。下焦渴加知、柏。

如作丸药，加薄荷，炼蜜丸，弹子大。每服一丸，白汤送下。

门冬饮子

治心热移肺，膈消胸满，心烦，津液引饮。

麦冬　人参　知母各一钱　生地　茯神各八分　五味子　瓜蒌仁　葛根各五分　甘草三分

竹叶七片，水煎服。

兰香饮子

治消渴，饮水善食而瘦，二便结而汗多。

石膏三钱　知母　生甘草　防风各一钱　炙甘草　人参　兰香叶　白豆蔻　连翘　桔梗　升麻各五分

上为末，蒸饼，捣成丸[1]，晒干为末。每服二钱，淡姜汤调下。

---

① 丸：原作“子”。

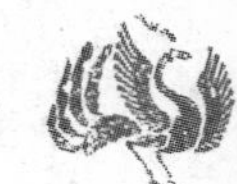

甘露汤

治三消烦渴口干。

百药煎　白葛根各三钱　乌梅　天花粉各一钱　甘草五分

缫丝汤

治三消渴症屡验。

如无缫丝，即以原蚕茧煎汤代之，无时而饮。盖此物属火有阴之用，大能泻膀胱伏火，引阴水上于口而不渴者也，屡试有效。

玉容丸

消三消烦渴等症。

黄连　干葛　天花粉　麦冬　知母　五味子　生地汁　当归　乌梅肉　莲肉各一两　甘草　兰香叶各五两　人乳汁　甘蔗汁　梨汁　藕汁各一钟

先将各汁入蜜斤半，熬成膏，后将各药为末，和前膏，蒸热数沸。每服四五茶匙，食前清米饮调下，忌一切辛热盐物。

猪肚丸

治中消。

黄连五两　麦冬　知母　瓜蒌各四两　茯神四两

上为末，入雄猪肚内，缝之蒸熟，乘热于石臼内杵烂，如干加炼蜜，丸如梧桐子大。每服百丸，食后米饮下，可以清心止渴，立效。

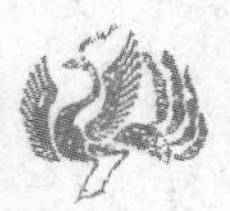

三黄丸

治男子妇人五劳七伤，消渴不生肌肉，妇人带下，手足发寒热者。

春三月　黄芩四两，大黄二两，黄连四两；

夏三月　黄芩六两，大黄一两，黄连一两；

秋三月　黄芩六两，大黄二两，黄连三两；

冬三月　黄芩三两，大黄五两，黄连三两。

上三味随时加减，捣为细末，炼蜜丸，如大豆大。每一服五丸，日三服；不去，加七丸，服一月病愈，屡试有验。

茯菟丸

治三消渴通用，亦治白浊。

菟丝子酒浸，四两　北五味七两　白茯苓五两　石莲肉三两

上为末，用山药六两为末，作糊和丸，如梧桐子大。每服五十丸，米汤下。

遗精便浊门五十三

论

经曰：诸转反戾，水液浑浊，皆属于热。夫精犹水也，静则位安，动则妄行，何以言之？盖左肾所藏者，精也，真水也；右肾所藏者，气也，相火也。今梦遗精滑之症，因人思想过度，以动心火。心火，君火也，君火亦动，相

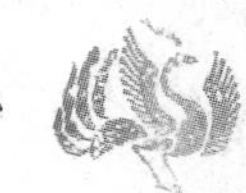

火翕然而随之动矣，以致激搏真水而遗滑，其为热症明矣。俗人谓之精滑，又曰下寒用热燥之药。予曰不然也，精属阴也，火属阳也，阴精亦虚，阳火愈炽矣。经曰阴虚生内热，未闻阴虚生内寒。若用热药，正尤抱薪救火，难矣哉！当以清心固精丸之类治之，若久而不效，又非肾虚，毋用补肾涩精之剂。此属脾胃，乃饮酒厚味、痰火湿热之人多有之。盖肾藏精，精所生由脾胃饮食化生而轮输于肾。今脾胃伤于厚味，湿热内郁，中气浊而不清，则化生之精亦得浊气。肾受浊气，则邪火动于其中，而水不得宁静，故遗滑而成白浊之症矣。丹溪所谓“湿痰流注，渗入膀胱”，正此之谓也。当以燥湿降火兼升举之法治之，此皆千古不易之正论也，学者详之。

脉

诀曰：遗精白浊，当验于尺。结芤动紧，二症之的。微涩伤精，洪数大逼。

方法活套

赤白浊乃胃中湿积，流渗膀胱，宜二陈汤加升麻、柴胡、防风之类提之。肥白人属湿热，加苍白术、炒黄柏、黄荆子之类。

有心虚不能固守及平素虚寒者，二陈加萆薢、石菖蒲、益智仁、炒姜、牡蛎、龙骨，但牡蛎、龙骨不可多用，久滑暂用之药味耳。

赤者瘦弱人得之，宜四物加酒知母、酒黄柏，煎汤送下珍珠丸。

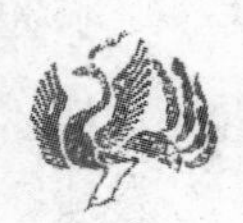

梦遗主热，精滑主湿，热当知柏降火，牡蛎、蛤粉燥湿。

思想而得病在心，治当安神带补。一法用温胆汤，去竹茹，加人参、远志、莲肉、枣仁、茯神，煎服。

清心莲枣饮

治心有所慕而梦与交遗者，乃君火动而相火随也。

石莲肉　酸枣仁炒　生地　黄连　当归　人参　远志甘草水泡，去心　茯神去皮木，各一钱　甘草五分

水煎服。

莲蕊养心汤

治不因梦而精自滑者，此因心内虚不能固守，相火妄动也。

石莲肉　莲蕊　麦冬　车前子各一钱　桔梗　远志　枣仁　芡实　天冬各一钱　龙骨七分　甘草五分

临服研辰砂末一钱，调入，加灯心、竹叶各二十根，煎服。

四物保精汤

治阴虚火动，夜梦遗精，虚劳发热等症。

当归酒洗　川芎　白芍酒洗　生地姜汁炒　黄柏酒炒　知母蜜炒　黄连姜汁炒　栀子童便炒　麦冬去心　沙参　山茱萸净肉，各一钱　牡蛎七分　干姜炒黑，五分

水煎，空心温服。

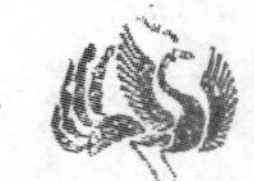

引气还源饮

治梦遗滑日久者，其气下陷，宜升肾气归原也。

白术　远志去心　茯苓　酸枣仁炒　人参　麦冬去心　黄柏童便炒　知母童便炒　鸡头实　莲花须　枸杞子　川芎　破故纸　陈皮各一钱　甘草　升麻各五分　莲肉七个

加枣一枚，水煎服。

加味清心饮

治心间烦躁，思虑忧愁，小便赤浊，或有沙淋①，遗精遗沥，口苦咽干，酒色过度，妇人赤白带下等症。

石莲肉　人参各二钱五分　黄芪二钱，蜜炒　赤茯苓二钱　地骨皮　黄芩　车前子各钱半　黄柏　知母酒炒，各一钱　甘草五分

上剂加灯心二十根，水煎服。

分清饮

治白浊初起或日久，并治之。

川萆薢　麦冬去心　远志去心　黄柏酒炒　菟丝子酒煮　五味子各钱半　大黄少许

上剂加竹叶十皮，灯心一团，煎服。

小菟丝子丸

治肾气虚损，目眩耳鸣，四肢倦怠，夜梦遗精等症。

石莲肉二两　菟丝子酒煮，五两　白茯苓　山药二两，内分一半打糊

上为末，用山药糊和丸，如梧桐子大。每服五十丸，

---

① 沙淋，原作沙漠。

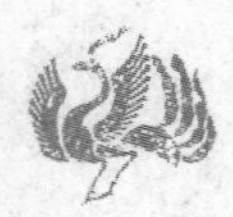

空心温酒、盐汤任下。如脚膝无力，木瓜汤下。

金樱丸

治精滑梦遗，及小便后遗沥。

金樱子　鸡头实各一两　白莲花蕊　龙骨各半两

上为末，糊丸，如梧桐子大。每服七八十丸，空心盐酒下。

水陆遇仙丹

芡实粉同金樱膏相合为丸，如梧桐子大。每服七八十丸，空心盐酒下，量加秋石为引经更妙。

威喜丸

治丈夫阳虚，精气不固，小便白浊，余淋常流，梦寐多惊，频频遗泄，妇人白浊白带，尽皆除之。

黄蜡四两　白茯苓去皮，四两切块，用猪苓一分，于器内同煮二十余沸，取晒，不用猪苓

上以茯苓末溶黄蜡，丸如弹子大。每服一丸，空心细嚼津液咽下，以小便清为度，忌米醋。

五味膏

北五味子一斤，洗净，水浸一宿，挼去核。再用温水将核水洗，去取余味，通置砂锅内，用布滤[1]过，入好冬蜜二斤，炭火慢熬成膏，待数日后，略去火性。每服一二茶匙，空心白滚汤服。火候难于适中，先将砂锅称定斤两，然后称五味汁并蜜，大约煮至二斤四两为度。

---

① 滤，原作“摅”。

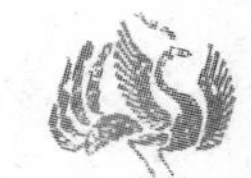

益精丸

治小便白浊，出髓条。

酸枣仁　白术　人参　白茯苓　破故纸　益智　大茴香　左顾牡蛎各等分

上为末，清盐酒为丸。每服三十丸，温酒下，丸若梧桐子大。

芡实丸

治滑精梦遗白浊，及阳虚未交先泄者。

芡实五百个　莲花须七夕日采的　山茱萸肉，各一两　沙苑蒺藜五两　覆盆子二两　龙骨五钱

上共为末，炼蜜为丸，梧子大。每服五七十丸，空心莲肉煎汤送下。

固精丸

治症同前。

当归酒洗　熟地　山药　人参　白术　茯苓　锁阳　牡蛎　蛤粉　黄柏酒炒　知母酒炒　杜仲酥制，去丝　椿根皮　破故纸酒炒，各一两

共为末，炼蜜为丸，梧子大，朱砂为衣。每服五十丸，空心黄酒送下。

九龙丹

治精滑便浊。

枸杞子　金樱子　山楂子　莲肉　佛座须　熟地　芡

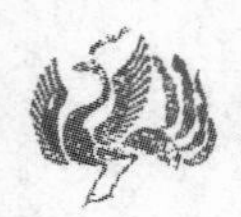

实　白茯苓　川归各等分

共为末，酒糊为丸，梧子大。每服五十丸，或酒或汤任下。

珍珠粉丸

治滑精白浊等症。

黄柏盐炒　真蛤粉各四两　青黛一两　珍珠二钱

共为末，水丸，梧桐子大。每服百丸，空心温酒下。

一方加樗根、白皮、滑石各一两。

山蚯散

治遗精白浊，屡有效验。

山栀五钱，炒焦黑，用水二钟煎一钟。再将蚯蚓放新瓦上焙干，研成末，每服二钱，前山栀汤调下，不过三服，一月后精浊皆化痰出也。

淋闭门五十四，附小便不通、小便不禁

论

经曰：清阳出上窍，浊阴出下窍。夫膀胱者，太阳寒水之化，其体有下口而无上口，所赖者西方肺金为之母，而资其化源，故肺金清肃则水道通渗于下。故经又曰：膀胱者，精液藏焉，气化则能出矣。若清阳不升，则浊阴不降而成淋闭之患矣。且以滴水之器譬之，上窍闭则下窍不出，此理甚明。故东垣灸百会，丹溪用吐法，是皆开上窍之方也。原其为病之由不一，或因房劳，或因忿怒，或因醇酒，或因厚

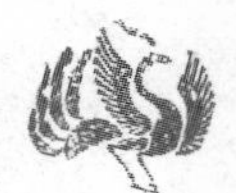

味。盖房劳者，阴虚火动也；忿怒者，气动生火也；醇酒厚味者，酿成湿热也。积热既久，结于下焦，所以小便淋沥，欲去不去，不去又来，痛不可忍。初则热淋血淋，久则煎熬水液，稠浊如膏，如沙如石，而成五种之病也。治之之法有二焉，当分在气分，或在血分耳。如渴而小便不利者，知热在上焦气分，乃肺金主之，宜散热利小便，淡渗之药，茯苓、泽泻、灯心、通草、车前、葵麦[①]、萹蓄之类，以清肺金之气，泻其火以滋水之上源，此治热淋、血淋之候也。若不渴而小便不利者，热在下焦血分，肾与膀胱主之，而成膏淋、石淋、沙淋三者，又当开郁行气，破血滋阴可也。古方用郁金、琥珀开郁，青皮、木香行气，蒲黄、牛膝破血，黄柏、地黄滋阴是也。治淋之法，无越于此，学者再详之。

脉

诀曰：淋闭之脉，细数何妨。少阴微者，气闭膀胱。大实易愈，虚涩甚亡。

方法活套

淋虽有五者，皆属乎热。解热利小便，山栀、丹皮之类，不可发汗，汗后必便血。

小腹胀满作痛者，盖有血则涩，有热则痛，宜四君子加泽泻、麦冬、滑石、淡竹叶之类；痛加六君子，加知、柏、石苇、琥珀之类；茎中痛甚者，甘草稍为君，青皮、黄柏、泽泻佐之。

---

① 葵麦，疑为瞿麦，或冬葵子、麦冬。

一方淋病，用六一散二钱，加木香、槟榔、小茴各一钱，同为末，水调服。

若童男精未盛而与人交，或老人阳已痿而思女色，精不能出而内败者，茎中痛涩为淋者，六味或八味丸料内加车前、牛膝煎服。凡此当滋化源也，不可误用知、柏淡渗等剂，复损真矣。

小便不通者，鼻头必黄，宜清热生津，用车前自然汁入蜜一匙，调服。

有痰而淋者，用二陈加升麻、柴胡、防风之类提之。

肾虚而淋者，当补肾精，不可独用利水药。

小便不通者，用皮硝一合，连须葱三根，捣一处，摊小腹上，热瓦熨之。

一方用半夏、麝香末填脐中，上用葱白、螺蛳捣成饼封脐上，布帛缚定。下用皂角烧烟入阴中，女人皂角煎汤洗阴户。

一方治小便下坠，用好麻三两，扯碎火焙，新盆盖在上，勿出烟，作灰，黄酒调，盖被出汗愈。

一方治男妇脬转八九日不小便者，滑石、寒水石、冬葵子各一碗，用水十钟煎至五钟，分作二服，空心服。

清热通淋饮

治一切淋症，随方加减。

赤茯　滑石　山栀仁去皮　归梢　生地　牛膝　麦冬去心　枳壳　黄柏炒　知母酒炒　萹蓄　木通各一钱　生甘草三分

加灯心、竹叶煎，空心顿服。

血淋加蒲黄、茅根汁，去枳壳；膏淋加萆薢；气淋加青皮；劳淋加人参、白术，去萹蓄；沙淋加连翘；石淋加

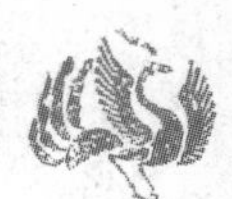

石韦；尿淋加车前子；血淋加桃仁、牡丹皮、玄胡、琥珀；老人加人参、黄芪、升麻少许，去知、柏、萹、滑。

八正散

治心经蕴热，脏腑闭结，小便赤涩，或因酒后恣欲而得者，则小便将出而痛，既出而痒，并皆治之。

大黄　瞿麦　滑石　萹蓄　山栀仁　车前子各钱半　木通一钱　甘草七分

上剂加灯心，水煎服。

益元固真汤

治纵欲强留不泄，淫精渗下而作淋者。

白茯苓　人参　莲蕊　巴戟　升麻　益智仁　黄柏酒炒，二钱　山药　泽泻各钱半　甘草梢一钱三分

水煎，空心服。

石韦散

治淋同前。

石韦去毛　滑石　瞿麦　冬葵子　木通　王不留行　地肤草各等分

水煎，空心服。

琥珀散

治五淋疼痛，小便脓血出者。

琥珀　没药　海金沙　蒲黄各等分

共为细末，每服三钱，空心萱草汤下。

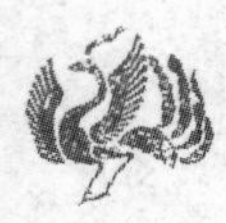

九仙通便饮

治老人小便秘涩，久不治即成大患。

人参　白术　牛膝　白茯　陈皮　山楂　当归　白芍各一钱　甘草五分

加生姜三片，煎服。

春加川芎，夏秋加黄芩、麦冬，冬加干姜、桂少许。

滋肾丸

治不渴而小便闭，邪热在血分也。

黄柏三两，酒拌，阴干　知母二两，酒浸，阴干　肉桂一钱五分

上前[①]二味气味俱阴，以同肾气，故能补肾而泻下焦火也。桂与火邪同体，故曰寒因热用。凡诸病在下焦，皆不渴也，熟水为丸，百沸汤送下。若老人气短小便不通，四物汤加参芪，吞此丸甚效。

铁服丸

治大小便不通。

大皂角不拘多少，烧存性，炼蜜为丸，梧子大。每服七十丸，白汤下。

夫小便不禁者，或淋沥，或频数，古方多以为寒而用热涩之剂，皆非也。殊不知膀胱火邪妄动，水不得宁，故不能禁而频数来也，年老人多有之。盖膀胱血少，阳火偏旺也，宜补膀胱阴血，泻火邪而佐以收涩之剂。补血者，

---

① 上前，原作“右上”。

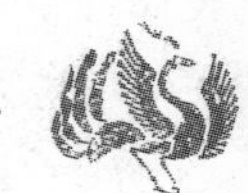

治其本；收涩者，治其标也。

参芪固本汤

治血虚遗尿不禁。

人参　黄芪蜜炙　茯苓　当归酒洗　熟地　陈皮各一钱　升麻　肉桂各五分　益智仁八分　甘草三分　黄柏　知母各钱半

上姜枣煎服。虚热尿多者，滋阴降火汤；夏月伏暑遗尿者，人参白虎汤。

清心饮

治有热小便不禁，出而不觉者是。

白术　茯苓　泽泻　猪苓　黄连　黄柏　栀子　山茱萸各等分　五味子十五粒

上剉水煎，空心服。

固肾汤

治虚弱小便不禁。

白术　茯苓　泽泻　猪苓　川芎　当归　芍药　生地　山茱萸各等分　五味子十五粒　肉桂五分

上剉水煎，空心服。

茯苓丸

治心肾俱虚，神志不定，小便淋沥不禁。

赤茯苓　白茯苓各等分

共为末，以新汲水擂洗，澄去浮末，晒干。别取地黄汁与好酒，同于银石器内熬成膏。搜和丸，如弹子大，空心盐汤嚼下一丸。

鸡膍胵散

治男妇遗溺等症。

鸡膍胵并肠一具，男用雌、女用雄，洗净，烧灰为末。每服二钱，空心温酒调下，或加猪脬烧灰亦可。

燥结门五十五，附大便不通

论

经曰：北方黑色，入通于肾，开窍于二阴，藏精于肾。夫肾主五液，故肾实则津液足而大便如常，肾虚则津竭而大便燥结。原其所由，皆因房劳过度，或饮食失节，或恣饮酒浆，过食辛热。是以饮食之火起于脾胃，淫欲之火起于命门，故火盛水亏，津液不生，传送失常，渐成燥结之症矣。然其结燥之病不一焉，有热燥，有风燥，有阳结，有阴结，有年老血虚而燥者，有汗下后血脱而燥者，治各不同。经曰：肾恶燥，急食辛以润之，苦以泄之。阳结者散之，阴结者温之，切勿以巴豆、牵牛峻剂攻下，须得暂时之快，恐愈通而愈结矣，慎之慎之。且有大便频而小便数者，名曰脾约，此因荣血枯槁，内火燔灼，热伤元气，肺受邪火必窃母气以自救。噫，金耗则土受于伤，脾失转输，肺失传化，以致此也。理宜滋养阴血，使阳不炽，金行清化脾土，津液入胃，大小自和矣。古人用脾约丸治斯症者，吾尝谓用之于热甚而气实，与西北人禀赋壮实者，

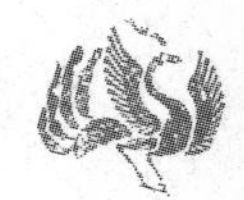

无有不安；若用之于热烦甚而气血不实与东南方，恐脾愈弱而肠愈燥矣。故曰：在西北以开结为主，在东南以润燥为佳，岂谬也哉。

脉

诀曰：燥结之脉，沉伏勿疑。热结沉数，虚结沉迟。若是风燥，尺寸浮肥。

方法活套

大法治燥者，润之以大黄、当归、桃仁、郁李仁之类。风燥者，加以防风、羌活、秦艽、皂角之属。

一诸失血过多，或久病汗下后燥结者，宜五仁肾气等丸。

一香油导法。用管蘸葱汁深入大便内，以油一半、温水一半同入猪尿脬内，撚入竹管，将病人倒放，脚向上，半时后即通。余导法见伤寒门。

一方治大便、小便不通，用蜗牛三枚，连壳研为泥，再加麝少许，贴脐中，以手揉按之立通。用田螺捣烂填脐中，亦妙。

又方用莲须葱一根，不洗带土，生姜七钱，淡豆豉二十粒，盐二匙，同研烂捏饼，烘热掩脐，以帛缚定，气透自通。

润燥汤

治大便闭结不通。

生地　麻仁各二钱　升麻　大黄煨，各钱半　熟地　当归

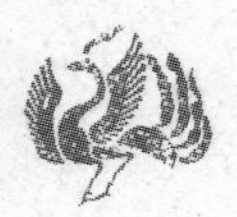

桃仁泥　枳壳　黄芩各一钱　红花　生甘草各五分

先将麻仁、桃仁研泥入内作一服，水煎，空心稍热服。发热加柴胡，腹痛加木香，风燥加郁李仁、皂角、羌活，气虚加人参，气实而闭加槟榔、木香，痰火闭加瓜蒌、竹沥，因汗多或小便津液枯闭加人参、麦冬，老人气血枯闭加人参、锁阳、麦冬、郁李仁，少用桃仁。

润肠丸

治久病腹中实热，胃中伏火，大便闭涩及风结血闭。

归尾二钱　防风三钱　大黄　羌活各一两　桃仁二两　麻仁二两半　皂角烧存性，一两三钱，其性湿湿则滑，滑则燥结自闭

风湿加秦艽。

共为末，炼蜜丸，梧子大。每服五十丸，白汤下。

脾约丸

治大便结而小便多。

麻仁一两半，用袋盛，百沸汤浸过，晒干用　枳实麸炒，黄色　厚朴姜汁炒　芍药各三两　大黄酒蒸，四两　杏仁去皮尖，另研一两二钱

共为末，炼蜜丸，梧子大。每服三十丸，温水下。

五仁丸

治老人或血虚人大便不通，不敢峻利药者，用此稳当。

郁李仁　柏子仁　桃仁　松子仁　杏仁各一两

共研成膏，用陈皮末一两，入炼蜜少许为丸，阴干。每服七十丸，茶清送下。

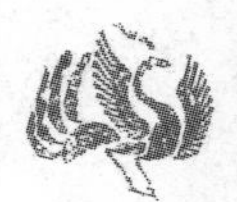

麻仁丸

治血燥大便不通。

麻子仁　当归　桃仁　生地黄　枳壳各一两

上为末，炼蜜丸，如梧子大。每服五十丸，空心白汤下。

疮疡门五十六

论

经曰：诸痛疮疡，皆属心火。夫人之痈疽疮疡，皆因内热外虚，或风湿所乘，与夫饮食失节，甘肥过多，以致湿热蕴积于肠胃之间，烧烁脏腑，邪热沸腾，逆于经络，气凝血滞，精微之气不能如常荣于肉理，是以结聚而痈肿成矣。经又曰：热盛则肉腐，是也。先贤诸疮以痛痒别之，痛则为实，痒则为虚，非谓虚为寒也，谓虚为热也，与微实为热之甚也。且痈疽之症，治当察焉。盖痈者阳滞于阴也，脉来浮洪，当以寒治之；疽者阴滞于阳也，脉来沉细，当以热治之，此其大法也。盖阳者气也，郁而为火，无形之物，故浮而在表，浅而大，乃为痈矣。阴者血也，郁而为痰，有质之物，故沉而在里，深而恶，乃为疽也。总而言之，皆为热胜血也。治痈以寒药是正治之法，治疽以热药是从治之法。盖药热则开行，寒则疏泄。有形之阴，非热药从治，岂能开行之乎？古方用内疏内托，乃正治从治之义也。

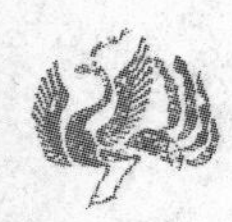

夫诸疮肿类甚多，今古方书载之纷纷，以要论之莫不离乎四等之外耳。一者因于气血胜留，结于肠胃之中，痈疽是也；二者气血稽留，结于外者，谓之十丁九瘘五痔之类是也；三者不因气血而成疮，皆因金刃、汤火、跌打而伤皮肉之类是也；四者不因气血而骨肉损伤者，谓虫兽爪牙所害之类是也。四者皆不离损于肌肤，害于肌骨，不必具论其详，随症附方治之。为工者，临疾制宜，察其五善七恶，毋误人矣。

脉

诀曰：痈疽脉数，浮阳沉阴。洪数病进，将有脓淫。滑实紧促，内消可禁。宜托里者，脉濡虚迟。或芤或涩，溃后宜长。缓而易治，短散则危。结促代见，必死无疑。

方法活套

大抵痈疽之患，积毒藏于脏腑，宜先助胃壮气，使根本坚固，而以行经活血药为佐。余以经络时令，早则可以内消，将成则宜托里①，毋使气上败坏而致缠绵不愈。

凡诸疮先论虚实，肿起坚硬脓稀者，疮疽之实也；肿起外软脓稀者，疮疽之虚也。

凡疮疽以手按摇，其肿根牢而大，恶寒壮热，精神不宁，如伤寒壮②者，其患必深；若根小而浮浅，起居平和，饮食如故者，其患必浅也。

若按患处，热则有脓，不热则无脓也。

---

① 托里，指补中扶本以增强抵抗力的疗法。

② 壮，疑作“状”。

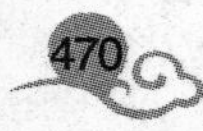

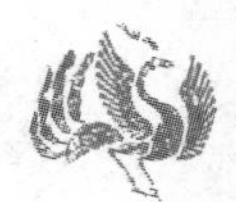

重按乃痛，脓之深也。轻按即痛，脓之浅也。按之不甚痛者，未成脓也。

凡脓出而反痛者，为虚也，宜补之。

凡痈疽深而不痛者，胃气大虚，必死，因肉多而不知痛也。

凡疮初生，其头如米粟者，宜慎治。若触破即焮展而大，速服通利之剂以逐之。

凡痈疽初起时，即不可用敷贴寒冷药。盖气血得热则散、得冷则敛矣。经谓“发表不远热”是也。

大凡痈初起，只可以艾灸之。惟头为诸阳之会，艾炷宜小，不可多矣。若周身，即以艾多灸之。若痛，灸至不痛；不痛，灸至至痛为妙。盖火性畅远，拔引热毒而出矣。

凡痈疽溃后，宜用十全大补令其气血充实。盖阴阳两虚，非此大补则不可也。

凡发背诸疮久不愈者，恐前医用凉药太多，内伤其脾，以致肌肉不生，治宜健脾养血。

若夫五善者，动息自宁，饮食知味，便利调匀，脓溃肿消，水鲜不臭，气神精明，语声清朗，体气和平是也。此腑病微邪浅，不药亦能愈矣。

若夫七恶者，大渴大热，泄泻淋闭，一恶也；脓血既泄，肿痛尤甚，脓色败臭，胃虚火盛，二恶也；目正不视，黑睛紧小，白睛青赤，三恶也；喘精气短，恍惚嗜卧，四恶也；声嘶色败，唇鼻青赤，面目四肢浮肿，七恶也[①]。此盖五脏虚损之症，恐因汗下失宜。大抵五善见三则吉，七

① 五恶、六恶原缺。

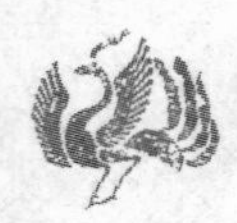

恶见四则危，治当纯补胃气，勿以其恶而遂不治，恐非仁心也。

手足三阴三阳部分

脑发属督脉并足太阳经；鬓发手足少阳经；眉发手足太阴、少阳经；颐发、髭发足阳明经；腮发手阳明经；背发中属督脉，余皆属足太阳经；腑发手太阴经；乳痈内阳明经，外少阴经；乳头属厥阴经；腿外发足三阳经，腿内发足三阴经；喉痈、脐痈属任脉并足阳明经；穿裆发属冲、任、督三脉；胯马痈、囊痈足厥阴经；内疽、肺痈手太阴经；肠痈手太阳阳明经；胃脘痈足阳明经。惟少阳、少阴、太阴多气少血，厥阴、太阳多血少气，故肉皆难平。惟手足阳明气血俱多，既明部分气血多少，则用药不差，不致妄汗妄下矣。

天茄叶即白牵牛也，其子无包，先青后黑，带茎子采来，同生姜三片捣烂，按疮上，早晚一换，三日即愈，治封口神效。

天香活命汤

治痈疽发背，疔肿诸疮，不拘阴阳虚实，或痛或不痛，当于未溃之先与初溃之时，速宜服之。

天花粉三钱　金银花四钱　穿山甲七片，切碎，蛤粉炒　香白芷　贝母　赤芍药　甘草节　乳香各钱半　防风　没药　归尾　皂角刺　陈皮各一钱

作一剂，用好酒二钟，水一钟，煎钟半。随疮上下，分饥饱温服。善饮者，再饮酒数杯，侧卧一觉。疮在背，

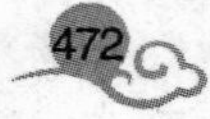

倍皂角刺一钱；在腹，倍白芷一钱；在胸坎，倍瓜蒌仁二钱；在四肢，倍金银花一钱。

内托十宣散

治痈疽疮疖，未成速散，已成即溃。此药活血匀气，调胃补虚，王道之剂。

黄芪蜜炙　人参　当归酒洗，各二钱　川芎　防风　桔梗　白芷　厚朴姜制　桂心　生甘草各一钱　金银花钱半

共为末，每服三钱，无灰酒调下。

不饮酒，用木香煎汤调下。不思饮食，加砂仁、香附各一钱。

痛甚，加乳香、没药各七分。

脓水不干，加知母、贝母各一钱。

疮不穿，加皂角刺一钱。

咳嗽，加陈皮、半夏、杏仁各八分。

大便闭，加大黄钱五分，枳壳一钱。

小便不通，加麦冬、车前、木通各一钱。

千金漏芦汤

治一切有余恶疮毒肿，痈疽瘰疬，疔肿鱼睛，症如伤寒之状，头疼烦渴，恶寒拘急，肢体疼痛，坐卧不宁，两便闭结，并宜服之，妊娠忌服。

漏芦　白蔹　黄芩　麻黄　枳实　升麻　赤芍　芒硝各一钱　大黄　连翘各二钱　甘草七分

作一剂，水煎服。

忍冬酒

治痈疽发背，不问何处，及妇人乳痈，当服此药，神效。

忍冬藤五两，捶　甘草节一两

上入砂罐内，以水二碗，慢火煎一碗。入好酒一大碗，再煎数沸，去渣，作三次温服，一日一夜吃尽。如病重，一日一夜要服两剂，俟大小肠通，则药力到。若无鲜藤，干者亦好。要取忍冬叶研烂入白酒少许，调涂疮四围，中留一口，泄其毒气，亦妙。

桃羚消毒饮

治一切肿毒宣药，无脓即散，有脓从大便出为验，即一壶方。

穿山甲一钱，炒　羚羊角一钱，炒　乳香一钱　大黄一钱，以上俱为末　皂角刺七枚　金银花　桃仁四十九个　天花粉　厚朴各三钱

上用水一钟，煎六分，将前四味末药调服。

化毒散

治诸恶疮，发背疔肿等症。

明乳香三钱　芝麻一钱　椿根白皮五钱

上为末，水二钟，煎三五滚，热服，被拥汗出即解。

牙消散

用狗大牙炒焦黑，研为末。先将葱煎汤洗疮，用炒牙

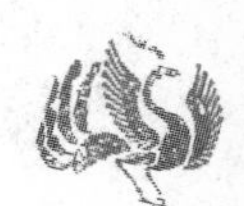

末掺上，能治发背如神，真秘方也。

箍药方

用黄狗下颌一副（烧灰存性）二两，蚕豆末一两，白蔹一两。

上三味合为末，以米醋匀涂疮，留顶。初发者消，已发者黄水流尽即愈。其愈后仍须服中流一壶方，庶免后患，亦是秘传神验方也。

七厘散

治五痈。

雄黄一钱　白滑石三钱　共为末，听用。

巴豆三钱，去油　杏仁三钱，去皮尖油

二味槌千下，听用。

用真轻粉一钱二分研细末，用人乳和为一丸，外用面皮包。入锅内，用甘草水蒸半炷香，面熟取出，去面；就热和前四味，捶为丸，莆子大。每服七厘或一分，空心姜汤送，二服即愈。

十味铁箍散

治发背，一切诸肿毒疮。

白蔹　黄连　首乌　黄柏　陈小粉　百草霜　白芷各一两半　芙蓉叶三两半　大黄二两　半夏半两

上为末，用猪胆汁或好醋调涂患处，留顶。

护心散

治痈疽发背，诸疮顽毒，防恶气攻心。

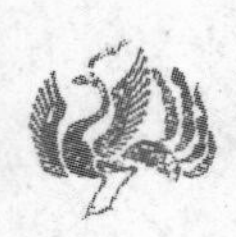

绿豆粉四两　乳香一两　朱砂一钱

共为末，每服二钱，浓煎甘草汤调下。

透脓散

治诸痈不破者，不用刀针而溃。

蛾口茧用出了蛾儿的

上用烧灰存性，酒调服即透。若服三两个，即三两个口，不可多服。

金箍散

治诸痈疮，未成箍消，已成箍散。

锦纹大黄　白及　象皮火煅过，黄色，勿令成灰

各等分，共为末，用蜜调搽患处周围，二日一换，不过三服即愈。

蟾酥丸

治一切诸恶疮，或初发，或将溃，服微汗而愈。

雄黄　乳香各三钱　蟾酥一分

共为末，酒糊丸，绿豆大。每服二丸，葱汁汤下，不退再一服。

蜡矾丸

治诸痈，消毒气，固脏腑，护肢膜，止泻漏，化脓血，溃后宜服。

黄蜡二两　白矾三两

将白矾为末，熔蜡为丸，梧子大。每服三十丸，酒下，

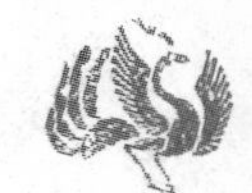

不饮酒熟水下。

止痛芙蓉膏

治诸痈疽未溃将溃之次，痛不可忍者。

芙蓉叶　黄荆子各等分

二味共为末，石臼内捣烂，用鸡子清调搽患处，中留一顶如烟起，痛止即愈。

碧云膏

治诸毒恶疮，痈疽发背，未溃者一帖即溃，未成者一帖即散。妇人逆产贴涌泉穴，小儿疟疾贴顶上中骨节，七岁已下不贴。

蓖麻子仁，一两去壳　杏仁去皮尖，一钱　木鳖子五个，研烂　巴豆五粒　乳香一钱　没药一钱　铜绿一钱　白松香四两

共一处，万捶成膏，用时布摊，忌见火，贴疮上，痒则即散，痛则即溃矣。

万捶膏

专贴一切初起疔毒，疥毒癣毒，久患头毒便毒，俱效。

木鳖子四十九粒，去壳　杏仁四十九粒，去皮　蓖麻子四十九粒，去壳　铜绿三钱　生桐油三两半　松香一斤　人乳一大钟　米醋一大钟

共一处，捣万捶成膏，收贮，或布或油纸摊贴。

生肌散

治诸疮不生肉，难收口者。

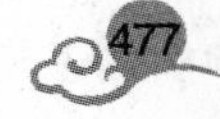

寒水石烧　滑石各二两　龙骨　乌鱼骨各一两　密陀僧　枯白矾　干胭脂　定粉各五钱

共为末，极细，掺疮口上。

一方用槟榔、木香各三钱，黄连三钱，共为末，以蜡油调涂疮口，寒湿贫人疮忌用。

治痈疽收口法

白龙石　白蔹　乳香　没药

上共为细末，掺即效。

薰药方

治发背神效。

雄黄　朱砂　没药各一钱　麝香二分　血竭□钱

上五味研细末，绵纸为撚，药三分，真麻油润灼离……①

故令筋蓄结而成核，妇女亦多有之，久而不治，渐成潮热虚劳之症矣。自非断欲食淡，反用牵牛、斑蝥②流气饮之类，不察实实虚虚，则祸不旋踵，虽神圣不能治之也。

开郁调荣饮

治七情恼郁，结而不开，瘰疬流注，或四肢患肿，日晡发热，溃而不敛，并皆治之。

人参　白术　黄芪蜜炙，各一钱五分　当归酒洗　抚芎　白芍　生地　陈皮　香附　贝母各二钱　柴胡　地骨皮　桔

① 页七十六，原佚。

② 斑蝥，原作“斑猫”，下同。

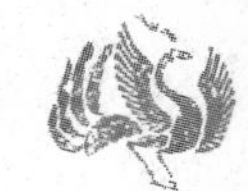

梗　甘草　苍术各五分

作一剂，水煎服。痛加青皮、木香，午后发热加酒炒黄柏，女人多加贝母、香附，月经不调牡丹皮。此方半攻半补之剂也。

溃坚饮

治马刀疮结硬不溃，或在耳下，或在缺盆中，或生两肋下，或破或不破，及瘿瘤大如桃者，并治。

昆布洗过　海藻炒　黄柏　知母酒浸　桔梗各五分　三棱醋炒　莪术醋炒，各三钱　黄连二钱　龙胆草酒洗　天花粉各四钱　连翘　葛根　白芍各二钱　黄柏稍钱半　升麻　归尾各一钱　甘草五分

上剂每一两，水二钟，先浸半日，煎至一钟，热服。每噙一口，徐徐咽下，服毕安卧。另合一料为末，炼蜜丸，绿豆大。每服百丸，前药煎汤送下。

神消瘰疬丸

治瘰疬初起一服。

先用蛤蟆一只，去净肠肚，覆于初起的第一个瘰疬上。外用芪艾如白果者，置蛤蟆背上，灸七壮，灸罢服后药。

全瓜饮

凡瘰疬灸后服此药，一二剂即消散矣。

全瓜蒌一个，扯碎，用牙皂七条，僵蚕七个，五味子照病人岁数，一岁加一粒，水二钟，煎沸数次。再入大黄五钱，煎数沸，小儿加三钱，渣再煎。

昆布丸

治瘰疬。

昆布扫去土，用下二味先研为末　何首乌木臼捣为末　海藻　公蛇蜕树上或墙上是雄，用一条，下地土者是雌　皂角刺炒，令黄色

上五味为细末，和匀一处，猪项下刀口肉烧熟，蘸前末药吃，食后倒患处眠一服时。每核灸七壮，口中觉烟气为度，脓尽即安。

少阳调经丸

治瘰疬神效。

升麻八钱　葛根五钱　草龙胆酒炒，五钱　黄连五钱　当归尾　桔梗　连翘五钱　芍药三钱，煨　黄柏酒炒　黄芩酒炒　广木香酒炒　甘草炙　京三棱酒炒，各五钱　生黄芩四钱　夏枯草五钱

上药称一半，另研为末，炼蜜为丸，如绿豆大。每服一百二十丸，白汤下。一半作㕮咀，每服称五钱煎服，半月后即愈。

内消瘰疬丸

鼠粪　大枫子五钱　巴豆三钱

共捣细，入大鲫鱼肚内，用纸包缚住，再用黄泥封固，如法煅炼，烟净取出，冷定研末；米糊为丸，如绿豆大。每服二钱，空心酒下，十日痊愈。

天葵丸

治瘰疬。

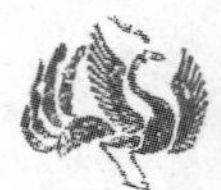

紫背天葵一两五钱　海藻　昆布　贝母　桔梗各一两　海螵蛸五钱

共为末，酒糊丸，桐子大。每服七十丸，食后温酒下。

回燕膏

专贴瘰疬痰核。

穿山甲　全蝎　白芷　黄连　黄柏　黄芩　当归各二两　生地　芍药赤者，以上各一两　官桂　海藻各四两　番木鳖一两

以麻油一斤四两，共熬枯黑，去渣，下飞丹十两、黄蜡七钱，白占三钱，粉心二两，收成膏药，投入水浸，加细药。

乳香　没药　阿魏　轻粉各六钱　麝香一钱　血竭四两　燕窝泥一两　雄黄　朱砂各二钱　雄鼠粪一两五钱

共为极细末，筛过，将膏药取起溶化，离火下细药搅匀，依疬大贴之，三日即消。如熬炼须择选日期，净室忌鸡犬女人。此药又能贴诸般恶毒。

白龙骨

治瘰疬，炙贴法。

用荞麦面捻作圈，围住疮。用黄酒糟压干铺疮上，再用时香入艾捶烂，铺糟上，火烧艾，过则再换。以疮内水干为度，后贴膏药。

官粉一两半　龙骨二钱半　没药　儿茶　密陀僧各二钱五分　乳香　血竭各二钱　蛤粉五钱　蜂房二个　蓖麻子一百二十，去壳

上研为末，用香油四两熬黑色，滴水不散，入前药熬数沸，连锅坐水中出火毒，摊贴患处。

猫蝠散

治瘰疬溃坏，多年不生肌肉。

猫头骨一个　蝙蝠一个

二味俱摊黑豆上，同烧其骨，化碎为末，干掺。

疔疮门五十八

论

经曰：膏粱①之变，足生大疔。荣气不从，逆于肉里。夫疔疮者，其形如丁盖之状也。盖白丁发于右鼻，赤丁发于舌根，黄丁发于口唇，黑丁发于耳前，青丁发于目下。取五以应五脏部位，各有所属矣。然或肩，或腰，或足，发无定处，惟在手足骨节间生者最急。其症先痒后痛，先寒后热，以针刺挑其盖，不痛无血者是也。或有如红线一条直上，速宜以针刺断所至处，出毒血知痛为好，不然一红丝入腹攻心，必致危笃。近世多有此灾，盖因疫马，人人食之，多染此症。其形有十三种焉，一曰麻子疔，二曰石疔，三曰雄疔，四曰雌疔，五曰火疔，六曰烂疔，七曰三十六种疔，八曰蛇眼疔，九曰盐肤疔，十曰水洗疔，十一曰力镰疔，十二曰浮鸥疔，十三曰牛狗疔。惟三十六种疔急宜治之，不然今日生一疔，明日生二疔，后日生三疔，至十日尤可，若满三十六疔，则不治矣。十三种状虽不同，

① 膏粱，人卫本《黄帝内经素问·生气通天论篇第三》作“高梁”。

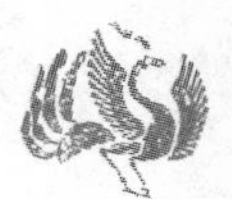

而其所由皆热毒之甚也，治法急宜用夺命小灵丹救之，不致邪毒入于脏腑矣。

金蝉夺命丹

治疔解毒，消风散邪之剂。

金银花一钱　蝉蜕五分　防风　青皮　独脚莲　赤芍　细辛　羌活　泽兰叶各八分　独活　黄连　僵蚕　甘草节　金线重楼各五钱

上剉五钱先服，倍金银花一两，泽兰一两，少用叶，生姜十片，同捣烂。好酒煎热泡之，去渣热服，不饮酒水煎亦可。如用水酒各一半，煎生姜十片，服出汗，病稍退，再加大黄五钱，同煎热服，以利二三次去余毒。有脓加何首乌、白芷梢。在下加槟榔、木瓜。要通加青皮、木香、大黄、栀子、牵牛。

清利解毒汤

治三十六种疔。

贝母　知母　天花粉　半夏　白及　金银花　地丁　穿山甲　乳香各一钱

用无灰酒一碗，煎半碗，温服。其渣加芙蓉叶一两，用蜜调井花水和敷疮口上。如干，再加蜜水调润。

解毒夺命丹

此方专攻诸恶痈疽、疔疮等症，危者立安。

雄黄　蟾酥　铜绿各二钱　朱砂为衣，另研　血竭　乳香　没药　胆矾　寒水石各一钱　轻粉　麝香　片脑各五分　蜈蚣一条，去头足　蜗牛二十一个

上为末。先将蜗牛连壳研为泥，和为丸，如绿豆大。如丸不就，加酒糊丸之，每服一二丸。先用葱白三寸，令病人嚼烂，男左女右，吐于手心，将药裹在葱内，无灰热酒送下。避风，以被盖之，如人行五里许。若饮酒者，再用热酒数杯，出汗为度。无汗再进二丸，汗出即愈。疮在下，食前服；在上，食后服，忌一切发物。

救命散

治一切疔毒痈肿。后药水煎通口服。

千头子　槐花子　地丁各五钱　蟾酥三分

保生锭子

治诸疔痈疽。

蟾酥三钱　雄黄二钱

上为末，用青叶二两，同捣如泥，为丸，六分重，朱砂为衣，阴干。用时以冷葱汤磨服一丸，仍用冷葱汤漱口咽下。外用针刺开疔头，入药一分，盖被出汗即愈。

一方用白矾溶化作丸，绿豆大，朱砂为衣。每服十丸，葱汤送下。

贴毒膏

治诸疔肿毒。

乳香　广木香各五分　没药　血竭　青木香各一钱　儿茶二钱　芙蓉叶四两　白及四两

共为末，用时以生蜜调搽患处，绵纸付之，三四次即消。

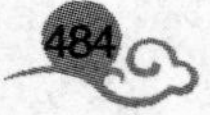

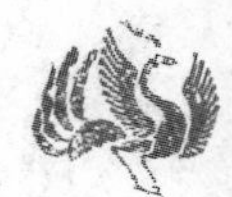

黄龙膏

治疔疮肿症。

用臘黄茶磨稀汁，专治无名肿毒，露顶涂之一二层即愈。

白龙膏

治同前。

白及一两　五倍子炒，五钱　白蔹三钱

共为末，醋调。各样肿症，或腿或臂，俱可治之。

赤金锭

治同前，神效。

焰硝八两　黄丹一两　皂矾一两　雄黄五分　朱砂五分

上为细末，陆续投于铁锅内，熬成膏，用茶匙挑在板上成条用之。治一切无名肿毒，恶疮初起，水磨涂之。

治眼目昏花，赤肿火眼，点眼两角，即效。

治乳蛾喉闭，口中噙化五分。

治蛇蝎咬伤，涂之立止疼痛。

治黄水疮，漆疮，绞肠痧，急心疼，点眼角即愈。

麻虫散

治一切疔毒等疮。

用黄麻虫一条，要梗中的，焙干为末，酒调服下如神，其疔化为水。此虫须先收下，以葱管中藏之。

解利误食方

误食瘟牛马肉而生疔毒者，用柏油叶捣自然汁，饮一二碗，泻毒即愈。如无叶，控取嫩根，捣加水服，亦可。

便毒门五十九

论

经曰：肾者，作强之官，所藏者精也。夫男女之欲，不能以直遂其志，故败精抟血，留聚于中途而结为便毒矣。且其所生之处，在小腹下两腿合缝之间，乃精气出入之道路，或触物动心，或梦而不泄。既不能偶合阴阳，又不能忘情息念，故精血交滞而成肿结也，故名便毒，又名胯马痈。此奇经冲任为病而见于厥阴之分野，其经多血，又名血疝。若溃破形如鱼口，故名鱼口疮。或先有疳疮而后发，或男交媾而传染，卒然起核疼痛，忌用寒凉之药，恐气血不能宣通，反成梅疮之患。惟当疏利之，使热散精通而愈矣。

祛毒散

治便毒未成即消，已成其脓随大小便血。

大黄二两　牵牛五钱　广木香五钱　木鳖子七个，去壳，瓦上微炒，去油

共为末，每服五钱，无灰酒空心调服。如微痛，再一服。

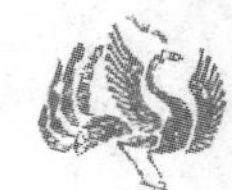

通真散

治症同前。

黑丑钱半　大黄三钱　归尾三钱　白僵蚕钱半　穿山甲土炒，二钱　甘草节一钱

作一剂，好酒煎，空心服，迟食饮食。

黄金散

治便毒溃破，即鱼疮也。

大黄　金银花各二钱　僵蚕　穿山甲炒　五灵脂[①]炒，各一钱

共为末，每服三钱，黄酒调服。

追毒散

治诸肿，便毒，恶疮。

犬下颏骨烧灰，一两　生莞豆一两　白蔹一两

上为细末，用醋调糊，用鸡翎扫患处，待干再扫数十遍，待干再扫，立效。如疮破无解者，可用椿白皮煎汤洗净，拭干，将赤石脂并石青磁为末，各一两，散上疮患处所，立见效矣。

下疳门六十

论

夫下疳者，乃足厥阴经病也。生于男子玉茎，皆因所

① 五灵脂，原作“五灵芝”，下同。

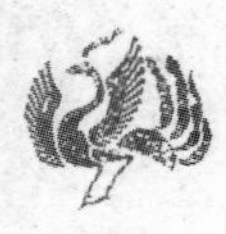

欲不遂，或交接不洁，以致邪毒浸染而成疮毒。久而不治，或损烂阳物，或生便毒，渐发梅疮，俗云“疳疮未已，便毒复来”，且妒精疮亦其类也。盖妒精者，由于妇人先有宿精，因而交合，虚热熏蒸，即成此疾。初发阴头如粟，拂之痛甚，妇人生于玉门内，又名疳蚀疮，但不痛耳。

消疳散

治下疳初起，阴头肿痛生疮。

连翘　荆芥　防风　独活　黄连　苍术　知母各一钱　黄柏　赤芍　赤茯　木通　龙胆草各一钱三分　柴胡钱半　甘草三分

作一剂，加灯心二十四根，水煎，空心热服，如有便毒，加大黄二钱。

全阳散

治下疳疮坏烂，及诸疮不收口者。

五倍子全者一枚，研极细　雄黄一钱　珍珠七分　龙骨五分　象牙末七分　飞白矾七分　蚕茧烧灰，七分　壁钱烧灰，七分

共为极细末，先用艾水洗患处，后用和成曲块展干，用棉花将药末撚上。

三仙散

治症同前。

用抱过鸡卵壳　黄连　轻粉各等分

上为细末，均一处，香油调搽。

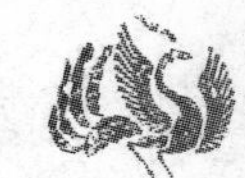

蜗牛散

治下疳。

蜗牛一钱，焙干　枯矾一钱

共为末，极细，湿则干上，干则以香油调上。

洗疳汤

川楝子　黄连　瓦松　花椒　葱根　艾叶各等分

上煎水，以青布展洗疮上。

全形散

治下疳。

番木鳖一个，煅成灰　冰片二厘

上共为细末，搽一二次即愈。

紫金散

治同前。

粪碱煅过，一钱　血竭一钱　茄皮烧灰，味恶，用五分

上共为细末，搽上甚妙。

青黄散

治同前。

血竭一钱　雄黄一钱　铜青四厘　胆矾四厘

上为末，掺上收水，五六日即愈，舒伯明验方，妙不可言。

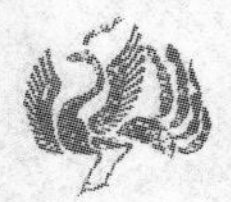

贰蚕散

治痔疮蛀梗，历验神效。

二蚕茧烧灰五分，出蛾过方用　枯明矾五分　五倍子一大个　孩儿茶一钱　轻粉二钱　红绢方圆三寸一块，烧灰

上共为末，用酸浆水、葱白、花椒煎汤洗搽，神效无敌。

狗雄散

治同前。

用黄狗脑盖骨烧灰为末，每两加雄黄二钱，糯米浸，水煎，花椒汤洗之，搽上即愈。

三虫神解散

二蚕绵烧灰，一钱　壁蟢儿巢白衣烧灰存性，一钱　竹蛀末一钱

上为细末，散上妙甚。

乳香散

治下疳疮。

乳香　没药　轻粉　黄丹　龙骨　乌鱼骨　黄连　黄芩　铜绿各等分　麝香少许

共为细末，先以温浆水洗过，贴疮上。

单黄散

治下疳，烂去玉茎者尤妙。

用川黄柏皮二片，如鞋底样者，去粗皮。取雄猪胆三

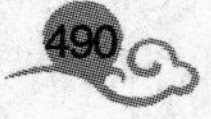

个，将汁涂在黄柏上晒之，渐渐涂上晒干，不宜火干。又用黄柏一块，取雌猪苦胆三个涂上，徐徐阴干，共为极细末。如玉茎疼痛不可忍者，将温米泔水洗净，掺上一分即止痛。徐徐掺上，复生如旧。

杨梅疮门六十一

论

夫梅疮者，内由肝肾脾三脏所生，外由风湿热三气所郁，间有天行湿毒传染。其名不一，有呼为天疱者，有呼为大麻风者，以理推之，盖其形如杨梅，焮红湿烂痒痛，属心，多生乳协；若形如鼓钉黄豆者，属脾，多生满面；形如绵花者，属肺，多生毛发间；形如紫葡萄者，属肝肾，多生豚臂及筋骨处；形如鱼疱，内多白水者，谓之天疱疮，此类梅疮稍轻。大抵上先见者，气分受病，上体必多；下先见者，血分受病，下体必多；上下俱见者，气血俱病也，治宜以防风通圣散加减用之耳。

加减通圣散

治梅疮初起。先一服，去麻黄用芒硝，以消内毒。待胃气稍定，再一服，去硝黄用麻黄，以去外毒。此方内通脏腑，外发经络，为首尾要药，外加搽洗自安矣。

防风　赤芍　薄荷　川芎　当归　栀子　连翘　桔梗　荆芥　滑石　石膏　白术各一钱　大黄二钱　芒硝九分　麻黄一钱三分　甘草五分

上作一剂，量病之先后、人之虚实加减，不可一例

而施。

香鳔饮

治梅疮筋骨疼痛，久不愈者。

茜草　麻黄　乌药各二钱　细茶　鱼鳔各三钱，用顷麻①炒成珠，去麻不用　槐子炒焦　花椒去目，五钱　乳香一钱

上作一剂，姜五片，葱五根，水煎温服，二三剂即愈。一方加土茯苓一两。

苍金双皂散

治梅疮后两手掌发癣，皮退一层又生一层，生生不绝，名曰鹅掌风。先服本药，再擦后药。

苍耳子　金银花　连翘　防风　荆芥穗　皂角刺各一钱半　天麻　前胡　蛇床子各七分　牙皂　土茯苓各三钱　甘草一钱

上作一剂，姜一片，川椒一撮，水煎服。

玉脂膏

经验治鹅掌风擦药。

柏油　菜油　牛油　黄蜡各一两

将油熔后，入蜡化过，待温再入银朱一钱半，官粉二钱，川椒末一钱，麝五分，共为末，入油内搅匀，擦患处火烤，再擦再烤。

消毒保元饮

土黄连五钱　穿山甲　皂角刺　天花粉　何首乌各一钱

---

① 顷麻，疑作“苘麻”。

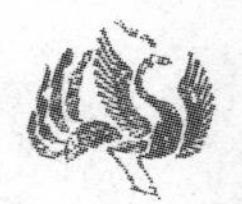

川芎钱半　白芷　当归各八分　僵蚕　牛膝各二钱　苦参　荆芥　防风各一钱　甘草五分

上为末，和一处，分作十包听用。再取硬饭块六十两，木臼内捣碎，分作十包。再用猪腹中胰子五个，去油作五次用。每次煮一胰子，用水四碗，煎至二碗，分作两日用。

每用硬饭块一包，入砂罐，同水五碗，煎至三碗，去渣，入前药末一包，再煎半晌，后入猪胰汤一碗，煨火熬至三碗，作三次空心服。药尽疮愈，更无后患。此疮神方，无出于此，秘之秘之。

六味消毒散

治时疮肿块。此方不可增减，服之有验。

当归须　怀生地　牛膝各一两　冷饭块四十两　皂角　甘草各四钱

上分十剂，煎服，忌食茶与牛肉。

三兽解毒汤

治时疮结毒。

牛黄三分　琥珀一钱　人中白即人粪煅焦黑，三钱　粉霜二钱　雄黄三钱　朱砂三钱　乳香三钱　没药三钱　川归二钱　槐花　牙皂炙，去皮，一钱　白芷酒洗，三钱　丁香春夏一钱五分，秋冬三钱　南木香一钱

上为末，酒糊丸，如萝卜子大。初服五丸，五日后加作七丸，又五日后加作九丸，又五日后七丸、五丸减下。用冷饭块、甘草煎汤吞下，其消如神。

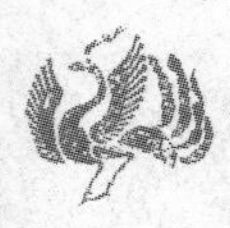

复煎丸

治梅疮经年溃烂难愈，多方不效，用此治之。

乳香　没药　儿茶　丁香焙，各一两　阿魏　白花蛇　血竭各四钱，为末　白面炒，一斤　蜂蜜炼熟，六两　香油煎熟，四两　枣肉去皮核

前药共为末，将枣肉捣烂，为丸弹子大。每服一丸。土茯苓四两，水四碗，煎二碗，去渣，入丸，煎化温服。日进一服，七日而痊。再服通圣丸，即通圣散半斤，再加苦参半斤，共为末，酒糊丸，梧子大。每服七十丸，空心茶酒任下。

仙遗粮丸

治梅疮后肿块成痈，脓血不干，以致成漏，治之立效。

土茯苓一斤　防风　木通　薏苡仁　防己　白茯　金银花　木瓜　白藓皮　皂角刺各五钱　白芥子四钱　归身七钱

共为末，蜜丸，梧子大。每服百丸，空心酒下。善饮者浸酒服亦好，忌生冷、鸡鱼、房事十余日。

五宝丹

治杨梅、天疱、绵花等疮，年不收口，筋骨疼痛，赤癜白癜，鹅掌风鲜，口臭发脱及年久臁疮并治。

钟乳粉三分　大丹砂二分　琥珀五厘　冰片五厘　珍珠三厘

共为细末，每服五厘，另入飞白霜二分半，炒过，合作一处。每料分作十二服，每一日用土茯苓一斤，用水煎十二碗，去渣清以一碗入药一服搅匀，温服其苓，一日服

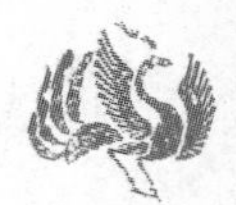

尽。此日不可用茶汤，日日如是服。此一料即愈，服至半料亦愈。病重则再一料，无不痊矣。忌鸡鹅、牛肉、房事，药完病痊不忌。

腐粉散毒膏

治时疮初起，三日褪光立效。

用豆腐四两，中心开孔，入官粉二钱作一盘，不用盐料，锅上蒸熟。先将葱头少煨嚼下，后吃蒸熟豆腐，完尽量饮烧酒一二杯，绵被暖盖，不通一线风处卧，出臭汗一身，人不可近，务令汗出尽为妙。如要便溺，尽撒床中不妨，欲避风耳，不可起倒。汗后三日，遍身俱光，好后疤痕吃酒不红，此甚奇矣。又有以二十一枣去核，每入官粉一分，略蒸食之，亦如前效，妙。

金燈照眼

治梅疮久不愈或初起者。

白锡一钱，化开，入水银一钱　乳香　没药　白丁香　辰砂　轻粉各三分　麝香二分　自然铜一钱

共为末，将纸卷药七分成条，用香油润湿，燃灯照眼，口含凉水观之，灯用帽盒盛住。先服通圣散十余剂，照后亦服十余剂。如疮疼，用乳香、没药为末，酒调服五分。

三香解毒捻

治症同前。

乳香　没药　雄黄　朱砂　儿茶各五分　朝脑一钱　水银　黑铅　水花珠各一钱　麝香三分　艾叶三钱　花椒一钱　血

竭五分　线香三钱

共为细末。将铅化开，水银、前药共一处，分作三分，艾叶、线香亦分作三分，用纸捻作条三条。每用一条，将病人被盖，秘密仰身缩脚，捻烧脚下，烟熏之三四时辰，忌见风，先服通圣散三剂。

吹看香

治症同前。

黑铅八分，熔化入水银一钱，同结成饼　银珠一钱半，炒　明矾　雄黄各一钱

共为末，枣肉去皮捣均，分作六丸。每用一丸，放火笼内，令病人以巾包头，口吹眼看其药丸，待烟尽则止。当日早午晚各吹一丸，次日早午各吹一丸，第三日只早吹一丸。后三五日或口流涎，用黄连、绿豆煎汤解之，再用通圣散丸调理断根。

五仙散

治梅疮初起，服之即愈，屡验。

炉甘石一两，火煅　天花粉五钱　木通　石膏各五钱　槐皮五钱，去外粗皮，俱要净末

用土茯苓四两，水八碗，煎五碗，作五次。每一次入前药末七分，不可多用。轻者一料，重者土茯苓一斤，痊愈矣。

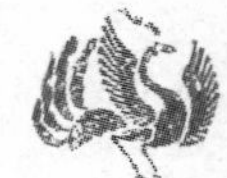

敬修堂医源经旨卷之七

厉风门六十一

论

夫厉风者，是受天地间杀物之风也，酷烈暴悍，最为可畏。一因风毒，或汗出解衣入水，或酒后当风，或因湿毒，或坐卧湿地，或冒雨露，或有传染。然此数者，亦未必皆由外也，兼有内伤饮食，热毒过甚，大寒大热，房劳秽污，以致动火血热。盖胃与大肠无物不受，且脾主肌肉，肺主皮毛，然疮病虽见于皮肉而热毒必归于肠胃也。故治法必须治阳明，初宜防风通圣。从上而至下者为顺，本方宜多加麻黄以去外毒；从下而至上者为逆，本方宜多加硝黄以去内毒。但从上从下而渐来者可治，顿发者难治。初起虚痒，或起白屑紫云如癜风状，或发紫疱流脓，急宜审查，毋致眉落眼昏，唇翻声噎，则难疗矣。大抵此□百无二三可生者，盖由病人不禁忌口食之故也。

醉仙散

治大风眉落，身起白屑等症。

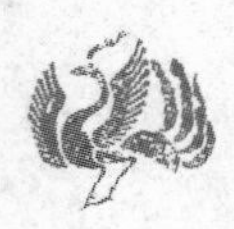

胡麻子　牛蒡子　蔓荆子　枸杞子各一两，炒紫色　白蒺藜[1]　苦参　瓜蒌根　防风各五钱

共为末，每一两入轻粉七分拌匀。每服一钱，清茶调下，早午各一服，五七日后牙缝出血，或臭涎，浑身疼痛，昏闷如醉，利下脓血恶物为效。

再造散

治癞风恶疾。

大黄　皂角刺各一两　郁金五钱　白牵牛六钱，半生半炒

共为末，每服五钱，日未出时无灰酒面东调下。利下恶物臭不可近，或虫，或脓，黑色者多年，赤色者多日，数日后又进一服，服至无虫乃止，诸疮通用。

换肌散

治大风年深不愈，以至面毛落尽，鼻梁崩损，不逾月取效如神。

黑花蛇　白花蛇即蕲黄蛇，并浸酒一宿　地龙去土，各三两　细辛　白芷　天麻　蔓荆子　当归　威灵仙　荆芥穗　甘菊花　苦参　紫参　沙参　木贼　不灰木　炙甘草　沙苑蒺藜　天门冬　赤芍药　定风草　何首乌　九节菖蒲　胡麻子　草乌头去皮脐　苍术泔水浸，去皮　川芎　木鳖子各一两

上为细末，每服五钱，温酒调下，酒多为妙，极重者方可服。

---

① 白蒺藜，原作“白蒺梨”，下同。

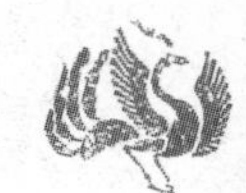

五枝汤

治厉风及恶疾遍身生疮。

用桃、柳、桑、槐、楮五般枝浓煎汤，大缸浸坐没颈一日，俟汤如油，出浴安矣。又浓煎萍汤，浴浸半日，大效神方。

退肤丸

治厉癞等症。

荆芥穗　大黄　栀子　蔚金　地黄　杜仲　防风　羌活 独活　白蒺藜各等分

共为细末，以大风油入熟蜜丸，梧桐子大，茶清下。每服四五十丸，一日三服。

一方用苦参五斤，好酒三斗，浸一月。每服一合，日进三服，常与不绝。觉痹既安，更为细末，服亦良，尤治瘾疹。

苍耳丸

治诸风并诸风疮，瘾疹，白紫癜风。

五月五日割取苍耳草叶，洗净晒干为末，炼蜜为丸，如梧桐子大。每服四五十丸，日三服。若身体有风处，或如麻豆粒，此为风毒出也，可以针刺，黄汗出尽乃止。

苦藜丸

治大麻风。

苦参三斤　羌活四两　独活四两　当归半斤　白芷四两　白

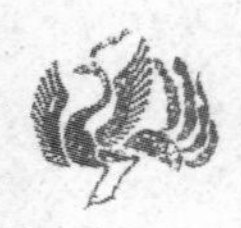

蔹四两　白蒺藜四两　皂角刺锻灰存性，半斤　天花粉　何首乌各四两

共为细末听用。次后用皂角五斤切细，温水浸五日，去渣。用砂锅漫火[①]熬成膏，入前药在内，搅匀为丸，如梧桐子大。每服百丸，空心好酒送下。

紫云丸

治紫云血风。

何首乌四两　五加皮二两　牛蒡子一两　全蝎一两五钱　僵蚕二两　羌活一两　独活一两　白芷一两　苦参二两　川细辛一两　当归二两　生地一两　汉防己一两　黄连一两　芍药一两　蝉蜕一两　防风一两　荆芥一两　苍术一两

上为末，或炼蜜为丸，或酒糊为丸，如梧桐子大。每服七十丸，好酒下，或米汤下，日进三服，其病即愈。

东坡四神丸

治大风神效。

羌活　玄参　当归　熟地各等分

上为末，炼蜜为丸，如梧桐子大。每服一百丸，好酒下。

七珍膏

治血风疮极痒，爬见血者，此方极妙。

先用香油一斤，槐枝青者截百段，陆续下枝，俟煎枯再下，熬至滴水成珠。次下黄蜡一两五钱，又下定粉十二两，提起微温，方下后药。

---

① 漫火，疑作“慢火”。

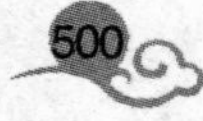

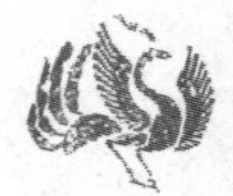

乳香　没药　轻粉　白花蛇　孩儿茶各一钱　朝脑一两　麝香七分，俱细末

即成膏，用水煎一宿，去火气收藏，并治一切恶疮痈毒。

敷药

治疮大烂，遍身涂之。

黑狗脊二两，如无，杜仲代之　蛇床子一两　寒水石　硫黄　白矾枯，各二两　朴硝少许

上为末，或腊猪油，或香油调敷，不烂者不必。

宝灵丹

治一切疥癣风疾等疮。

麻黄五斤，用水半桶，煮令味出，去渣滤净，慢火熬煎成膏　麝香五分，另研　大黄酒煮　槐花炒　白芷　川芎各一两二钱　乳香另研　没药另研　木香　沉香各三钱　白术一两　紫背浮萍一两五钱　苦参一两五钱　羌活　秦艽各八钱

上为末，麻黄膏为丸，如弹子大。每服一丸，临卧好酒调服，忌风二三日，只一二服愈。此方屡试有效。

一方无麝香、苍术，有槐角、当归、防风、甘松各一两五钱，白花蛇四两，尤效，即换骨丹去苍术加白术、羌活、秦艽。

祛风丸

治白癜风。夫癜风者，乃风热聚于皮间，土燥水干，火无所畏，肌肤变为紫白矣。盖紫白者，血热之浅深也，

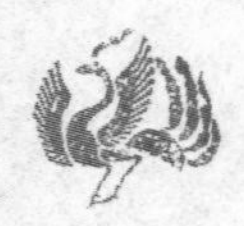

治亦少异。

何首乌　荆芥穗　苦参　苍术米泔浸，四两　白蒺藜　苍耳子各二两　金樱子　蛇床子各二两

共为末，用肥皂去皮弦，切碎煮汁，滤去渣，入面少许，打糊为丸，梧子大。每服五七十丸，空心茶清下，忌一切动风之物。

双黄散

治赤白癜风，汗斑等症。

雄黄　硫黄　全蝎　僵蚕　白附子各一钱　密陀僧一钱五分　麝香五分

共为末，生姜蘸于患处，擦之除根。

一方治汗斑，用密陀僧为细末，以隔年酽醋①调，搽擦斑上即愈。

臁疮门六十二

论

夫臁疮者，有内臁外臁之分。外臁属三阳，因风湿所染；内臁属三阴，乃虚寒所成。多由肾脏虚冷，风邪毒气外攻三里之旁，灌于阴交之侧，热毒流注两脚而生此患，肿烂疼痛，步履艰难。若又生于臁骨居中者为重，盖其骨多肉少，皮薄不易长肉，故难愈也。治之之法，无分内外，先宜服调荣败毒之剂，次当取其虫，然后敷贴，则能行履，

① 酽醋：浓醋，原误作“酽错”。

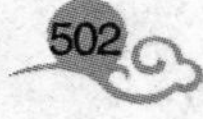

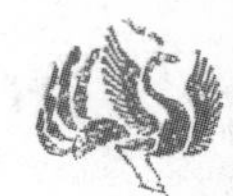

庶可痊矣。

调荣败毒汤

治臁疮肿烂，臭朽难闻，行步艰难。

归尾　荆芥　防风　羌活　独活　柴胡　前胡　薄荷　连翘　川芎　金银花　龙胆草　黄连　牛膝各一钱　甘草七分

上剂水煎，空心服。

完肌灶土膏

治经年不愈臁疮。

窑灶土心多年的　黄柏　黄丹　赤石脂各六钱　乳香　没药　轻粉各三钱

共为极细末，清油调成膏，伞纸摊贴付疮上，绢缚定，纵痒不可动，只待结痂。未愈再贴，先以茶清洗过方贴。

蜡矾纸

用绵纸叠十二重，看疮大小，剪成方块，以纸捻钉住。却用麻油二两，入川椒五钱，慢火煎枯黑去渣。又用槐枝四十九寸，煎黑去渣。再入黄蜡一两，枯矾一钱，轻粉二分。一方加青盐末一字熔化，即入前纸，令油渗透，勿使纸焦黄取起。贴时先用槐枝、葱椒煎汤洗拭，取前纸全沓贴上。外另用油纸并绢缚定，周时①取下近疮纸一重，候纸取尽，则疮愈矣。气虚脓多者尤宜，作夹纸膏亦可。

---

① 周时，指一昼夜。

蕲艾膏

治症同前。

蕲艾　川椒各五钱　水粉一两　黄丹三钱　轻粉一钱

共为细末，熟麻油调膏，隔纸贴之。炼麻油滴水不散为妙。

黄柏散

治臁疮并遍身热疮。

黄柏一两　轻粉三钱

共为极细末，猪胆汁调涂，湿则干掺。

古灰散

治臁疮并杖疮。

古石灰　枯矾各二钱　乳香　没药　血竭各钱半

共为细末，用桐油一半，香油一半。先用槐花一合入内，煎黑去渣，再入松香三钱，煎沸，又滤去渣。入黄蜡五钱，熬成膏，滴水不散。将药末入内，再熬黑色，滴水成珠即好。贴时先用葱白、防风煎水洗净，敷药有不平处，以药填之。其膏用油纸摊贴，候疮愈皮老为度，棒疮亦然。

三香膏

治远年近日一切溃烂臁疮，止痛生肌。

乳香　松香各二钱

共为细末，用香油调成膏。将包粽子的笋叶薄者，密密刺孔，摊药在上，贴患处。药居中，上再用笋叶盖之，绵扎定，当时止痛生肌。

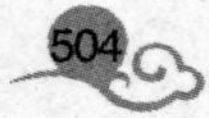

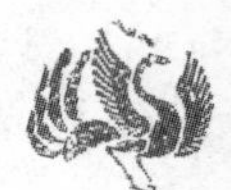

臁疮隔纸膏

黄香五钱　轻粉一钱　银珠七分　铜绿一钱

共为末，用麻油调摊上，神效。

三圣散

治臁疮，疔疮，搭手，背痈等症。

葱白一斤　马苋一斤　石灰一斤

上三味湿捣为团，阴干为细末，贴疮。

隔纸膏

治臁疮臭烂并湿毒顽疮，先用韭菜煎汤洗净患处。

猪油熬化，净，一两　黄占一两　白占五钱　轻粉二钱　黄柏胆炙，一钱　珍珠一钱五分　官粉三钱　赤石脂煅，一钱

共为细末，先将前三味溶化，再下细末为隔纸膏，贴。

单铅膏

治远近顽臁不愈，立效。

用出山铅五两，捶成薄片。先用葱艾煎汤洗净，拭干，将铅片缚上，三日后取下。又熔化铅，又打，又贴，如此十数次即愈。

疥疮门六十三，附秃疮

论

夫疥者有五种，乃干、湿、虫、沙、脓是也，大抵皆由

五脏蕴毒而生也。治法当分虚实，有脾虚而生，有血热而生，有湿热而生。脾虚宜开郁健脾清火，血热宜凉血败毒，湿热宜杀虫清热，庶几可矣。

消风清热饮

治疥疮及脓疱疮。

苦参　金银花各二钱　柴胡　生地　黄芩　荆芥穗　黄柏酒炒　黄连各钱半　连翘　薄荷　独活　枳壳　芍药　防风各一钱　甘草五分

作一剂，水煎服。后服加味通圣散亦可。

加味苦参丸

治疥癣，脓疱，血热等疮。

苦参二两，米泔水浸晒　白鲜皮炒　白芷各一两　枳壳面炒　连翘　羌活　栀子炒　当归　荆芥各七钱

共为末，炼蜜丸，梧子大。每服五七十丸，白汤下。

一扫光

治血风疮癣，疥癞坐板等疮。

蛇床子五钱　大枫子五钱　水银二钱　白锡一钱　枯矾一钱

共为末，先将锡开化，入水银研匀，不见星。再入末药，同入柏油研烂搽疮。若无柏油，腊猪油亦可。

香疥药

治风癣疥癞。

大枫子去壳，三十个　木鳖子去壳，三十个　蛇床子五钱　白蒺

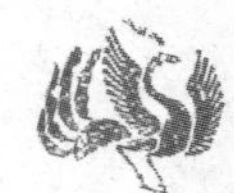

藜五钱　杏仁去壳，三十个　川椒四钱，去目　枯矾三钱　朝脑三钱　轻粉钱半　人言一钱

共为细末，入柏油捣均调搽。

金不换

治同前。

枯矾一两　硫黄　五倍子炒　川椒各五钱　人言三分

共为细末，用菜油煎鸡蛋令熟，去蛋不用，将油调前末药，搽疮上。

一上散

治湿疥肿痛作痒，痛烂等症。

雄黄三钱半　寒水石　白胶香　黑狗脊　蛇床子各一两　枯矾　黄连各五钱　吴茱萸　硫黄各三钱　斑蝥十四个

共为末，先将椒艾汤洗去疮痂，然后用腊猪油调药于掌心擦热，鼻中嗅二三次，却擦疮上。

熏疥方

银珠　雄黄各一钱　木鳖子一个，去壳　大枫子三个，去壳　好香一钱　艾三钱

共为末，以绵纸卷筒，被盖露头，兼护二便，熏之。

大枫膏

治一切干湿疥疮，并脓窠烂疮。

大枫子连壳二两，去壳用　枯矾四两　蛇蜕火烧存性，三分　樟脑三分　蜂窠火烧存性，三分　水银五钱　柏油烛四两

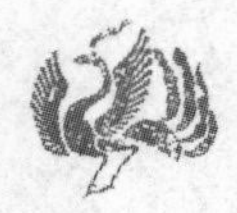

上为末，捣入柏油烛，次入水银同研，苟[1]涂擦。

追风膏

治秃疮并疥癣。

马蜂窝一个　花椒一钱　雄黄一钱　大枫子去壳，二十一个

共捶碎，入蜂窝内，香油微浸蜂窝，火烧，下用碗接药油，收贮搽之，神效。

艮黄散[2]

治头疮。

猪油二钱，一半生，一半熟　雄黄　水银各二钱五分

上为末，和匀敷之。

癣疮门六十四

论

夫癣有五种，湿、顽、风、马、牛是也。大抵疥癣，皆血分热燥，以致风毒克于皮肤，浮浅为疥，深沉为癣也。疥多挟热，癣多挟湿，或如苔毒走散，或先小而后开。盖风癣搔之则有白屑。湿癣如虫行，搔之有水。顽癣全然不知痛痒，牛癣如牛颈皮厚且坚。马癣微痒，白点相连也。治之之法，要在散风湿而兼杀虫，次当补肾而已。

加减通圣散

方见梅疮门。

---

① 苟，同“苟”，随便。
② 艮黄散，为银黄散。

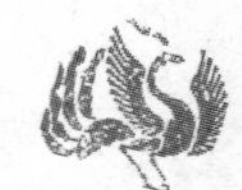

治五癣，去硝黄，加浮萍五钱煎服。

三黄消癣饮

治风癣脓疥诸疮。

赤芍药　白芍药　黄芩　黄柏各一钱　当归尾钱半　木鳖子一个　大黄三钱七分

上咀片，用水八分，酒七分煎，待药煎足，临时下大黄三四滚就取起，露一宿，五更服。如肠风下血，加槐花一钱，去木鳖子。

消风解癣汤

治风癣疥癞等症。

当归六钱　人参钱半　防风六钱　荆芥六钱　牛膝三钱　连翘三钱　木通四钱　皂角四钱　山栀六钱　羌活六钱　甘草二钱　薏仁二钱　白鲜皮六钱　生地四钱　熟地五钱

以上分作七贴，水煎，食前服。

擦磨散

治远年风癣。

番打马广东来者，三钱　珍珠一钱　冰片一钱　雄黄六分　轻粉三钱　枯矾一两　胆矾三钱　水银五两　人言五分，火煅　川大黄二两　孩儿茶五钱　大枫子一百个，火焙

上为末，用麻油调搽手足骨节。

斑樟散

治风癣。

川槿皮一两　斑蝥二钱　木鳖子一两　槟榔三钱　樟脑一钱

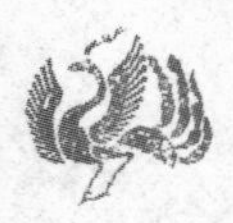

枯矾一钱　硫黄一钱　麝香二分

共为末，用烧酒春秋二日，冬三日，夏一日，蘸搭擦癣疮上，略疼些，三日除根。

七攻散

治同前。

木鳖子四大个　水银　轻粉　白生矾　川椒各五分　人言五厘

共为末，用猪脂油调和擦之。

天麻膏

治癣疥赤秃，手足癣皮剥起，脓汁浸淫，日久不瘥者，立效。

草乌头　钓苓根　木鳖子去壳　天麻　藜芦　川芎　狼毒各五钱　轻粉　粉霜各二分，另研为末　猪脂二两　黄蜡六两　麻油一斤

前七味切碎，入油内煎黑色，去渣，入黄蜡、猪脂熔开。再用重绵滤过，入轻粉、粉霜搅凝收贮，用时涂摩之。

槟榔散

治风湿癣疮及年久顽癣。

川槿皮四两　槟榔　半夏　木鳖去壳，各五钱　斑蝥　白砒各一钱　雄黄三钱

俱为片，另将雄砒研细，共合一处，用井水一碗，河水一碗，浸晒三日，露三夜。将鹅翎卷药水扫患处，数

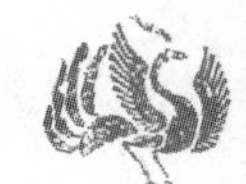

次愈。

一洗膏

治风癣诸疮。

象皮烧灰　红枣烧灰　针末　黄柏末　熟皮烟　黄丹飞　轻粉　大枫子各等分

共为末，炼油调膏涂癣上。

煅黄膏

治诸癣。

雄黄六钱，煅过　川槿皮一两　白蔹一两

共为末，无根水调膏，用碗顿饭锅上，以赤色为度，患处不可爬破，搽上忌七八日，不宜见水。

三乌饮

治风癣，鹅掌层起，皮痒痛不等。

川乌　草乌　何首乌　天花粉　赤芍　防风　荆芥穗　苍术　地丁各一两　艾叶四两

煎水，先熏后洗。

一方用白豌豆一升，入楝子同熬水，早、午、晚每洗七次。

矾硫散

治汗斑。

枯矾六钱　硫黄一钱　雄黄五分

共为细末，洗净了，擦斑处。

陀僧散

治风癣秃疮。

鹁鸽一两，炒研末，用五钱，鹁鸽用粪　密陀僧研，五钱　硫黄一钱　花椒五钱　人言一分　五倍子三钱，为末

共为末一处，先将艾椒煎汤洗净，后用香油搽患处，晚间洗去。

香粉散

治小儿头生肥疮风癣及黄水等疮。

松香　枯矾　川椒各五分　水粉三分

共为末，实葱管内，扎住两头，白水煮沸。用时去葱，将药擦患处。

乳痈门六十五

论

夫男子之肾，妇人之乳，皆性命之根也。盖乳房属阳明，乳头属厥阴，乳子之母，不知调养，忿怒所逆，或不得志于舅姑夫婿，郁闷所积，或食多厚味，酿成热毒，以致厥阴之气不行，故窍不通而汁不出矣。遂生结核，疼痛难忍，速宜揉令软，吮令汁出，自可消矣。久而不治，必成痈疖，嵌凹如岩，名曰妳岩①，遂成废疾，可不慎之。

青连饮

治乳痈初起，最宜服之。

---

① 妳岩，妳同奶，后作乳岩。

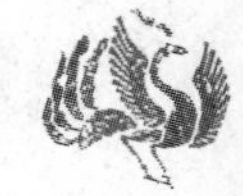

青皮　瓜蒌　橘叶　连翘　皂角刺各钱半　桃仁七个，去皮尖　甘草节五分

上酒水各半，煎服。

如破加参芪各一钱，去皂角刺。

通和汤

治乳痈疼痛难忍者。

穿山甲炮黄　川木通各一两　自然铜五钱，醋淬七次

共为末，每服二钱，热酒调，食远服。

胜金丹

治吹乳肿痛，乳汁不通，用此取效。

梳上垢不拘多少，丸如梧子大，黄丹为衣。每服三丸，倒流水下。服后患左乳左卧，右乳右卧，温覆出汗。倒流水即水倾屋上流下者是。

一方治乳肿痛，用陈皮去白为末，入麝香少许，每服二钱，酒调服。初起一服即散，已溃亦效。

夜明丸

治乳痈结核等症。

夜明沙淘净　瓜蒌子微炒，各五钱　阿魏三钱

共为末，饭捣为丸，粟米大。每服七分，酒送下。

散结饮

治乳痈未溃。

甘草节　瓜蒌仁　金银花　当归　没药　青皮　皂角

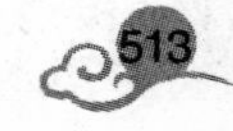

刺　青橘叶各一钱

上咀片，水一钟，酒半钟，同煎一钟，空心服。已溃用参、芪、芎、归、白芍、青皮、瓜蒌、甘草节煎服。

蒲公散

治乳痈，化热毒，消恶肿结核，有奇功。

蒲公英　金银花各五钱

煎以少酒佐之，服后即欲睡是其功也，及觉而病解矣。

胡桃散

治妇人乳岩久不愈者。忧怒阻积，遂成隐核，不痛不痒，年久方陷下，名曰乳岩，此极难愈之症。用华皮油胡桃烧灰存性，入枯矾、轻粉少许，香油涂敷。

宣通散

治乳硬痛。

没药一钱　甘草三钱　当归三钱

水煎，入酒少许热饮。

拆伤门六十六

论

夫拆伤专主乎血，非比六淫七情有在气在血之分。然肝主血，不问何经所伤，恶血必归于肝，流于胁，郁于腹，故多作腹痛、增寒增热等症。实则下之，虚则宜当归须散

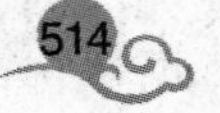

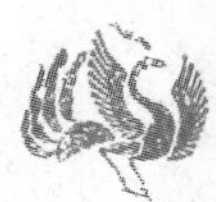

调之。未出血者，宜苏木去瘀，黄连降火，白术和中，三味俱用童便入酒煎服。但血冷则凝，不可饮冷水，引血入心即死。血虚用四物加穿山甲，气虚用苏木、参、芪、当归、楝皮、甘草，服半月后，方敢以煎药调自然铜末一味，空心服之，如骨不碎折者忌用。大抵折伤或金刃伤者，若伤皮出血，外损筋骨则易治。若内伤损脏腑里膜，及破肾子耳后者，难治。又忌呕血恍惚烦闷，慎之慎之。

脉

未出血洪大为顺，既出血微小为顺，反此则凶。

鸡鸣散

治坠压伤损，瘀血凝滞，痛不可忍，气绝不能言。

大黄一两，酒洗　归尾五钱　桃仁七个，去皮尖

作一剂，酒煎，鸡鸣时服，取下瘀血即愈。

当归须散

治损伤跌打等症。

当归二钱　红花一钱　桃仁七个　甘草五分　赤芍一钱　乌药七分　香附八分　苏木一钱　官桂四分

上剂酒水各半，同煎服。

元戎接骨丹

没药　乳香　当归　川椒　自然铜醋淬　赤芍　骨碎补炙　败龟板炙　虎骨　千金藤即郁李仁，各等分

上为细末，化蜡五钱，丸如弹子大。每服一丸，好酒

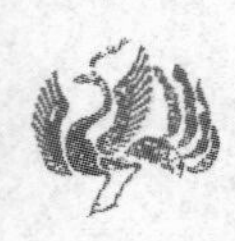

半升化开煎，用东南柳枝搅散热服。

一方加龙骨、川芎，分上下，食前后服。

续骨丸

治折伤神验。

猪板油腊月的，十两　白蜡炼过，半斤　飞丹四两，水飞　自然铜煅，醋淬，十四两　白矾十二两　密陀僧研，四两　麒麟竭一两　没药　乳香　辰砂各一两

上十味，先用锅内熬油，次下蜡。将锅离火放地上，入密陀僧、飞丹、自然铜搅匀，小火再煎，滴水成珠方下矾、竭、乳、没、砂，用杨柳枝不住手搅匀，待凝丸如弹子大，笋壳衬垫。每遇跌折伤，重者用一丸，再加猪油些少，火上化开，涂伤处，以油纸包缚。甚者以灯草裹了，用竹片夹绑，再用一丸，分作小丸，滚热葱酒吞下痛止。若再痛，再服，痛定止。骨折者，两次即愈。如齿痛者，一贴牙根立止。

乳香定痛散

治打扑损伤，落马坠车，一切疼痛。

乳香　没药　川芎　白芷　芍药　甘草　牡丹皮　生地各一两

上为细末，每服一钱，温酒并童便调下，不拘时服。

五敷散

治跌扑损伤。

乳香一分　五倍子一分　小麦面五分　狗骨一分　锅末五分

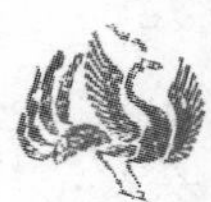

上为末，用好酒调如粥糊用，热敷痛处，不可敷在破处。重者加天灵盖少许，煅过极妙。烂者只用凤尾草一味，捣敷患处，或以此草煎汤洗亦可（凤尾在池边井边寻讨）。

古钱散

治跌打损伤，筋断骨折等症。

半夏　土鳖每样各一个，相停共一两，捣烂一处，锅内炒黄色　古铜钱三钱　自然铜二钱，二味俱火烧红，入醋淬七次　乳香　没药各五钱　骨碎补七钱，去毛

共为末，每服三分，用导滞散二钱拌均，热酒服，药行患疼即止。次日再一服，加导滞散一钱，重者三服即愈。

导滞散

大黄三钱　当归一钱

共为末，酒调服。

麦斗散

治症同前。

土鳖一个，瓦上焙干　巴豆一个，去壳　半夏一个，生用　乳香半分　没药半分　自然铜火烧七次，醋淬，用二三厘

共为细末，每服一厘，黄酒调下。如重车行十里许，其骨接有声，盖被勿令见风及动移，此药端午日合，忌鸡犬妇人相见。

蚌霜散

治折伤后吐血不止，或口鼻俱出，及鼻衄吐唾等症。灸疮出血，干擦之。

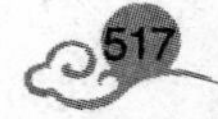

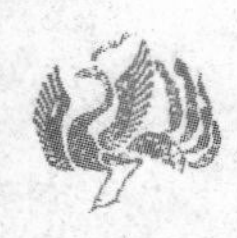

蚌粉　百草霜各等分

共为末，每服二钱，糯米饮调服，侧柏枝研汁尤效。

阵亡丹

治损伤及刀箭伤出血等症。

大黄一两　石灰六两

二味同炒，紫色为度，去火毒筛过，敷伤处。

一方加小儿发灰、乳香、没药、蒲黄等分为末，每前药三钱，后药一钱，再用未开眼老鼠子和药捣烂，阴干为末，敷搽患处即愈，且免破伤风。

二生膏

治跌伤损手足。

生地一斤　生姜四两

共捣烂，入糟一斤同炒匀，乘热以布裹掩伤处，冷即易之，自愈，神效。

应疼膏

治损伤跌打，止痛接骨。

香油二斤，煎枯血余，取出再入槐条二十八根，长四寸许，又入穿山甲并后药　川乌　草乌　当归　升麻　牡丹皮　玄参各一两　红花三钱　白芷二钱　杏仁二十八个

煎黑色滤出，再将黄丹八两五钱炒二三次，变红色，徐徐而下成膏，入朝脑五钱。临用先将葱擦患处，即贴药，预服蒺藜末三钱，酒调下，再服苏芷饮一剂。此膏内加入木鳖五钱，山栀二钱，桃仁一钱，黄柏三钱，乳香三钱，

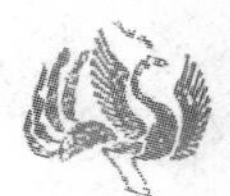

黄蜡三钱尤妙。

苏芷饮

苏木二钱　白芷二钱　川麻烧灰，二钱　蒺藜炒，一钱

用黄酒二钟煎出，再入乳香二钱、没药末一钱，调入煎药内服。

续骨丹

乳香　没药　儿茶　茧壳烧灰，各等分

上为末，每服二钱，接骨用黄酒调下，欲下血烧酒调下。

夹骨法

治接折伤等骨。

用绿豆粉不拘多少，炒紫色，以热酒醋调敷损处，竹纸盖贴。将杉木皮或桑皮二片夹定，即接住。

姜虾膏

治骨节伤损等症。

小虾蟆五个　生姜一两

用酒糟一碗，肿者加红花五钱同捣烂，敷折伤损处，用前夹法亦好。

单松散

治刀斧斫伤或跌破皮等症。

用松香研极细，当时捻上纸缚定即生住，如斫伤过多

时则不能速效。

麻药方

凡服此药，皮肉不知痛痒，或用刀针，或移骨节归原。

牙皂　木鳖　紫金皮　白芷　半夏　乌药　土当归　川芎　川乌各五两　草乌　小茴　坐拿草酒煮熟，各一两　木香三钱

共为末，每服二钱，好酒调下则不知痛方可。若治疗后，可用盐汤或盐水服，即醒。

如伤重手不能近者，更加坐拿草、草乌、蔓萝花各五钱为妙，并无炮制。

麻木药

蟾酥一钱　半夏　闹羊花各六分　胡椒　川乌　川椒各一钱八分　荜茇二钱

上为末，每吃半分，好酒下，要大开刀加白酒药一丸。

破伤风门六十七

论

夫破伤风者，乃因卒暴损破皮肉者，风邪所袭，或因诸疮久不收口，且汤洗艾灸，逼毒妄行，风邪内袭。往往视为寻常，殊不知风邪乘虚一入，变为恶候，死在旦夕，诚可哀悯，法当同伤寒治。若脉浮而无力，知在表也，宜汗之。若脉浮而弦小者，知在半表半里，只宜和解之。若

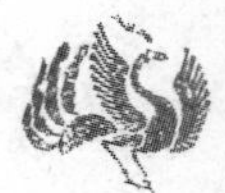

脉长而有力，知在里也，宜下之，又不可过其法也。

散表羌防饮

治破伤风邪初在表者，急服本药以解之，稍迟则邪入里，与药不相合矣。

羌活　防风　甘草　川芎　藁本　当归　白芍各一钱　地榆　细辛各五分

上水煎热服。

羌活解和汤

治破伤风在半表半里，急服此汤。若稍迟入里，则不宜服。

羌活　黄芩　前胡　菊花　麻黄　川芎　石膏　防风　细辛　甘草　白茯苓　蔓荆子各五分　薄荷　白芷各三分

上剉一剂，水煎服。

川羌利便汤

治破伤风邪入里，舌强口噤，项背反张，痰涎壅盛，胸腹满闷，便溺闭赤，急宜服此疏导之。

川芎　羌活　黄芩　大黄各二钱

上水煎温服，脏腑通和为度。

定风散

治破伤风及金刃伤、打扑伤并癫狗咬伤。

天南星为防风所制服之，不麻　防风各等分

共为细末，破伤风以药敷疮口，然后以温酒调一钱服。

牙关紧急，角弓反张，用二钱，童便调下。

打伤欲死，但心头微热，用二钱，童便灌下。

癫狗咬破，先口噙浆水洗净，用绵拭干贴药，更不再发，无脓，大有功。

全蝎散

治破风总药。

用全蝎梢七个为末，热酒调服。

苍乌散

治同前。

苍术火烧存性　草乌各等分

上为末，温酒服之，汗出为度。

灸法

治破伤风，疯狗咬伤等症。

用核桃壳半边，内填稠人粪，要满。仍用槐白皮衬扣伤处，将艾灸桃壳不计壮数，遍身汗出，其人大困即愈。

杖疮门六十八

论

凡人被杖之后，即饮童便和酒，免血攻心。即将萝卜菜并大黄捣成饼，摊杖处，久则易之，若无鲜萝卜，酒调

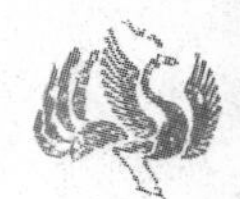

亦可。

一方用风仙花连根蒂捣烂涂患处，干则易之，血散即愈。如冬月无鲜的，预先收阴干为末，水和涂之亦可。

一方用绿豆粉微炒，鸡子清调刷之。

一方隔年风化石灰，取新汲水银簪调千余下成膏，鹅翎刷上。

一方鸡子清将银簪调麝香刷患处，止痛去疔。

乌龙散

凡杖后不拘轻重并皆服之，可止痛散血，消肿拾疔。

用木耳四两，入净砂锅内，炒焦存性为末。每服五钱，热黄酒一碗调服，服后少坐一时，其药行开至杖处，如针刺痒甚流血水，是其验也，洗净贴膏药即消。此方能去伤痕，多有仇殴者，阴令将药与被殴者服，永无青赤伤。

散血护心汤

治杖后血气攻心，饮食呕吐，增寒壮热。

归尾　赤芍　生地　白芷　防风　荆芥　羌活　连翘　黄连　黄芩　黄柏　栀子　薄荷　枳壳　桔梗各一钱　桃仁七个　甘草五分

上水煎服。

棒疮膏

止痛收水，消肿去疔。

乳香　没药　儿茶　雄黄各三钱　轻粉一钱　官粉一两　黄蜡一两

先将猪脂油炼出冷定，用四两，却将诸药研细，入油搅匀，随将黄蜡熔开投一处，又搅匀，用油单纸摊膏贴患处，内宜服乌龙散。

鬼代丹

预服临刑不痛。

乳香　没药　自然铜火煅，醋淬　木鳖子去壳　无名异　地龙阴干，各等分

共为末，炼蜜丸，弹子大。每一丸，将刑时服，温酒下。

一方用白蜡一两细切，热滚酒化开服之，打不知痛。

七味定痛散

治杖疮疼痛。

白术二钱　当归二钱　乳香二钱　甘草一钱　没药一钱　白芷一钱　羌活八分　人参一钱

上为细末，以水调成膏子，每服无灰冷酒调下一钱，随以熟酒尽量饮，最治伤损。

金疮门六十九

论

经曰：盖金疮者，乃刀斧、箭镞、金刃所伤之谓也。

一捻金

治金疮伤破出血不止并狗咬。

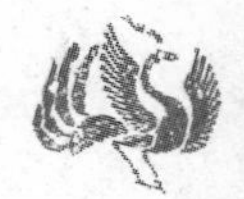

用端午日造矿石灰，不拘多少炒研，生韭菜连根同捣，作饼阴干为末，临用掺上生肌。

三苏饮

治金刃、木石、汤火、犬咬、棒疮。

苏木　黄连炒　白术各等分

上以童便酒煎服。在上者宜饮韭汁，或和粥吃。在下者可下血，冷则凝，不可饮冷水，但以丝血入心即死。

双香散

治刀疮出血不生口者效。

降香节　白松脂各一两　血竭一钱五分　没药五分　文蛤五钱，炒

共为末，掩伤处即愈。

星蟆散

治金疮。

牛胆南星四两　陈石灰不拘多少，放牛胆中阴干听用　晒干虾蟆一个　轻粉三钱　胆星三钱

上为细末，上疮即愈。

蚕蛾散

治刀斧伤，止血定痛生肌，一上即愈。

晚蚕蛾　白芷　当归头　陈石灰

上各等分，捣末敷伤处。

香连散

治金疮血流不止。

用黄连、降香各等分为末，掺之即止。先以水湿纸围疮，然后渗药封扎。

生肌散

治金疮。

黄丹飞过，五钱　寒水石煅过，一两　乳香　没药各五钱　神砂二钱　血竭四钱　天灵盖灰一钱

共为末，以麻油润之，用川椒汤温洗敷药。

收口药

治金疮。

小子树三根，晒干不见火，独根者　龙骨二钱，酒浸，煅一次　血竭一钱　凤尾蜕一钱　松香一钱　马屁渤一个　乳香　没药　葛苧[①]各一钱

上同研极细末，用渗疮口。

古灰散

治金疮并木石损伤。

用好陈石灰六两，研碎筛过。锦文大黄一两切粗块，同石灰锅中炒过，灰紫色为度。去大黄再筛过，敷伤处立效。

生扯合

治金疮出血不止。

---

① 葛苧，疑有误。

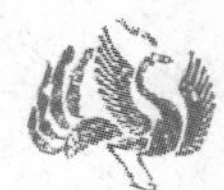

龙骨煅，三钱　五倍子二两，半炒半生　白矾一两，半生半枯　无名异一两　乳香　没药各三钱

共为末，干搽患处，不作脓，不作疼，不怕风，止血生肌。

出箭头方

用花蕊石，形如硫黄、有白斑点者是，一味为末，撒伤处周围即出。

鼠韭丹

治金疮，生肌、住痛、止血。

不生毛嫩老鼠　韭菜根

上二味各等分，石臼内捣烂，次入嫩石灰略少些，再捣为饼阴干。用时以刀刮药末敷，布裹即愈。

刀箭

治同前。

牛胆一个　石灰一两　乳香少许　血竭少许　白及五钱

共为末，入牛胆内，窨干为末。每用少许干贴，制药忌妇人手中过。

汤火伤门七十

论

凡遇汤火伤，急以盐末和米醋调和疮上，以醋泥涂之，

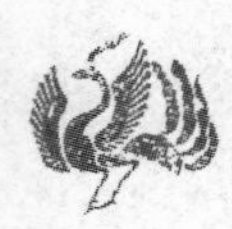

仍用醋涂不绝。救其痛，速用生地黄捣饼敷上。如无鲜的，用干生地醋浸，捣敷频换。忌用冷水冷物，恐热气着冷则深抟，烂入筋骨，慎之。

一方用蛤蛎一味，炙焦黄，研细末，香油调膏敷之，如冰且无痕迹。

一方用槐子烧灰，或用槐皮炒为末，俱用香油调敷。如烟熏昏死人，用萝卜捣汁，灌之即醒。

一方火烧，用生白矾为末，香油调搽。

保生丹

治汤炮火燎，皮溃肉脱者。

寒水石　大黄　黄柏各三钱

共为末，香油调搽患处，如湿烂干掺。

清烟膏

治汤火伤。

用鸡子清磨京墨涂患处，上用三层湿纸盖之，则不起泡。

地黄膏

治火烧汤烫。

用生地黄旋取新者，捣烂取自然汁，入香油、黄蜡少许，银石器中熬成膏子，用鸡翎扫敷疮上。

冰霜散

治火烧燎损伤，油热浇伤，皮烂大痛者。

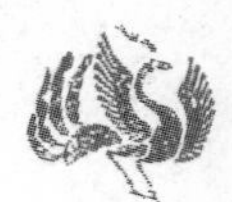

寒水石　牡蛎　明朴硝　青黛各一两　轻粉一钱

上为末，新汲水调，或油调，湿则干贴，痛处立止如神。

胆柏散

治汤火。

用腊月猪胆涂黄柏，炙干为末，敷之。

虫兽伤门七十一

论

大凡春末夏初，犬多发癫，但见犬尾直下不卷，口中流涎舌黑者是也。人若犯之，勿视为常，乃九死一生之害。即用斑蝥七个，去头足为末，温酒调服，于小便中出衣沫血块似狗形为效。再进一二服后，用益元散一两，水煎服解之，忌鸡、鱼、猪、油腻百日，终身忌食红豆、犬肉。如即时无斑蝥，速用针刺去血，以小便洗刮令净，用核桃填人粪盖疮孔，用艾灸百壮，壳透粪干即可。

一方用杏仁、甘草口嚼搭伤处，或银杏捣涂伤处。

一方用蓖麻子仁五十粒，去壳入井花水研成膏，先用盐水洗净，后用此药。

雄脂散

治蛇咬。

雄黄五钱　五灵脂一两

共为末，每服二钱，好酒服，仍敷患处。

一方贝母为末，酒调服。

一方白芷为末，麦冬煎汤服。

六神散

治蝎螫疼痛不可忍。

川乌　草乌　南星　半夏　白芷　雄黄各等分

共为末，每用少许，先以涎唾抹伤处，后擦此药。

一方用头垢擦患处。

一方用半夏、蟾酥各等分少许擦。

蝉花散

治夏月诸伤损，或犬伤皮肉破，蛆虫极盛，臭恶不可近者。外用寒水石末敷之，内服后药。

蝉蜕　青黛各五钱　蛇蜕一两，烧灰存性　细辛一钱五分

共为末，每服三钱，黄酒调服。

中毒门七十二

论

凡人中毒，脉洪大者易治，脉微细者难治，不论所中何毒，急宜甘草、绿豆煎汤多饮之，则能解其毒矣。

解毒散

治中砒毒。

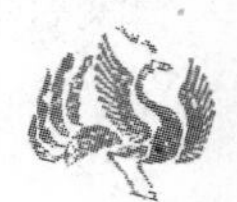

豆豉一两，用江西的好　干蚯蚓一两

共为末，用冷水调服即解。

一方用硫黄四钱，绿豆粉五钱共为末，冷水调服，冬月温水服。如肚痛再加一服，待肚不痛，以鸡毛探吐，用温粥补之四五日，忌食面。

一方凡遇中毒，急多用香油灌之，无虑。

三色散

治诸砒霜等毒。

黄丹　水粉　青黛　焰硝　绿豆粉各等分

共为末，以小蓝按水调下，腹痛倍黄丹、豆粉，井水调下。

一方用腊月猪胆收起，遇人中砒毒，即割开一个，入水化开，服之即解。

骨鲠门七十三

论

凡遇诸骨鲠，急忙无药，即以人指甲烧存性，吹入喉中，其鲠即愈矣。

一方用金凤花子嚼烂咽下，无子则根亦可。

一方用白饴糖大块吞下，一二次即下。

一方用霜梅肉捶成指大，作丸用绵裹，将线穿在内，冷茶送下，扯住线头在手，一呕即出。

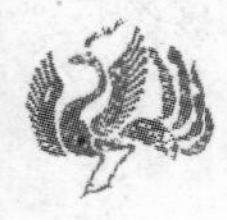

钓骨丹

治诸骨鲠喉，其骨随药而下，或吐出，立效。

朱砂　丁香各一钱　血竭　磁石　龙骨各五钱

共为末，黄蜡三钱为丸，朱砂为衣。每服一丸，香油煎好醋吞下。如用吐，将矮荷叶煎醋吃，后用浓茶任服，如无荷叶，以桐油代之探吐，丸如黄豆大。

白衣丸

治男妇小儿误吞麦芒、针刺、铜钱、鸡鱼等骨鲠在喉中，及喉闭咽痛，死在须臾。

乌贼鱼骨　白茯苓　砂仁　山豆根各五钱　甘草　僵蚕各五钱　贯众一两五钱　硼砂　麝香　珍珠　象牙　脑子各少许

上为细末，飞罗白面打糊丸，梧桐子大，用蚌粉为衣，阴干。每用二丸。冷水浸化，频频咽服，又将一丸口噙化尤妙。

又方

治误吞金银铜铁锡者。

用砂仁浓煎汤饮之，或多食核桃，或食荸荠亦可。

体气门七十四

论

夫人之体气者，两胁孔中如臊狐死葱之味，此盖经络中之湿热，脏腑中之浊气也。南方卑湿之地十居一二，北

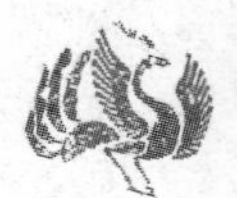

方高燥之所百止二三，此皆传染，多自胎生。凡人母有体气则传于男，父有体气则传于女。阴阳交互之意，必然之理也。有此患者，若不医治断根，源源相继，为人终身之恶疾也，慎之慎之。

巴螺汁

治体气。

田螺大者一个　巴豆去壳，一枚　胆矾一豆许　麝香少许

上将田螺用水养三日，去泥土，揭起螺靥，入矾、豆、麝在内，以线拴住，放磁器内，次日化成水。凡用须五更时将药水以手自抹在两腋下，不住手抹药，直待腹内欲行脏腑却住手。先要拣深远无人到处空地内去大便，黑粪极臭，是其验也。以厚土盖之，不可令人知之。不尽再以药水抹之，又去大便。次用枯矾一两，蛤粉半两，樟脑一钱为末擦之，永去病根。

双矾散

治体气神效。

黄泥五钱　胆矾一钱四分　白矾一钱四分

上三味少加水捣烂，捏成圆壳，活入大蜘蛛一个在内作丸，炭火煅红取出，连泥并蛛研成细末，用醋调少许，搽两胁孔下，一次管半月，再搽。

单矾散

治同前。

单用胆矾一味，火微炒，每一钱入水粉三分为细末，醋调搽。

诸疮痛通用门七十五

论

凡诸疮痛甚焮肿者，皆由火毒之胜而血热沸腾，作肿、作痛、作赤也。不可辄用大寒大热之药以敷之，盖寒则凝滞其血而肿不消，热则烧损其肤而毒难溃矣。

神仙救苦丹

治遍身骨节肿痛，头风肿痛，脚手腿背疼痛，破伤风，杖疮等症。

大川乌微火炮　肥草乌微火炮　苍术米泔浸　青皮去穰　生地　西芎俱酒浸　五灵脂二两　枳壳麸炒　白芍酒浸，各五钱

共为细末，酒糊丸，弹子大。每服一丸，细嚼，热酒下，汗出即效。若作小丸亦可，不饮酒者热水服。

白龙膏

治诸疮肿痛不散者。

白及一两　五倍子微炒，五钱　白蔹三钱

共为末，醋调，随患处敷之。

黄龙膏

治症同前。

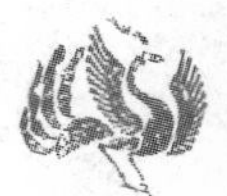

用膽黄为末，茶调稀汁，摩肿处周围露顶，一二层即愈。

龙虎卫生膏

专治一切肿痛恶疮，顽癣痔漏，多年久病，不得效验之症。

当归一两　黄连二两　黄芪　黄芩　枳壳　乌药　大枫子各一两　防风　草乌各二两　血余苦参洗净，二两　青藤　木通　木鳖子　苦参　香附子　桑皮各一两五钱

将十六味为粗片，入芝麻油二斤，煠枯，滤去渣，入后药。

松香四两　虎骨酥炙为末，二两　龙骨二两五钱　朱砂三钱　赤石脂一两五钱　密陀僧三两

上六味共研细末，徐徐入油内，再加黄蜡三两搅匀，退去火再入乳香、没药、轻粉各五钱，孩儿茶末一两，再搅。复上慢火，以滴水为珠得所为度。

万应比天膏

治一切肿痛疮癣，跌打损伤，棒疮等症。

芝麻油二斤四两　黄丹一斤四两，飞淘炒三次红色为度　五灵脂　赤芍　连翘　当归　半夏　香白芷　刘寄奴　防风　白及　大黄　官桂　玄参　两头尖　黄连各四钱　穿山甲　木鳖子各三钱　血余一两，苦参水洗净晒干　象牙三钱，煠枯为末　马蜂窝二个，约重一两者　桃枝　榆枝　柳枝　椿枝各二两，长煠枯

以上诸药，俱入油煠枯，滤去渣，入黄蜡五钱化开，方下净丹十四两，椿枝搅匀，滴水成珠，得所退火，入后

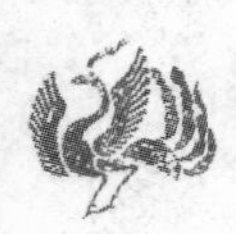

细药。

乳香　没药　儿茶　阿魏　龙骨　朝脑　血竭各二钱　麝香一钱

熬定，倾入水，退火毒。

洪宝丹

治一切肿痛，散血消肿，汤烫火烧，金疮打扑，出血不止等症。

天花粉三两　白芷二两　赤芍二两　郁金一两

共为末极细，热用茶调，冷用酒调，涂患处。如衄血不止，水和涂后上，最能绝血路。

解毒散

治诸疮肿毒，并喉闭赤眼暴发等症。

雄黄三钱　白硼砂三钱，铜杓微火炒枯　胆矾六钱，捶碎先炒白色，再炒紫红色

共为末，先将烧酒或吐津抹湿疮上，然后将末药撫上，立时消散，神效。

治眼用津抹，先湿眼胞，后将前药抹上即消。若喉闭，吹中即愈。

止痛生肌散

治诸疮及痈疽、黄水、热泡等疮。

官粉火煅黄色，一钱　黄柏末一钱　黄连末　乳香　没药　儿茶各五分

共为细末掺患处。

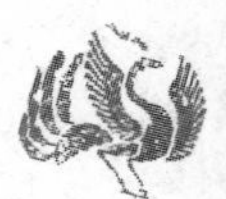

一方用乳香、没药、龙骨、朱砂、雄黄各一钱，血竭、儿茶、海螵蛸各二钱，赤石脂五钱，白及、白蔹各钱半，片脑一分，或加天灵盖一钱为末掺之，外贴膏药。

云母膏

诸疮通用。

川椒　白芷　赤芍　肉桂　当归　菖蒲　黄芪　白芨　川芎　木香　龙胆草　白蔹　防风　厚朴　桔梗　柴胡　人参　苍术　黄芩　附子　茯苓　良姜　百合皮　松脂各五钱　甘草　柏叶　桑白皮　槐枝　柳枝　陈皮各一两

用清油四十两浸封七日，文武火煎，以柳木不住手搅，候沸乃下火，沸定又上火，如此三次。以药枯黑，滤去渣再熬，入黄丹二十两，没药、盐花、血竭、麝香、乳香各研末五钱，云母、硝石各研末四两，以槐枝不住手搅，滴水成珠，不软不硬为度。磁器收贮，候温将水银二两，以绢包定，以手细弹，铺在膏上，名养膏母。用时先刮去水银，或丸梧子大服，或摊绛布上贴，随宜用之。如发背，败蒲煎汤洗拭贴之，内服一两，分三次温酒下。

呼脓长肉膏

麻油三斤，入桃、柳、槐枝各七寸　头发团鸡子大，熬焦枯入　当归　黄芪　黄连各一两半　黄柏　黄芩　大黄　白芷　杏仁　防风　荆芥　羌活　独活　连翘　山栀各一两　赤芍　地黄　白及　青风藤　金银花各八钱

用文武火煎至枯焦黑，滤去渣，入黄丹半斤，黄蜡五两，沥青二两，同煎至油滚，渐渐加之，滴入水中软硬得

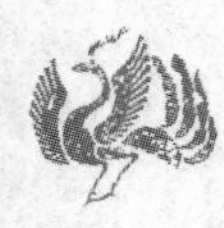

所，方入乳香、没药各五钱，血竭、轻粉各三钱，急手搅匀，磁器收贮，专治痈疽发背、恶疮疔节等毒已破出脓。油纸摊贴，如脓多用绢拭净，将膏于火边略烘再贴，第三次另换一个贴之，贴得收口，量疮大小贴之。

灸诸疮法

用大蒜头去皮，切三文钱厚，安疮头上。用艾壮于蒜上灸之，三壮换蒜复灸。若痛，灸至不痛。若不痛，灸至痛方止，盖毒随其火而散杀其势矣。若灸而仍不痛，不作脓，不起发者，此血气虚之极也，不治。

葱熨法

治肢节疼痛，或风袭经络，跌损伤，打扑，痰湿流注，乳痈疮肿等症。

葱头切细杵烂，炒热敷患处，冷则易，二三次其痛即止。

点法

治一切肿毒恶疮及外痔瘰疬，除瘤点痣，有脓者蹴，无脓者散，惟好肉及眼忌用。

用向糖炉内灰一升半，或漂衣荞灰亦可。风化石灰一升炒红，以竹箕盛贮，将滚水三碗，慢慢淋自然汁一碗，铜锡盛，慢火熬如稀糊。先下巴豆末，次下蟾酥各二钱，白丁香末五分，炒石灰一钱，搅均，再熬如干面糊取起，候冷以磁罐盛贮，勿令泄气。每用以银簪挑少许，滴碱水调稀，或无碱，以口呵气调匀，将患处用针拨开些，以药点之，忍疼一刻。异痛加乳香、没药各一

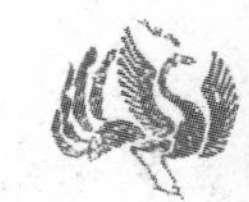

钱。点瘰疬去蟾酥，加轻粉一钱。若消瘤点痣，只用灰膏，不必加药。

一方去恶肉并落疔，用雄黄一钱，巴豆三个同研如泥，再入乳香、没药各少许，又研匀，每取少许点上，即去恶肉。

铁井栏

用重阳日采芙蓉、端午采苍耳叶各半，烧存性为末，蜜水调敷疮之周围，使毒不妄行，或移疮于气血多处。

取疽骨法

治诸疮并痔漏中朽骨。

用乌骨鸡颈骨，以信填实之，盐泥固济，火煅通红，地上出火气，取骨为末，饭丸粟米大。以皮纸捻一丸，送入窍内，外用膏封之，其骨自出。

代针丸

治诸脓水以成，即当用此针开，以出恶瘀。若恶瘀不出，用此以射其脓。

枯矾　黄丹各一钱　砒霜五分

共为末，面糊为丸，捻作锭子，每用粘药于头欲出处，外以膏贴之。

隔皮取脓法

治诸般肿毒于毛孔内出，毒自散矣。

驴蹄血焙　荞麦粉炒，各一两　白盐五钱　草乌四钱

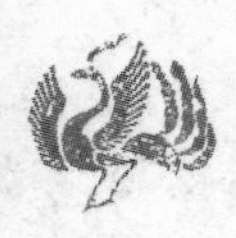

共为末，水调做饼，慢火炙微黄色，去火毒，醋调成膏，摊厚纸上，贴患处。

洗法

治诸恶疮及风湿阴蚀等疮。

地丁草　麻黄　荆芥　防风　枯矾各三钱　葱白三根

水二碗，滚数沸，于无风处洗之。

一方洗诸恶痈疽有口，脓血不干者用。

白芷　甘草　羌活　蜂房　黄芩　赤芍　当归各一钱

用猪蹄爪肉一斤煮汁，分二次去油花、肉渣，方入前药，煎数沸，俟温以绢蘸汤揩洗，恶血随洗而下，忌风冷，妇人、猫、犬见。

治手足破裂

用沥青一两，黄蜡一两共熬搅匀，瓦罐盛贮。先以熟汤洗，令皮软，拭干，将药于慢火上略炙，擦敷。

妇人科月经门七十六

论

经曰：二阳之病发心脾，有不得隐曲，女子不月。夫二阳者，阳明也，胃与大肠之脉也。肠胃有病，心脾受之。发心脾，犹言延及于心脾也。虽然脾与胃为合，胃病而及脾，理固然也。大肠与心，本非合也，今大肠而及心何哉？盖胃为受纳之府，大肠为传化之府，食入于胃，浊气归心，

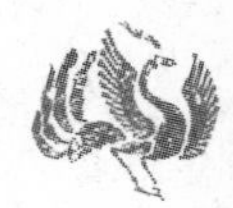

饮入于胃，输精于脾，是以胃之能纳，大肠之能化耳。肠胃既病，则不能受，又不能化，其心脾何所资乎？心脾既无所资，则无以运化而生精血矣。故肠胃有病，心脾受之，则为不月矣。且妇人百病，皆自心生，心出血而肝纳血，肺出气而肾纳气。若五志之火一起，则心火亦从而燔矣。闭经不通之症，先因心事不足，由是心血亏耗，故乏血以归肝，而出纳之用已竭。是母能令子虚，以致脾不磨而食亦少。且因脾弱食少，故肺亦失所养而气滞不行，则无以资肾阴。况月经全赖肾水施化，肾水既乏，则经闭不调。夫女子十四而月经行，男子十六而阳精溢，此皆阴阳生成之数。故女子贵乎抑气行血，血胜气和，则百病不生，孕育乃成。大抵妇人经病，内因忧思忿怒，外因饮冷形寒。盖人之气血周流，忽因忧思忿怒所触，则郁结不行。令经前产后，忽遇饮冷形寒，则恶露不尽，此经候之病作矣。且经病有月候不调者，有月候不通者。然不调不通之中，又有二焉，有兼疼痛者，有兼发热者，又当分而为四也。然于四者之中推之，不调中有二焉，又有趱前者，又有退后者，则趱前为热，退后为虚也。然不通之中，亦有二焉，有血滞者，有血枯者，然血滞宜破，血枯宜补也。然疼痛之中，亦有二焉，有常时作痛者，有经前经后作痛者。若常时与经前作痛为血积，经后作痛为血虚也。然发热之中，亦有二焉，有常时发热者，有经行发热者。若常时发热为血虚有积，经行发热为血虚有热也。此又分而为八也，治之之法，在调其气而破其血，开其郁而补其虚，凉其血而清其热，抑当论之。气行血行，气止血止，故血病以行气为先，香附之类是也。热则流通，寒则凝结，故治血病以

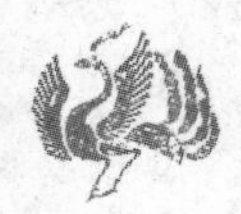

热药为佐，肉桂之类是也。

脉诀举要

寸关如常，惟尺不至，当患小腹，月水不利。若寸口脉或浮或弱，浮则为虚，弱则少血。

方法活套

大抵经病过期而来者，血少也，四物加参、术，有痰加南星、半夏。不及期而来者，血热也，四物加芩、连。

若紫黑有块者，亦血热也，作痛四物加香附、黄连。

若来淡红色者，多痰也，二陈加芎、归。

经将来先作痛者，血实也，亦兼气滞，四物加黄连、香附、桃仁三味各等分。

临来腰疼腹痛，乃郁滞有瘀血，宜四物加桃仁、红花、莪术、玄胡、香附、木香，若发热，加黄芩、柴胡。

经来感冒者，以五积散去干姜，加羌活、牛膝、姜、葱服。

血枯经闭者，四物加桃仁、红花。若人肥痰多者，以导痰汤加黄连、川芎，不可服地黄。

经水去多不能往者，以三补丸加莎根、龟板、金毛狗脊之类。

经后作痛者，血气俱虚也，以八物加减。亦有瘀血未净，亦宜四物加行血药清之。

夫经不通者，有因坠胎多产伤血；有久患潮热，或发盗汗而耗血；有脾胃不和，少食而不生血；有因七情伤心，气结而血闭。悉宜随病之原而治之。且血为气之配，因气

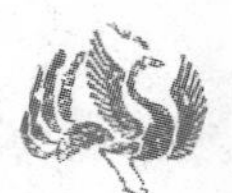

行而成块者，气之凝也。将行而痛者，气之滞也。行后而痛，气血虚也。色淡亦虚，乃水之混也。错经妄行者，气之乱也。紫者气之热，黑者热之甚也。今人悉指为风冷而行湿热之剂，谬之甚矣。

清气调荣饮

治妇女经闭不通，或前或后，心腹疼痛等症。

当归酒洗　白芍盐水洗　生地　香附童便炒　阿胶蛤粉炒　桃仁去皮尖　红花各一钱　川芎　艾叶醋炒①，各八分　白术　牡丹皮酒洗，各一钱二分　甘草四分

上剉片，姜煎，食煎服。

腹痛加玄胡一钱，五灵脂八分醋炒，没药一钱。潮热加柴胡、地骨皮各一钱。

清经养荣汤

治经水不及期而来，乃血虚有热也。

当归钱半　生地　条芩　黄连　香附　白芍各一钱　川芎　阿胶炒　黄柏　知母各七分　艾叶　甘草各四分

加减如前水煎空心服。

温经养荣汤

治经水过期不行，乃血虚有寒也。

当归钱半　熟地　白芍　莪术　苏木　木通　香附各一

① 醋炒，原作“错炒”。

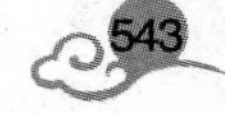

钱　桃仁十个，去皮尖　川芎　肉桂　甘草各五分　红花三分

加减同前，水煎，空心服。

调胃补经汤

治妇人气血俱虚，血海寒冷，经水不调，或时心腹疼痛，或下白带如鱼脑髓或似米泔，不分信期，每月淋漓，面色痿黄，四肢无力，头目眩晕，肌体羸瘦。

当归酒炒　白芍酒炒　熟地各七分　川芎　白术　白茯苓　黄芪　陈皮各四分　人参　砂仁　阿胶炒　沉香　小茴香　玄胡各四分　吴萸　肉桂　粉草各三分　香附米一钱

上剉，水煎，空心服。

滋阴百补丸

治妇女血气不足，诸虚百损，五劳七伤，阴阳不和，乍寒乍热，心腹疼痛，不思饮食，日渐尫羸。

香附米一斤分四处，醋、酒、盐、童便各浸三日　益母草半斤　当归六两，酒洗　川芎　熟地各四两，姜汁炒　白芍酒浸　白术各三两　玄胡　人参　白茯苓各二两　甘草一两

共为末，炼蜜为丸，梧子大。每服五七十丸，空心砂仁煎汤，或酒，或白汤、醋汤任下。

百子附归丸

调经养血，安胎顺气，胎前产后及月事参差有馀不足，并皆服之。

香附十二两，同前四制　阿胶　艾叶　当归　川芎　白芍各二两　生地一两　熟地一两

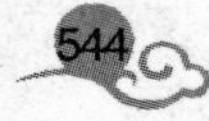

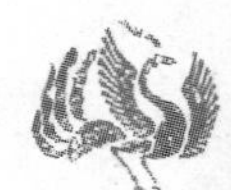

共为末，用陈石榴一个，连皮捣碎煎水，打糊为丸，梧桐子大。每服百丸，空心淡醋汤下。

螽斯[1]丸

治妇人无子，温暖子宫，并赤白带下，经候不调，或前或后，小腹作痛，手足麻痹等症。

香附一斤，童便浸，春三夏二秋一冬五日　生地酒洗　当归酒洗　熟地酒蒸，各四两　白云苓　赤芍酒浸　枳壳麸炒　黄芩酒炒　青皮　玄胡酒炒，各二两　陈皮　川芎　五灵脂　苏木　红花各一两　杜仲炒去丝，五钱　干姜炒，五钱　粉草二钱

共为末，用艾煎汤，入醋一盏，打糊为丸，梧子大。每服五十丸，空心酒或白汤下。

导经丸

治妇人经病不通，脐腹连腰腿疼痛。

当归　川芎　白芍药　甘草炙　官桂　桃仁炒，一两　大黄二两　血竭二钱半　红花少许　地胆二十一个，去翅足

上为末，炼蜜丸，如桐子大。每服三十丸，空心温酒下，量虚实。

通经丸

治妇人室女经候不通，脐腹疼痛，或成血瘕。

川椒炒，去汗　蓬术炒　当归去芦　青皮去积，麸炒　干姜炒　大黄炒　红花　桃仁去皮，研细　桂心等分　干漆炒，去油

---

① 螽斯，《诗经》篇名，比喻子孙众多。螽，zhōng。

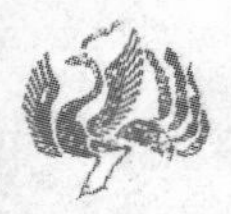

上为末，将一半用米醋熬成膏，和余药一半成剂，臼中杵之，丸如梧桐子大。每服五十丸，醋汤温酒空心下。

紫金活命丹

治妇人经脉不通，通而作痛，血瘕等症，其效如神。

锦纹大黄一两　苦葶苈五钱，净　巴豆去壳，七十粒　红娘子六十个，全　木香三钱

上为末，用红枣煮烂去皮核，和药如弹子大，重二钱五分，用丝绵如法裹包，入阴户深处，当见头疼晕闷作渴，浑身困倦，可食白滚汤、粥饭。待下有黄水或血水，流滴三日，其药自然脱下，肚腹做疼三个时辰，恶物才下，有形可验。

补药方

治症同前。

胡椒五钱　木香一钱　朝脑一钱　砂仁五分

上俱为细末，稀糊为丸，如绿豆大。外用朱砂为衣，每服十五丸，空心白汤下。一钟茶时，食白鸡卵三个，好酒一二钟，如此三服，后服加减四物汤数服，此方通仙之妙。

血结膏

治干血气。

用锦纹大黄酒浸晒干四两，为末，以好醋一升，熬成膏，丸如弹子大。临卧服一丸，热酒化开，待温服。大便利一二行，红脉自下，此药调经水之仙药也。又方加香附。

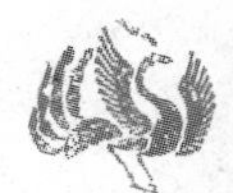

鸡鼠散

治室女月经不通，神效。

用鸡鼠粪一两，烧灰存性为末，空心温酒调下一钱。

崩漏门七十七

论

经曰：阴虚阳抟谓之崩。夫崩漏之疾，有寒有热。东垣专主于寒而不言热者，寒亦间而有之，但不如热之多也。丹溪有虚有热，虚则溜泄，热则流通耳。大抵血属阴也，静则循经荣内，动则错经妄行。盖人之七情，过极则动，五志之火亢甚，则经血暴下，失期而来，久而不止，谓之崩漏。譬如风动木摇，火燃水沸之类也。治漏次第，初宜止血以塞其流，中宜清热凉血以澄其源，末宜补血以还其旧。若止塞其流而不澄其源，则滔天之势不能遏。若止澄其源而不复其旧，则孤孑之阳无以立，故本末勿遗。前后罔紊，方可与言治也。

脉

《举要》云：漏下之脉，不宜急大。迟小者生，数大者死。

方法活套

崩漏亦分阴阳，若五十以后，经断或血暴来，腹痛身

热，口渴为崩，属阴症也，宜四物加参、芪、草。

若年三四十，经行暴如涌泉不止者，为漏，属阳症也，宜四物加芩、连之类。

崩漏不问虚实，以四物加荆芥穗、防风、升麻、炒蒲黄、白术，并止血之剂。

崩漏过多者，用五灵脂半生半炒为末，酒调钱半服。

崩中带者，有湿痰也，四物合二陈加减，一方用椒目末，酒调一钱服之。

一方治崩漏，用天灵盖烧存性，每一钱，黄酒调下。

一方用狗头骨烧灰，用一钱，酒调服。

一方用何首乌五钱，甘草二钱，黄酒一碗，煎八分，入刺刺芽汁一盏，同服即止。

一方用黑驴粪烧灰为末，面糊丸，梧子大。每五十丸，空心黄酒送下。

一方用绵花子，铜器内烧烟尽为末。每服二钱，空心用黄酒调送下。

一方用木耳焙焦为末，每服三钱，酒调下。

四物荆榆散

治崩漏初起，不问虚实，来如涌泉者。

荆芥穗　地榆　条芩　生地各二钱　当归　川芎　白芍　香附　白术各钱半　防风　升麻各七分　艾叶　阿胶炒，各一钱

上剉，水煎，空心服。

湿热而崩者，加苍术、藁本、柴胡、羌活、蔓荆子、独活各二钱。肾水阴虚，不能镇守者，加黄连、知母、细辛各一钱，去升麻、防风二味。

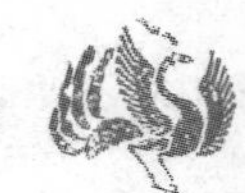

有带下者，加陈皮、茯苓、玄胡各一钱。

棕槐散

治妇人血崩不止。

槐花一两　棕毛灰五钱

上为散，水二钟，盐少许，煎至七分，去滓温服。

如神散

治妇人血崩不止，赤白带下。

香附子　赤芍药

上等分为末，盐一撮，水二钟，煎至一钟，去渣，食前温服。

四味清血饮

治血山崩。

蟹壳　陈棕　旧红褐子　莲房各烧灰存性

上各等分，共为末，每服三钱，用酸浆草汁一钟，冲上热黄酒一钟，热服。

收功散

治血崩漏。

用火漆不拘多少，入无油锅镕化，炒黄黑色，黑烟净，白烟起，退火取起，研为极细末。每服三钱，空心好酒调服即安，至重不消三服。

当归龙骨丸

治月事失常，经水过多，及赤白带下，淋沥不止，无问久新，或胎动不安，孕妇恶露，产后恶物等症。

当归　白芍　白茯苓　黄连各八钱　槐子　艾叶　条芩　白术各五钱　木香二钱五分

共为末，滴水为丸，梧子大。每服七八十丸，空心米汤下。

子芩丸

治妇人七七之后，月经尚来，过多不止者。

条芩四两，醋浸，纸火煨数次　当归酒洗，二两　香附二两，醋浸透三日

共为末，醋糊丸，梧桐子大。每服五七十丸，空心温酒送下，日进二服。

带下门七十八

论

经曰：小腹冤热，溺出白液。夫冤热者，乃湿热屈抑凝滞，结于任脉，自胞上而过带脉，出于大小便之分，淋沥以下，故曰带下。赤属血，白属气，此病之常言也。其症头昏目眩，口苦舌干，小腹胀痛，四肢无力，困倦而虚，皆因七情所伤，素有湿热，产育房劳，伤于包络，以致浊气渗入膀胱，故流浊物，或如白涕，或似赤津，或黄如烂瓜，或青如泥滓，或黑如败血，皆合五脏之色也。轻则来而不来，重则来而无度，以致面色无光，饮食减少，皆带下病也。世俗皆行温补燥热之涩剂，或从而效者，或因而延缠者，止知下焦白带之虚，不知中焦之湿热。殊不知燥

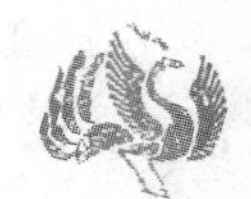

热之剂，偏助心火，心火既盛，阴血消烁，所以火升水降，则上焦下冷，下焦虚寒，凝结浊物，故为带下。热气熏蒸，则为腥腐之气，安得独言多虚寒乎？且黑疲之人，多火邪克于下焦；肥白之人，多温痰渗入膀胱。治火则当清利之，治痰则当升提之，治虚寒则当温补之，全在人之活法矣。

脉

《举要》云：带下之脉，贵乎虚小，滑细者生，急大者夭。

方法活套

治法宜清上实下，理脾养血，清心燥湿，薄味为先耳。

一方治湿痰渗入膀胱，以二陈加升麻、柴胡、苍白术，或用法以提其气上升，带自止矣。

一方用黄荆子炒末，米饮调服二三钱。

一方用炒五倍子一钱，桃仁炒去皮尖一钱，共为末，作二服，烧酒调下。

一方用石灰一两，白茯苓二两，共为末，水丸梧子大。每服三十丸，空心白水下。

三白饮

治妇人血气不调，赤白带下，四肢倦怠，五心烦热，痰郁嘈杂等症。

白术　白茯苓　白芍各钱半　当归　香附各二钱　川芎　苍术　牡丹皮　陈皮各一钱　玄胡八分　甘草四分

上剉姜煎，空心服。

肥人有痰，加半夏。瘦人火多，加条芩、黄连、荆芥。久不止，加熟地、牡蛎。气虚，加参、芪。若升提其气，

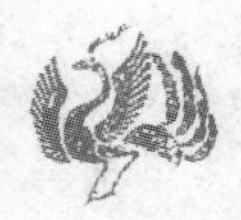

加升麻、柴胡，去芍药、玄胡。上有头风清涕鼻塞者，加辛夷、白芷。

固真汤

治白带临行时，脐下痛甚。

人参五分　黄柏炒，一钱　黄芩炒，一钱　郁李仁八分　干姜二分　柴胡七分　白葵花一钱　炙草[①]三分　陈皮五分

上咀片，水一钟半，煎七分，空心服。

葵花白者治白带，红者治赤带，此治气滞白带者。

祛痰清带丸

治肥人白带，是湿痰。

半夏姜制　南星姜制　黄柏炒　苍术泔浸，炒　海石　川芎酒洗　樗皮　香附　干姜

上等分为末，醋糊为丸，如梧桐子大。每服五六十丸，空心白汤下。

退火清带丸

治瘦人带下，多热。

黄芩　滑石　樗皮　川芎酒洗　海石　黄柏炒　青黛　当归酒洗　芍药

上等分，如前法，作丸服。

樗白皮丸

治白带。

龟板　栀子各二两　干姜　贝母各二钱　樗白皮　山茱

① 炙草，疑作“炙甘草”。

萸　苦参　香附各五钱　黄柏一两　白术　白芍药七钱半

上为细末，酒糊为丸，梧子大。每服六七十丸，酒送下。

益气固肠丸

治赤白带下，肚腹疼痛，此药能和脾胃之虚，燥中宫之湿，提下陷之气，清火化痰。

白术米泔浸，焙　苍术米干浸，焙　白茯苓去皮　陈皮盐水洗，去白　白芍酒炒，各二两　熟地酒洗　半夏姜制　椿根白皮洗焙，各一两五钱　牡丹皮　黄柏酒炒，各一两二钱　甘草炙，一两　防风九钱　升麻八钱

上为末，酒糊丸，如梧子大。每服百丸，空心米汤、盐汤任下。一方有香附、枳壳各一两在内。

止带丸

治带下病，四肢困倦，饮食减少，脾胃不和等症。

当归二两　川芎一两　白术二两，土炒　人参一两　山药一两半　杜仲姜汁酒炒，去丝，一两五钱　香附醋炒，二两　续断　椿根皮各二两　青黛一两半　牡砺火煅，五钱　破故纸七钱

共为末，炼蜜丸，梧子大。每服五七十丸，空心米汤下。腹疼痛，加玄胡、茴香各八钱，去人参。饱闷，加砂仁一两，去人参。若夏月，加黄柏一两。冬月，加干姜五钱。肥人，加姜制半夏一两。瘦人，加酒炒芩、柏各八钱。

四妙丸

治白带等症。

香附半斤，酒、醋、盐、童便各制二两　苍术米泔水浸过，用牡蛎粉炒四两　砂仁二两，微炒　椿根白皮二两，蜜水炒

共为末，黄米煮饭为丸，梧子大。每服六七十丸，空心用黄酒送下。

大乌鸡丸

治妇人羸瘦，血虚有热，经水不调，崩漏带下，不能成胎，热入血室，骨蒸等症。

四制香附一斤　熟地四两　生地四两　当归　白芍　人参各三两　川芎　鳖甲各三两半　白术　黄芪　牛膝　柴胡　牡丹皮　知母　贝母各二两　黄连　地骨皮　干姜　玄胡索各一两　茯苓　秦艾各一两半

共为末，用白毛乌骨雄鸡一只，不用刀，闭死，去毛肠净。用艾叶、青蒿各四两，一半入鸡腹内，一半同鸡入潭[①]内，童便和水浸过鸡二寸许，煮烂，取出去骨，焙干为末。如筋骨疼痛者，去肉用骨焙焦为末，与前药和匀，将鸡汁打糊，丸梧子大。每服六七十丸，加至百丸，温酒或米饮送下。忌煎炒苋菜。

若月水先期者，加芩、连、地骨皮各一两五钱。

若月水过期者，多加参、芪各五钱。

白带，加升麻一两五钱。

此鸡若是白丝毛乌骨祟冠者更佳，须另于一处，以黄芪炒末，拌饭喂之，不可近雌鸡。

莲鸡羔

治赤白带下。

---

① 潭，疑作“坛”。

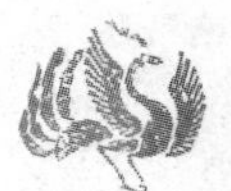

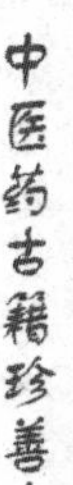

用旱莲草不俱多少，阴干为细末，每服一匙，入鸡子清内，搅匀蒸熟，食后食枣二个，去腥气。

娠妊门七十九，附求嗣

论

经曰：阴抟阳别，为之有子。夫阴抟者，谓阴脉抟手，其中别有阳脉也。此因气血和平，阳施阴化也。盖人之夫妇，犹天地然。天地之道，阴阳和平而后万物育；夫妇之道，阴阳和平而后男女生。结胎者，男女之精血也。男属阳而象乾，女属阴而象坤。阳主动故能施与，阴主静故能承受。动静相参，阴阳相会，乃成胎孕。是以人欲求嗣者，先调妇人之经脉，经脉调而后血气平，血气平方可以人事副之。按其法而行之，庶不失其候也。诀云：三十时中两日半，二十八九君须算，落红满地是佳期，经水过期空霍乱，霍乱之时枉费功，树头树底觅残红，但识开花能结子，何愁丹桂不成丛。此言月经才绝，金水方生，子宫正开，乃受精结胎之时也，过此子宫复闭而不受矣。然此受胎之分，各有要妙存焉。如月经尽一日至三日，新血未盛，精盛其血，感者成男；四日至六日，新血渐长，血盛其精，感者成女。

又云：阴血先至，阳精后冲，血开裹精，阴外阳内，则成坎卦之象而为男。若阳精先入，阴血后参，精开裹血，阴内阳外，则成离卦之象而为女。大凡交合之际，毋醉饱，毋暴怒，毋用他术，须令妇人兴动于中，更忌朔望雷雨之期。胎成之后，常令乐意忘忧，运动气血，安养胎元，绝

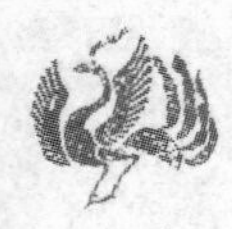

去厚味，调节饮食，内远七情，外避六淫，性宜静而不宜燥，体宜动而不宜滞，味可凉不可热，食可暖不可寒，毋久立、久坐、久行、久卧，却去一切肥甘、煎煿、油腻、辛辣、鱼鳖、狐兔之类，非徒无胎漏，胎横产、逆生等症，且养子鲜惊风、痘疹恶候，不致夭折矣。为医者治胎产之病，毋犯胃气及上中二焦，谓之三禁，不可汗，不可下，不可利小便。若误汗之，则如伤寒下早痞漏之症。若误下之，脉数已动则伤脾，胎即不保。误利小便，则内亡[①]津液，胃中枯燥。犯此三禁，则荣卫不和，寒热作矣，宜照伤寒各经加减法治之，此为医之绳墨，不可不慎也。

脉

《举要》云：妊孕初时，寸微五至。三部平匀，久按不替。妊孕三月，阴抟于阳。气衰血旺，脉正相当。肝横肺弱，心滑而长。或关滑大，代止尤忙。渴且脉迟，其胎必伤。妊孕四月，辨质以成。左疾男的，右疾女真。左右疾实，双胎之形。欲知男女，当审浮沉。左沉为男，右浮为女。左右沉实，二男必主。左右浮大，当怀二女。但疾不散，五月怀躭。太疾太缓，肿漏为殃。六七月来，胎喜实长。沉迟而涩，堕胎当防。八月弦实，沉细非良。少阴微紧，两胎一伤。劳力惊仆，胎血难藏。冲心闷痛，色青必亡。足月脉乱，反是吉祥。

方法活套

一验胎法，以川芎末一钱，艾叶煎汤，空心服后，觉

① 亡，原作“忘”。

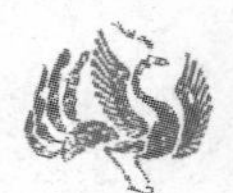

腹中微动即胎也。若一日后不动，非也，乃经闭。

验男女法，使孕妇面南行，或圊时，夫从后呼之，左回首是男，右回首是女。

孕妇但脉离经即乱，不半日即生。

妇人无子，多由血少不能摄精。今人谓子宫冷，以辛热之药暖之，不知煎熬腑脏，血气沸腾，祸不旋踵。

瘦怯妇人，子宫干涩，宜滋阴养血，四物加香附、芩、连。

肥盛妇人，乃躯脂满溢，闭塞子宫，宜行湿燥痰，南星、半夏、川芎、滑石、防风、羌活，或导痰汤之类。

堕胎，有因血气虚损，不能荣养胎元，如枯枝果落之意。有因喜怒伤情，内火便动，亦能堕胎，如风撼其木，人拆其枝之意。若谓风冷伤于子宫者，未得病情也。大抵属虚属热，二者又当分而治之。

但胎动，宜白术、黄芩为君安之。若到八九个月动，单用砂仁略炒为末，米饮下，即可止痛安胎。非八九个月不可用。

凡堕胎多在三五七个月内下，有胎先于两个月半前，服清热安胎药，以防三月之堕，至四个月及六个月半亦皆然，则保无虞矣。

子烦者，五六个月心烦躁闷，相火用事，以知母为末，蜜丸芡实大，每二丸酒下。

子悬者，心腹胀满，五六个月，乃相火养胎，热气逆凑于心也，宜紫苏饮。

子痫者，体虚受风寒伤也，发则昏晕不能言语，时醒时作，以四物加葛根、牡丹皮、秦艽、防风之类，或加竹

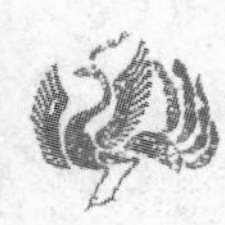

沥、贝母、陈皮、茯苓。

子淋者，乃溺涩于膀胱也，盖饮食积热膀胱所致，宜芎、归、麦冬、人参、甘草、灯心，临月加滑石。

子瘖者，乃腹鸣自悲笑，妊孕三五个月，忽失音不语，乃胞络脉绝也。胞系于肾，肾脉贯舌，非药可疗，分娩后即能言。

有自哭自笑者，红枣烧存性，米饮调下二三钱。

有腹中作钟鸣，或哭者，用多年空房下鼠穴中土为末，或干噙之即止。

转女成男法，成胎三月之内，男女未分之时，用铁斧一柄，以东南桃作柄，亲夫自置孕妇床下，刀口向上，毋令人见，孕妇更佩雄黄一二两于身左，或佩萱草花亦可。

妊孕一月，一经所主养之。若遇本月或胎动，或有病，看本经血气虚实多少，分别治之。一月足厥阴，少气多血。二月足少阳，气多血少。三月手少阴，少血多气。四月手少阳，气多血少。五月足太阴，少血多气。六月足阳明，气血俱多。七月手太阴，少血多气。八月手阳明，气血俱多。九月足少阴，少血多气。十月足太阳，少气多血。若按月分气血调之，岂有堕胎之患。其或感冒风寒，别生异症，又当按法治之耳。

若转胞，与子淋相类也。然转胞小便频数，出少不痛或微痛；子淋，小便点滴而痛，并宜五苓散加阿胶治之。

调经种玉汤

凡妇人无子，多因七情所伤，致使血衰气盛，经水不调，或前或后，或多或少，或淡如水，或紫如块，或崩漏

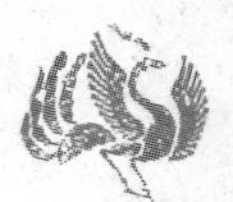

带，或肚腹疼痛，或子宫虚冷，不能受孕，并皆治之。

当归酒洗，四钱　川芎四钱　白芍酒洗　白茯苓去皮　陈皮　玄胡索　牡丹皮各三钱　香附子醋炒　熟地酒洗，各六钱　吴茱萸三钱　熟艾　干姜　官桂各二钱

若过期而经水色淡者，加桂、姜、艾。若先期而色紫者，少加前三味。

上剉，分作四剂，水煎，空心温服。渣再煎，从经至之日服起，药尽则宜交媾，自有孕矣。

济阴丸

益子宫，育胎孕，养血气，调经脉，除白带，止崩漏。

香附米四两，四制，各浸三日，为末　益母草二两，忌铁　艾叶一两，醋煮　阿胶二两，蛤粉炒　当归一两半，酒洗　川芎一两　白芍一两三钱，盐酒炒　熟地二两，姜汁炒　陈皮一两，去白　半夏汤炮姜浸，香油炒　白茯一两　白术一两半，土炒　甘草炙，三钱　条芩一两，酒炒　川续断一两，酒洗　没药五钱　麦冬一两，去心

上为末，酒糊为丸，梧子大。每百丸，空心米汤、温酒、白汤任意下。

益母建中丸

此药调经养血，安胎顺气，不问胎前产后，月事参差，有余不足，悉皆治之。

香附米一斤，童便浸透，取出水洗净，露一宿晒干，再浸再露再晒，如此二次，用好醋浸透晒干，为末听用　益母草十二两，水洗净，烘干，为末听用

将香附四两，北艾一两，煮汁，用醋将前二味药末和为丸，梧子大。每服五七十丸，空心临卧淡醋汤送下，不

惟治妇人百病，而生育之功屡效。

固本健阳丹

专治精血清冷，或禀赋薄弱，或房劳过度，肾水亏虚，并妇人血少崩漏，子宫寒冷，并皆治之。

枸杞子三两半　人参二两　熟地酒蒸　山茱萸去核，各三两　菟丝子酒煮，见丝　蛇床子去壳　远志甘草水煮　续断酒浸，各两半　川巴戟去心，酒浸，二两　白茯神去皮木　山药酒蒸　牛膝酒洗，去芦　杜仲酒洗，去皮，酥炙　当归身　五味子　肉苁蓉酒浸　益智仁盐水炒　嫩鹿茸酥炙，各一两

共为细末，炼蜜丸梧子大。每服五七十丸，空心盐汤下，临卧酒下五十丸，日进一服，如精不固，加火煅龙骨、牡蛎，盐酒碎过，各一两。

安胎饮

治怀胎三四月至九月，或恶阻，或心中烦闷，头重目昏，四肢沉困，恶闻饮食，多睡少起，或时下血，或触动胎气，子肿子痫等症。

白术　条芩　茯苓　当归　紫苏　熟地　白芍各一钱半　川芎　黄芪　人参　桑寄生　阿胶各一钱　半夏汤泡七次，八分　地榆八分　益母草二钱　艾一钱

姜四片，煎服。

胎肥及易饥，加人参、黄芪，捣树叶梢儿二钱，此物能瘦胎不长。夏多加条芩，冬加砂仁。气虚倍参、术。气实，加香附、陈皮各二钱。食少，加砂仁、神曲。渴加麦冬。腹痛，加木香八分。

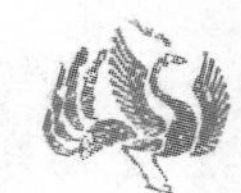

千金保胎丸

凡女人受胎三月而坠者，多因气血不足，乃中冲有伤，此时须慎服保全。

归身酒洗　条芩酒炒　益母草　川续断　香附米，四制　阿胶蛤粉炒　熟地姜炒，各二两　陈皮　艾叶　南川芎各一两　砂仁五钱　杜仲姜炒，去丝　白术土炒，各四两

共为末，煮红枣去皮核，捣前药为丸，梧子大。每服百丸，空心米汤下。

槟榔丸

治孕妇癥痞块，怀胎疑思之间，服之安胎气，散癥瘕，调经进食。

枳壳　槟榔　黄连　黄柏　黄芩　当归　阿胶　木香各五钱

为末，水丸梧子大，不拘常服三十丸，日进二三服，白汤茶酒任下。

抱瓮丸[①]

治鬼胎如抱瓮者。

芫花　吴茱萸　川乌　秦艽　柴胡　白僵蚕

上为末，炼蜜丸梧子大。每服三五十丸，酒送下，出恶物即愈。

固胎饮[②]

熟地　人参　白芍　白术　川芎　陈皮　归身　甘

① 原缺用量。

② 原缺用量。

草　薜荔即桑上　黄连　黄柏

上咀片，水二钟，入糯米一撮，煎八分服。血虚不安者加阿胶，痛加宿砂。

束胎丸

怀妊七八个月之间，服之甚效。

陈皮三两，忌火　黄芩炒，夏一两七钱半，春秋冬五钱　白术二两　白茯七钱半

上为细末，粥丸如桐子大。每服三四十丸，白汤下。

经验青竹茹汤

治妇人恶阻，多从痰治，清痰止呕之药。

竹茹弹子大一枚　橘皮一钱五分　生姜二钱　白茯钱半　半夏二钱，汤泡十次

上剉，水一钟，煎至七分，去滓温服。忌羊肉、饧鲊等物。

羚羊角散

治妊娠中风，头项强直，筋脉挛急，语言蹇涩，痰涎不利，或时发搐，不省人事，名曰子痫。

木香　甘草各二分半　羚羊角　川独活　醋枣仁炒　五加皮各五分　川芎　茯神　薏苡仁　防风　当归　杏仁各四分

上用水一钟，姜五片，煎七分，不拘时服。

全生白术散

治妊娠面目虚浮，肢体肿如水气，名曰子肿。

白术一两　生姜皮　大腹皮　陈皮　白茯皮各半两

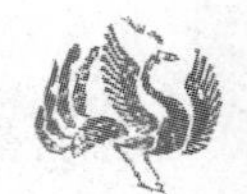

上为末，每服二钱，米饮调下，不拘时服。

产育门八十

论

夫临产之妇，十月气足，胎元壮健者，忽然腹腰极痛，眼中溜火，须臾产下，此易生天然之妙，如瓜熟自落之理也。间有体弱气虚者，腹痛或作或止，名曰弄痛。或浆水淋沥来少者，名曰试水。须脐腹俱痛，发动露顶而腰不痛者，切莫怆惶，动力太早，须待儿头直顺，逼近产门，方可用力一送。如坐草[①]太早，用力太过，产母困倦，及至迟滞，乃用催生之药。凡难产之妇，皆孕后纵欲骄恣[②]，全不运动，又食生冷，或交骨不开，或怀孕不慎，胎水未尽，或临产惊恐，恐则精怯，精怯则上焦闭，闭则气还，下焦胀而不行，遂有难产之恙。是故有逆产者，则先露足。有横生者，则先露手。坐产者，先露其臂，此皆用力惊恐太早之故也。盖脐腹疼痛之初，儿身才转而未顺，用力一逼，遂至横逆。若露手足者，用细针刺儿手足心一二分，以盐涂之，轻轻送入，儿得其痛，惊转一缩，即顺生矣。或足先下者，谓踏莲花生，急以盐涂儿足底，可急搔之，并以盐摩母腹上，则正生矣。有胞衣不下者，乃血入衣中，衣为血所胀，故不得下。治缓则胀满腹中，上冲心胸，疼痛喘急，必致危笃。急宜断脐带，以物坠

① 坐草，妇女临产；分娩。
② 恣，原脱。

住，使子血脉不入胞中，则衣痿缩而下。纵淹数日，亦不害人，只要产母心怀安泰，不可妄用手法，因而致损。复有盘肠生者，小肠先出，急用温水浸布盖肠，外用水醋各一盏，默噀母面二三次，收尽为度。且有破水之后，经日而不产者，即当随证细辨。身重作寒热，面黑舌青及舌冷，子母俱死。面赤舌黑，母活子死。面舌赤，口沫出者，母死子活。唇口俱青吐沫者，母子俱死。为医者不可不详细察视而救济之。

脉

《举要》云：临产六至，脉号离经。或沉细滑，若无即生。浮大难产，寒热又频。

方法活套

产妇临产心中愦闷，可取蜜一匙，温水调服。

产母如觉饥，可食软白粥，不令饥渴乏力。忌食硬饭难化之物，恐产后伤食之病。

未产之时，恐烦欲饮水，只可与清米饮饮之。

一方治横生逆产，及胞衣不下，用巴豆三、蓖麻七，去壳研泥，入麝少许，捏饼贴脐下，即产。

一方下死胎，用平胃散入朴硝五钱，酒水各半煎服。

一方治淋沥胞干，用香油、蜜各一碗，铜锅火煎，去白漠，调下滑石末一两，顿服，外以油蜜抹母脐上。

一方三四日不产者，用蜜、酒、香油各一钟，合煎，产妇面东服即产。

一方催生，用鱼胶七寸，以苎麻香油灯烧过为末，酒

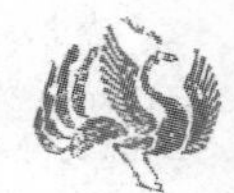

调服。有胞衣不下者，因产元气弱也，用芎归倍桂温之自下。

一方催生，用兔头骨、家猫头骨各一个，烈火煅出火毒，为细末，芎归汤调下三钱。

一方用百草霜，同白芷梢为末，酒调催生。

一方治难产，用红苋菜与马齿苋同煮熟，临产食之，其胎即下甚效。

催生饮

治难产，须一二日不产，服之胎自转动。

当归三钱　川芎二钱　香附钱半　枳壳三钱　大腹皮姜汁洗，钱半　甘草五分　白芷梢五分

上咀片，水煎服。

五名催生饮

治难产横生逆生。

车前子一两　当归一两　冬葵子三钱　牛膝二钱　白芷三钱　白芍二钱

上水煎，入黄酒少许同服。

益卫养荣汤

治小产气虚，下血不止，或心腹疼痛，发热恶寒。噫！小产之症，人多忽之，殊不知小产重于大产，大产乃瓜熟自落，小产如采生栗，破其皮壳，断其根蒂，非自然也，多致损命。大抵小产宜补虚生血，生肌肉，养脏气也。

人参　黄芪蜜炙　当归　白术　白芍酒炒　艾叶　炙甘

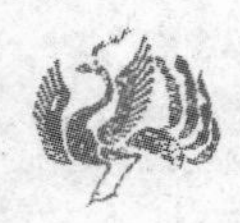

草　阿胶炒　川芎　青皮　香附　砂仁各等分

上剉，水煎服。

若腹心疼痛，发热憎寒，加桃仁、红花、泽兰、玄胡索、牡丹皮，去人参、黄芪、白术、甘草，加童便、酒水各半，煎服。若按腹愈疼，此即血瘀也，宜服后加减药。若按之不疼，宜服前药。

脱衣散

治产育胞衣不下。

川牛膝三钱　归尾二钱　木通二钱　滑石四钱　冬葵子二钱半　枳壳二钱

作一服，水煎温服。

三退六一散

治催生。

益元散一两　男头发一团，香油熬化　蛇蜕一条　蝉蜕五枚　穿山甲一片，各烧存性

上为末，用荠水煎二沸，入发灰拌均服之。

还魂丹

治胎前产后，逆产横生，一切病症。

端午日采紫花方茎益母草，连根洗净，于石臼内捣烂，滤去渣，取汁入砂锅内熬成膏，如砂糖色为度，磁罐收贮，每服一二匙。

一方用益母草半斤，当归、赤芍、木香各二两，为末，炼蜜丸，梧子大。每服五十丸，白汤下，名加味益母丸，

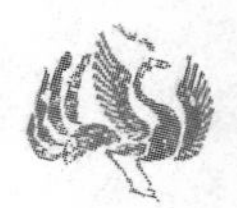

催生用童便下。此丸治病功多，不能尽述。若遇妇人百病，加引消息送下，或盐汤，或酒，或米饮，或芎归煎汤，看病之所宜耳。

夺命丸

治妇人小产下血至多，或大产难下，或子死腹中，唇青指黑，闷绝欲死，冷汗自出，喘满不食，毒物，或胎尚未损，服之可安，子死服之即下。

桃仁麸炒，去皮尖　赤芍　官桂　白茯　牡丹皮各等分

共为末，炼蜜为丸，弹子大，金箔为衣，每服一丸，细嚼淡醋汤下，连进两服，危甚即安。

产后门八十一

论

经曰：一息不运则机缄穷，一毫不续则穷壤判。所谓气血周流，循环无端，少有不续，则身危矣。若夫产后之疾，其源有三，曰血虚火动，曰败血妄行，曰饮食过伤。何以明之？盖气属阳也，血属阴也。经又曰：阳虚生外寒，阴虚生内热。是以产后去血过多虚，血虚火动而为烦躁、发热之类，一也。血犹水也，就下性也。孟子云：今夫水，抟而跃之，可使过颡；激而行之，可使在山。非水之性也，势之使然也。盖产后虚火上载，败血妄行，而为头晕腹痛，二也。经又云：少火生气，壮火食气。东垣谓：火与元气不两立，一胜则一负。盖产后火伤元气，脾胃虚弱，若饮食过伤，则为痞满、吐泻之类，三也。治之之法，血虚火

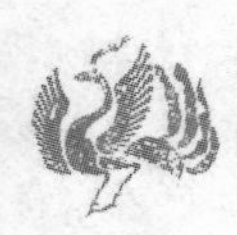

动则补之，败血妄行则散之，饮食过伤则消之，何患乎不愈。大抵要在人消息变动，不可一概用药，且产前当清热养血，产后当大补血气，虽有杂症，以末治之，此万世不易之确论也。虽然亦有离褥太早，或洗身垢以致感冒，皆能恶寒发热，变证多端，全在医者潜心诊察，不可妄治，夭人天年矣。

脉

《举要》云：产后缓滑，沉细亦宜。实大弦牢，涩疾皆危。

方法活套

产后去血过多发热者，脉必虚大无力。内无痛者，非有余之热，乃阴虚不足生热，以四物去芍药，加参、术、茯苓渗之。若大热不退，加炒黑干姜即效。

辛热能引血药入血分生新血，引气药入气分补气，但要与补药同用耳。

一产后恶露不尽，亦有发热恶寒，胁肋胀满，大小便有块作痛，四物去芍药，加五灵脂、牡丹皮、桃仁、红花、玄胡、香附、青皮、干姜之类，酒水各半煎服。

一产后脾胃虚弱，饮食难化，以致停滞发热，必有噫气作酸，恶闻饮食，口中无味，胸膈满闷等症，加神曲、砂仁、山楂、炒连为君，芎、归佐之。

产后恶寒发热，口眼歪斜等，乃血气虚甚，当大补气血为主。若左脉不足补血药，右脉不足补气药，多忌用小续命表散之剂。

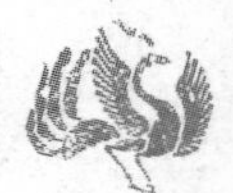

凡产后血晕，不省人事者，用炭火以醋沃之，入病者口鼻则苏矣。

凡产后中风口噤，角弓反张者，乃体虚而风入于诸阳之经，用四物、秦艽、羌活之类为末，黑豆淋酒调下，或童便调下。

凡产后子宫不闭者，用补中益气，加醋炒芍药、香附、半夏、酒芩煎服。一方用荆芥、藿香、臭椿皮煎洗熏之。

凡产后不问有病无病，用童便半盏、酒半盏，合而服之，免百病不生。

凡产后气促作痰喘者，以四物加贝母、砂仁、竹沥、麦冬、五味、陈皮、茯苓。

凡产后，以五积散去麻黄，加黄芩，治新产。生新血，除败血，调和荣卫，滋养脏腑，则无寒热之患矣。

凡产后，但以四物或四君，补气血为主，或有疟痢寒热，风湿狂邪诸症，照依各症，兼佐治之。

凡产后血晕，用韭菜细切，盛于有嘴瓶中，以热醋沃之，急封瓶口，以瓶嘴纳产妇鼻孔中，搐之即苏。

芎归益母汤

治产后一切诸症，气血血损虚，脾胃怯弱，或恶露不行，或去血过多，或饮食失节，怒气于中，以致发热恶寒，心烦口渴，喘满咳嗽，心腹疼痛，胁肋胀满，头晕眼花耳鸣，噤口不语昏迷等症。

当归　川芎　白术　白茯　熟地　陈皮　香附童便炒　干姜炒黑　益母草　牡丹皮各一钱　甘草五分

上剉，姜枣煎服。

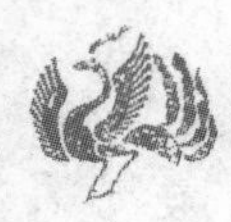

恶露不行，倍益母、牡丹，加童便、黄酒。

去血过多，倍芎、归、干姜。

饮食胸膈胀闷，加枳实、厚朴、山楂、砂仁。

气恼[1]，倍香附，加乌药。

口噤昏愦不语，加荆芥。两胁痛，加青皮、官桂。

小腹阵痛，加桃仁、红花、苏木，再甚加三棱、莪术。

有汗，加黄芪。口干苦，加麦冬。

人参汤

治产后诸虚不足，发热盗汗。

归身　人参去芦

上等分为末，猪腰子一只，去膜切作片子，以米三升，糯米半合，葱白二茎，煮米熟清汁一盏，入药二钱，煎至八分，不拘时服。

人参当归散

治产后去血过多，血虚则阴虚，阴虚生内热，其证心胸烦满，吸吸短气，头痛闷乱，晡时转甚，与大病后，虚烦相类，急宜服之。

熟地　人参去芦　当归去芦　肉桂去皮　白芍各二两　麦冬去心，一两

上㕮咀，每服四钱，水二盏半，以糯米一合，淡竹叶十斤，煎至一盏，去米叶，入药并枣三枚煎，温服。血甚热者，加生地黄。

---

① 气恼，原作“气脑”。

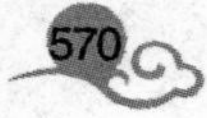

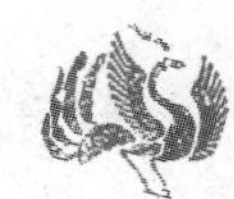

清魂散

治血迷血晕。

人参　泽兰叶各二钱　荆芥　川芎半钱　甘草二钱

上为末，用温酒、热汤各半盏，调一钱，急灌之，即开眼。

猪蹄汤

治妳妇气少力衰，脉涩不行，绝乳汁。

猪蹄一只　通草五两

上将猪蹄洗净，依食法事治。次用水一斗，同通浸煮，得四五升，取治食之。

豆蔻理中丸

治产后元气虚弱，脐腹疼痛，泄泻不止，又治男子脾胃虚弱，久泻不止。

人参一两　白术一两，煨　干姜　甘草炙，各五钱　肉豆蔻七钱，裹煨

上为末，炼蜜为丸，如梧桐大。每服四五十丸，空心米汤下，或酒煮面糊为丸，亦可。

血风散

治产后诸风挛急，或痿弱无力。

川芎　芍药　当归　熟地各二两　羌活　防风　白芷各一两　白术　茯苓各三两

上为细末，一半炼蜜为丸，如梧桐子大，每服五七十

丸。一半末药，俱用酒送。

加味养荣丸

此方女人服之有孕，且无小产之患或产后虚弱。

当归酒浸，二两　芍药煅煨，一两五钱　熟地酒浸，二两　白术三两　川芍一两五钱　茯苓一两　甘草炙，五钱　黄芩　香附各煅一两五钱　麦冬去心，一两　阿胶七钱　贝母一两　陈皮去白，一两　黑豆大者炒去皮，九粒

上为细末，炼蜜丸，如梧桐子大。每服七八十丸，食前空心温汤，或温酒任下。忌食诸血。

琥珀调经丸

治产后诸虚并妇人无子，能令经正补虚。

香附子一斤，将半斤童便浸，半斤好醋浸，各浸七日

好艾择去枝梗净者四两，加入香附子，自搅匀，再加好醋五碗，大砂锅内同煮干为度，日中晒干，磨为细末。另加：没药一两　当归二两，酒洗　川芎二两　芍药二两，煨　熟地二两，酒蒸，另杵入糊　生地二两，酒浸，另杵入糊　琥珀一两，另研

上为细末，共一处捣极细，同为末，同醋糊丸，如桐子大。每服一百丸，空心艾醋汤送下。

四实四生夺命丹

治胎前产后一切杂症，并皆治之，此方功不尽述。

大黄一斤，半生熟，捣为细末　苏木三两，剉碎，用河水五碗，煎汁三，去渣不用　黑豆三升，煮熟取汁三碗，去豆，止用豆皮　红花三两，炒黄色，入好黄酒一壶，同煮三五滚，去花不用，存汁用

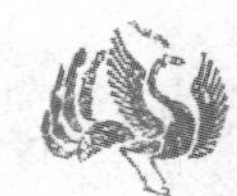

先将大黄末以好米醋三四碗搅均，文武火熬成膏，次下红花酒、苏木汤、黑豆汁，搅开入大黄膏在内，又熬成膏取出，有锅粑再焙干，入后药：

当归　川芎　熟地　白茯　苍术米泔浸　香附米童便浸，各一两　白芍五钱　玄胡　乌药　桃仁另研　蒲黄　牛膝去芦，各一两　甘草　陈皮　木香　三棱　五灵脂　羌活　地榆　山茱萸酒浸，去核。各五钱　人参　白术　青皮　木瓜各三钱　良姜四钱　乳香　没药各一钱

共为细末，用大黄膏为丸，弹子大。每服一丸，酒顿化通口送下。

若产后头疼身热有汗，谓之伤风，加桂末三分，姜葱煎汤，顿化服。

若产后无乳，加天花粉三分，归尾三分，炙穿山甲三分，黄连三分，为末，同入酒内，顿化服，将乳头揉千余下，其乳涌泉而出。

凡百般杂症，俱用酒化服之。

七珍散

治产后血热体虚，多致停积，败血闷于心窍，神志不宁，昏迷舌强等症。

川芎　人参　石菖蒲　生地各一两　防风　辰砂各五钱　细辛一钱

共为末，每一钱，薄荷煎汤调下。

黑龙丹

治难产，胎衣不下，产后血晕，妄言见鬼，及血崩，

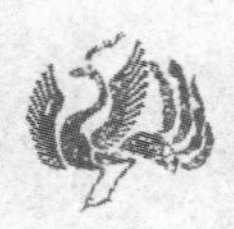

恶漏不止，腹痛，血肿血风，身热头痛类疟等症。

当归　川芎　生地　良姜　五灵脂各二钱

上细剉，入砂罐内，纸筋盐泥固济[1]，煅通红，候冷取出，入百草霜一两，硫黄、乳香、花蕊石、琥珀各一钱，为末，醋糊丸，弹子大。每用三丸，炭火煅通红，投入生姜自然汁内浸碎之，以童便合酒灌服，体胜危症，服之立效。

① 固济，粘结。

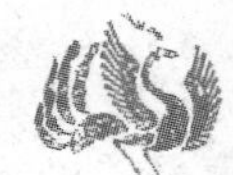

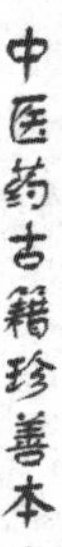

敬修堂医源经旨卷之八

幼科门八十二

论

余闻古者小儿方脉谓之哑科，最难调治，难于问症，难于诊察，信哉斯言也。盖初生者曰婴儿，三岁者曰小儿，十岁曰童，十三岁曰稚。儿有大小之不同，病有浅深之各异，抑且脏腑脆嫩，峻寒峻热之药不可轻用。故尝论孺子之在襁褓中也，内无七情之思，外无六气之感，奚其得疾若是之繁且甚耶。抑考其病，大半胎毒而少半伤食也。其外感风寒之症，什有一焉。曰变蒸，曰痘疹，曰惊悸，曰斑斓，曰风痫，曰发搐，曰痰壅，曰赤瘤白秃，曰重舌木舌，已上诸症，岂非孕母不谨，胎毒之所致欤。夫小儿之在胎也，母饥亦饥，母饱亦饱；辛辣适口，胎气随热；七情偶动，胎息辄躁。为母者胎前既不能谨，产后又不能调，是以惟务姑息，不能防微杜渐，或未及百日而遂与盐酸之味，不周一岁而辄与甘肥之物，百病由是而生，曰吐泻，曰黄疸，曰五疳，曰腹胀，曰腹痛，曰水肿，曰疟痢，曰痰喘，岂吃食过伤，调养失宜所致欤。为儿医者又当潜心笃意，望闻问切而治之。

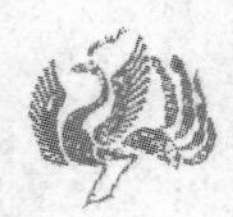

假如面部左腮属肝，青则知为肝有余；右腮属肺，白则知为肺不足；额属心，赤则知心热；鼻属脾，红则知为脾热；颊属肾，白则知为肾虚，是乃望而知之者也。闻者，听声知其症也。假如肝病则声悲，肺病则声促，心病则声雄，脾病则声缓，肾病则声沉，此属脏也。若大肠病则声长，小肠病则声短，胃病则声速，胆病则声清，膀胱病则声微，此属腑也，是乃闻而知之也。问者，问其病而究其源。假如好酸则肝病，好辛则肺病，好苦则心病，好甘则脾病，好咸则肾病，好食热则肉寒，好食冷则肉热，是乃问而知之也。切者，切脉察其病也。假如小儿三岁以前有病，须看男左女右、虎口三关。以食指第一节名风关，第二节名气关，第三节名命关。辨其纹，色紫者属热，红者属伤寒，青者惊风，白者疳疾，黑者中恶，黄者脾之困也。若儿于风关为轻，气关为重，过于命关则难治矣。至三岁已后，乃以一指按寸关尺三部，一息六七至为平，添则为热，减则为寒，浮数多惊，沉迟多虚，乃切脉而知之也。

且小儿初生，血气未足，阴阳未和，脏腑未实，骨骼[①]未全，有变蒸之候。自生日始三十二日一变蒸，生肾气焉；六十四日二变蒸，生膀胱气焉。肾与膀胱为表里，属水，其数一也。九十六日三变蒸，生心气焉；一百二十八日四变蒸，生小肠之气焉。心与小肠为表里，属火，其数二也。一百六十日五变蒸，生肝气焉；一百九十二日六变蒸，生胆气焉。肝与胆为表里，属木，其数三也。二百二十四日七变蒸，生肺气焉；二百五十六日八变蒸，生大肠之气焉。

---

① 骨骼，原作“骨格”。

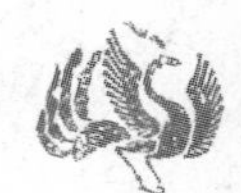

肺与大肠为表里，属金，其数四也。二百八十八日九变蒸，生脾气焉；三百二十日十变蒸，生胃气焉。脾与胃为表里，属土，其数五也。此天一生水，自然之造化也。其变蒸之日，或吐或泻，或发热呻吟不食，此为长血脉、全智意之常候也，不治而愈。变蒸已毕，一期岁焉，齿生发长，神智有异于前也。故曰齿者肾之余，发者血之余，爪者筋之余，神者气之余。噫，人身之难得也如此。其保命养生之道，岂可不鉴诸心乎！

五位所属

心为额属火，脾为鼻属土，肺为右颊属金，肝为左颊属木[①]，肾为颊属水。

凡看小儿之病，先观形色，而切脉次之。盖面部气色总见诸阳之首，若五位青色者，惊积不散，欲发风候。五位红色者，痰积壅盛，惊悸不宁。五位黄色者，食积癥瘕[②]，疳候痞癖。五位白色者，肺气不实，滑泄吐痢。五位黑色者，脏腑欲绝，为疾危恶。假令面青眼青肝之病，面赤眼赤心之病，面白肺之病，面黄脾之病，面黑肾之病。先别五脏所主，次分禀受盈亏，胎气虚实，阴阳二症，察其标本表里，则神圣工巧矣。

观面部五脏形色歌

心经有冷目无光，面赤须言热病当，赤在山根惊四足，积看虚肿起阴阳。

---

① 左右颊，上文中为左右腮。
② 癥瘕，原作“征伤”，据通行本《小儿推拿广意》改。

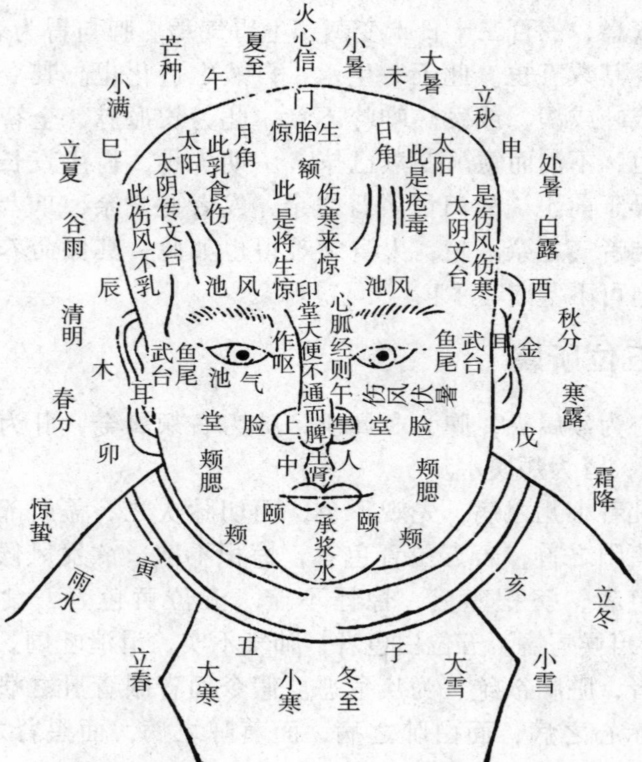

火心信门 夏至 芒种 午 小满 小暑 未 大暑 立秋 申 处暑 白露 酉 秋分 金 寒露 戌 霜降 立冬 亥 小雪 大雪 子 冬至 小寒 丑 大寒 立春 寅 雨水 惊蛰 卯 春分 木 清明 辰 谷雨 立夏 巳
惊胎生额 日角 月角 太阳 太阳 此乳食伤 此是疮毒 太阴传文台 太阴文台 此伤风不乳 是伤风伤寒 此是将生惊 伤寒来惊
池 风 池 风 印堂大便不通而脾 心胍经则午準 作呕 鱼尾 武台 武台 鱼尾 耳 耳 池 气 伤风 伏暑 堂 脸 堂 脸 上 中 人 颊腮 颊腮 颐 颐 颊 颊 承浆水

凡小儿初病先见面部与虎口脉吉凶相合图

肝经有冷面微青，有热眉胞赤又临，发际白言惊气人，食仓黄是积梁深。

脾冷应知面色黄，三阳有白热为殃，青居发际生惊候，唇口皆黄是积伤。

肺受面白冷为由，热赤人中及嘴头，青在山根惊四足，

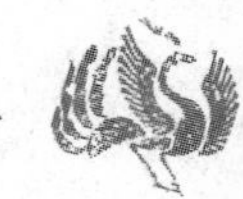

热居发际积为仇。

面黑当知肾脏寒，食仓红是势须看，风门黄可言惊入，两目微沉积所干。

面部诸候形色歌

痫疾眉头皱，惊风面颊红，渴来唇带赤，毒热眼朦胧。

又

山根若见脉横青，此病明知两度惊，赤黑困疲时吐泻，色红啼夜不曾停。

又

青脉生于左太阳，须惊一次细推详，伤寒颊赤微烦躁，青黑眉间乳食伤。

又

右边青脉不须多，有则频惊奈若何，红赤为风抽眼目，黑青三日见阎罗。

又

指甲青兼黑，唇青逆候临，鸦惊心气急，准拟命难成。

又

蛇虫出口有三般，口鼻中来大不堪，假使白虫兼黑色，灵丹须有也应难。

又

先望孩儿眼色青，次看背上冷如冰。阳男搐左无此事，搐右令人甚可惊。女搐右边为顺候，若逢搐左疾非轻。歪斜口眼终为害，纵有灵丹仔细评。

又

眼中赤脉实难量，大数原来也不详，最怕乱纹铺目下，

更嫌赤脉贯瞳光。

又

囟门肿起定为风，此候应知最是凶，忽陷成坑如盏足，不过七日命须终。

又

鼻门黑燥渴难禁，面黑唇青命莫存，肚大青筋俱恶候，更嫌腹中直身纹。

又

紫少红多亦畜惊，紫红相等即疳成，若教紫点形如米，夹食伤寒症有凭。

黄色无形者即安乐脉也，红若无形亦安宁脉。有前件形者即病之脉，次第而变，初作一点子，气关多红，脉至风关，其色方传变，紫病已传过，青色已受之极，黑色其病危急，纯黑分明，不可疗治。三岁已上，病重危急，指甲口鼻多作黑色。盖儿脉绝神困，证候恶极，虽有妙药良方，亦不能保矣。

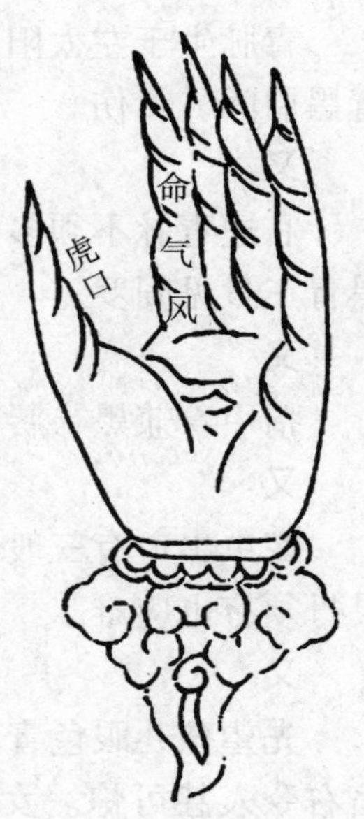

小儿虎口三关脉纹图

三关纹色主病歌

男左女右看食指，风气命关断生死。青惊紫热红伤寒，深红痘疹白是疳。

黑因中恶黄脾困，深青食积君休问。风轻气重要可瘳，命关直透眉双愁。

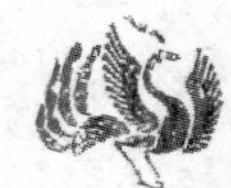

又

青色大小曲，人惊并四足。赤色大小曲，水火飞禽蹼。紫色大小曲，伤米面鱼肉。黑色大小曲，脾风微作搐。

大都纹之五色，黄盛作红，红盛作紫，紫盛作青，青盛作黑，纯黑则难治矣。若黄或红，毫无形者，即安乐脉也。

三关脉纹变见歌

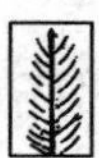

一〇乙字惊风肝肺随，气关形见发无时。徐徐直透命关上，不久传来作慢脾。

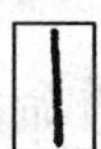

二〇鱼刺惊风证莫疑，气关疳病热相随。命关一见为难治，此是肝家传到脾。

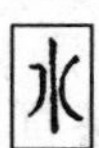

三〇风节悬针泻痢生，气关肺热定疳真。命关直透黄泉近，此候须知是慢惊。

四〇水字生惊肺受风，气关喘嗽积痰攻。久新仔细详虚实，透命惊疳变症凶。

五〇双环肝脏受疳深，入胃气关吐逆生。若到命关为

死候，灵丹总有枉劳心。

来蛇形，去蛇形。

来蛇形，去蛇形。

六○来去蛇形风气痊，命关直透近黄泉。蛇来脏腑多干呕，蛇去昏昏睡泻潺。

七○曲虫风部多肝病，气部因疳积大肠。若过命关蛔出死，请君莫作等闲看。

八○流珠红点见风关，膈热三焦啼泻烦。气部肠鸣霍乱吐，命关遽治也应难。

九○长珠风气关间见，寒热犹兼腹痛多。直透命关为险症，须防痘疹病难瘥。

十○脉乱如虫在风气，此儿肠胃疳蛔集。堪堪直过命关中，唇白甲青应难治。

（弓反外形）

十一○反弓向外见风关，痰热心神恍惚间。气部痫惊兼夹食，命关变黑实难痊。

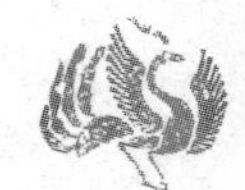

（弓反内形）

十二○反弓向内冒寒邪，咳嗽痰涎惊悸此。大抵要痊风气见，命关气促喘真嗟。

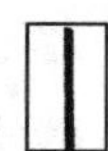

十三○或似枪形或似针，透关射甲主风惊。痰多搐搦心肝热，木旺脾亏仔细凭。

噫，三关之纹，须有十三形像，在人消息而看。如流珠只一点红色，环珠稍大，长珠圆长，已上非谓皆同形。圆之真似总皆红，脉贯气之如此耳。来蛇即是长珠，散关一头大，一头尖，去蛇亦如此，但分其上下头耳。故曰来去若弓形者，向里为顺，向外为逆。枪形直上鱼骨，水字即三脉并行，针形即过关一二粒米许。大抵十三纹形在风关为轻，气关为重，至命关则难治矣。为儿医者，全要消息变动，望闻问切，又未必全泥于形脉之偏，执拗妄投金石之剂，夭人之天命者矣，可不慎欤。

小儿脉法歌

孩儿三岁至五岁，一指三关定数息，迟冷数热分阴阳，浮风沉积君须识。左手气口主外症，右手气口主内疾。外候风寒暑湿温，内候乳食痰饮积。洪紧伤寒浮缓风，浮洪风热喘不息。乳停食积脉沉细，痘疹将生紧促的。沉紧腹中应是痛，弦紧喉间作气息。紧数不断惊风来，虚软慢惊瘛疭实。软而细者为疳虫，牢而实者因便闭。脉芤大小便痢红，脉濡心胆多惊悸。滑主露湿冷所伤，弦主客忤脾多

湿。大小不匀为恶候，三至为脱二至逝。五至为虚四至损，六至平和本无疾。七至八至病尤轻，九至十至病热极。若过十一死无疑，此说万中无一失。

小儿死症歌

眼上赤脉，下贯瞳仁。囟门肿起，兼及作坑。鼻干黑燥，肚大青筋。目多直视，睹不转睛。指甲黑色，忽作哑声。虚舌出口，啮齿咬人。鱼口气息，啼不作声。蛔虫既出，俱是死形。

急慢惊风门八十三

论

经曰：诸风掉眩，皆属肝木。盖小儿八岁以前，纯阳之体，真水未旺，心火已炎，肺金受制，无以平木，故肝木有余而脾土不足也。兼之父母失于保养，或衣服寒暄之不调，以致外邪侵侮，或饮食饥饱之不节，以致中气损伤，是故惊风之候作矣。且此候有三焉，有急惊，有慢惊，有慢脾。急者属阳之盛而阴亏，乃风木有余之症，治宜清凉苦寒泻气之剂。慢者属阴之盛而阳亏，乃脾土不足之症，治宜甘温和脾补中之剂。慢脾者，亦属阴，阴气极盛而胃气极虚，阳动而躁疾，阴静而迟缓也，故多不治。

急惊之由，因闻不常之声，或遇马牛禽兽之唬以致面青口噤，或声嘶而厥发，过则容色如故，良久复作；或身热面赤，鼻中气热，大小便作，惺惺不睡。盖缘热甚则生痰，痰

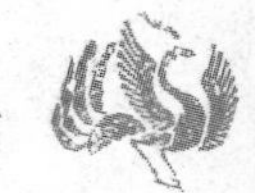

之盛则生风，偶因惊而发耳。又宜利惊、泻青、抱龙等丸以清之。其慢惊之症，多因饮食不节，损伤脾胃，以致吐泻。日久中气大虚而致发搐则无休止，身冷面黄，不渴，口鼻中气寒，大小便青白，昏睡露睛，目上直视，手足瘛疭，筋脉拘挛。盖脾虚则生风，风盛则筋急，因虚而发，俗云天吊风是也。又宜钓藤、温白、参术等丸温之。若慢脾者，盖由急惊传次而至慢惊之后，吐泻损脾。病传已极，总归虚处，惟脾所受，故曰慢脾，又名虚风。其病面赤额汗，舌短头低，眼合不开，困睡中摇头吐舌，频呕腥臭，噤口咬牙，手足微搐而不收，或身冷身温，又宜回阳、黑附等汤。俟其胃气渐复，则用异功散之类温平而调理之。大抵急惊者十全八九，慢惊者十全一二，至于慢脾者则百无二三矣。噫，业幼科者宜推幼幼及人之心，分急、慢、脾三症，察其虚实冷热，不可溷为一途而误治人矣，慎之慎之。

方法活套

小儿热盛则生痰，痰盛生惊，惊盛发搐，又盛则牙关紧急而八候生焉。盖八候者，搐、搦、掣、颤、反、引、窜、视是也。搐者两手伸缩，搦者十指开合，掣者势如相扑，颤者动摇头偏不正，反者身仰向后，引者臂若开弓，窜者目直似怒，视者睛露不活，是谓八候也。四症者，即惊、风、痰、热是也。大抵四症八候，均属急慢惊风病内之症。急惊属痰热，宜清痰降火、养血□泻之剂，如抱龙丸之类是也。慢惊属脾虚所主，宜养肝实脾、温补之剂，以参术煎汤下安神丸之类是也。慢脾乃危症，与慢惊治法少同耳。治风之法，慎勿辄用防风丸、辛温之类，恐木愈

旺而土愈虚也。用药必先实其土而后泻其木，金赖土养而不受火欺，是为良医也。

凡治诸风用药不效，搐鼻散少许吹入鼻内，如眼鼻泪涕出者可治，否则难医。

凡急惊鼻中出血者，其热已散，易治。口中出血者，心血妄行，难治。

搐鼻散

雄黄　没药各一钱　乳香五分　麝香二分半

共为细末，每用半分吹鼻，涕泪出则可治，无则不治。

清惊解毒汤

治急惊风初起发热，手足搐搦，眼上直视，角弓反张，及一切感冒风寒，头疼发热，咳嗽，鼻塞声重，疮疹欲出发搐，并宜服之。

羌活　柴胡　独活　前胡　茯苓　川芎　枳壳　桔梗　天麻各七分　人参一钱　全蝎　僵蚕　白附子　地骨皮各五分　甘草三分

上剂姜三片，煎服。

疏风散

治急惊风痰壅热盛者。

槟榔　陈皮　大黄煨过　牵牛各等分

上为末，每服五分，生蜜少许调下。

温胆汤

治小儿惊悸，食积痰积，将成惊风之疾。

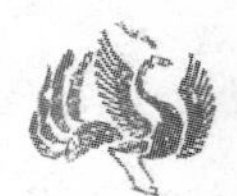

半夏　枳壳各三钱　陈皮　甘草各一钱五分　茯苓五钱　酸枣仁　黄芩各二钱五分

上为末，每服二钱，竹茹、姜、枣煎汤调下。

利惊丸

治急惊风症并水泻痢疾，痰火，腹胀食积，二十四惊诸般杂症。

天竺黄　滑石各钱半　牛黄　南星　半夏各一钱　天麻　朱砂　青黛　韭地蚯蚓粪各三钱　山楂　雄黄　白附子各钱半　蝉蜕　全蝎　僵蚕各七枚　轻粉各七分　甘草五分　巴霜四分　麝香八分　金箔三十叶

上为末，面糊为丸，萝卜子大，分作五处。另用金箔、滑石、朱砂、青黛、雄黄各为衣，每一岁至三岁服五丸，五岁至九岁服七丸，十岁至十三岁服十丸，照后症候药引下。

诸惊风用金箔衣的，薄荷汤送下。

诸食积用雄黄衣的，萝卜汤送下。

痰多用滑石为衣的，姜汤送下。

热积用青黛为衣的，凉水送下。

心惊悸用朱砂为衣的，灯心汤送下。

其余俱用白汤下，服后宜服启脾散。

启脾散

治惊风后脾气亏虚，小儿百病愈后俱用此药常服之。初生儿药涂乳头服之妙。

莲肉一两　白术　茯苓　山药　神曲　山楂各五钱　人参　猪苓　泽泻　藿香　丁香　当归　白芍　砂仁各三钱

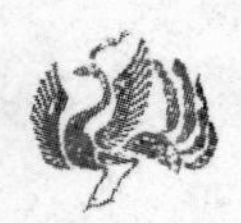

肉蔻三个　陈皮二钱　甘草一钱

上为末，惊风后加辰砂、滑石各二钱为末。每服一钱五分，淡姜汤调下。

青君芦荟丸

治小儿痰、热、惊、积，四症并皆治之。

青黛　使君子煨热　芦荟　川墨　胆星各二钱　腻粉　麝香各五分　脑子一分

上为末，面糊为丸，梧桐子大，金箔为衣。每服一丸，用薄荷化开送下。

镇心丸

治急惊风，化痰，清热，镇心。

朱砂　龙齿　牛黄各一钱　铅粉　琥珀　人参　茯神各钱半　全蝎七个

上为末，炼蜜为丸，梧桐子大，雄黄为衣。每服一丸，薄荷汤化下。如无牛黄，胆南星代之。

抱龙丸

治小儿急慢惊风，痰嗽搐搦，身热昏睡，气粗呕吐，丹痘疹首尾可服此药。能镇惊安神，除诸热去痰涎，壮实小儿，常服之则免痰热惊积之症。

天竺黄五钱　南星为末，腊月内纳牛胆中阴干，一百日取出研细，止用一两　雄黄　辰砂各二钱半　麝香　珍珠　琥珀各一钱　牛黄五分　金箔十斤，用为衣

上为末，煮甘草膏为丸，黄豆大，金箔为衣，每三岁

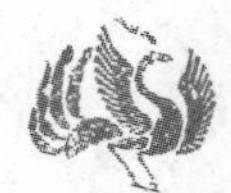

服一丸，五岁二丸，十岁三丸，惊风薄荷汤化下，余症俱用白滚汤，待温化下。

凉金丸

治小儿惊热、惊胎、惊发搐，心神恍惚，牙关紧急，两目上视，手足动摇，握拳抽掣。

龙胆草　青黛各三钱　钩藤二钱　防风　黄连各五钱　牛黄　龙胆　麝香各二分半

上为末，糊为丸，粟米大。每服三五丸，金银花煎汤送下。

小凉金丸

治惊热恍惚，四肢抽掣，潮热昏迷，乍热乍醒，或因惊怪所触而致阳症惊痫等症。

郁金二个，用皂角水浸三日　黄连　牙硝　木香　龙胆草各五钱　全蝎六个，瓦焙干　藿香①

上为末，糊丸麻子大，雄黄、麝香、朱砂、金银箔各少许，擂细末为衣，每服五七丸，照后引送下。

风痰惊热用麻仁、防风、蝉蜕，煎汤送下。

潮热甚用桃柳枝煎汤送下。

镇惊用薄荷、灯心煎汤送下。

盘肠钓气用天钓、钩藤煎汤送下。

夜啼用灯心或灶心土煎汤送下。

呕吐用藿香煎汤送下。

---

① 用量原脱。

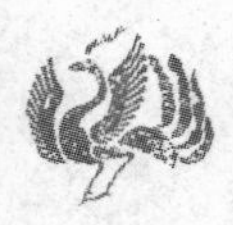

泄泻用陈皮、木瓜煎汤送下。

白痢用姜汤、粟壳汤送下。

红痢用甘草、乌梅煎汤送下。

大便闭用枳壳、大黄煎汤送下。

咳嗽用桑白皮、乌梅汤下。

常服金银或薄荷煎汤下。

精神不爽，不思饮食，冬瓜仁煎汤送下。

千金保幼膏

治小儿四证八候，去风痰，清热毒，化惊热，消积聚。

南星　半夏　川乌　白附子各一两，水洗净　郁金五钱

共为末，装入腊月牛黄胆内阴干，百日取出，研为末，去胆不用。每药一两，加雄黄、朱砂、硼砂各一钱，片脑、麝香各少许，共为末，炼蜜为丸，豌豆大，金箔为衣。每服一丸，灯心、薄荷煎汤调化下。

疳疾门八十四

论

经曰：数食肥令人内热，数食甘令人中满。盖疳者，甘也。肥，甘之罪也。原乳食小儿，谷气未完，胃气未实，父母不能调摄，惟务姑息，舐犊之爱，遂令恣食肥甘、瓜果、生冷，一切烹饪之味，以致中气易于伤损，郁滞成积而为肚大青筋，四肢细小，身热体瘦，面色萎黄，虫痛痢泻，诸疳之病作矣。亦或有因大病之后，或吐或泻，医或复下之，愈

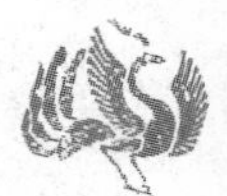

损中气而成，此医之过也。且疳分五种，又当辨别。始因积伤于脾而不速治，传之于心肝肺肾，变为疳焉。若疳在心即惊疳也，其症身体壮热，脸赤唇红，口舌生疮，胸膈烦闷，盗汗发渴是也，以消疳安神丸主之。若疳在肝，即风疳也，其症摇头侧目，白膜遮睛，头焦发立，筋青脑热，下痢疮癣是也，以生血补肝汤主之。肾疳即急疳也，其症脑热肌削，手足如冰，寒热时来，滑泄肚痛，齿断生疮，口臭干渴，爪黑面黧是也，以加味地黄丸主之。肺疳即气疳也，其症咳嗽喘逆，壮热恶寒，皮青生粟，鼻痒流涕，咽喉不利，颐烂唾红，气胀毛焦，泻利频并是也，以祛疳周肺汤主之。脾疳者，即食疳也，其症面黄身黄，肚大脚细，吐逆中满，乏力哭啼，水谷不消，泄下酸臭，合面困睡，食减吃泥是也，以加味益黄散主之。五脏疳伤，大抵然也。

析而论之，又有五疳出虫者，盖乳哺不调，脏腑停积已久，化为虫形，或如丝发，出见于头顶胸腹面背之间，黄白赤者可治，青黑者难治也，均宜以下虫丸主之。若内疳者，则目肿胀，利色无常，或沫清白，渐而疲弱，此冷症也，宜木香丸主之。外疳者，鼻下赤烂，自揉鼻头，有疮不结痂，或绕目而生，以兰香散治之。无辜疳者，脑后头项边有核如弹，按之转动，赖而不疼，其间有虫如米粉，不速破之则虫随热气流散，淫蚀脏腑，以致痈疮，便利脓血，壮热羸瘦，头露骨高是也，可用金针速破，将膏贴之。此盖儿衣露晒，为雄乌落羽所污而成也，故名无辜疳。丁奚疳者，手足极细，项小骨高，尻削体萎，腹大脐突，号啼胸陷，或生谷癥是也，以蒸鸡丸主之。哺露疳者，因脾胃久虚，水谷不化，精神减损，无以荣其气，故肌肉销烁，

肾气不足，复为风冷所伤，使骨枯露，治同无辜、丁奚之类。噫，疳病虽多，难以悉举，但知其要者，当辨冷热肥瘦而已。若初病者为肥热疳，久病者为瘦冷疳，冷则木香丸之类，热则黄连丸之类主之。临病辨症，当以幼幼之心为心，毋纵巨胆，妄为施治，绝人嗣续耳。

脉

单细为疳痨。虎口脉纹白色为疳。

五脏五疳歌

肝疳白瘼眼中光，怕日羞明泪不干，咬甲摇头肌体瘦，腹中坚癖块多端。

心疳脸赤少精光，壮热唇红面色黄，才卧皮肤沉盗汗，睡中惊哭意恓惶。

脾疳腹胀体痿黄，食物难消又滑肠，揉鼻揉眉多爱土，蛔虫和粪泻非常。

肺疳咳嗽体尫羸，喘急痰涎气力衰，疥癞皮肤生……①

甘草各四分

上作一剂，用姜枣煎服。

加味肥儿丸

此药消疳化积，伐肝补脾，清热磨癖，进食杀虫，调养正气。

胡黄连　川黄连　使君子　青皮　陈皮　香附子　麦

---

① 页二十四原佚。

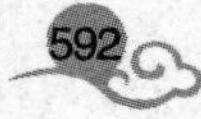

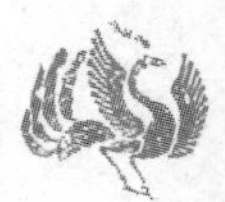

芽　神曲各七钱　三棱　莪术　人参　白术各五钱　芦荟二钱五分，碗盛，泥封固，置土坑中，四面用谷糠火煨透始用

共为末，黄米糊为丸，绿豆大，空心米饮下二三十丸，量儿大小加减服。

消疳安神丸

治心疳面黄颊赤，初热惊啼，增寒壮热。

麦冬　白茯苓　寒水石　山药　甘草各五钱，炙　龙脑一字　朱砂一两

共为末，龙眼煎汤，入炼蜜为丸，芡实大，金箔为衣，每一丸，砂糖水化下。慢惊用参术浓煎汤化下。

生血补肝汤

治肝疳摇头侧目，白膜遮睛，内有朦雾。

生地　熟地　赤茯苓　枳壳炒　黄连　川芎　杏仁水泡去皮　半夏曲　天麻　地骨皮各三钱　炙甘草二钱

作一剂，每二钱，药姜三片，黑豆十五粒，水煎，临睡服。

加味益黄散

治脾疳脾胃虚寒，体黄腹大，四肢细小，好食泥土；肺疳气喘，口鼻生疮。

陈皮　青皮　人参　白术各一钱　诃子皮　炙甘草各五分　丁香二分

上作一服，水煎温服。

祛疳清肺饮

治肺疳咳嗽喘逆，皮肤生粟，鼻痒流涕，蚀为穿孔，

流汁臭污，或生息肉。

桑白皮　紫苏　前胡　黄芩　当归　连翘　天冬　麦冬　桔梗　防风　赤芍　生地各五钱　甘草三钱

共为末，每服一钱，白滚汤调下。

加味地黄丸

治肾疳肌体极疲，或生疮疥，足冷如冰，喜卧冷地，白膜遮睛，以六味地黄丸（方于虚损门）各等分加官桂少许，炼蜜为丸，梧桐子大。每服一二十丸，空心滚汤下。

二连丸

治初得肥热疳。

川黄连　胡黄连各五钱　砂仁三钱

共为细末和匀，入豮猪胆，内用线系，架铫上，勿着底，淡浆煮，候一时取出，研入芦荟、麝香各一分，饭为丸，麻子大。每服五七十丸至百十丸，米饮下。

一方加焙干蛤蟆三钱。

青黛木香丸

治小儿冷疳及疳在内。

木香　青黛　槟榔　肉蔻各一钱　麝香一钱，另研　续随子一两，去油　蛤蟆二个，烧灰存性

共为末，炼蜜为丸，绿豆大。每服三五丸至二十丸，薄荷汤食前送下。

蒸鸡丸

治疳痨骨蒸，潮热盗汗，瘦弱腹胀，面黄不生肌肉，

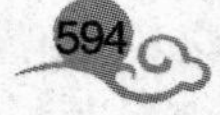

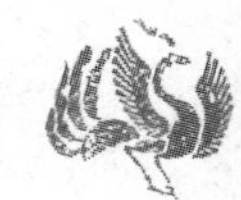

日哭夜啼，多渴少食等症。

黄连　柴胡　秦艽　川楝肉　知母　丹参　使君子肉，各一两　芜荑　鹤虱　神曲　麦芽　青皮　槟榔　芦荟各五钱　黑豆一升

上为末，以黄雄鸡一只重一斤者，笼之，用大麻子饲之五七日，去毛翎净。于背上开一孔，去肠肚净，拭干，入前药于鸡腹内，以线缝之。先以黑豆铺甑底三寸厚，上安鸡甑中，又以黑豆盖，蒸一日取出，去头、骨、足，将药肉捣烂如泥。若干加酒糊，再捣丸，赤豆大。以一岁十丸加减，米汤下，十岁后温汤下。忌食猪肉、黄雌鸡肉。

消疳下虫丸

治疳蛔诸虫。

木香　桃仁去皮尖　芜荑炒　槟榔各二钱　鹤虱一钱，炒　轻粉钱半　干蛤蟆炙焦，三钱　使君子略煨，取肉　白苦楝根皮酒浸，焙　绿色贯众各二钱

共为末，神曲糊丸，麻子大。每服二十丸，空心清猪肉汁下，内加当归、黄连各二钱五分，治脊疳疳痨症。

大芦荟丸

治疳杀虫，和胃止泻。

胡黄连　川黄连　白芜荑　芦荟　广木香　青皮　雷丸白者佳，赤杀人　鹤虱各五钱　麝香二分，另研

共为末，粟米饭丸，如绿豆大。每服一二丸，米饮下。

消疳解渴丸

治疳渴、干疳、疳痨[1]。

黄连五两，猪腰煮汁浸　干葛[2]　乌梅肉　杏仁　莲肉各二钱

共为末，用黄牛胆汁丸如麻子大。每服十五丸，乌梅汤下。一方加定粉、龙胆草，去杏仁。

五疳保婴丸

治五疳八痢，一切疳症。

黄连　白芜荑炒　雄黄　龙胆草　青皮　五倍子　夜明砂　蟾头一个，炙令黄色　苦楝根　天浆子炒　胡黄连　青黛　芦荟照前煅，各二钱　麝香二分　蜗牛一钱

共为末，糯米饭为丸，麻子大。每一岁三丸加减，温米汤下，日进三服。

千金肥儿丸

治小儿疳病，因脾家有积，脾土虚而肝木乘之，以致积久不散。复伤生冷厚味，故作疳症，肚大青筋，潮热咳嗽，胸前骨露。此王道之药，久服自然消疳杀虫，脾胃和而血气足矣。

白术半斤，土炒去油　茅山苍术半斤，米泔水浸炒　陈皮一斤，勿去白　厚朴一斤，姜汁浸炒　甘草半斤，炙为末　癞蛤蟆十只，蒸熟焙干为末　川黄连一斤，用苦参四两，烧酒一斤拌匀，焙干去苦参不用　禹余粮一斤，煅过。如无以蛇含石代之　神曲一斤，炒　牡蛎一斤，煅七次，童便碎

① 疳痨，原作“疳劳”。
② 干葛，原作“甘葛”。

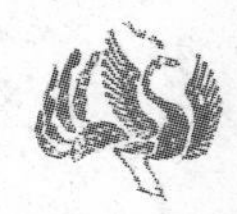

七次　青蒿一斤，童便浸，焙干为末　芦荟四两　山楂去核，一斤　鳖甲醋炙，一斤　胡黄连去毛草，半斤　夜明砂淘净，四两　使君子去壳，四两　鹤虱四两

前药各为末，用小红枣五升去皮核，黄芪三斤，当归一斤熬膏。入面一斤，打糊为丸，绿豆大。再用甘草末、雷丸、小茴香末各四两为衣，八岁以前每服五十丸，九岁以后七十丸，食前清米汤送下。

布袋丸

治诸疳疾，面黄肚大，饮食不润肌肤。

夜明砂淘净　芜荑　使君子肥白者，微炒，去皮，以上各二两　白茯苓去皮　白术土炒　人参各一两　甘草　芦荟各五钱

共为末，汤浸，蒸饼为丸，如弹子大。每用一丸，以生绢袋盛之。次用精肉二两同药丸一处煮，候肉烂取药悬当风处，将肉饼汁与小儿食之。其丸仍依前法煮肉食，待药尽焉。

铜青散

治走马牙疳，口舌生疮，牙龈溃烂，齿黑欲脱，血流满口等症。

白芷五钱　牙硝一钱　铜青一分　麝香一字

共为末，干敷口角及擦牙齿上，甚妙。

兰香散

治走马牙疳，臭息崩砂，龈溃，烂槽宣露，腐根脱落等症。

轻粉一钱　兰香子一钱　密陀僧五钱，醋淬为末

上共为末，敷齿患处。

一方去密陀僧，用铜青、兰香叶亦妙。

三仙立效方

治牙疳齿脱，宣露见根，延及唇鼻焦黑，难以寻常方治疗，宜敷此药。

鸭嘴胆矾一钱，匙上煅过，炒　麝香少许　蟾酥一字

共为末，敷于患处，甚妙。

吐泻门八十五

论

经曰：诸呕吐酸，暴注下迫，皆属于热。又曰：湿胜则濡泄。盖小儿之吐泻，皆由乳食过度，传化失常。或食郁则成热，热郁则成酸，酸而成吐、成泻，理固然也。亦有食滞于胃口者吐，食滞之于大小肠者泻。其生下而吐不休者，乃胞胎中恶秽流滞于肠胃而吐者也。若不早治，则变为慢惊、慢脾之症矣，为父母上者，可不知防微之当慎欤！

方法活套

小儿生下急以绢拭口中，后用黄连、甘草煎汁，用绢再拭，免吐泻痘疹等症。

吐泻黄，伤热乳，玉露散主之。

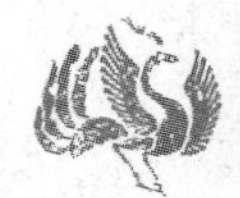

吐泻青，伤冷乳，益黄散主之。

一方小儿治法，脾虚泄泻用山药，半生半炒为细末，服一二钱，黑砂糖水调下。

一小儿吐泻，或黄或白，口干作渴，津液干燥，将成慢惊等症，治之之法，当用白术和脾散。

白术和脾散

白术　茯苓　藿香叶　人参　干葛　木香　甘草各八分

上一剂，水煎服。

若泄泻无时，将成慢惊风，加山药、扁豆、肉蔻各八分。

若慢惊已作，加天麻、细辛各八分，全蝎三个煨过，并白附子六分。

若是吐蛸，多因胃寒，丁香二粒。

若不食大渴，乃胃中元气虚也。不可大渗之法，茯苓加天花粉。

若能食而渴，乃胃热，宜白虎汤加人参。

若中气虚热，口舌生疮，不喜饮冷，加山药、黄连各八分。

玉露散

治小儿伤热，乳泻黄色，或作身热。

石膏　寒水石各五钱　甘草二钱五分

每服五分，温水调下。

益黄散

治小儿伤冷乳，泄泻青色，或作身冷。

陈皮一钱　丁香二分　诃肉煨　青皮炒　甘草各五分，俱为末作一剂，水煎服，每次一钱亦可。

参苓白术膏

治大人小儿脾胃虚冷，呕吐泄泻，并痘疹泻痢，俱可治之。

白术　人参　白茯苓　山药各一两　木香　砂仁各五钱　白豆蔻　肉豆蔻各七钱

上为细末，炼蜜丸，如龙眼大，不拘时清米饮化下。

针烧丸

治一切吐泻。

黄丹飞过　朱砂　白矾火煅，各等分

上为细末，枣肉为丸，黄豆大。每服三四丸，戳针尖上，灯焰烧存性，研烂，凉米泔水调服。泻者食前服，吐者不拘时服。外用绿豆粉，以鸡子清和膏，涂两脚心，若泻涂囟门，止则去之。

肿胀门八十六

论

夫小儿肿胀二症，皆由脏腑怯弱，荣卫不顺，三焦壅滞，表里俱虚，虚中有积，久患失治，胃虚不能传化，水气渗泄经络，脾得之气溢皮肤而肿，入脏而为胀，最为要急，当明其因受湿肿。盖脾胃受湿，不能宣化，气浮四肢，面目

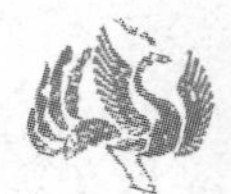

皆肿，此因脾虚，止调脾补肾，然后去肿。先服理中汤加枳实，作喘加豆豉。若夫腹胀，盖由脾胃虚气攻作也。亦有实者，必闷乱喘满，时饮能食可下之，宜紫霜丸、白饼子之类。不喘满者，乃虚也，不可下。若误下，则脾虚气上附肺而行，肺与脾子母俱虚，肺主目胞，脾主四肢，治则用塌气丸渐消之。不愈，渐加丸数，不可以丁香、豆蔻太温散药治之。盖脾虚气未出，腹胀而不喘者，可以温散药，使上下消，其气自愈。若虚气已出，附肺而行，则脾胃内弱，每生虚气，入于四肢面目矣。然小儿易为虚实，脾虚不受寒温。服寒则生冷症，服温则生热症，当识此勿误也。若胃久虚热，多生疸症，或引饮不止，脾虚不能胜湿，随肺之气上行于四肢。若水壮，湿气浸浮于肺，则大喘也，宜塌气丸而愈。且脾初虚而后结，有积所滞，宜先补脾，后下之。后下之时，又当补脾，此不失于王道也，慎之。

荣卫饮子

治小孩气血俱虚，荣卫不顺。四肢、头面、手足浮肿，以致喘急者，并治。

川当归　熟地　人参　白术　川芎　白茯苓　甘草　白芍　枳壳麸炒　陈皮　黄芪蜜制，各等分

上剉，每二钱煎服。

此方儿须幼小，并可与服，以壮气根，使血气和顺，脏腑温暖，阴阳调匀，气脉充实，肿胀喘急自消矣。

消胀饮

治小儿腹胀肿满。

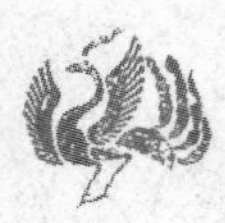

萝卜子炒　苏梗　干葛　陈皮　枳壳各等分　甘草少许

每服三钱，水煎服。食少加白术。

塌气丸

治小儿虚胀。

胡椒一两　蝎梢五钱

共为末，面糊为，粟米大。每服五七丸，米饮下。

腹大加萝卜子一两，又名褐丸子。

一方加木香一钱。

白饼子

治小儿停乳，以致呕吐泄泻，肠胀潮热，喘嗽惊痞等症，此药下之神效。

巴豆二十四粒，去皮，用水一升，煮水尽为度　天南星姜汁泡　半夏汤泡七次，焙为末　轻粉一钱　滑石一钱五分

上研均，巴豆后入再研，以糯米饭丸，小豆大，作饼子。每服一饼，煎葱汤化下。盖人乳味甘，恋肠易于停积，此方用南星、半夏以豁痰饮，轻粉、滑石以泻湿热，用巴豆以通利积滞，推陈致新之妙，厥有旨哉，学者幸切勿泥以峻利，置而弗用也。

神术散

治小儿肠痛，多因饮食所伤。

白术一钱半　陈皮去白　青皮去穰，各七分　神曲炒　麦芽炒　砂仁各一钱　甘草炙，钱半

共为细末，每服一钱七分，清米饮或白汤任下。

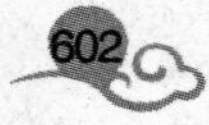

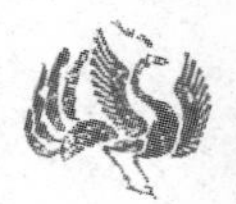

寒加藿香、吴茱萸，热加黄芩。

褐丸子

治小儿阴阳不和，脏腑怯弱，乳食不消，心腹胀满，呕逆气急；或肠鸣泄泻，腹中冷痛，食癥乳癖，痃风疝结，积聚肠胃，或闭或痢，头面浮肿，不思乳食，及疗五种疳疾，八种痢疾，肌肉消瘦，气粗腹大，肾气昏愦。常服散冷热之气，调和脏腑，进饮食，生肌肉，悦颜色之剂。

萝卜子一两，微炒　陈皮去白　青皮去穰　三棱炮　莪术炮，各五钱　黑丑七钱五分，半生半熟　胡椒二钱五分　木香一钱五分

共为末，面糊丸，粟米大，看儿大小或七分或五分，空心萝卜子煎汤或姜汤送下。

脐风撮口门八十七

论

尝闻子在母腹中，胞胎十个月，止于脐中与母通气。初生之时，虽云胞胎已破，始于儿口鼻中接天地之气而呼吸之，其脐中所通之气犹未尽绝。况收生之妇不明通气之大理，不知断脐之细功，以致招风入内，或尿在胞中，遂成脐风。发热面赤，啼声不出，或胎热流毒心脾，则舌强唇青，撮口裂面，食乳有妨，名曰撮口风，宜以五通膏、利惊丸之类治之。若小儿初生七日内患此症者，百无一生，此余亲所见者，良可悯焉。凡有此症，即看小儿齿龈上有泡子如粟米大，速以温水蘸热帛裹指擦破，即开口，便安，

亦良法也。

方法活套

小儿初生，若有脐风，当看脐边，必发出青筋一道，行至肚必生两岔，至心必死。知者当于青筋初发处灸三壮，两岔处亦照头上截灸三炷，青筋自消，儿必活矣。

一方用白僵蚕为末，蜜调涂口唇内。

一方用牛黄三分，研细，竹沥调匀，滴入口中。

一方用蝎虎一个，装入罐内，以朱砂喂之，封罐内月余取出。其身赤，阴干为末，每服一二分，酒调下。

五通膏

治小儿脐风撮口。

生姜　生地　葱白　萝卜子　田螺肉各等分

上捣烂搭脐四围一指厚，抱住一时许，泄屁为愈。

千金龙胆汤

治月内胎惊，气盛发热，脐风撮口，四肢惊掣，发热大吐，并诸惊痫。

龙胆草　钩藤　柴胡　黄芩　桔梗　芍药　茯苓　甘草各五钱　蜣螂六个，去足翅　大黄二钱，煨

共一处，每服二钱，酒水各一钟，煎半钟服，以利为度。

五圣散

治脐风撮口危急之症。

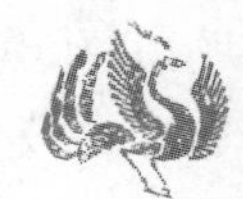

赤蜈蚣一条，酒炙　蝎梢七个　瞿麦五分　僵蚕七个，炒

共为细末，先用先[①]少许吹入鼻中，啼则可治，仍用三分煎薄荷汤调下。

通梢散

治脐风撮口。

穿山甲用尾上三片，羊油炙黄色　蝎梢七个

共为细末，用人乳汁调涂乳上，令儿吮之。用厚衣包裹，时出冷汗即愈。

香螺膏

治脐风肿破。

用田螺三个，入麝少许，捣烂搭脐上，再易立消。

癖痞门八十八

论

夫小儿癖痞有所别焉。癖块者，癖于两胁；痞结者，痞于中满。此因乳哺失调，饮食停滞，邪气相抟而成。盖损伤脾胃则不能消化，水谷停滞而为热。热久则耗[②]伤元气，元气即虚，不能运动其血，血遂不行而停滞不散，留于胁肋之间，或于胃脘之下，遂成血块。初则如钱，久而渐大，以致诸疢随生，或肚青筋，面黄肌瘦，呕吐泻痢，寒热往来，种

① 先，疑为衍文。

② 耗，原作“好”。

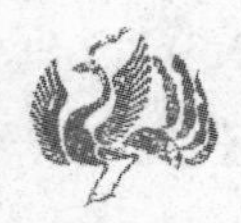

种多端，难以枚举，皆癖毒之所致也。当参各类及随儿之症而主，治之大抵宜补脾养气治其本，清热消块治其标，标本兼济，又当执其权衡以量儿壮弱，病之轻重，加减活法，非一方一法可痊者，宜加详究焉。学者当熟玩之。

方法活套

一方用白花菜子五钱，同乳汁少许，捣成饼，贴半炷香取下，其病即消。男病用女食乳，女病用男食乳。

一方用核桃一百个敲损，入皮硝五斤，萝卜二斤，入水煮烂，去核壳，蜜拌。每吃三四个，萝卜汤下，一日十二三个，不待桃尽即消。

一方用白鸽子一只，水泡死，去毛屎净，入海螵蛸、芒硝为末各三钱，放内煮熟食之。

一方用千金肥儿丸，方见疳疾门。

一方用萝卜一两，芒硝二两，生姜五钱，栀子五个，捣饼贴上一昼夜即愈。

净肺散

治小儿腹中癖块，口干发热，小便黄赤等症。

柴胡　泽泻　三棱煨　山楂肉　莪术煨，各一钱　半夏　黄芩　白术　猪苓各八分　人参　甘草　胡黄连各二分

作一剂，姜枣煎服。有食积，加神曲、麦芽各八分。在两胁加白芥子一钱，在中脘加枳实一钱。

牛黄乌金丸

治癖块发热，青筋肚大等症。

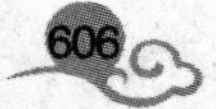

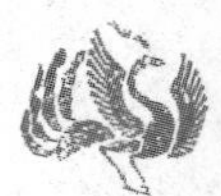

牛黄二钱　芦荟三钱　琥珀　胡黄连各五分　人参六钱　白术乳汁炒　黄连　槟榔　三棱醋炒　莪术　水红花子炒　地骨皮各七钱　百草霜　伏龙肝各三钱半

共为末，糯米糊丸，绿豆大。每服三十丸，陈皮汤下。

健脾消癖丸

消癖化积，消火退热，杀虫消疳，开膈除胀，养胃和脾，大人小儿并皆服之。

人参　白术　神曲　麦芽　萝卜子　水红花子炒，各五钱　茯苓　黄连　夜明砂　龙胆草　使君子　青皮　胡黄连　陈皮　三棱煨　莪术　苍术米泔浸　木香　槟榔　香附炒　山楂肉各三钱半　芜荑　柴胡　枳实麸炒，各三钱　芦荟一钱　虾皮二个，炒　阿魏[1]二钱

共为细末，猪胆汁丸，绿豆大。每服三五十丸，食前米饮下。此方治癖，半攻半补之良法也，忌食猪肉，宜食鸽子、蛤蟆肉物。

一提金

治小儿癖块。

阿魏箬焙，二钱　血竭　雄黄　朱砂　全蝎　乳香　没药各一钱　沉香　木香　芦荟　天竺黄各五分　穿山甲七片，炒成珠　大黄七钱　木鳖子七个

共为末，每用五分。鸡蛋一个，取破小顶，将药入内，纸裹蒸熟食之，立效。

---

① 阿魏，原作“阿味”。

消热五黄丸

治小儿癖疾疳热甚者。

牛黄一分　天竺黄二分　芦荟二分　阿魏二分　雄黄一钱　蜈蚣二条，去头尾　胡黄连二分

共为末，黄蜡五钱，铁杓化开为丸，绿豆大。每服五七丸，量儿大小黄酒下，或将黄蜡煎鸡子，入药于内嚼，亦可。

二砂桃

治癖块积聚，经年不消，多服自然除根。

硼砂　硇砂　锦文大黄一两　芒硝一升　白花菜一两

用核桃一百枚，敲损同药入水二十碗，煮一炷香取出去壳，不时令而食之。

贴癖散

治癖毒上攻头面，腮额肿起疼痛，及一切恶毒疮肿等症。

石膏　石灰　甘草　青黛　大黄　郁金　白芷　黄柏　草乌　木鳖子　南星　白角刺　白及　贝母　天花粉各等分

共为细末，用鸡蛋清调敷患处，内服清凉化毒或犀角丹（见后诸热门）之类。

生肌消毒散

治小儿癖疾，上生牙疳，溃烂臭秽。

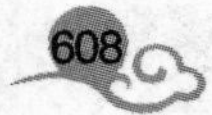

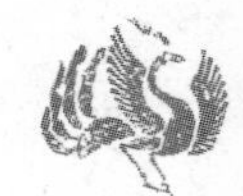

乳香　没药　儿茶　轻粉炒　象皮烧灰　象牙焙黄　红褐烧灰　珍珠焙黄　海巴焙焦，各等分

上为细末，擦患处，止痛生肌。

玄武化癖膏

治癖块退热。

大黄　栀子　木鳖子去壳，另研，各二两　硇砂　硼砂　雄黄各一钱，另研为末　皮硝七钱　油核桃二个　大蒜五个　白花菜晒干的，五钱　黑狗脑子一个

用好烧酒一钟，将前六味药末入，同后药一处捣为饼。每用一饼，贴癖上，用热汤瓶熨饼上，冷则再熨，用布扎住，贴二三日，仍前再换药。忌生冷油腻发物。

黑龙膏

贴癖块、血积、气积、痞疾、食疾等症。

川乌　草乌　两头尖　穿山甲　当归片　白芷　赤芍　生地　熟地　官桂　三棱　莪术　甘遂　甘草各一两　草麻仁二百个　木鳖一两，去壳　巴豆去壳，一百五十粒

共切碎，用香油二斤四两，浸药三日，文武火熬焦黑，浮起去渣油，再熬半炷香，下炒紫色黄丹一斤，用柳枝搅，滴水成珠，去火入后药：

乳香　没药　五灵脂　木香各一两　麝香　阿魏各二钱

共为细末，入温油内再搅，磁器盛之。用时量疾大小，用五倍子染过狗皮摊贴，半月一易。熬时忌妇人、鸡犬见。

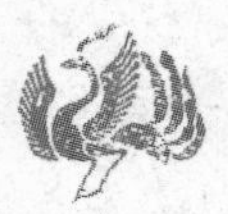

消癖化毒膏

治症同前。

木鳖子　川乌　甘遂　当归　穿山甲　甘草各五钱　蜣螂二十个

已上用香油一斤熬枯，入黄丹半斤，滴水成珠，退火入后细药味：

芦荟　阿魏　硼砂　硇砂　皮硝各五钱　麝香三钱　水红花子七钱

共为末，入内搅均收贮。每一个重三钱，初贴时用皮硝水洗净患处，后贴药。先痒后痛是其验也，忌生冷油腻物。

积滞门八十九

论

夫小儿积滞，其病面目黄肿，肚热腹痛，覆睡多困，酷啼[①]不食，便闭溺油。此皆积症也，然有乳积、食积、气积之分，当明辨之。吐乳不食，泻粪酸臭，此因啼叫未已，以乳与之，停滞不化，是为乳积。若肚硬带热，渴泻或呕，此因饮食无度，多餐过饱，之后即睡，停滞不消，是为食积。若腹痛啼叫，利如蟹渤，此因触怒其气，荣卫不和，是为气积。乳积者，轻则宜以钱氏白术散，重则以下积丸之类。食积者，轻则以消食散，重则以白饼子之类。气积者，轻则以木香槟榔丸，重则以三棱蓬术丸之类。大抵小

① 酷啼，疑作“哭啼”。

儿消积破滞之后，速当调理脾胃，毋再重伤，不然恐邪气消去而正气不能复全矣，戒之戒之。

消食散

治小儿积食腹痛，多因饮食所伤。

白术炒去油，三钱　橘红去白，一钱　香附米童便浸，一钱　神曲炒一钱　大麦芽炒，钱半　砂仁钱半　山楂肉钱半　青皮去穰，钱半　炙甘草七分

共为细末。每服一钱五分，量儿大小，米饮送下。

热加炒黄连一钱，寒加藿香、吴茱萸各一钱。

钱氏白术散去青皮、神曲，加莲肉、枳壳各一钱。

下积丸

治乳食伤积，心腹胀满，气粗壮热，或泻或呕。

使君子五个，去壳　砂仁二十个　丁香十五个　乌梅三个　巴豆三个

共为末，揉粟米饮为丸，麻子大。每服三丸，陈皮煎汤下。

泄满槟榔丸

疏导三焦，宽利胸膈，破痰逐饮，快气消积等症俱效。

萝卜子去皮微炒　皂角去皮酥炙　半夏泡　枳壳麸炒　青皮去穰　杏仁去皮尖，微炒　白术　槟榔　陈皮各一钱　香附　大腹皮[1]各钱半

共为末，外用皂角四两，加水一碗，熬成膏，入熟蜜

---

① 大腹皮，原作“大伏皮”，下同。

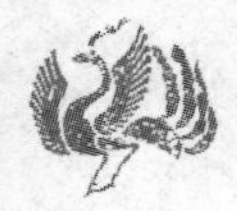

少许，丸如绿豆大。每服十丸，食后生姜汤下。

三棱蓬术丸

治小儿气积、积滞、痞块、乳癖等症。

蓬术一两，用巴豆三十粒同炒黄色，去豆不用　川楝子　小茴香　三棱酒浸一宿　枳壳各五钱　木香二钱　青皮六钱　丁香四钱

共为末，醋糊丸，绿豆大。每服三丸，食后淡姜汤下。

异香收功散

消积破气之后，宜服此调理脾胃。

莲肉　青皮　陈皮各二钱　莪术煨　三棱煨　益智仁去壳　甘草各五钱　厚朴一两　黄连三钱

作一剂。每服二钱，水一钟，煎半钟，加姜、枣、盐少许同煎，食前服，立效。

诸热门九十

论

夫小儿气禀纯阳，血气壅盛，故脏腑易于生热，阴阳气变，熏蒸于外，致令身热也。且小儿之病，惟热居多。盖热有潮热，有惊热，夜热，余热，食热，疳热，壮热，烦热，积热，风热，虚热，客热，癖热，寒热，血热，疮疹热，一十六者，大同而小异。热之始发，必有所因也。其潮热发渴有时，惊热则颠叫恍惚，夜热则夜发旦止，[1] 余热则寒邪未尽，食热则肚腹先热，疳热则骨蒸盗汗，壮热

① 夜热则夜发旦止，原误作“夜则夜热发旦止”。

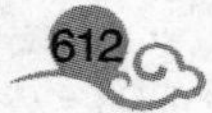

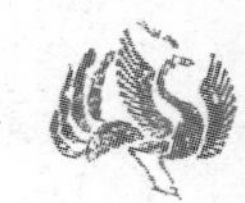

则一向不止，烦热则心燥不安，积热则颊赤口疮，风热则汗出身热，虚热则困倦少力，客热则来去不定，痰热则涎嗽饮水，寒热则发如虐壮①，血热则辰巳发热，疮疹热则耳鼻尖冷，诸症得之，各有所归。其间或三两症交互者，宜随其轻重而治之。大抵要明其风、湿、痰、食、表、里、虚、实数症为本。表而热者谓之表热，不表而热者谓之里热。有暴热而为热者，乃久不宣通而致也。有服温药而热者，有恶寒战慄而热者。盖诸热之属，心火之象也。治之之法，小热之气，凉以和之。大热之气，寒以取之。甚热之气，则汗发之。发之不尽，则逆制之。制之不去，则求其属以衰之。苦者以治五脏，盖五脏属阴而居于内也。辛者以治六腑，盖六腑属阳而在于外也。故内者下之，外者发之，又宜养血益阴，其热自愈矣。

方法活套

虚热不可大攻，热去寒起，得利慬不重补，得补复蒸。小儿发热要辨虚实，虚则面色青白，身微热，口鼻气冷，手足心不热，大小便自利，恍惚神慢，虚汗自出，宜四君子、惺惺散、白术散之类服之。

实热则面赤气粗，口热烦渴，唇肿舌疮，烦啼燥叫，大小便难，掀揭衣被。在表当汗，宜清解肌。在里当下，宜加味四顺清凉散等服之。

连翘饮

治小儿心经邪热，伤风感冒，风热痰壅，丹毒肿痛，

① 虐壮，疑作“虐状”。

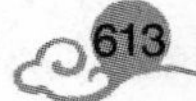

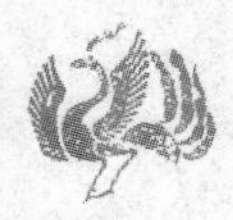

眼目赤肿，口舌生疮，咽喉疼痛，小便淋沥，胎毒痘疹，一切热症，并皆治之。

连翘　瞿麦　滑石　车前子　牛蒡子　赤芍　栀子各八分　木通　当归　防风各四分　柴胡　大黄一钱二分　甘草一钱　荆芥一钱三分　蝉蜕五分

作一剂，加竹叶十片，灯心一撮，煎服。

实热加大黄，胎热疮疥加薄荷。

犀角化毒丹

治小儿蕴积热毒，唇口肿破，舌上生疮，牙龈出血，口臭颊赤，咽干烦躁，并痘疹余毒未解，或多生疮疖。

犀角镑，二钱　桔梗一两　生地酒洗　赤茯苓去皮，各五钱　青黛二钱　粉草　朴硝各三钱　牛蒡子微炒，五钱　连翘　玄参各六钱

共为末，炼蜜为丸，龙眼大，朱砂衣。每服一丸，薄荷煎汤化下。

清热解肌汤

桔梗　前胡　柴胡　人参　枯芩　干葛各等分　甘草减半

每服三钱，姜枣煎服。

加味四顺清凉散

治小儿在里发热，痰涎壅盛，心结积热等症并效。

大黄　白芍　当归　黄芩　连翘各等分　甘草减半

共为末，每服二钱，薄荷煎汤调下。

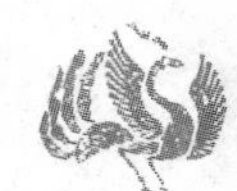

天一丸

治小儿诸般发热，喘呕吐泻，一切风痰等症。盖此方清心利小便，正所以散火邪也。凡小儿蕴热丹毒，通利水道为捷径也。

灯心二两五钱，用一斤，以米粉浆洗，晒干研末，入水澄之，浮者为心，沉者不用　赤白茯苓各二两，去皮　茯神一两，去皮木　滑石水飞过，五两　猪苓五两，去皮　泽泻三两，去须

前六味共为细末，外用人参、白术各六两，甘草四两，同熬膏，和前药丸如圆眼大，朱砂为衣，贴金箔，任病换引。每服以丸，化下。

感冒门九十一

论

夫小儿伤寒之病，与大人无异。所异治者，兼热夹食而已。盖小儿有郁热，因外感风邪，内伤乳食而郁热发于外，鼻塞声重，限人藏身，引衣密隐，知其恶风恶热之症，是为在表，可微取其汗也。以惺惺散、人参羌活汤之类微汗之。若扬手抛足，出头露面，烦渴燥粪，掀衣气粗，是为里症内实，可略与疏利也，宜四顺清凉饮之类微利之。和解潮热，则以小柴胡之类。有惊则兼惊，有痰则兼痰，无外于仲景之法，但小儿用药剂小药少之殊耳。其病与症照大人参看，岂能一一详别哉。

人参羌活饮

治小儿外感风寒，内伤乳食，鼻塞声重，引衣密隐等症。

人参　羌活　前胡　川芎　桔梗　天麻　薄荷　独活　茯苓　地骨皮　枳壳　甘草各等分

每服三钱，加姜枣煎服。痘疹未出，服之亦可。

惺惺散

治小儿外感风寒，鼻塞痰嗽，发热等症。

人参　白术　茯苓　桔梗　瓜蒌根　细辛　甘草　薄荷各等分

每服三钱，水煎服。

羌活散

治小儿风寒外感，惊风内积，发热喘促，咳嗽痰涎，潮搐并痘疹初作。

羌活　独活　前胡　人参　桔梗　川芎各七分　天麻子五钱　薄荷一两　地骨皮三钱　生地二钱　甘草钱半

共为末，炼蜜丸，芡实大。每服一丸，姜汤化下。

玉露散

凉心经蕴热，解诸经积热，口燥咽干，烦渴叫啼，小便不利等症。

寒水石　石膏各二两，水飞过　甘草三钱

共为末。每服七分，麦门冬汤下。

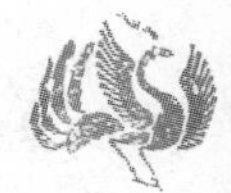

若加辰砂、金箔名桃红散，亦治急惊。

入栀子一两名金莲散，加滑石五钱名玉真散，均治小儿秋夏伏暑，多生积热等症，宜服此方药，用生姜汁和白汤调下。

疟痢门九十二

论

经曰：夏伤于暑，秋必疟痢。盖小儿或因暑热所伤，客于经络，痰饮乳食，积于脏腑，致令血气不和，且值秋初，暴寒外袭，郁热不能发泄，抟于肌肤。发于外则为疟，发于内则为痢，内外俱发则为疟痢。此皆荣卫不和，脾胃虚弱，冷热之气相兼而病矣。且以痢病而言，若积热盛则口渴大热，痢下赤血，宜用芩连以解其热，榆芍以去其痢，则热退矣。若口伤生冷，坐卧湿地而痢者，则身冷困倦，痢青白，宜用人参、白术以理其胃，木香、诃肉以治其痢，则寒逐矣。大抵痢之热者，十常八九；痢之寒者，十无一二矣。疟症盖亦暑热所伤，正邪相击，阴阳交争，阳盛则热，阴盛则寒。阴阳交互，故发寒热；阴阳交杂，则寒热俱歇。若邪动气至，交争复发矣。治疟之法，亦同大人，有汗要无汗，以正气为主；无汗要有汗，以去邪为先。如清脾养胃、四兽等汤，宜常服之，致于砒霜斩鬼丹、常山截疟饮，又当戒之。盖小儿肠胃娇嫩，气血未全，又非大人之可比也，宜详察焉。学者当熟玩之。

方法活套

一小儿疟疾，用雄黄、人参、神曲炒，各五钱，端午日用粽子尖七个和丸，赤豆大。未发时，面东凉水下七丸。

一方用碧云膏（方见痈疽门）贴项上中节，七日后去药，其疟自不复发矣。

一方截疟用天灵盖烧灰存性，每服五厘，黄酒调下。

一方治痢疾用黄连、细茶、生姜各等分，水煎服。

一方治痢用隔年干萝卜或干萝卜菜煎汤浓服。

一方治痢用王瓜藤经霜后烧存性为末，香油调纳脐中，其痢即止，屡效。

一方治痢用黄蜡、黄丹各一两化一处，丸如黄豆大。每服三丸，红痢甘草汤，白痢姜汤，杂痢草姜汤下。

清脾饮

治小儿疟疾作浮肿，兼有寒热痞块，饮食不进等症，并皆取效。

白术　茯苓　厚朴姜炒　青皮炒　陈皮　半夏泡　大腹皮　槟榔　三棱煨　莪术煨　木通　甘草各等分

每服三钱，加草果三粒，姜三片，煎服。

鬼哭丹

治小儿疟疾久不愈者。

常山　大腹皮　白茯　鳖甲醋炙　甘草各等分

每服三钱，用桃枝各七寸同煎，临发时服，略吐出涎即愈。

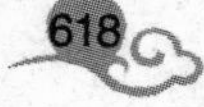

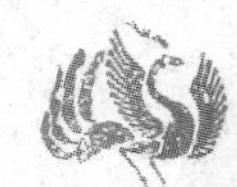

芫花散

治疟疾诸药未效。

用芫花根为末，每用一二分，三岁儿用三分。以鸡子一个去顶，入末搅均，纸糊顶口，再用湿纸裹灰火煨熟，徐徐吃之，其效如神。

地榆饮

治小儿痢热腹痛，下痢赤白频并。

地榆　甘草各二钱　芍药　当归各一钱　枳壳炒，半钱　黄连三钱

上剉散，每服一钱五分，白水煎服。

三黄熟艾汤

治小儿下痢赤色，脏腑积热。

黄连　黄芩　黄柏各七钱半　熟艾核桃大

共剉散，每服二钱，水一盏，煎服。

白术散

治痢或白或青，因伤生冷而得者。

茯苓三钱　白术　人参　木通各一钱五分　肉蔻泡　肉桂各一钱三分　诃肉三钱，煨　枳壳炒　甘草各一钱

共剉散，每服三钱，加灯心、陈米煎服。

芍药柏皮汤

治一切恶痢窘痛脓血。

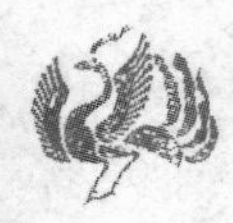

芍药　黄柏各一两　当归　黄连各五钱　枳壳四钱

共为末，水丸绿豆大，温水下三十丸。

加味香连丸

治下痢脓血，里急后重等症。

黄连四两，去毛，用吴茱萸六两炒，去茱萸不用　木香八钱，半煨半生　诃肉二两，煨　槟榔一两

共为末，面糊丸，绿豆大。每服三十丸，米饮下。

铁门栓

治小儿大人赤白痢疾，五种泄泻。

文蛤炒黄色，一两　白矾半生半煅，三钱　黄丹三钱

共为末，黄蜡一两熔化，绿豆大。如大人每服十五丸，小儿每服五七丸。茶一钱，姜二钱，煎汤送下。

先梅丸

治痢疾发热口渴者。

细茶　乌梅水洗去核，各等分　滑石减半

用生蜜捣作丸，弹子大。每服一丸，白水化下。

术蔻丸

治小儿噤口痢，一粒饭不吃，宜服。

白术五钱　肉豆蔻泡二枚　木香二钱

上为末，白面二两，入药，水搜作剂，切作条子，水煮令熟。用葱白、生姜、盐各少许和汁，滋味与之，看人多少，仍用鸡子青圆，服即愈。

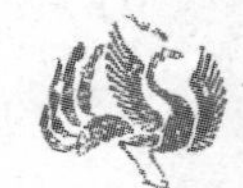

嘿口痢

胃口热甚故也，用黄连、人参煎汤，终日呷之，如吐则再强饮，但得一呷一咽便好。

喘门九十三

论

夫小儿喘者，有因惊暴触心肺，气虚而发喘者；有伤寒肺气壅盛发喘者；有感风咳嗽，肺气虚而发喘者；有食咸酸，伤肺发痰作喘者；有食毒物，冒触三焦肝肺之气而发喘者。但喘与气急同出而异名也，别其轻重耳。喘即口开隘于胸臆；气急即出息短满，心神迷闷，盛则加之喘促。大抵治之之法，若惊冒触心，气急张口，虚烦神困者，以雄朱化痰定喘丸主之，佐以天麻定喘饮之类。若外感风寒，气虚作喘等症，又宜随症处治。有风寒者开腠疏风，有虚痰者祛痰补肺，在人消息。兼有哮吼者，喉间有拽锯或如水鸡之声，可服梅花饮子或半夏药丸。十六般哮喘之法，若汗下后而喘急者，以葛根芩连汤加葶苈宽气、千金射干等汤服之。虽然喘吼未有不由痰火内郁、风塞外束而致之，当知喘之为症，有实有虚，治法天渊之隔，全在活法，毋按图索骥也。

方法活套

一方治小儿痰喘痰气，用巴豆一粒，捣烂作丸，以绵

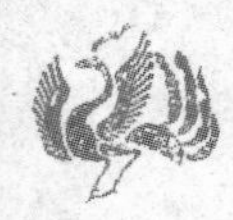

花包裹，男左女右塞鼻。

一方治喘用人参、天花粉各等分，每服五分，蜜水调下。

一方治痰喘咳嗽，用甜梨一个，刀切勿断，入蜜于梨内，面裹，火煨熟，去面吃梨。

天麻定喘饮

治小儿喘嗽惊风。

天麻　防风　甘草　人参　桔梗　白术　川芎　半夏各等分

共剉散，每服二钱，姜三片，麦冬十四粒，同前食后服。有热去白术，加芍药、枳壳。

金婴紫菀汤

治小儿喘嗽哮喉等症。

紫菀茸　贝母　半夏　真苏子炒　杏仁去皮尖　桔梗　陈皮　麻黄　茯苓　桑白皮　甘草各等分

上剉，每服二钱，生姜三片，紫苏三叶，同煎。

若喘嗽等甚，加萝卜子。

千金射干汤

治小儿咳嗽喘急，如水鸡声。

射干　麻黄　紫菀　生姜各五钱　半夏三钱　桂心二钱　大枣十五枚

上剉散，每服二钱，入蜜少许，水煎服。

葶苈丸

治小儿乳食冲脾，咳嗽伤风，面赤痰盛，身热喘促等

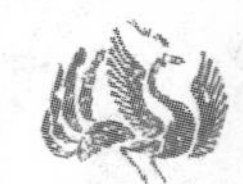

症，俱效。

葶苈隔纸略炒　防己　黑丑略炒，各一两　杏仁一两，去皮尖，面炒捣膏

共为末，研入杏仁膏拌匀，取蒸枣肉捣为丸，麻子大。每服五丸，淡姜汤下，临夜量大小加减。

雄朱化痰定喘丸

治小儿因惊发喘，逆触心肺，暴急张口，虚烦神困等症。

雄黄　朱砂各一钱二分　蝉蜕　全蝎炒　僵蚕炒　南星　白附子煨，各一钱　轻粉五分

共为末，面糊丸，麻子大。每服二十丸，薄荷汤、茶清食后任意送下，神效。

梅花饮子

治小儿喘嗽，惊热，潮热，积热，五脏蕴热，喉中多痰涎，面色或红或白，龇牙，鼻流清涕，目赤夜啼，或病后尚有余热等症。

硼砂　牙硝　芒硝　人参各一两　甘草五钱　辰砂　梅花片脑　麝香各一分

上八味，共为末，以瓶收之，遇有此症，服五分，麦冬汤调下。气喘咳嗽，桑白皮汤调下。常服金银汤、薄荷汤下。

十六般哮吼饮

治小儿一切喘咳等症。

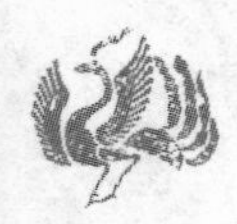

阿胶炒　马兜苓　甘草　半夏姜汁浸　杏仁去皮尖，各一两　人参五钱

上剉散，每服二钱，食后照后引加减服。

一心嗽喘哮，面赤流汗，加干葛煎服。

一肝嗽喘哮，眼中泪出，加乌梅一个，糯米十四粒，煎服。

一脾嗽喘哮，不思饮食，或恶心呕吐，加姜三片，煎服。

一胃嗽喘哮，吐逆酸水，入蚌粉煎服。

一胆嗽喘哮，不睡，用药五钱为末，茶清调下。

一肺嗽喘哮，气急，入桑白皮煎服。

一膈嗽喘哮，出痰如圆块，入生姜汁煎服。

一劳嗽喘哮，入秦艽煎服。

一冷嗽喘哮，至天晓，入葱白煎服。

一血嗽喘哮，连连不住，入当归、枣子煎服。

一暴嗽喘哮，唾稠黏，入乌梅、生姜煎服。

一气嗽喘哮，肚疼腹满，入青皮煎服。

一哮嗽如拽锯，入半夏二枚煎服。

一肾嗽喘时服，三两声，入白饴糖煎服。

嗽门九十四

论

夫小儿之嗽，盖肺为诸脏之华盖。然肺主气，应于皮毛，若感于风寒则客于皮毛，入伤肺经，微者咳嗽，重者

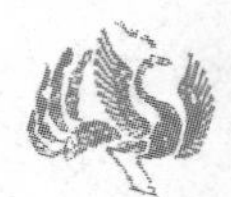

喘急。肺伤于寒，则嗽多痰涎，喉中鸣急。肺伤于暖，则嗽声不通。壅滞于寒者，必散寒邪。伤于暖者，必泄壅滞。发散属以甘辛，即桂枝、麻黄、细辛之类是也。涌泄系乎酸苦，乃葶苈、大黄之类是也。且五味乌梅之酸可以收敛肺气，亦治咳嗽之要药，但要识得初、中、末之治耳。久嗽不已，必主惊悖顽涎，血脉臜脸，其嗽传受五脏，或吐逆，或痰涎厥冷，或恐悖，甚则两目眼眶紫黑，血损瞳，人谓之血眼，速宜用生地及黑豆，湿研成膏，掩于眼上，其血随泪而出，则患自消矣，兼服麦煎散而嗽自止。久嗽成痫，当服散痫等剂。凡治嗽，先要发散寒邪，后服宽气化痰之药。有热则清热，柴芩泻白等剂。有痰则散痰，橘半、保金丸之类是也。要在权宜，不可执一。

方法活套

治小儿咳嗽，用百部、麻黄、杏仁（去皮尖）各等分为丸，蜜圆黄豆大，热水化下一丸。

一方治久嗽，用阿胶七分半，茯苓、兜苓、糯米各三分，杏……①

白芷　天麻　桔梗各二钱　甘草　苏木

上剉散，每服二钱，用绵包裹煎服。有热加荆芥。一方有羌、归、白蝉蜕、茯苓、藿香加减。

天麻散

治小儿咳嗽有痰，气壅面红，并未满百日，咳嗽不止，

① 页六十四，原佚。

名乳嫩。

天麻　蝉蜕　人参　天竺黄各一钱　川芎钱半　甘草　辰砂　南星各一钱　白附子一钱　硼砂五分　雄黄一钱二分　金箔五片为衣

共为末，炼蜜丸，鸡头子大，金箔为衣。每服一丸，薄荷汤下。

保金丸

治小儿咳嗽等症。

南星　半夏　白矾生　牙皂　杏仁去壳，另研　巴豆去壳，各等分

共为末，合一处再研，令均，枣肉为丸，梧桐子大。每服三丸，针挑灯上烧存性，研末，茶清调下。

流金丸

治小儿咳嗽痰盛等症。

半夏二钱，汤泡　白矾二钱，枯　寒水石六钱，煅　朱砂　雄黄各一钱

共为末，面糊丸，绿豆大。每服二十丸，量大小加减。

盗汗自汗门九十五

论

夫小儿精气未盛，体性多热，或衣裹伤厚，或过食热物，或大病后重亡津液，阳气偏盛，水不胜火而变骨蒸潮热，四肢困倦，盗汗等症，当以生犀散主之。又有自汗者，

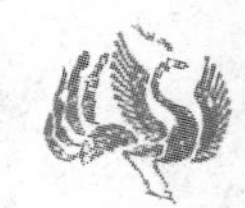

即亡阳而气怯，脉虚神散，惊风随作，宜团参汤之类主之。若初生周岁之儿，有汗勿遽止之，宜用白术三钱，小麦一撮，水煮干，去麦为末，煎黄芪汤调服，以愈为度。盖血气犹水火也，平则宁，偏则病，阴虚阳必凑，则发热自汗。阳虚阴必乘，则发厥自汗。若小儿脾虚汗多，额上沾黏人手，速救胃气，用观音全蝎散治之，切毋致缓也。

方法活套

凡小儿伤寒，热症自汗，当以小柴胡加龙胆草治之。

夏月自汗多，宜白虎汤治之。

自汗而喘，宜葛根芩连汤主之。

团参散

治小儿虚汗盗汗。此盖心血液盛，发出为汗。本方收敛心气也。

人参　当归各五钱

上剉散，用猪心一个，切作三片。每药三钱，入心一片，水一盏，煎熟，空心服。

牡蛎散

治小儿血虚自汗，或病后津液不固自汗，并治。

牡蛎二两　黄芪　生地各一两

上剉散，每服三钱，加小麦煎。

三仙散

治小儿睡中汗出。

酸枣仁　人参　茯苓各等分

共为末，每服二钱，米饮调下。

胡连丸

治小儿盗汗自汗，潮热等症。

胡黄连　柴胡各等分

上为细末，炼蜜丸，鸡头子大。每一至三丸，用银器以酒少许化开，再入冰片五厘，重汤煮数十沸，待温食后和渣一并服之。

扑汗散

治小儿不服药用。

黄连　牡蛎　贝母各五钱　米粉一升

共为末，傅身上。

观音全蝎散

治小儿额上出汗沾黏人手，将成慢惊，此因吐泻久而脾胃虚也。

全蝎十个，去尾　天麻煨　防风　白芷　黄芪蜜炙　甘草茯苓各二钱半　人参二钱　白扁豆姜汁浸，去皮炒，三钱

共为末，用枣肉煎汤调均服一钱。

脱肛痔漏门九十六

论

夫小儿脱肛者，多因久患泻痢，肠肺虚冷而致也。盖

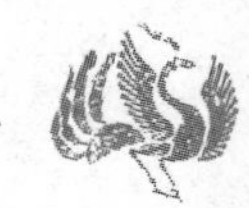

大肠与肺相为表里，乃传送之官。肛者，大肠之门，若肺实热则闭结不通，若肺虚寒则肠头出露，此因久痢努力，肛门为外风所吹。伏暑泄泻，肠头不禁，或禀赋怯弱，易于感冷，亦致大肠虚脱。治之之法，宜补脾温胃，使金得受土之益而气升矣。复以温汤浇软，渐渐纳入，未有不瘥者也。

方法活套

一方用五倍子、朴硝煎汤熏洗。

一方用真蒲黄研细，以猪胆汁拌匀，敷肛上即入。

一方用密陀僧、白矾、脑子等分为末敷上。

一方用蓖麻子研膏贴项上，肠入去药，复用苦参汤洗。

一方治小儿外痔，用黄丹、滑石共为末，井水调涂，一日三四次换涂，无不效验。

一方治脱，赤石脂、伏龙肝等分，研末敷患处。

一方治小儿痔热痛，或成疮者。脑子、铅霜各少许，同好酒研成膏涂之。

六味解毒饮

治小儿脱肛、痔漏、脏毒等症。

黄连　黄柏　黄芩　栀子　滑石　寒水石各等分

每服三五钱，量大小煎服。

苦参熏洗汤

洗脱肛痔漏等症。

枳壳　黄连　大黄　甘草　荆芩　苦参　芍药　黄

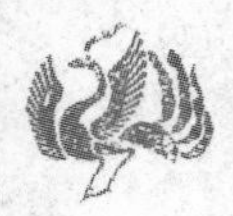

苓　车前子　茅根各等分

每用一两，煎热水熏洗。

遗尿门九十七

论

夫小儿遗尿者，乃膀胱有冷，不能约于水故也。夫肾主水，肾气下通于阴。小便者，津液之余也。且膀胱为津液之府，今肾与膀胱俱虚，而冷气乘之，故不能约制，其水出而不禁，故遗尿也。又有小儿尿床者，亦由膀胱蓄冷，小便不禁，睡里自出，谓尿床也。均宜以故纸散、智仁散、鸡肠散之类治之。

鸡肠散

治小儿遗尿尿床。

鸡肠　牡蛎　白茯各五钱　肉桂　龙骨各二钱半　真桑螵蛸微炒过，五钱

共为末，每服二钱，姜枣煎汤下。

鸡胵散

治小儿遗尿等症。

鸡膍胵一具，晒干　鸡肠微烧存性　猪尿胞炙焦

共为末，每服一钱，酒调下，男用雌，女用雄。

益智散

治小儿遗尿白浊不眠。

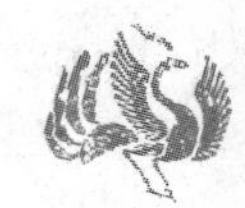

益智仁　白茯各等分

共为末，每服一钱，空心米汤调下。

重舌木舌门九十八

论

夫小儿重舌者，乃心脾二经有热也。盖心候于舌而主血，脾之脉络出于舌下，因心脾有热，血气俱盛，附舌根而重生，壅出如舌而短小是也。或有重腭重龈者，皆当刺去其血也。木舌者，脏腑壅滞，心脾积热，邪气上冲，故令舌尖肿大，塞满口中。若不急治，必致害人。当用朴硝、紫雪、白雪各等分，研均加竹沥，井水调敷其上而愈矣。若弄舌多饮冷水，盖脾胃津液少也。不可辄用大凉之药，宜以硼砂为末，掺之即愈。

紫雪散

治小儿重舌、木舌、肿舌等症。

朴硝　紫雪各三分　白盐一分

共为末，每用时以竹沥调敷舌之上下。

葵丹散

治症同前。

用黄蜀葵花阴干，黄丹各等分，为末，竹沥调敷舌上下。

凉墨散

治小儿初生，或周岁口腭牙龈上有白点者，不能食乳。此鹅口，少缓即不能急救。

用针缚筯头上，将白点挑破出血。再用凉墨磨薄荷汤，以手指捻母油头发，蘸墨遍口腭擦之，勿令食乳，停一时与，食乳再擦。

鹅口口疮门九十九

论

夫小儿鹅口者乃胎热，而心脾最盛，重发于口，如鹅口之状，故曰鹅口也。治用发缠指头，蘸薄荷自然汁拭舌上。如不脱，浓煮粟米汁，以绵缠筯头，蘸汁拭之，再用煅过黄丹去火毒，掺舌上则愈矣。若口疮，乃小儿血气正盛，且将养过温，心脏积热，熏蒸于上，故成口疮也。宜用南星末，淡醋调贴两脚心，外以黄柏、青黛、脑子研细，以竹沥调敷口内，或乳母服洗心散之类，自然痊矣。兼有小儿舌下生膜如石榴子样，膈连于舌根，令儿言语不发，名舌榴。可摘断之，微有血出无害，如血不止，以烧发灰掺之，更以保命散敷可也。

保命散

治小儿口内白屑满口，名曰鹅口，并口疮、口榴。

牙硝五钱　白矾枯，一钱　辰砂二钱五分

上三味为细末，每用一字。取白鹤粪，以水搅均，取

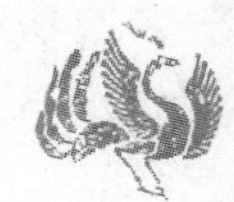

汁调涂舌。如无白鹤粪，以白鹅粪亦可。

七宝散

治小儿口疮积热，重舌木舌等症。

生地　前胡　当归　荆芥　麻黄　白芍　大黄　生甘草各六钱　白术二钱　辰砂三钱

共为末，每服一钱，薄荷汤调下。

去生地、前胡、辰砂，名洗心散，照前等分。每服咀片四钱煎服，治小儿上焦诸热，心神不宁，五心烦热，小便赤涩等症，俱有效矣。

牛黄散

治小儿重舌口疮，重腭重龈肿痛，口中流涎。

牛黄　龙脑　辰砂各二钱　铅霜五钱　玄精石一两

共为末，每服一字。先于肿处针出血，盐汤拭口，掺药在内即愈，其效如神。

四黄青黛散

治小儿鹅口口疮，重腭不能吮乳，兼治咽喉肿寒等症。

黄连　黄柏各五钱　青黛二钱　牙硝　辰砂各一钱　雄黄　牛黄　硼砂各五分　脑子一分

共为细末，先用薄荷洗漱口中，用药一字掺口内。

如圣散

治小儿口疮等症，不能吃乳者。

用巴豆一二粒研烂，勿去油，入辰砂、赤土少许成饼，剃开儿囟门，贴囟上。如四边起，粟米用温水并菖蒲煎

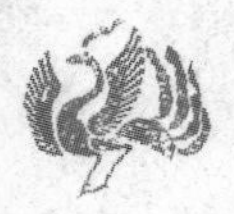

汤洗。

烧连饮

用黄连三钱为细末，烧酒半钟搅均，重汤煮，少温漱口数次，疮自愈矣。

泻黄散

治小儿重舌，木舌，弄舌，眼赤等症。

藿香叶七钱　山栀一两　软石膏五钱　防风五钱　甘草七钱五分

上咀片，蜜酒同微炒。每服三钱，水煎饮。

梅白散

治小儿口疮等症。

盐白梅烧存性，一钱　红枣连核烧存性，一钱　铅丹火飞，一钱　人中白火飞，一钱　龙脑少许

共为细末，每服七分。薄荷煎汤调，先漱，后服下。

五软五硬门一百

论

夫小儿五软者，项软、脚软、手软、肉软、口软五者是也。项软无故不举头，乃肾疳之病，治虽暂痊，他年必发。手软脚软者，则手垂脚弱，将成慢脾之候，速以虎骨丸、牛文散之类治之。肌肉软者，则肉少皮宽，饮食不长

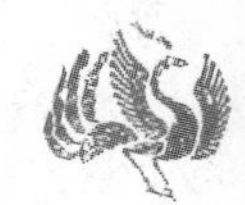

肌肉，宜橘皮丸治之，若泻痢频并则难治矣。脚软者，五岁不能行，虚羸脚软，宜参芪等剂，并地黄丸之类治之。口软者，则虚舌出口，此为阳盛，先治膈热，以橘连之类，若唇青痰喘则难治矣。又有五硬者，即前五软相反为硬是也。此多风症，可依风症之药治之。若有面青心腹硬者，则不治矣，慎之慎之。

牛文散

治小儿三岁不能行。

五加皮六钱　牛文　木瓜各五钱

共为末，每服一钱，米饮调下，入酒三四滴妙。

虎骨丸

治小儿脚软行迟等症。

虎胫骨醋炙　酸枣仁酒浸炒　生地　茯苓　辣桂去粗皮　防风　川芎　牛文各等分

上为末，炼蜜丸，麻子大。每服一钱，或酒或木瓜汤下。

天柱丸

治小儿项软不正，或前或后。

蛇含石一块醋煅十余次，以淬为度　川郁金少许

共为末，入麝少许，揉饭丸芡实大。每一丸荆芥汤入生姜汁三四滴化下。

五加散

治小儿项软，肉软及行迟。

用五加皮为末，酒调涂项上。行迟者以酒调服数次，每服一钱为度。

金灵散

治小儿久恙疳疾，天柱倒者，非五软也。用白僵蚕炒为末，每儿三岁服五分、六岁服一钱为始，煎薄荷汤调下即效。

生筋散

治小儿筋软无力及天柱骨倒。

木鳖六个，去壳　蓖麻子六十粒，去壳

共捣成膏，扶起头，以热津和药涂儿项上。

龟胸龟背门一百零一

夫小儿龟胸皆因肺热胀满，攻于胸膈，兼之内痰不散，或乳母多食五辛热物，遂成此症，宜以泻白散主之。龟背者小儿初生之时，客风入脊逐于骨髓，或小儿坐早伛偻即成龟背也。速以龟尿点骨节，迟则难疗矣。

取龟尿法，将龟放荷叶上，其尿自出。

泻白散

治小儿龟胸痰喘之症。

桑白皮蜜汁拌炒　地骨皮　黄芩各一钱　甘草炙，五分

作一剂，水煎服，连饮二三剂即清矣。

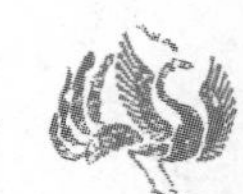

消高饮

治小儿龟胸龟背等症。

苍术　酒柏　酒白芍　陈皮　防风　威灵仙　山楂　当归各等分

每剉三钱，水煎服。

滞颐门一百零二

论

夫小儿滞颐者，涎流出而滞于颐间也，此由肺冷涎多故也。盖液为涎，脾胃虚冷不能收制其津液，故涎出渍于颐也，宜以温脾丹主之。一法以百药煎咽噙亦止，或有脾热，亦能流涎，但不能久，只宜清热，脾气自宁。又不可专于温脾药也。

温脾丹

治小儿滞颐。

半夏泡　丁香　木香各一两　干姜煨　白术　青皮　陈皮各五钱

共为末，面糊丸，黍米大。每岁十丸，米汤吞下。

温脾散

治同前。

丁香　人参　肉蔻　半夏泡，各一钱　白术　干姜煨　甘

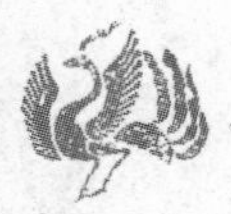

草各五钱

共为片，每服三钱，煎服。

夜啼客忤门一百零三

论

夫小儿夜啼者，非祟非鬼。盖因胎热伏心，阴则与阳相刑，热则与阳相合，腹中燥闷，所以惊啼也。然有阴阳冷热之不同，惟夜啼乃阴盛于夜，为脏冷之症，阴极热燥，寒盛作疼。若啼而不哭者是痛，故直声往来而无泪；哭而不啼者是惊，故连声不绝而多泪。又谓啼而不哭为烦，哭而不啼为燥，乃阴阳之分也。若小儿客忤者，盖小儿神气嫩弱，外邪客气侵忤，或因兽畜异物暴触而忤之，其候惊啼夜哭，或口吐白沫，喘急腹痛，反侧瘛疭，如惊似痫，但眼不上窜。视其口中左右有小核者，即以竹针刺之，或以抓摘破之，继以定心辟邪之剂安之。凡此客忤中恶之候，急作醋炭或烧皂角、降香等药熏之而愈矣。噫，小儿夜啼客忤等症，均为心神不安，何则？盖心藏神，神安则五脏和。若精神尽安，夜则稳睡，何啼之有。若心气不和，邪气乘之，则精神不安，故暴惊而啼叫也。亦有小儿胞胎中母失将养，或伤于生冷，则邪气入于胞胎。既生之后，冷气停留，复因乳哺不节，邪正相抟，故腹痛气蹙而啼也。此当以牛黄丸主之，毋误治矣。

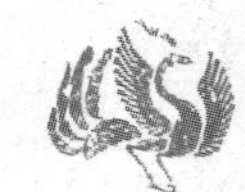

归川神钓散

治小儿夜啼烦躁等症。

钓藤　茯神　当归各一钱　茯苓　川芎　木香各八分　甘草五分　辰砂七分

共为末，每服七分，灯心煎汤调下。

若小便赤，木通煎汤调下。

乳头散

治夜啼不止，腹中疼痛难服药者。

黄芪　当归　甘草　赤芍　木香各等分

共为末，每挑少许乳头上，令儿吮之。

花火膏

治小儿夜啼，脏冷而痛。

灯花三颗　硼砂　神砂各少许

共为末，入熟蜜调膏涂乳上，令儿吮之。

蝉蜕散

治小儿夜啼不绝声者。

蝉蜕二十七个，用半截　辰砂少许

共为末，炼蜜丸，黄豆大，令儿噙之。初生啼，每用一字，薄荷煎汤调服。

雄麝散

治小儿客忤，腹痛面青，危急之症。

雄黄一钱　明乳香五分　麝香一字

共为末，每用一字，刺鸡冠血调灌之。

安神散

治小儿率中客忤。

灶心土　蚯蚓粪各等分

共为末，水调涂小儿头上及五心中即愈。

龙齿散

治小儿拗哭，肚疼惊热，将成惊风之症。

龙齿　蝉蜕　钓藤　羌活　茯苓　人参　天麻　防风　全蝎各等分

共为末，每服七分，灯心煎汤调下。

丹毒赤瘢[①]门一百零四

论

夫小儿丹毒赤瘢者，皆由热度客于腠理，抟于血气，热毒与血相系而风乘之，所以先为丹毒而必赤瘢遍体也。盖丹聚一处，瘢遍周身，此由乳母过食煎炙，或烘衣与儿不候，令着多，成此症，能令儿烦闷，腹胀如火，其痛难忍。若入腹不见则不可救矣。凡儿周岁之内，不可频频洗浴，恐温热之气郁蒸不散，亦生此症。盖由调养失宜所致

① 赤瘢，原作“赤班”，下同。

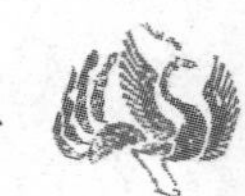

也，戒之戒之。

化毒解瘢散

治小儿丹毒赤瘢五种之症。

升麻　郁金　桔梗　甘草　干葛　天花粉各等分

上为末，薄荷汤入蜜少许，调下一匙。

土硝　大黄各一钱

共为末，研匀，新汲水调，以鸡翎刷毒上。

防己散

治小儿赤丹赤游，风肿入腹，不治则杀人。

汉防己五钱　朴硝　犀角　黄芩　黄芪　升麻各七钱

上㕮散，每服三钱，加竹沥叶五片同煎。

若小儿虚，去朴硝，加泽泻七钱。

箍丹散

治小儿初生丹毒，勿用其游染。

用蓖麻子去皮研烂，并绣针磨水，周围涂之，候干再涂。

天瘹内瘹盘肠气三门一百零五

论

夫小儿天瘹属阳，内瘹属阴。盖天瘹之症，壮热惊悸，

眼目翻腾，手足抽掣，或啼或笑，甚则爪甲皆青，如祟之状。此因乳母酒肉过度，毒气入乳，儿吮遂使心肺生热，痰郁气滞，兼以外挟风邪而成此候，治宜解利风热而愈矣。内瘸者，腹痛多啼，唇黑囊肿，伛偻反张，眼有红筋。此因胎中风气之壅结兼惊而得之，故有此症，治宜钓藤膏、保命丹之类治之。大抵吃得乳尤易治，不吃则难医矣。其盘肠气者，女曰盘肠，男曰瘸肠。痛则腰曲干啼，额上有汗，脚冷唇干，是此[①]小肠为冷气所抟耳。此因儿生下之时，洗浴太迟，感受风冷，气郁积久不散，荣壅卫结，乘虚而发，筑隘肠胃，生死片时。治之之法，宜用多葱煎汤淋洗儿腹，以葱频熨脐间，内服沉香降气、乳香等散而愈。小儿凡有此候，兼痛惊风之症参之，庶无误矣。

钓藤散

治天瘸，内瘸，盘肠，干啼极痛等症。

乳香另研　没药另研　木香　姜黄各四钱半　木鳖子十二个，去壳

共为末，炼蜜丸，皂角大，煎钓藤汤化下，以一岁半丸加减，次服魏香散。

魏香散

治症同前。

蓬术五钱　真阿魏一钱

上二味共一处，用温酒少许，浸一昼夜，复焙干为末。每服钱半，紫苏汤调下。

---

① 是此，疑作“此是”。

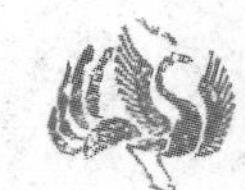

保命丹

治天瘸内瘸，盘肠诸风等症。

全蝎　蝉蜕　僵蚕炒　天麻　犀角　天麻子有子者　白附子　南星炮　青黛　朱砂　姜黄各等分　麝香少许

共为末，雄猪胆汁为丸，绿豆大。先将一丸井水调开，入鼻令嚏，次钓藤煎汤，化下三丸。

乳香丸

治小儿惊风内瘸，腹痛惊啼等症。

没药　沉香　乳香五分，凡研乳香，用灯心同研，研之即碎，宜顺研，不宜逆研，此要法度　蝎梢十四个　槟榔一钱半

共为末，炼蜜丸，梧子大。每服二丸，菖蒲、钓藤煎汤化下。

沉香感应丸

治小儿盘肠冷气，积痛虫痛，唇青厥逆等症，俱可疗之。

沉香　乳香　木香　杏仁各一钱　肉蔻一个　百草霜一分　巴豆十四粒，去壳油

共为末，用酒煮过，黄蜡和丸，绿豆大。每服四丸，姜汤或钓藤煎汤送下。

当归散

治小儿盘肠气痛，面青手冷，夜啼，不吃乳。

当归　芍药　人参　甘草　桔梗　陈皮

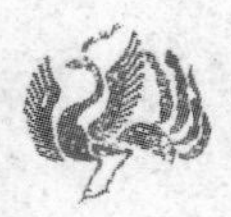

共为粗末，每用三钱，水煎去渣服。

木香散

治小儿盘肠气痛，面青手冷，日夜啼叫，尿如米泔等症并治。

川楝子去皮核，用巴豆三十五粒去壳同炒，令豆黄色，去豆不用　黄使君子　玄胡索　茴香各一钱

共为末，量一岁三分加减，清米饮调下。

茴香散

治小儿盘肠气痛。

茴香炒　木香　黑附子　金铃子去皮核　萝卜子炒　槟榔　破故纸炒　白豆蔻煨，各等分

共咀片，每服二钱，水煎，将熟入盐一字服。

耳病门一百零六

论

夫小儿肾经气实，热气上冲于耳，遂使津液壅而为脓，为清汁也。亦有沐浴水入耳中，水湿停留，抟于气血，酝酿成热，亦令耳脓，久而不治，变成聋耳。盖小儿耳病之说有五焉，有停耳、脓耳、缠耳、伍耳、震耳。停耳者，常有黄脓出也。脓耳者，常有红脓出也。缠耳者，常有白脓出也。伍耳者，耳内疳臭是也。震耳者，耳内虚鸣，时出青脓是也。其症虽不同，其病则一也，皆因风水入耳而

兼积热上壅。治之之法，内宜化痰退热，外用胭脂等膏，自然痊矣。

方法活套

一方治耳脓，用枯矾为细末，吹入耳中。

一方治耳脓，用五倍烧存性为末，吹入耳中。

一方治耳脓疼痛，用抱过鸡卵皮炒黄色为末，香油调灌耳中，疼即止。

一方治耳脓，用黄蜡一钱捻成条，将捶熟艾裹蜡条火烧，烟熏耳内，痛止住熏。

蔓荆清热饮

治小儿耳内脓汁不干。

升麻　木通　麦冬　赤芍药　生地　前胡　甘菊　赤茯　蔓荆子　甘草各等分

上剉散，每用三钱，姜枣煎，食后临睡服。

胭脂膏

治小儿停耳，常出脓水不止。

胭脂　龙骨　白矾　白石脂各等分

共为末，以枣肉和丸，如枣核大，以绵裹一丸塞耳中。每一日换一次，即愈。

香脂散

治小儿五种脓耳。

枯矾　海螵蛸　龙骨各一钱，研末　胭脂一钱六分，火焙　飞黄丹　麝香少许

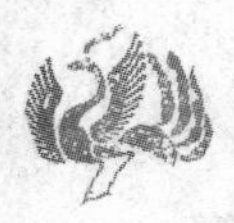

共为末，以绵裹竹枝，稍搌去耳中脓，然后用药一字，掺在耳内，一日一次，勿令风入。

眼病门一百零七

论

夫小儿眼疾与大人无异，前论已明，兹不复赘矣。但微有不同者，惟肝气有余，肾水充实，或有痘后经风，或有风热内蕴，或病疳后肝火湿热上冲，脾气有亏，清气不升，或生白翳，数者而已。症与前眼科参看而治焉。

方法活套

一方治小儿眼病，用熟地一两，新汲水浸透，捣烂贴两脚心，用布裹住效。

一方用芒硝五钱，雄黄三钱，共为末，吹入两鼻内，流水双目泪出为效。

一方治赤眼，用黄末水调，贴两脚心，干则以水湿之。

一方治热眼，用南星四分，大黄六分为末，陈醋调匀，左眼敷右脚心，右眼敷左脚心。用裹脚缠住，俟口闻药气为效。

一方治眼病，令合眼以纸捻通鼻打嚏，左眼通右，右眼通左，双眼病双通鼻中。

一方治小儿并大人洗眼，用杏仁七个，去皮尖，铜碌[①]七分，一处捣烂，新汲水洗眼，勿开眼。

① 铜碌，疑为“铜绿”。

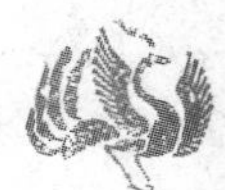

生熟地黄丸

治小儿疳蚀眼患，闭合不开，羞明怕日，或生内障等症。

生地　熟地酒洗，各一两　麦冬五钱　当归三钱半　枳壳　防风　杏仁去皮尖　赤芍　甘草各二钱五分

共咀片，每服二钱，加黑豆七粒，煎豆熟，去渣，食后服。

小菊花膏

治小儿积毒或痘后经风。

黄连　黄芩　甘菊　羌活　苍术米泔浸　荆芥　防风各等分

共为末，炼蜜为膏，每饼一个细嚼，白滚汤下。

煮肝丸

治小儿疳眼，翳膜遮睛，羞明怕日，并大人雀目等症，俱可治之。

夜明砂　青蛤粉　谷精草各一两

共为末，每服二钱，以猪肝二两，批开摊药在内，麻缠定，米泔水半碗煮。肝熟取出，汤倾碗内熏眼，候汤温分肝为服，食之就用肝汤下。

还明散

治小儿风热内蕴，或疳后湿热上炎，或生翳膜等症，并皆可服。

草决明炒，一钱　白蒺藜炒去刺，四钱　防风二钱

共为细末，用猪肝一块，竹刀批，入药末在内，饭上蒸熟，去药食之立效。

杂症门一百零八

论

夫小儿诸症有名者，悉赘于前，复有杂症如感冒、淋浊、疮疡之类者，治同大人之治，但不过药剂减少，察其肠胃娇嫩，用药不可孟浪而已。若有行迟、齿迟、语迟、五软、鹤膝、解颅、睛白、多怒等症，此皆禀受肾气不足，当以六味、八味加鹿茸之剂治之，无不瘥矣。

一小儿淋沥便浊者，湿滞脾胃，膀胱之郁热也。

金沙散

治小儿小便淋沥不通，或如米疳[①]等症。

郁金　海金沙　滑石生　甘草各等分

共为末，煎木通灯心汤，或冬瓜汤调下二钱。

双黄散

治症同前。

生蒲黄　生地黄　赤茯苓　甘草各等分

上剉，每服二钱，煎汤调发灰三分，空心服。

---

① 米疳，疑作“米泔”。

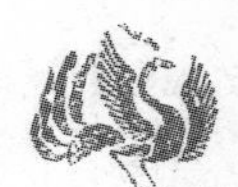

掩脐法

治小儿大小便不通者。

海狮四十九个　黑豆七粒　葱根七段　食盐少许

上捣烂作饼，烘热着于脐上即通。

一小儿诸虫作痛者，胃气受伤也。外症唇颐发红，口出清水之类。

追虫下积散

治小儿虫积，食积，热积，气积，肚大青筋，面红身瘦等症。

兼黄仁[①]　雷丸　鹤虱　锡灰　使君子　槟榔　黑丑　大黄煨　木香各等分

共为末，入砂糖三分之一拌均，每服二三匙，蜜水调下。

君榔散

治小儿虫积作痛，口出清分等症。

使君子用肉一钱，用壳五分　槟榔一钱　雄黄五分

共为末，每服一钱，苦楝根煎汤调下。

凡服打虫药，宜上半月服，盖虫头向上也。

歌曰：

蛕虫出腹有三般，口鼻中来大不祥。如或白虫兼黑色，灵丹纵有也应难。

一小儿解颅囟陷者，胎元不全也。

---

① 兼黄仁，疑为“芜荑仁”。

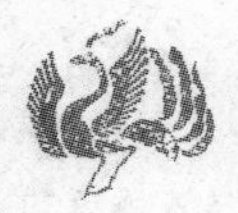

参黄丸

治小儿颅囟开解，头缝不合，皆由肾气不足。盖肾主骨髓，胸者髓之海也，髓少则骨陷矣，名曰解颅，此丸主之。

人参二钱　熟地四钱　鹿茸酒炙　山药　白茯　丹皮　山茱萸去核，各三钱

共为细末，炼蜜丸，芡实大。每三丸，人参煎汤化下。

乌附膏

治小儿囟门下陷不起。

绵川乌去皮脐尖　附子去皮脐尖，生，各五钱　雄黄水飞过，二钱

共为末，用生葱根叶捣乱，入药末，同于掌心调成膏，贴陷处，即囟门自起。

小儿鼻疮者，名曰鼻慝，乃风湿气攻也。

双金散

治小儿鼻疮下两旁烂痒，久而不干。

泽泻　山栀子　郁金各一钱　枇杷叶[1]一叶，去背上毛

共为末，每服一钱，甘草煎汤调下。

三攻散

治小儿鼻常流血不止者。

用乱发烧灰五分，侧柏叶煎汤调下，用少许吹入鼻中。

---

① 枇杷叶，原作“琵琶叶”。

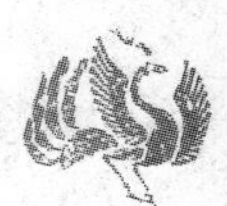

复用白纸一张作八摺或十摺，冷水湿纸，放项中，以熨斗熨纸至二重，干为度。再将大蒜捣涂儿两脚心底即止。或以葱白捣汁，入酒少许，摘①入鼻中亦妙。

一小儿疮癣者，乃风热胎毒之所致也。

摩风膏

治小儿遍身疥癣，瘙疳，痒等症。

松香　苦参　芜荑　黄蜡各一钱　轻粉少许　蝎子二个　真麻油五钱　巴豆三粒，去壳

用油煎巴豆，焦却，入诸药和匀，搽疮上。

如胜膏

治小儿头疮久不瘥及白秃等疮。

豆豉半升　龙胆草　芜荑各二钱五分

上三味，用湿纸裹盐泥，火煅存性为末。以清油半斤，熬取四两，下药搅匀收搽。

枣蝥丹

治小儿恶癣等疮。

用斑蝥不拘多少，去头足，糯米炒黄，去米。以大枣煮熟，去皮核，同药为丸，唾调搽之。

银牙散

治小儿头上肥疮，多生虱子，瘙痒等症。

水银一钱　细茶三钱，口嚼烂　牙皂　花椒各二钱

将水银于茶叶内研，共为末，采油调搽，自愈。

---

① 摘，疑作“滴”。

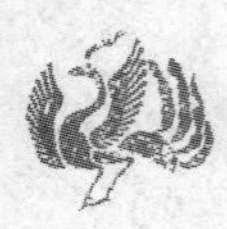

一方添雄黄五分。

画眉断乳膏

栀子三个，炒存性　雌黄　辰砂各少许

共为末，入香油、轻粉少许调匀，候小儿睡着，浓抹两眉，醒来自然不吃乳，如此三四次即效。

痘疹门一百零九

论

经曰：诸痛疮疡，皆属心火。夫小儿痘疹之源，盖其母妊娠之时，饮食煎炒炙煿，厚味醇酒，及交媾淫欲之火，附于精血之中。儿在母腹，浸渍十月，孕至七月，儿已成形，食母血秽，蕴而成毒，藏于五脏，伏于命门，名曰三秽液毒。三秽者，一于五脏六腑，二于皮膜筋肉，三于血气骨髓。一遇岁火太过之年，热毒流行，岁之同气相感，或挟食兼惊而为病矣。但痘疹未出之前，五脏皆见症焉。内一脏受秽多者，乃先出矣。其症初起，呵欠顿闷，惊悸懒语，乍凉乍热，手足冷，面腮赤，咳嗽时嚏，此五脏症具矣。盖呵欠顿闷，肝也；惊悸懒语，心也；乍凉乍热，手足发冷，脾也；面赤咳嗽，肺也。惟肾无候，以在腑下不能食秽故也。五脏痘毒既见点后，脾肺为多。盖肺主皮毛，脾主肌肉也。且肝脏发为水疱，色青而小；肺脏发为脓疱，色白而大。心脏发为斑赤血疱，脾脏发疹色黄疱。若毒胜留于肾则变黑，青紫干陷。盖痘本阳，阳取火也。

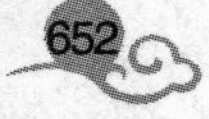

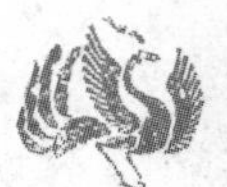

肾本水也，今火为水制，岂不殆哉。大抵肾无邪留为吉，若初发便作腰痛紫黑，多不治也，大法必须调养气血为主。

夫痘毒自内而发于外，非气弗领，匪血弗载，故气不足不能逐其毒，血不足不能任其毒。是以宜发越，不宜郁滞；宜红活突绽，不宜紫黑陷伏。痘出之后，速当察色详症，以辨表里虚实用药也。如吐泻不能食为里虚，不吐泻能食为里实。灰白陷顶多汗为表虚，红活突绽无汗为表实。又诸痛为实，诸痒为虚。外快内痛为内实，外痛内快为内虚。其表虚者疮易出而难靥，表实者疮难出而易收。里实者疮出快而且轻，里虚者疮出迟而且重。表实里虚则陷伏倒靥，里实表虚则发慢而收迟。调养之法，切不可妄用大寒大热之药。盖解表不致于冷，调养不致于热。噫，小儿难任非常之热，亦不堪非常之冷，稍有偏焉，病从此起。故热药之助热者，以火济火，而热势太盛，荣卫壅遏。轻则咽喉目疾，吐衄痈疮；重则热极生风，斑斓不出。若冷药之乘寒者，以水滋水，使脾胃虚寒，血凝气滞，轻为吐利腹胀，重则陷伏倒靥。古人用药，寒热迥别，主意不同，业此科者再宜臆度寒暄，推详运气，庶几有生。

若先辈仲阳钱氏出，究其病源是热是燥，故用辛凉之药，以清热润燥为主。及文中陈氏出，又见病源有寒有湿，故用辛温之剂，以温寒散湿为主。此二先生歧为两途，宗钱氏者，惟知辛凉之是务，而寒湿者不宜。宗陈氏者，惟以辛温之是从，而热燥者不可。是故不偏于热则偏于寒，不免有刻舟求剑之拙也。小儿罹此害者，岂胜纪哉。苟能用二子之长而无二家之弊，斯可也。故丹溪先生曰，痘疮若血气表里虚者，宜补。干者是火，宜退火。湿者是湿，

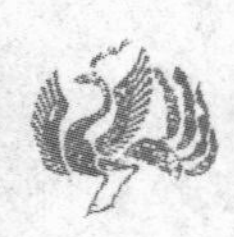

宜清湿。又曰，灰白色静者怯者作寒看，勇者燥者焮者作热看，可谓活泼矣。且经曰：寒者热之，热者寒之，微者逆之，甚者从之。又曰：逆者正治，从者反治。观陈氏用从治之法，权也。钱氏用正治之法，常也。以余度之，惟观表里之虚实，察痘毒之浅深，以补气补血，或保元汤之类为主，散毒解表参苏饮之类为佐，在人消息。是以用药之要，始出之前，宜开和解之门；既出之后，当塞走泄之路；痂落之后，清凉渐进；毒去之后，补益宜施。兼察顺、险、逆三法，以断生死。如顺则不必治，治则反逆；逆则不必治，治则无益。至如险者，则宜治之，是遗危就安，此必然之理也。余尝观痘之顺者多而逆者少，险者介乎其间。仁术者，治所当治，顺所当顺，斯其悔吝，无不平矣。

脉

诀云：脉浮而数，实症在表。若沉而数，实症在里。浮细而虚，乃是表虚。迟细而沉，里虚乃的。

方法活套

凡出痘疹，春夏为顺，秋冬为逆。但觉身热，症似伤寒，凝而未明，便用参苏饮、惺惺散之类，甚者以升麻葛根汤或人参败毒散。若见红点，切忌葛根等汤、发表之药，如未见点之先，方可用之。

一痘疹如气实烦躁，热炽，大便秘结者，宜犀角地黄汤，或人身败毒，或紫草饮之类。结甚，少加大黄斟酌用之。

一痘疮初出之际，须看胸前多少。若密，急服消毒散，

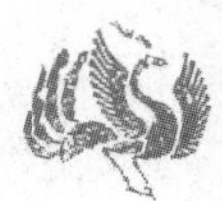

加山楂、酒芩、紫草。食少，加人参。

一痘疮若气血虚弱，方可用补药。气虚用参术加解毒药，血虚用四物加解毒药，解毒药即酒炒芩连之类。

一痘黑陷者，乃气虚不能送毒出外，宜用制过参芪、紫草之类，甚则用无病小儿粪烧存性，蜜水调下钱许。

一痘痒塌者，有虚实之分，当于脉上辨之。脉实有力，脉虚无力，虚宜实表之剂加凉血药，实宜寒凉之剂下去结粪。若气怯轻者，淡蜜水调滑石末，鹅翎扫润痘上。

一痘疮湿者，肌表间有湿气也。宜泻湿，白芷、防风之类，盖风能胜湿故也。

一痘疮干者，宜退火，可用轻清之剂，如荆芥、薄荷、升麻、葛根等药之类。

一痘疮必权度大小二便。若大便黄黑色，其毒已盛，不可多与热剂，宜少与四顺清凉饮或化毒等汤。凡大小便一有秘结，则肠胃壅遏，脉结络滞，毒气无从发泄，是以口闭声哑，肌肉黧黑，不旋踵而告变矣。

一痘疮欲出未出而吐利者，乃中焦停寒，或挟宿食，法当健脾，宜四君加砂仁、陈皮挟食兼消导之剂。

一痘出而声音不出者，乃形气俱病也，宜解毒防风汤，便秘宜当归丸。若小儿禀赋素弱者，宜服保元汤、十奇散之类。

一痘未出而先发搐者，是兼外感风寒之症而内发心热也，宜惺惺散，或煎红线散调下六一散表之。若痰涎壅盛，薄荷汤化下抱龙丸。

一痘疮热甚，发狂谵语，烦渴者，急宜败毒散调辰砂末解之，庶可瘳矣。

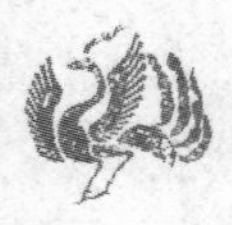

一痘疮十二三日，当靥不靥，盗汗等症，宜保元汤加减，以养气养血为妙。

一痘发热惊搐，舒舌瞪眼，不省人事，乃毒气攻于五脏，心火上炎，逼舌于外不收，急用犀角、地黄之类，并水飞辰砂治之，切忌燥药、表药。

一痘初出，腰腿并腹疼痛，此症甚逆。盖肾无停毒，若两腿下细细如痱，此归肾之症，火旺水枯，六七日间慎之慎之。若单腹痛，可服健脾解毒之剂。

一痘不起发，用排脓内托散加蝉蜕一钱。若腹鸣大便频泻，加木香、官桂、糯米一撮。泻甚不止，用异功散一钱，糯米煎汤调服之。

一痘五六日，正灌脓之际，忽发灰白色而不起，乃元气不充实也，必有肠鸣便频之症，故其色变。若夫痘早声哑，其胸渐高，作喘有痰，夜卧不宁作痒者，不可治也。若无前数症，止有肠鸣变色，当用异功散，痘起则可望生矣。

一痘痂落已毕，忽发惊搐，舒舌睁眼，此服燥药太过，但看痘盘红高者，可用保元汤兼解毒之剂。若盘平白者，元气虚也，虚则坏矣。

一痘后目内生翳，或内有痘者，此盖痘后多啼，以致毒归于目，或开而复闭，当急治之，宜用犀角丸、兔粪丸之类。

一痘痂结将完，忽然冒风，浑身作热，前后心间或如疹样，或片，或有大水疱者，此痘之余毒，不为大害，宜犀角消毒之剂，能解之。

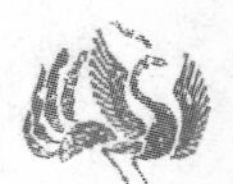

痘家寒热虚实辨

业此科者，当辨明脏腑寒热虚实二症，则用药不致以寒攻寒，以热攻热，夭人天年矣。今将寒热二症开载[①]于后，以便易览焉，学者宜玩之。

一痘疮脏腑虚寒，见症忌服凉药歌。

面青恶寒，昏睡不觉，腹痛懒言，手足厥冷，自汗恶风，面色晄白，寒多热少，吐乳不绝，口鼻气冷，吐泻不渴，足胫冰冷，精神困弱。脉浮虚细，表虚之说。脉沉迟细，里虚之确。

一痘疮脏腑实热，见症忌服热药歌。

面赤唇青，眼黄鼻寒，头痛喉呛，大小便赤，毛焦肤燥，身体壮热，狂乱叫笑，呕吐而渴，惊悸谵语，手足热掣，烦躁痰壅，涕鼻干舌，胸膈痞闷，腹胀不食，身痛咽干，上下失血。脉浮数大，宜是表实。脉沉实数，宜是里热。

痘家十候

一发热，二初出，三出齐，四起泛，五行浆，六浆足，七回水，八收靥，九……[②]似之间，不敢重发汗者用之。

黄芩　天花粉　白术　桔梗各五分　人参　甘草　川芎各三分　细辛二分

一方无黄芩，有茯苓，详症加减用。

上加姜三片，薄荷叶五片，煎服。

---

① 开载，逐一记载。

② 页百一，原佚。

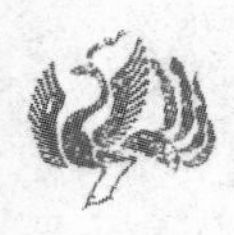

若伤寒，或伤风，或痘疹，未明之际，以参苏饮治之。

加减败毒散

治初发热二三日间。

柴胡　前胡　羌活　独活　荆芥　薄荷　枳壳　桔梗　川芎　天麻　地骨皮各八分

原方除去参苓，恐补早反助火也，宜加紫草、蝉蜕、苏叶、麻黄、僵蚕、葱白等剂，详时月症候加减。泄泻加泽泻、猪苓，去紫草，姜煎服。

犀角地黄汤

治小儿痘初热太甚，大便黑粪瘀血，或鼻衄，大小便血。

犀角削　赤芍　丹皮各一钱　生地一钱五分

上剂水煎服，热甚加黄芩。

红线散

治感风寒热发惊搐（方见咳嗽门）。

煎成汤，调六一散一钱五分。表之痰盛者，本方送下抱龙丸一二丸。

稀痘[①]散

治小儿发热，未出时服之，最能稀痘。

辰砂一两，用升麻、麻黄、紫草、荔枝壳各一两，水四碗，入辰砂在内同煮一夜，取出辰砂研细，仍将四味药煎汤，飞过辰砂晒干，用六钱　天灵盖用小儿者佳，将麝香水调涂，火炙黄色，研末，止用三钱

---

① 稀痘散，原作“稀豆散”。

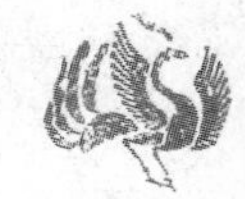

上二味和匀，再研极细，于初发热未出时煎紫草、升麻、紫苏、葱白汤或败毒散，每小儿一岁用一分，调服。

二初出辨痘吉凶

凡痘二三日之间，初出如粟米之象，于口鼻腮耳年寿之所，三两点红润，或胸前稀少者，皆吉兆也。

凡痘疮初出，与麻疹痱相似，身大热，腰腹作痛，症类伤寒，部分见于天庭、司空、太阳、印堂、方广之分，胸前大密者，此皆凶之兆也。

二初出宜服药饵

胡荽酒

治痘初出，宜用此酒，或饮，或喷背膂胸腹，或喷卧处帐幔墙壁，其痘即出。

用胡荽三两细切，以酒二钟煎沸与饮，须臾浑身通畅。如无胡荽，以子代之，研，煎酒服。

消毒散

治痘初出，胸前稠密者，急服二三剂即透。

鼠粘子四钱　荆芥穗二钱　升麻　防风各一钱五分　甘草一钱

本方加山楂、黄芩酒洗　紫草各一钱

食减加人参八分，热加犀角一钱。[1]

四圣通解饮

治痘出不快，或变黑陷者。

---

① 此处疑有脱文。

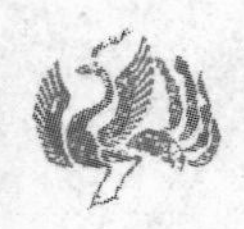

紫草　木通　黄芪　川芎　南木香各二钱　甘草一钱

水煎服。大便结加枳壳，大便如常加糯米百粒。

三仙膏

治小儿痘初出，或陷或没等症。

紫草　麻黄　甘草各五分　白附子三钱　全蝎二十个　僵蚕炒，八个　蟾酥八分

上为细末，另将紫草一两剉，煎去渣，熬成膏。又蜜二两，入好酒半钟炼过，同紫草膏调均，将前末药入内为丸，皂角子大。三四岁者服一丸，岁多者增半丸，岁少者减半丸。若红紫黑陷属热毒，紫草汤化下；淡白灰陷属虚寒，好酒化下。发热之初，煎败毒散化下。汗出痘稀，症类伤寒者，参苏饮化下。发惊搐，薄荷汤或灯心葱白汤下。

三出齐辨痘吉凶

凡痘三四日出齐后，头面稀少，胸背皆无，根窠红润，顶突碍手，尖圆光泽，大小不一者，皆吉兆也。

凡痘出齐，白色皮薄，根窠无红，或口臭耳痒，或起斑如纹，或黑斑如痣，或两颊胸心密如蚕种，或顶如汤泡，或腰腹疼痛者，皆凶兆也。

三出齐宜服药饵

保元汤

治痘三四日后出齐，血气不足，并加减总论。

夫痘泄玄中消息，医从心上工夫，非刺猴雕刻之难，岂

象罔[①]寻索之易。弥缝造化，起万命于迷途；窥窃刀圭，收全功于反掌。是以人参益内，甘草和总，实表宜用黄芪，助阳须凭官桂。前三味得三才之道体，后一味扶一命之颠危。川芎助清阳而调血。糯米温中，内以壮神。豆蔻非泄泻而莫投，木香必积滞而可下。当归能活动其血，对症方知加。白芍能收敛其阴，合宜则用。胃气不实议白术、茯苓，泻止即止。心烦热极与麦冬、五味，渴除即除。陈皮解湿痰，黄连退虚热。毒凝滞而不透，紫草当行。气郁闷而不通，山楂莫缺。加之得当，君子登堂；用之不通，小人入室。宁可缓治于尺寸，不可纵步于毫厘。毒虽系夭折之机，世可弃保元之剂，屡投屡验，能收百中之功。原吉原凶，独据一方之力。变前人之旨，阐当世之幽，坐悟行思，少罄数年，管见回生起死，敢当诸氏大成。匪我能之，实天假也。

人参一钱　嫩黄芪三钱　甘草一钱

共一剂，姜一片煎。

一二日初出齐，圆满但干红少润，毒须犯上，其血气未离，急以本方加桂兼活血匀气之剂，如毒盛兼解毒药，活血加归芎，匀气加陈皮，解毒加玄参、牛蒡子同煎。

二三日根窠须圆而顶陷者，血亦难聚，为气弱不能领袖其血也，以本方芎桂抑阴扶阳。

四五日根窠虽起，色不光泽，尤有生意。此气弱血盛，以本方加芍药、官桂、糯米助卫制荣也。

五六日气盈血弱，色昏红紫，以本方加木香、归、芎，助血归附气位也。

---

① 象罔，亦作“象网”，《庄子》寓言中的人物。含无心、无形迹之意。

七八日毒虽化浆而不满，为气血有凝，不能大振，以本方加官桂、糯米，发阳助浆也。

八九日浆不冲满，气弱而险也。以本方加糯米助其气而驾其血，斯浆成矣。

十一二日血气冲满，血尽浆足，湿润不饮者，内虚也，以本方加白术、茯苓助其收敛而结痂也。

十三四日毒虽尽解，浆老痂结之际，或有杂症相仍，以本方随症加减，不可峻用寒凉大热之剂，恐致内损之患。

十四五六日痂落，潮热唇红，口渴不食，以四君加陈皮、山楂、黄连。渴甚加参苓白术散，热甚用大连翘饮去黄芩。

四起泛辨痘吉凶

凡痘起泛，乃四五日也，其气盛血矣。则发揭于外，先出者先起，后出者后起。若根窠红活，肥满光泽者，皆吉兆也。

凡痘起泛时，根窠不起，头面皮肉红肿，或痘顶皆黑，或有眼如针孔，或腹中膨胀，不能饮食，或泻痢不止，或气促神昏，或遍身紫点，有如蚊咬者，皆凶兆也。

四起泛宜服药饵

排脓内托散

治气血虚弱，或风邪秽毒冲触，使疮毒陷伏而不出，或出而不匀。本方活血匀气，调胃补虚，内托疮毒使之尽出，易收易靥也。

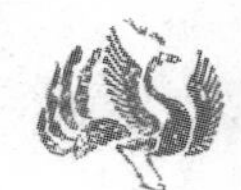

黄芪蜜炙　人参　当归各二钱　川芎　防风　桔梗　厚朴姜汁炒　白芷　甘草各一钱　木香　官桂各三分

若有红紫黑陷，属热毒，本方去桂加紫草、红花、黄芩。若淡白灰黑陷，属虚寒，本方加丁香救里，官桂救表。若当贯脓而不贯者，倍参、芪、当归，煎热入人乳汁，好酒同入，温送下。

一方用狗蝇七个，擂碎和醅酒娘调服，即愈。

木香散

治痘疮起胀之际。此药温平，能和表里，通行津液，清上实下，扶阴助阳，及口渴等症。

木香　丁香　官桂　陈皮　半夏半制　赤茯　人参　诃子肉煨　大腹皮　前胡　甘草炙，各三分

作一剂，姜煎，量大小加减，服后忌蜜水。

无价散

专治痘疮起胀，忽然黑陷而焦。

用人猫猪犬四牙各等分，各用炭火烧，碗盖勿泄烟，存性为末。每小儿二岁用一分加减，好热酒调下。若痒塌寒战泄泻者，煎异功散调下。

一方用人猫猪犬四粪，腊月八日晨烧存性，每用一字，入蜜水调送下。

水杨汤

治痘出陷顶，浆滞不行，或为风寒久克。如初出即没及痒塌破损者，以此水浴之。

用水杨柳五斤，春冬用枝，夏秋用叶，用水一大盆煎沸，用一半留一半。手拭不冷不热得宜，盆盛密室中避风，将儿徐浴洗，随添先留下热汤。洗毕用油纸捻灯照之，累累有形者，此浆足也。若儿力弱者，只浴头面手足可也。若不赤体，不厌多洗，此法屡验，力能回生。

五行浆辨痘吉凶

凡痘六七日后，气盈血附，其毒自化。看脓水之盈亏，知气血之虚实，须调和脾胃，滋补气血。若根窠红润，贯脓充满，如黄蜡色，二便如常，饮食不减，此吉兆也。

凡痘正当行浆之时，色兼紫黑，外剥声哑，或痘中干枯，全无血水，或皮白如薄，水泡相似，或遍身抓破，并无浆水者，此乃凶兆也。

五行浆宜服药饵

归茸酒

凡痘已成，出齐难胀，或胀而难靥，由内虚之故。

鹿茸一个，酥炙　当归身五钱

分作二剂，好酒煎服。

异功散

治痘行浆之际，或头温足冷，或腹胀泄泻，口渴气促，闷乱不宁，寒战咬牙等症。

人参　白术　茯苓　陈皮　厚朴姜制　当归　半夏　丁香　木香　官桂　肉蔻面裹煨，去油　大附子炮去脐，各三分

作一剂，每服三钱，姜三片，枣一枚，煎服。

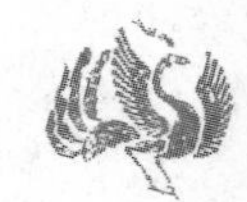

若正行浆时，忽发疔毒，或黑而硬，或有红线，或为紫泡，此毒未解也。仍以异功散加芩、连、大黄煎服，外用点药法。

用雄黄一钱研细，胭脂浸，浓汁调雄黄末点痘疔上，立消而变红活。盖以雄黄能拔毒，胭脂能活血也，神妙。

六浆足辨痘吉凶

凡痘七八日，气旺血附，其毒化浆。若肥满光泽，苍黄蜡色，如果黄熟者，此吉兆也。

凡痘浆足时，吐利不止，或二便下血，乳食不化，痘烂无脓，或目闭声哑，腹中胀满，肌肉黑色者，皆凶兆也。

六浆足宜服药饵

滋荣助痘汤

凡痘浆足之时，欲知血气之强弱，全看脓水之盈亏。到此日数，宜调和脾胃，滋补血气，令痘易脓易靥也。稍有一毫别病，或身凉嚏喷，或陷，或黑，本汤主之。

当归　川芎　天麻　桔梗各八分　白芍　茯苓　防风　荆芥　干葛　半夏姜制，各五分　僵蚕　甘草　陈皮　升麻各三分　红花　全蝎各二分

上一剂，姜三片，煎服。

七回水辨痘吉凶

凡痘八九日后，浆已老矣，若头面口唇先有苍色者，此乃吉兆。

凡痘浆回水时忽然寒颤咬牙，遍身臭烂，或目闭无神，腹胀足冷，皆凶兆也。

七回水宜服药饵

解毒定中汤

凡痘将回水，元气熏蒸，真阳运化，其水自然消灼，循理之妙也。若毒未解，聚于阳明，则脾胃受之而作寒热，口臭咬牙，或泻或渴等症。

用真黄土一块盛碗内，将百沸汤搅匀，仍将碗盖，待其澄清，复倾一盏，内以滚水顷热，止用一钟听用。

雄黄末一钱　朱砂末五分　砂糖一钱　白术去油，一钱为末

共为一处，用前黄土汤调服。

如烦躁闷乱口渴，本方加冰片半分，牛蒡子三钱同煎，用黄土汤调下。

如有擦破，周身不能回水者，以新瓦研极细末，掺破处立收，甚妙。

八收靥辨痘吉凶

凡痘十一二日后，血尽毒解，气调浆足，痘当收靥，自上而下为顺，自下而上为逆。若遍身皆靥，虽有数颗未收，亦能杀人。盖小儿痘靥，如蛇之退皮，稍有一节不退，亦能死矣。收靥色如紫葡萄，从口鼻四边收，由腹至两腿，或额上和脚一齐收靥，皆吉兆也。

凡痘将收靥，声哑气促，喉中痰响，小便少，大便频，痘瘢雪白，全无血色，皆凶兆也。

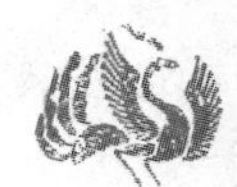

八收靥宜服药饵

十二味异功散

治痘当靥不靥，闷乱不宁，烦渴咬牙，卧则哽气等症。

木香　当归各三分　官桂　茯苓　白术　人参　藿香　陈皮　厚朴姜制，各二分　肉蔻　半夏　干姜各一分

共一剂，姜三片，枣二枚煎，空心服。

忌西瓜寒凉之物。

加味手捻散

治痘当靥不靥，腹痛等症，或一时尽黑，此乃瘀血凝滞，热毒所攻，乃作疼而黑，速宜攻里，大凶之兆。

牛蒡子　白芍　桃仁　大黄各一钱　红花八分　桂枝五分　栀子炒黑，四分　干姜炒黑，三分

上一剂，水煎温服即愈。

败草散

治痘抓搔成疮，脓血淋漓等症。

用盖房子多年烂草，其草经霜露，感天地之气，善解疮毒。取草不拘多少，焙干为末，贴疮上。若浑身疮破，脓水不干者，可用二三升摊席上，令儿坐，外服十二味异功散。

硝胆膏

治症同前。

用芒硝研极细末，雄猪胆汁调膏，涂之即愈。

绵茧散

治痘疮身体肢节有疳蚀，脓水不干者。

用空蚕茧出了蛾的，不拘多少。用生白矾研细，入茧内令满，炭火烧，令白矾汁干，取出研细，每用干敷上。

九结痂辨痘吉凶

凡痘至十三四日，气血归本，毒既殄灭，浆老结痂，乃脾气用事。若饮食如常，疤痕红润者，此吉兆也。

凡痘结痂之际，诸邪忽然复作，其痘瘢犹黯，或凹或凸，宜慎之，不可澡浴，忌食五辛炙煿，恐热毒上干于眼，多生翳障。或烦渴不止，忌与瓜、柿、凉水，不然转生焦渴，以致头温足冷。或腹胀泄泻，咬牙，此凶兆也，则难治矣。

九结痂宜服药饵

加减益气汤

治痘结痂之际，冒犯风寒，恶寒发热等症。

白术　柴胡各八分　黄芪　当归各一钱　人参八分　干葛七分　升麻　甘草各五分

虚烦加麦冬七分，微热加炒栀子、知母各八分，热甚加牛蒡子八分。

上姜一片，枣一枚，煎服。

十还元辨痘吉凶

凡痘至十五六日，气血收功，痂落瘢明，饮食如常，而无他症，神化功全，此吉兆也。

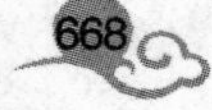

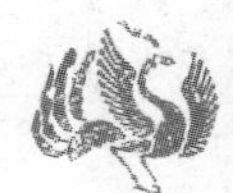

凡痘日数須多，痂未易落，目睛露白，寒战咬牙，谵语狂烦，疔肿作者，此凶兆也。

十还元宜服药饵

玄黄牛蒡汤

治痘还元，痂落将尽，尚有余毒聚脏腑，时复做热，腹内疼痛等症。

玄参　黄连　牛蒡子　前胡　黄芩　连翘　白附子　赤芍各一钱　羌活　防风　甘草各五分

上作一剂，水煎温服。

十全大补汤

治痘还元，痂落将尽，尚有余毒，此汤主之，方见虚损门。

三豆浆

治痘落痂之后，或有红肿痈毒，疮疱等症。

用黑豆、绿豆、赤豆三味，以醋浸研浆，频频用鹅翎刷患处。

痘疹杂用方

天黄散

治痘疹后，多食甜物及食积疳热，唇舌生疮，牙床肿烂，或牙齿脱落，臭不可闻等症。

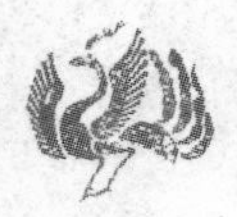

南星一两，水泡软，细切　雄黄二钱

二味同一处，用湿纸包裹，慢火煨，令纸焦取出，候干为末。每以指蘸药敷口内，一日三四次。

白梅散

治痘后走马疳，牙龈腐烂等症。

白梅烧，碗盖存性　枯白矾各一钱，俱为末　人中白童子尿桶中者佳，为末，八分

三味为末，共一处。先用韭菜根同老茶叶煎汤洗刷腐烂恶肉，至出鲜血，方用末药敷之。若喉中烂者，用小竹筒吹入即愈，但山根发红点者不治。

痘疳方

治痘靥后口疳，臭肿牙落等症。

胡黄连一钱　芦荟　青黛　儿茶　薄荷各二分　雄黄　冰片各半分　硼砂　铜碌各三厘

共为细末，吹疳患处。

回天起死丸

治痘疮根窠不红，黑陷灰白，塌损，蛇皮垂死者，即愈。

好辰砂四两，将荔枝核捶碎，煎汤浓稠，悬胎煮砂五炷香，取起为末。每砂一两，入天灵盖三钱。制天灵盖法，用麝香三钱，擦拌入小泥釜中，盐泥封固，烧红冷定为度。用白面四两，兔血为丸，绿豆大。每服一二丸，酒送下，真神效良方也。

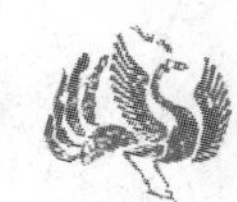

蛇蜕散

蛇蜕一条，净洗焙燥，加天花粉等分为末，入羊肝，内以麻布缚，煮食之，即愈。

二仙散

治痘疮入眼，或病后生翳障。

蝉蜕去土净　白菊花各二钱

上入蜜少许，水煎服。

胭脂膏

专点痘疹眼生翳膜。

用绵胭脂一个，以口嚼出水，加蒸过熟蜜和匀，灯草蘸点翳上，即愈。

吹云散

治痘疹眼生翳障，或红或白，肿痛。

黄丹飞过，一钱　轻粉三分　片脑一厘

共为末，每用七厘，入管内，左眼病吹右耳，右眼病吹左耳，一日三次，兼服加味通明散。早治，迟则难矣。

加味通明散

治痘后余毒，眼生翳障，或内有疸等症。

当归　川芎　芍药　生地　防风　干葛　菊花　蝉蜕　天花粉　谷精草焙，各等分

上共作一剂，姜汁煎服。赤肿加黄连、栀子。

换金散

治小儿痘疮久发，浆不行长，欲成坏症。

用胎羊羔二三只，酒浆各二碗，同羊羔入锅内，上用篦盖之。用人参匀匀摆竹篦上，再用碗盖住，勿令泄气。煮良久，以羊羔熟为度，取出，拣参切片，焙为末，将羊羔汁入瓶内收贮。每用参末三分，汁汤调下，痘起浆足，神效。

保婴三豆丸

治小儿未出痘者，每遇春分、秋分，各服一丸，三年则不出痘矣。若天行痘疹，乡邻有出者，预服二三丸，可免不出矣。

缠豆藤一两五钱，其藤八月间採青豆梗上藤，细红丝者来阴干　黑豆三十粒　赤豆七十粒　绿豆四十九粒　山楂肉　生地　牛蒡子纸炒过，各一两　升麻七钱半　荆芥五钱　防风五钱　独活　甘草　当归　赤芍各五钱　连翘八钱　黄连七钱　桔梗四钱　辰砂一两，研细水飞　苦丝瓜二个，长五寸，隔年经霜者妙

前十九味共为细末和匀，用净糖入炼蜜少许为丸，李核大。每服一丸，甘草汤下。

论看痘疔法　有五疔

凡痘皆细，大者为疔，黑者为疔，白者为疔，黑色陷顶者为疔，有臭烂成疔者，名曰五疔。

三大疔

凡发热一二日者，舌上有白泡者，为含珠。手心上有

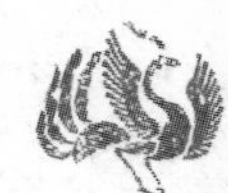

大白疮者，为擎珠。头顶上有大疮者，瘳顶。此三大疔者，俱系难治，亟用银针挑破，以出其毒。再将四圣散封其疮口，待痘发出，方可看痘用药。

凡痘疮一起，舌上有黑疔者，有发紫斑者，用银簪挑破，出其黑血，以犀角地黄汤加归、芎、黄连、山栀，热退则舌上红活，斑亦退矣。

凡黑疔者，五六日发其疮，根大用银簪挑破，出黑血者可救，无血者不治。外有四圣散，内用四物汤加黄连、生地凉血等药治之。

凡灰色烂疔者，亦用银簪挑破，口咖其血，外用四圣散，内用四君子汤加连、枝、犀角、地黄、僵蚕之类。

四圣散

用豌豆四十九粒　血余即乳发，不拘多少，各烧存性，与豆灰各等分　珍珠五粒，不可见火

三味细研，用油胭脂和膏子。将疔用针拨开少许，点疔口内，即效。

金华散

专治疳蚀不敛，并痘后脓血淋漓不收等症，并治痘后肥疮，疳疮，疥癣，能收水凉肌解毒。

黄丹三钱　黄柏末，三钱　黄连末，三钱　轻粉一钱　寒水石三钱　冰片三分　大黄末，三钱

上为细末，湿则干敷，干则腊猪油捣膏和匀敷之。

不换丹

治痘疮泄泻，完谷不化。用地骷髅不拘多少捣烂，独

栗子，栗壳内独个，去内外壳，以绍兴酒坛泥调包，火煅栗熟为度，去泥净，研烂。将二味用水浓煎灌之。

麻疹门一百一十

论

夫麻疹之出，乃六腑肠胃之热蒸于肺外。盖肺主皮毛，与足太阴脾经合于肌肉之间，譬天地沴戾不正之气，故曰疹也。外感内伤并发，与痘疮之症表似同而里实异，初热一日三出三没，共出没九次。初起亦类伤寒，但面赤、中指冷为异耳。其症面燥腮赤，目胞呵欠顿闷，乍凉乍热，咳嗽喷嚏，手足稍冷，夜卧惊悖，故与痘症伤寒大同小异。疹之吉症，三日九出，出后方齐透彻，从面至胸背，胸背至手足，随出随没，以遍身红透者为吉。疹之凶兆者，遍身膨胀，眼闭而喘，胸腹稠密，咽喉缵缠，黑陷不起者，皆不美之症也。又有夹斑夹丹同出者，分轻重而治也。噫，古云痘疮宜温暖，麻疹宜清凉，此不易之常道，且虚则补而实则泻，乃医家之活法也。故治麻疹，亦有血虚用四物，而气虚用四君，伤寒伤冷则温之，以此一时之权耳，不可泥于执一哉。

方法活套

凡疹出头眩，嗽嚏，恶寒发热，宜升麻葛根加紫苏、葱白，切忌汗大。

潮热谵语甚，用芩、连、地骨皮煎汤调下辰砂六一散。

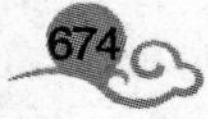

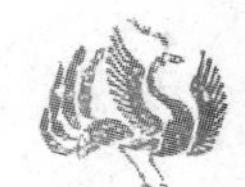

泄泻宜四苓散，便血合犀角地黄汤下。

烦躁作渴者，解毒合白虎汤主之。

咳嗽甚者，以葛根汤加麻黄、杏仁、麦冬、石膏等味。

吐血衄血者，解毒汤加栀子、童便。

寒热往来，似疟非疟，以小柴胡汤治之。若小便红赤，加木通、黄连二味。

清凉透斑汤

治麻疹初见红点一日至三日。

升麻　枳壳　陈皮　甘草　半夏各五分　干葛　川芎　茯苓各七分　柴胡钱半　前胡　桔梗各一钱

作一剂，姜一片，煎服。

一日主方

治疹虽出起，方见影点，此方主之。

蜂房　枳壳　赤芍　胆星　大力子　紫苏　密蒙花各五分　前胡八分　酒黄芩八分　腹花七分

姜三片，煎服。

如热四五日方见点影，加柴胡、地骨皮。

嗽甚加兜苓、冬花，痰甚加青黛、硼砂、僵蚕。

烦躁加山栀、滑石、甘草。

大便结秘加枳壳，倍大力子。

喘促加苏子、桑皮，干呕加竹茹、干葛。

色欠红润加紫草，表实加麻黄一二分，倍蜂房，头痛加荆芥、薄荷各五分。

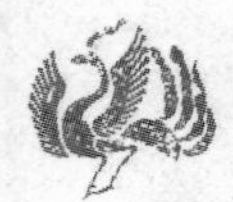

二日主方

治疹虽出头未透，此方主之。

胆星　酒芩　前胡　桔梗　大力子各八分　苏子　防风　荆芥　密蒙花各七分　升麻三分　紫苏　兜苓　腹花　僵蚕　蜂房各五分

作一剂，加姜皮、灯草、老米，水煎服。加减如前。

三日主方

治疹头盆将回，二盆出起。前症仍有，此方主之为妙。

防风　荆芥　胆星　兜苓各七分　薄荷　桔梗　腹花各六分　前胡　黄芩各八分　冬花　枳壳

上一剂，姜水、灯草煎服。

如额上欠起加升麻，口破唇焦加石膏、山栀，色紫加当归、生地、丹皮。

四日主方

治疹二盆已出，尚欠起绽，此方主之。

防风　荆芥　黄芩酒炒，各八分　兜苓　腹花　枳壳各六分　胆星　苏子各七分　前胡　大力子各八分

作一剂，灯草、姜水煎服。加减如前。

五日主方

治疹二盆将回，三盆出起，此方主之。

防风　前胡　酒芩　地骨皮各八分　荆芥　薄荷　桑皮　腹花　桔梗　软柴胡各八分　枳壳　款冬花各六分

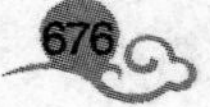

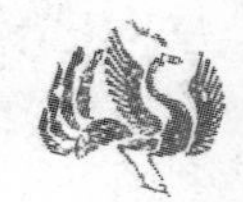

如热未退加玄参，解毒倍柴胡、地骨皮、知母。加减引子同前。

六日主方

治疹三盆出至手足，起绽方透，恐回早，此方主之为效。

防风　酒芩　前胡　生地　知母　当归　软柴胡　地骨皮各八分　冬花　枳壳　玄参　桔梗　薄荷　荆芥各七分

作一剂，灯草、姜水煎服。

七日主方

恐疹回早，以此方滋养气血，清痰止咳，退喘解毒为妙。

当归　生地　知母肉　玄参各八分　花粉　麦冬　柴胡　黄芩　地骨皮　前胡　薄荷各七分

作一剂，姜水煎服。喘加苏子，痰加贝母。

八日主方

治疹出不没。

当归　生地各一钱　白芍　玄参　连壳　软柴胡　花粉　地骨皮　知母各八分　犀角五分　丹皮七分

作一剂，加姜皮，水煎服。痰加贝母。

化痰膏

治疹内痰甚者。

礞石火煅，一钱　白附子　天麻各三钱　麝香一分

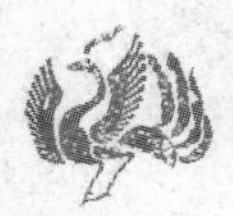

共为末，炼蜜为丸，芡实大。每用一丸，薄荷汤化下。

凡疹回早，疹毒归于肺经，喉疼嗽咳，气急痰多，此方主之。

陈皮　贝母　前胡　苏子　酒芩　款冬花　桔梗　兜苓　大力子各七分　玄参　花粉　连翘　薄荷　腹花　硼砂各八分

作一剂，姜皮煎服。

声哑加麦冬、桔梗、柿蒂。喉痛加青黛，痛甚加射干。

凡疹回早，归于肺经作喘者，此方主之。

胆星　前胡　苏子　芥子　酒芩　兜苓　款冬花　腹花　薄荷　大力子　桔梗　枳壳　陈皮各七分

作一剂，姜皮、灯草水煎服，

如肺胀加阿胶、白芍敛而降之。

凡疹回早，归于胃经作泻，此方主之。

抚芎　白芍各七分　青皮六分　木香　甘草各三分

作一剂，姜一片，老米一撮，煎服。

作喘加桑皮、桔梗，小便欠利加木通。

凡疹回早，归于脾胃而成泻痢，肚痛便脓，疹出紫色者，当以此方主之。

当归　条芩　黄连　生地　桃仁　滑石各八分　赤芍　枳壳各七分　青皮　神曲各五分

作一剂，姜水煎服。

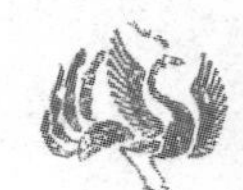

弘扬国粹、传承中医，从典籍整理做起

中华人民共和国科学技术部科技基础性工作专项资金项目
中医药古籍与方志的文献整理（课题号：2009FY120300）

中医古籍是中医学术的重要载体，蕴涵了宝贵而丰富的资料和文化原创潜质。中医古籍不可再生，对其整理和研究是实现抢救性保护的重要手段，这对于中医药学术传承和发扬具有重要意义。

本次出版的30余种中医珍稀古籍，是从200种珍本医籍（均为稀有版本，仅存1—2部）中遴选而来，并通过实地调研、剖析内容、核实版本、详查书品，从学术价值、文献价值、版本价值、书品状况等方面进行综合评价，选择其中学术价值和文献价值较高者。除按照现行古籍整理方法予以标点、校对、注释外，为突出所选古籍学术特色和价值，由点校整理者在深入研究原著的基础上，对每一种古籍撰写导读，包括全书概述、作者简介、学术内容与特色、临床及使用价值等，对于读者阅读掌握全书，大有裨益。几易寒暑，书凡40余册，结集出版，曰《中医药古籍珍善本点校丛书》，以飨读者。

中医药古籍珍善本点校丛书

一、医经

《黄帝内经始生考》 定价：22.00 元

（明）佚名 撰著

《难经古注校补》 定价：22.00 元

（明）力钧 原著

二、外科

《外科集验方》 定价：18.00 元

（明）周文采 编撰

三、女、儿科

《女科心法》 定价：22.00 元

（明）郑钦谕 撰

《胎产大法》 定价：18.00 元

（清）程从美 著

《新刻幼科百效全书》 定价：28.00 元

（明）龚居中 撰

《幼科集粹大成》 定价：18.00 元

（明）冯其盛 编撰

四、五官科

《白驹谷罗贞喉科·眼科六要》 定价：18.00 元

（清）罗贞（清）陈国笃 撰

《眼科启明》 定价：26.00 元

（清）邓雄勋 撰 邓逢时 参订

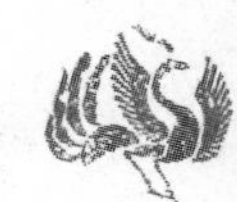

五、通治

《士林余业医学全书》 定价：58.00 元

（明）叶云龙 撰

《医学脉灯》 定价：28.00 元

（清）常朝宣 著

《灵兰社稿》 定价：48.00 元

（清）佚名 撰

《太素心法便览》（四卷） 定价：24.00 元

（明）宋培 编撰 王永光 删正

《医家炽帜益辨全书》 定价：68.00 元

（明）吴文炳 原著

《医学原始》（四卷） 定价：38.00 元

（清）王宏翰 著

《名医选要》 定价：68.00 元

（明）沈应旸 著

《医林口谱六治秘书》 定价：46.00 元

（清）周笙 纂集

六、方书

《神效集》（二卷） 定价：24.00 元

（清）无名氏 著

《新刻经验积玉单方》 定价：16.00 元

（明）艾应期 撰

《脉症治方》 定价：28.00 元

（明）吴正伦 著

《汇生集要》 定价：36.00 元

（清）陈廷瑞 著

《悬袖便方》 定价：28.00 元

（明）张延登 著

七、本草

《要药分剂补正》（八卷） 定价：68.00 元

（清）沈金鳌 辑录 刘鹗补正

八、医案医话医论

《婺源余先生医案·续貂集》 定价：28.00 元

（清）余国佩 著【清】刘祉纯 抄本

《冰壑老人医案·东皋草堂医案》 定价：26.00 元

（明）金九渊 撰【清】王式钰 撰

《鲁峰医案》 定价：16.00 元

（清）鲁峰 撰

《倚云轩医案医话医论》 定价：48.00 元

（清）方耕霞 著

《续名医类案》 （待定）

（清）许勉焕（陶初）撰

《清代三家医案合编》 定价：36.00 元

（清）吴金寿 汇辑

《敬修堂医源经旨》（八卷） 定价：68.00 元

（明）余世用 著 李日宣 编

《崇陵病案》 定价：18.00 元

（清）力钧 原著

九、诊法

《太素脉要·脉荟》 定价：16.00 元

（明）程大中 著 程伊 编著

十、伤寒金匮

《伤寒选录》（八卷） 定价：99.00元

（明）汪机 辑 陈桷 编辑 程镐 校正

《金匮方论衍义》（三卷） 定价：36.00元

（明）赵以德 著

《高注金匮要略》 定价：46.00元

（清）高学山 撰

十一、针灸

《铜人徐氏针灸合刻》 定价：38.00元

（明）徐凤 著

《罗遗编》（三卷） 定价：18.00元

（清）陈廷铨 撰

十二、养生

《卫生要诀》 定价：18.00元

（清）范在文 著

学苑出版社医药编辑室

陈 辉 付国英

2015.5